Hans-Harald Sedlacek und Petra Netter

Kreativität in der medizinischen Forschung

Hans-Harald Sedlacek, Petra Netter

Kreativität in der medizinischen Forschung

Fakten und Forderungen

DE GRUYTER

Autoren
Prof. Dr. Hans-Harald Sedlacek
Sonnenhang 3
35041 Marburg
E-Mail: prof.dr.h.h.sedlacek@gmx.de

Prof. Dr. Dr. Petra Netter
Differentielle Psychologie und Diagnostik
Justus-Liebig-Universität Gießen
Otto-Behaghel-Str. 10 F
35394 Gießen
E-Mail: petra.netter@psychol.uni-giessen.de

ISBN: 978-3-11-047671-2
e-ISBN (PDF): 978-3-11-047826-6
e-ISBN (EPUB): 978-3-11-047720-7

Library of Congress Cataloging-in-Publication data
A CIP catalog record for this book has been applied for at the Library of Congress.

Bibliografische Information der Deutschen Nationalbibliothek
Die Deutsche Nationalbibliothek verzeichnet diese Publikation in der Deutschen Nationalbibliographie; detaillierte bibliografische Daten sind im Internet über http://dnb.d-nb.de abrufbar.

Einbandabbildung: alice-photo / iStock / Getty Images
Satz: Meta Systems Publishing & Printservices GmbH, Wustermark
Druck und Bindung: CPI books GmbH, Leck
♾ Gedruckt auf säurefreiem Papier
Printed in Germany

www.degruyter.com

Vorwort

Was versteht man unter Kreativität, wie erkennt man einen kreativen Menschen, welche persönlichen Eigenschaften liegen der Kreativität zugrunde, welche Faktoren haben das kreative und innovative Schaffen in der medizinischen Forschung der letzten 200–300 Jahre maßgeblich beeinflusst?

Diesen Fragen wird in diesem Buch aus unterschiedlicher Sicht nachgegangen – jeweils vor dem Hintergrund jahrzehntelanger Erfahrungen in der Pharmaforschung bzw. in der akademischen psychologischen Forschung – mit dem Ziel, die Auswirkungen von Persönlichkeitsmerkmalen, Arbeitsstrukturen und Organisationsformen auf den Erfolg der medizinischen Forschung aufzuzeigen.

Dargelegt werden zum einen die Kräfte, welche die Innovationskraft der medizinischen Forschung direkt und indirekt beeinflussen, und zum anderen die Möglichkeiten zur Behebung der bestehenden oder drohenden Mängel und Gefahren.

Das Ergebnis ist eine kritische Zusammenschau

- der fördernden und hemmenden Rahmenbedingungen für kreative und innovative Leistungen in der Medizin und hieraus gefolgert,
- derjenigen Forderungen, welche zur Steigerung der Kreativität und Innovation in der medizinischen Forschung zum Vorteil für den Patienten und für die Gesellschaft zu erfüllen sind, von dem einzelnen Wissenschaftler, von der Gruppe, in staatlichen und industriellen Organisationseinheiten und in der Gesellschaft,
- wobei hin und wieder durchaus überspitzte Darstellungen gewählt wurden, um den Sachverhalt zu verdeutlichen.

Ausgangspunkt dieses Buches waren zahlreiche Gespräche an vielen gemeinsamen Abenden voller Gastfreundschaft

- mit Frau Prof. Dr. Dr. Petra Netter, Medizinerin und Psychologin in der medizinischen und differentiellen Pharmakopsychologie[1] und
- mit Herrn Prof. Dr. Karl Joachim Netter, Mediziner, Pharmakologe und Toxikologe in der biochemischen Ursachenforschung von Wirkungen und Nebenwirkungen von Arzneimitteln und von Inhaltsstoffen in Lebensmitteln.[2, 3]

Beide blicken auf ein gemeinsames Leben als erfolgreiche Wissenschaftler zurück, beide sind außerordentlich geschult im kritischen Beobachten, Analysieren und Schlussfolgern und beide waren voller Zustimmung zu diesem Buchprojekt. So konnte dieses Buch als Gemeinschaftswerk entstehen.

---

1 www.uni-giessen.de/fbz/fb06/psychologie/abt/diff/mitarb/netter/lebenslauf.

2 https://de.wikipedia.org/wiki/Karl_Joachim_Netter.

3 http://prabook.com/web/person-view.html?profileId=250747.

https://doi.org/10.1515/9783110478266-202

Voller Dankbarkeit darf ich daher sein,

- dass Frau Petra Netter ihre mehr als 50 Jahre Erfahrung in der epidemiologischen und biopsychologischen Forschung als Koautorin in den Inhalt des Buches eingebracht hat und
- dass Herr Karl Joachim Netter als akademischer Gegenpol zu meiner industriellen Erfahrung in der Pharmaforschung die zahlreichen Diskussionen über die Innovationskraft der medizinischen Forschung um seine Sicht aus mehr als 60 Jahren Tätigkeit als forschender Wissenschaftler bereichert und so das Entstehen dieses Werkes mit Anregungen, Kritik und Korrekturvorschlägen begleitet hat.

Prof. Dr. Karl Joachim Netter soll daher dieses Buch gewidmet sein!

Die Hoffnung ist, mit diesem Buch allen Ebenen im Gesundheitssystem eine Hilfe bieten zu können bei der Beantwortung der Frage, wie kreative Leistungen, wie die Innovationskräfte der medizinischen Forschung sowohl individuell als auch in akademischen und industriellen Forschungsorganisationen und nicht zuletzt durch die Politik und in der Gesellschaft zu fördern sind.

Marburg, im Juli 2017 Hans-Harald Sedlacek

Inhalt

1 Der Innovationsbedarf in der Medizin

Gesundheitssysteme zur medizinischen Betreuung der Bevölkerung umfassen im Wesentlichen ärztliche Untersuchungen, Behandlungen und Verschreibungen, die Krankenhausversorgung, die Arzneimittelversorgung, die Krankenversicherungen und die staatliche Gesundheitsfürsorge. Innovationen in diesen Bereichen sind je nach Land von unterschiedlicher Dringlichkeit, sollten jedoch grundsätzlich zum Ziel haben,

- medizinische Leistungen zu verbessern,
- prophylaktische und therapeutische Möglichkeiten zu erweitern,
- Patienten vor unlauteren Behandlungsmethoden und Übervorteilung zu schützen,
- das Kostenrisiko des Patienten für eine ärztliche Behandlung zu minimieren und
- den Informationsfluss zwischen allen Partnern zu garantieren.

Unter diesen Zielen stellt die Verbesserung und Erweiterung der prophylaktischen und therapeutischen Möglichkeiten eine zentrale Aufgabe dar. Treibende Kräfte sind hierbei einerseits der bislang unerfüllte medizinische Bedarf und andererseits die medizinische Forschung. Deren Kreativität und Innovationskraft ist (siehe Tab. 1.1)

- zum einen wirksam auf Innovationen in allen anderen Bereichen der je nach Land unterschiedlichen Gesundheitssysteme und
- zum anderen direkt und indirekt abhängig von der Innovationskraft des jeweiligen Gesundheitssystems, wobei als Einflussgrößen gelten
  - die Organisationsstrukturen der staatlichen und industriellen Forschungsinstitute,
  - die Gesetzesstrukturen für die Zulassung und Überwachung von Arzneimitteln,
  - die Strukturen und Abläufe der ambulanten und klinischen Krankenversorgung und deren Finanzierung und
  - die politischen und gesellschaftlichen Rahmenbedingungen.

Tab. 1.1: Wechselwirkung der Medizinischen Forschung mit allen anderen Bereichen im Gesundheitssystem.

		politische Willensbildung		
		▼		
staatliche Gesundheitsfürsorge	◄	Qualität und Kostenstruktur der medizinischen Behandlung	◄	Krankenhauskosten
▼		▲▼		▲
medizinische Grundversorgung	► ◄	medizinische Forschung (präklinisch und klinisch)	◄ ►	neue Möglichkeiten der Prophylaxe und Therapie bislang nur mangelhaft oder nicht wirksam behandelbarer Erkrankungen
▼		▼▲		▲
freie Arztwahl	►	Finanzierung durch Krankenkassen	►	Arzneimittelkosten

https://doi.org/10.1515/9783110478266-001

Welcher Innovationsbedarf in einem Gesundheitssystem besteht, ist von den ökonomischen Verhältnissen und der Sozialstruktur des jeweiligen Landes abhängig, im Besonderen davon (siehe Tab. 1.2),

- ob eine medizinische Grundversorgung in einem Land aufgebaut werden muss und Innovationen daher vorrangig zum Ziel haben, trotz eines ggfs. niedrigen „pro Kopf-Einkommens“, einer hohen staatlichen Verschuldung, einer mangelhaften Infrastruktur und/oder einer mangelhaften Bildung,
  - berufliche Qualifikationen und Strukturen für eine flächendeckende medizinische Grundversorgung der Bevölkerung zu entwickeln und
  - kostengünstige Produktionsverfahren und Verteilungssysteme für die wesentlichen und grundsätzlich verfügbaren Arzneimittel aufzubauen,
- ob Qualität und Kostenstrukturen eines bestehenden Gesundheitssystems verbessert werden müssen. Kostenexplosionen der Gesundheitsleistungen bei beschränktem Budget stellen in vielen Ländern ein drückendes Problem dar. Ursachenforschung könnte auch hier zu wirkungsvollen Innovationen führen.

Naheliegend und einsichtig ist, dass erhebliche Einsparpotentiale im Gesundheitssystem allein schon in der Verfolgung folgender, in manchen Ländern zum Teil bereits erreichter Ziele liegen (siehe Tab. 1.2):

- keine Einschränkung der Entscheidungshoheit der behandelnden Ärzte über die Prophylaxe und Therapie einer Erkrankung, wobei und soweit gewährleistet ist,
  - dass medizinische Behandlungen ausschließlich dazu dienen, Erkrankungen des einzelnen Patienten zu verhindern, zu erkennen und/oder zu behandeln,
  - dass die ärztlichen Maßnahmen dem Stand der Wissenschaft entsprechen; die Leitlinien der jeweiligen medizinischen Fachgesellschaften zur Behandlung der unterschiedlichen Erkrankungen sollten hier zur Orientierung dienen,
  - dass allgemeine gesetzliche Krankenversicherungen (GKV) verpflichtet sind, ärztliche Leistungen zu honorieren, wenn diese dem Stand der Wissenschaft, damit also den Leitlinien der jeweiligen medizinischen Fachgesellschaften entsprechen (Indikations-bezogene Honorierung),
  - dass die Kosten für ärztliche Behandlungen und Verschreibungen außerhalb dieser Leitlinien von Patienten selber zu tragen sind und nicht auf die Allgemeinheit, so z. B. auf gesetzliche Krankenversicherungen abgewälzt werden dürfen,
  - dass den gesetzlichen Krankenversicherungen keine eigenständige Entscheidung über die Art und die Höhe der Honorierung von Leistungen im Gesundheitssystem (z. B. in Form von Angeboten zur Mitgliederwerbung) erlaubt sein darf,
  - dass kaufmännischen Entscheidungen bei der Festlegung einer Prophylaxe- oder Therapiemaßnahme grundsätzlich eine untergeordnete Bedeutung zukommt, es sei denn, gleichwertige, aber kostenunterschiedliche Behandlungen stehen zur Auswahl;
- intelligente Erfassungssysteme, welche den Missbrauch der freien Arztwahl durch den Patienten, z. B. in Form des „Ärztehopping“ einschränken,
  - ohne die Einholung einer ärztlichen Zweitmeinung zu behindern und
  - ohne die Möglichkeit eines Arztwechsels innerhalb festgelegter Zeiträume zu beschneiden,

Tab. 1.2: Beispiele für den Innovationsbedarf im Gesundheitssystem.

Bereiche	Probleme		Ziel möglicher Innovationen
medizinische Grundversorgung	mangelhaft in Entwicklungsländern durch niedriges Pro-Kopf-Einkommen, hohe Staatsverschuldung, mangelhafte Infrastruktur, mangelhafte Bildung		Organisation dezentraler Einheiten und neue Berufsbilder für eine flächendeckende medizinische Versorgung
			kostengünstige lokale Produktionsverfahren für Arzneimittel und Impfstoffe
Qualität und Kosten der medizinischen Versorgung	Beeinträchtigung der Qualität	durch wissenschaftlich nicht begründete Behandlungsverfahren	Finanzierung nur solcher Behandlungen durch die Krankenkassen, die den (Evidenz-basierten) Leitlinien der medizinischen Fachgesellschaften entsprechen
		durch wirklichkeitsfremde Kostenpauschale	Berechnung und Erstattung der Leistungen der Ärzte und der Krankenhäuser gemäß dem tatsächlichen Aufwand (Vollkosten)
		durch Deckelung des Ärztebudgets	
		durch Bestechung von Ärzten	Verbot von Zuwendungen für Überweisung eines Patienten mit einer kostenintensiven Behandlung an ein Krankenhaus
			Verbot von Zuwendungen der Pharmaunternehmen an Ärzte für Verschreibung von deren Produkten
			Verbot von Honoraren für klinische Anwendungsstudien, welche nicht dem technischen Stand der klinischen Forschung entsprechen
	Explosionen der Kosten	durch Missbrauch der freien Arztwahl	Belastung des Patienten mit den Zusatzkosten für „Ärztehopping"
		durch unsinnigen Verwaltungsaufwand	Reduktion der Dokumentation der ärztlichen und pflegerischen Tätigkeiten auf das medizinisch Sinnvolle und Notwendige
			Einführung wirkungsvoller, personalsparender elektronischer Datenverarbeitungs-Systeme
		durch irreführende Arzneimittelwerbung	Verbot von Werbeaussagen für Arzneimittel, welche nicht durch Studien (durchgeführt gemäß technischem Standard) belegt werden können
		durch Scheininnovationen	preisliche Gleichstellung von Scheininnovationen mit den Arzneimittelkopien (Generika)
		durch „Mondpreise" für neue Arzneimittel	Androhung von Zwangslizenzen, falls keine Bereitschaft besteht, den Preis von innovativen Arzneimitteln auf ein gerechtfertigtes Niveau zu senken
		durch Kosten und Umweltschutzauflagen bei der Herstellung von Arzneimitteln	neue kostengünstige und umweltverträgliche Herstellverfahren

<table>
<tr><th>Bereiche</th><th colspan="2">Probleme</th><th>Ziel möglicher Innovationen</th></tr>
<tr><td rowspan="4">neue Arzneimittel für bislang unzulänglich oder nicht wirksam behandelbare Erkrankungen</td><td rowspan="2">mangelnde kreative Leistungen</td><td>durch mangelnde Förderung kreativer Wissenschaftler*innen</td><td rowspan="3">Behebung von Personal- und Strukturproblemem an staatlichen (Universitäten, Hochschulen, Forschungsinstituten) und privatwirtschaftlichen (Pharmaindustrie) Forschungseinrichtungen, (Innovative Arbeitskultur; Qualifizierungsprogramme zur Führungskraft; Kontrolle der ethischen und technischen Standards für wissenschaftliches Arbeiten, für klinische Prüfungen und für Veröffentlichungen; Abgrenzung der wissenschaftlichen Freiheit von Betrug und Diebstahl; strafrechtliche, beamtenrechtliche und zivilrechtliche Regelung von Fehlverhalten in öffentlich-rechtlichen und privatwirtschaftlichen Forschungsinstituten)</td></tr>
<tr><td>durch fehlende Fachkompetenz zur Erkennung kreativer Produkte mit innovativem Potential</td></tr>
<tr><td rowspan="2">fehlende Innovationen</td><td>durch mangelnde Reproduzierbarkeit experimenteller und klinischer Ergebnisse</td></tr>
<tr><td>durch mangelnde Beständigkeit in der Forschung und Entwicklung von Arzneimitteln</td><td>Haftungsregelung zur Vermeidung willkürlicher Schnellschussentscheidungen auf Leitungsebene (z. B. Vorstandsebene einer Pharmafirma)</td></tr>
</table>

  - wobei die Kosten eines Missbrauchs dem Patienten aufzuerlegen wären,
  - andererseits Krankenversicherte durch Rückerstattung von Versicherungsbeiträgen motiviert werden sollten, ärztliche Leistungen nicht bei jeder Lappalie in Anspruch zu nehmen;
- Verrringerung der Kosten der Arzneimitteltherapie
  - durch Förderung der Forschung, Entwicklung und Marktzulassung von innovativen Arzneimitteln, die durch einen eindeutigen Zuwachs an therapeutischer Wirkung pharmaökonomisch „rentabel" sind,
  - durch Förderung von neuen kostengünstigen und/oder umweltverträglichen Herstellverfahren,
  - indem scheininnovative Arzneimittel öffentlich als solche benannt werden und deren Marktpreise gleich niedrig angesetzt werden wie diejenigen von Arzneimittelkopien (Generika),
  - indem alle Arzneimittel, auch Produkte alternativer Behandlungsverfahren, den gleichen Zulassungsvoraussetzungen zur Vermarktung unterliegen,
  - indem Arzneimittelfirmen ihre Werbeinformationen mit der Arzneimittelbehörde abzustimmen haben und bei Falschinformationen straffällig und ersatzpflichtig werden, im Besonderen dann, wenn die Falschinformationen zu Fehlbehandlungen und zu Kosten für die Krankenversicherungen führen,
  - indem überhöhte Preise, sogenannte „Mondpreise", bei der Ersteinführung von innovativen Arzneimitteln zu einem von der Gesundheitsbehörde festzulegenden Zwangspreis oder zu einer gerichtlich festzulegenden Zwangslizenz berechtigen,

  - indem Indikationserweiterungen für ein Arzneimittel nur auf der Grundlage der Ergebnisse von solchen klinischen Prüfungen (z. B. nach Marktzulassung/Phase IV) zulässig sind, welche dem Stand der Technik entsprechen. Hierzu gehören:
    - klar definiertes Studienziel, Durchführung entsprechend dem Stand der Wissenschaft, genehmigt von der Arzneimittelbehörde und von Ethikkommissionen,
    - Durchführung und Auswertung der klinischen Studie von klinischen Forschungsorganisationen/CRO gemäß der guten klinischen Praxis (GCP);[4] Veröffentlichung unabhängig vom erzielten Ergebnis;
- Verringerung unsinniger Tätigkeiten von Ärzten und Pflegepersonal
  - indem der Dokumentations- und Verwaltungsaufwand für ärztliche und pflegerische Tätigkeiten nur von Ärzten festgelegt und hierdurch auf das medizinisch Sinnvolle und durch Verzicht auf unsinnige Abfragen deutlich beschränkt wird,
  - indem durch Aufbau und Benutzung intelligenter, alle Krankendaten eines Patienten vernetzender Datenverarbeitungs-Systeme der Verwaltungsaufwand verringert und zugleich konkurrierende Mehrfachuntersuchungen vermieden werden,
  - indem die ärztlichen Leiter einer klinischen Abteilung Weisungsbefugnis erhalten gegenüber allen Tätigen in dieser Abteilung,
- Verringerung der Verwaltungskosten in allen Bereiches des Gesundheitssystems.

Durch Konzentration des Gesundheitsssystems auf die eigentlichen ärztlichen und pflegerischen Tätigkeiten, durch eine gesetzliche Einschränkung alternativer Behandlungsverfahren ohne wissenschaftlichen Wirksamkeitsbeleg und durch eine verwaltungsarme, intensive elektronische Vernetzung aller Beteiligten würden finanzielle Freiräume entstehen,

- um die Gehälter für das medizinisch tätige Personal attraktiv und konkurrenzfähig zu gestalten,
- um die von Krankenversicherungen zu zahlenden Kostenpauschalen für medizinische Tätigkeiten und Krankenhausaufenthalte den tatsächlichen (Voll-)Kosten anzupassen,
- was wiederum treibende Kräfte wären für die Forschung und Entwicklung von medizinischen Innovationen, besonders auch in der Arzneimitteltherapie.

Um auf dem Gebiet der Arzneimitteltherapie Täuschungen der Ärzte zu vermeiden, sollte der Begriff „innovatives Arzneimittel“ nur für solche neuen Arzneimittel verwendet werden dürfen, welche bewiesenermaßen einen bislang unerfüllten medizinischen Bedarf erfüllen (siehe Tab. 1.3), d. h., innovative Arzneimittel sollten in der Lage sein, im Vergleich zu dem jeweiligen bisherigen Arzneimittel

- solche Krankheiten zu verhüten, zu lindern oder zu heilen, die bislang nicht, nur unzulänglich oder nur palliativ behandelt werden konnten,
- deutlich geringere Nebenwirkungen verursachen,
- den Aufwand (Art und Häufigkeit der Verabreichung; Anzahl der Arzneien, die kombiniert werden müssen) und die Behandlungskosten erheblich vermindern,

4 http://ec.europa.eu/health/documents/eudralex/vol-2/index_en.htm.

Tab. 1.3: Beispiele für Erkrankungen mit hoher Mortalität und/oder Morbidität.[5]

Tumorerkrankungen	
	Karzinome (Mamma, Magen-Darm, Lunge, Kopf+Hals, Prostata, Ovar, Pankreas, Leber) Melanome, Sarkome, Neuroepitheliale Tumore
Leukämien	
	Akute Leukämien, Aggressive Lymphome
Herz- und Kreislauf-Erkrankungen	
	Arteriosklerose, Gefäßverschlusserkrankungen (Herzinfarkte, Schlaganfälle, Thrombosen) Chronische Blutungserkrankungen (Thrombozytopenien) systemische mikrovaskuläre Gerinnung mit multiplem Organversagen
Neurologische und neurodegenerative Erkrankungen	
	Demenz, Multiple Sklerose, Parkinson, Depression, Folgen von ZNS-Traumata
Infektionserkrankungen	
	Viren (z. B. Influenza, HIV, Hantan-V., Dengue-V., EBV, CMV, Cocksackie-V., VTV, HSV, RSV, HCV, HDV, Ebola-V.) Bakterien (z. B. Multiresistente Escherichia coli, Klebsiella pneumoniae, Staphylococcus aureus, Mycobacteria tuberculosis, Enterokokken, Pseudomonaden, Pneumokokken, Salmonellen, Campylobacter) Parasiten (z. B. Malaria/Plasmodien)
Stoffwechselerkrankungen	
	Pankreatitis, Hepatitis, Magen-Darm-Erkrankungen; Osteoporose
Lungenerkrankungen	
	Asthma, chronisch obstruktive pneumologische Erkrankungen (COPD),
Immunologische Erkrankungen	
	Autoimmunerkrankungen, Rheuma, Rheumatoide Arthritis, Septischer Schock/systemisches immunreaktives Schock-Syndrom (SIRS), primäre und sekundäre Immundefizienzen

5 Sedlacek HH. Arzneimittelforschung. Durch Innovationen zum Markterfolg. de Gruyter, Berlin/Boston 2015:17–31.

- als wirksamer Ersatz für inzwischen unwirksam gewordene Arzneimittel (z. B. bei Resistenzentwicklung gegen Antibiotika) dienen oder
- als neue Impfstoffe den Schutz vor bislang nicht oder nur unzulänglich impfbaren und/oder behandelbaren Infektionserkrankungen ermöglichen.

Solcherart Arzneimittelinnovationen haben bis heute eine Schlüsselrolle beim medizinischen Fortschritt eingenommen, denn der größte Teil unserer heutigen Erfolge in der Prophylaxe und Therapie von Erkrankungen beruht auf den kreativen und innovativen Leistungen vergangener Generationen in der staatlichen und industriellen Arzneimittel-Forschung und -Entwicklung (siehe Kap. 4).

Auch in Zukunft werden Arzneimittelinnovationen wesentlich zum Fortschritt in der medizinischen Forschung beitragen, allein schon deswegen, weil ein beträchtlicher Teil des medizinischen Bedarfes immer noch unerfüllt ist und viele schwere Krankheiten immer noch nicht zu lindern oder zu heilen sind (siehe Tab. 1.3).

Die Förderung der Kreativität und Innovationskraft für Arzneimittelinnovationen sollte daher ein gesamtgesellschaftliches Ziel sein. Hierzu bedarf es jedoch klarer Regelungen,
- die einerseits die Voraussetzungen festlegen, welche innovative Arzneimittel erfüllen müssen,
  - um sie eindeutig von scheininnovativen Arzneimitteln und Scharlatanerie abgrenzen zu können und
  - um finanzielle Investitionen und das Eingehen von Risiken durch die Pharmaindustrie bei der Suche und Entwicklung innovativer Arzneimittel überschaubar und lohnenswert zu machen,
- um andererseits die Kreativität und Innovationsfreudigkeit von Forschergruppen anzuregen
  - durch Motivationsanreize wie Selbständigkeit und gesicherte Finanzierung von als attraktiv beurteilten Forschungsprojekten,
  - durch finanzielle und patentrechtliche Förderungen der Anmeldung und Durchsetzung von Schutzrechten für Erfindungen,
  - durch wirklichkeitsnahe, Kosten- und Leistungs-gerechte Regelungen der Zusammenarbeit zwischen staatlichen Forschungsinstituten und forschenden Arzneimittelunternehmen, beispielsweise
    - bei der Identifizierung von neuen Zielstrukturen für die Arzneimittelsuche und für den Aufbau intelligenter, zielspezifischer Substanzbibliotheken,
    - beim Aufbau von Prüfmodellen, die prädiktiv sind für klinische Erkrankungen und bei der Planung von klinischen Prüfungen,
    - durch Gewährung exklusiver Patent-Verwertungsrechte für kooperierende Arzneimittelunternehmen.

Gefahren für den zukünftigen Erfolg aller Bemühungen um Arzneimittelinnovationen liegen in Denk- und Verhaltensweisen, welche direkt oder indirekt Kreativitäts- und Innovationsprozesse behindern und zerstören. Beispiele hierfür sind

- in der präklinischen und klinischen Forschung:
  - Führungsschwächen und Führungsfehler in staatlichen und industriellen Forschungseinheiten, welche Kreativität und Innovationskraft der Beteiligten lähmen können,
  - Wunschdenken, Vorurteile, ungezügelter Geltungsdrang, finanzielle Zwänge oder übersteigertes Profitdenken,[6, 7, 8] welche verführen, die Ergebnisse und Schlussfolgerungen wissenschaftlicher Studien bewusst oder unbewusst in Hinblick auf ein gewünschtes Ziel zu manipulieren;
    - das hierdurch erzeugte Problem der mangelnden Reproduzierbarkeit von Ergebnissen ist bei zahlreichen präklinischen und klinischen Forschungsergebnissen zu finden.[9]
    - So wurde geschätzt, dass etwa 85 % aller investierten Forschungsgelder für nicht reproduzierbare und damit nicht verwertbare Ergebnisse verbraucht worden sind.[10]
    - Mangelnde Reproduzierbarkeit stellt auch bei psychologischen Studien ein Problem dar.[11, 12, 13] So ergab sich beispielsweise in einer breit und multizentrisch angelegten Zusammenarbeit, dass von 100 maßgeblichen psychologischen klinischen Primärstudien nur etwa 50 % durch Sekundärstudien bestätigt werden konnten[14] (siehe Tab. 1.4);
  - die einseitige, unvollständige, voreilige oder unterlassene Veröffentlichung von negativen präklinischen und/oder klinischen Forschungsergebnissen zu einem Arzneimittel, sodass Ärzte und Öffentlichkeit getäuscht werden. Das Ausmaß dieser Täuschung dürfte wahrscheinlich nur in Ansätzen bekannt sein (siehe Tab. 1.5);
- in der medizinischen Patientenversorgung:
  - eine verführerische Werbung für weltanschaulich ausgerichtete, nicht wissenschaftlich begründete und/oder nicht als wirksam bewiesene Behandlungsverfahren,

---

6 Schwartz CE, Sajobi TT, Verdam MG, Sebille V, Lix LM, Guilleux A, Sprangers MA. Method variation in the impact of missing data on response shift detection. Qual Life Res. 2015;24(3):521–8.

7 Begley CG, Buchan AM, Dirnagl U. Robust research: Institutions must do their part for reproducibility. Nature. 2015;525(7567):25–7.

8 Fanelli D, Costas R, Ioannidis JP. Meta-assessment of bias in science. Proc Natl Acad Sci U S A. 2017;114(14):3714–3719.

9 Office of research integrity. Ori; www.federalregister.gov/articles/2015/11/09/2015-28437/findings-of-research-misconduct.

10 Macleod MR, Michie S, Roberts I, Dirnagl U, Chalmers I, Ioannidis JPA, Al-Shahi Salman, Chan AW, Glasziou P. Biomedical research: increasing value, reducing waste Lancet. 2014;383,9912:101–104.

11 Francis G. Publication bias and the failure of replication in experimental psychology. Psychon Bull Rev. 2012;19(6):975–91.

12 Ferguson CJ, Brannick MT. Publication bias in psychological science: prevalence, methods for identifying and controlling, and implications for the use of meta-analyses. Psychol Methods. 2012;17(1):120–8.

13 Rothstein HR, Bushman BJ. Publication bias in psychological science: comment on Ferguson and Brannick. Psychol Methods. 2012;17(1):129–36.

14 Aarts AA et al. (270 Collaborators in an Open Science Collaboration); Psychology. Estimating the reproducibility of psychological science. Science. 2015;349 6251, PMID: 26315443.

Tab. 1.4: Beispiele für Ursachen mangelnder Reproduzierbarkeit von medizinischen Forschungsergebnissen*.

Qualität der Forschungs-Tätigkeit	Bedeutung/ Neuheitswert des Forschungsprojektes für die Forschung	Qualität der Durchführung	Ausmaß und Art der Kommunikation/ Veröffentlichung	Externe Einflussfaktoren
Mängel	nebensächliche Fragestellungen (klinisch, experimentell)	Verzerrung der Ergebnisse durch Unvergleichbarkeit der Gruppen und durch Selektion der Stichprobe (Bias)	Ergebnisse werden selektiv im Sinne der Hypothese mitgeteilt (Versuchsleiterartefakt)[15]	Verwaltungsaufwand unproportional hoch im Vergleich zum Risiko der Forschungs vorhaben
	keine neue Technologie zur Lösung relevanter Probleme	die Aussagekraft der verwendeten statistischen Methode kann die Antwort auf die Fragestellung nicht leisten	enttäuschende Ergebnisse werden nicht oder nur teilweise veröffentlicht	
	kein Beitrag zur Aufklärung bislang unzulänglich bekannter Mechanismen	keine Wiederholung des Erstversuches; Reproduzierbarkeit nicht belegt	Ergebnisse werden nicht in ausreichendem Maße und kritisch genug im Vergleich zur relevanten Literatur diskutiert	Management und regulatorische Einflussfaktoren wenig zielführend und belastend
	keine umfassende Literaturrecherche	statistische abzusichernde Unterschiede zu gering bemessen		
	keine Rücksprache mit Klinikern oder Patienten		Zwischenergebnisse werden unplanmäßig veröffentlicht	kommerzielle Finanzierung der Studien mit Erwartungshaltung zum Ergebnis
Bewertung des Ist-Zustandes*	> 50 % der Studien fehlt der Bezug zu den relevanten veröffentlichten Studienergebnissen	> 50 % der Studien haben ein „Bias" nicht angemessen ausgeräumt	> 50 % der Studien haben Ergebnisse nicht vollständig veröffentlicht	> 30 % der Studien beschreiben nicht alle externen Einflussfaktoren
			>50 % der Studien beschreiben nicht die ursprünglichen/ geplanten Studienziele	
	ca. 85 % aller investierten Forschungsgelder wurden für nicht verwertbare/ nicht reproduzierbare Studien verbraucht			

* auf Grundlage von[16, 17]

15 Rosenthal R, Fode KL. The Effect of Experimenter Bias on the Performance of the Albino Rat, Behavioral Science. 1963;8:183–189.

16 Chalmers I, Glasziou P. Avoidable waste in the production and reporting of research evidence. Lancet. 2009;374:86–89.

17 Macleod MR, Michie S, Roberts I, Dirnagl U, Chalmers I, Ioannidis JPA, Al-Shahi Salman, Chan AW, Glasziou P. Biomedical research: increasing value, reducing waste Lancet. 2014;383;9912:101–104.

Tab. 1.5: Beispiele für Unterschiede zwischen den bei der FDA eingereichten und den veröffentlichten klinischen Studien und Wertungen.

	FDA: eingereichte Studiendaten			hiervon veröffentlichte Studiendaten				
		Beurteilung FDA		veröffentlichte Studien		Bewertung in der Veröffentlichung		
	registriert	+	–/?	nein	ja	+	–/?	Wirkstärke
Antidepressiva[18] (12 Pharmaka, 12 564 Patienten)	74 Studien	38		1	37	37		+36 %
			36	22	14	11	3	
Antipsychotika[19] (8 Pharmaka)	24 Studien	16		1	15			+8 %
			8	3	5			
	EPAR/Europ. Public Assessm. Reports							
	eingereicht (Referenzwerte = 100 %)			Veröffentlichung		Bewertung in der Veröffentlichung		
		Wirkstärke		nein	ja	+	–/?	Wirkstärke
Schlafmittel[20] (3 Pharmaka)	= 100 %	= 100 %		45 %	55 %	67 %	33 %	160 %
		Nebenwirkungen						Nebenwirkungen
		= 100 %						< 100 %
	FDA: eingereichte Studiendaten					Bewertung in der Veröffentlichung		
		Beurteilung FDA		Veröffentlichung		< FDA	= FDA	> FDA
	registriert	+	–	+	–	Wirkstärke		
9 Arzneimittel[21] (6 Pharmaka)	42 Studien	41	1	41		46 % (19/41)	7 % (3/41)	46 % (19/41)
						Nebenwirkungen		
						41 (Ø)		

18 Turner EH, Matthews AM, Linardatos E, Tell RA, Rosenthal R. Selective publication of antidepressant trials and its influence on apparent efficacy. N. Engl. J. Med. 2008;358(3):252–60.

19 Turner EH, Knoepflmacher D, Shapley L. Publication bias in antipsychotic trials: an analysis of efficacy comparing the published literature to the US Food and Drug Administration database. PLoS Med. 2012;9(3):e1001189.

20 Mattila T, Stoyanova V, Elferink A, Gispen-de Wied C, de Boer A, Wohlfarth T. Insomnia medication: do published studies reflect the complete picture of efficacy and safety? Eur Neuropsychopharmacol. 2011;21(7):500–7.

21 Hart B, Lundh A, Bero L. Effect of reporting bias on meta-analyses of drug trials: reanalysis of meta-analyses. BMJ. 2012;344:d7202.

	FDA: eingereichte Studiendaten			Veröffentlichung		Bewertung in der Veröffentlichung		
NSAIDs/ nonsteroidal antiinflammatoric drugs[22]	registriert			+	-		= FDA	
	37 Studien			1	36		1	

- aktive Eingriffe von Krankenversicherungen in das ärztliche Handeln, wie beispielsweise (siehe Kap. 8.5)
  - durch wirklichkeitsfremde Kosten-Berechnungen ärztlicher Dienstleistungen entsprechend der kaufmännischen Devise: „im Einkauf liegt der Verdienst“,
  - durch die Deckelung ärztlicher Behandlungkosten,
  - durch die Bezahlung von Leistungen, welche weder wissenschaftlich begründet sind, noch in den Leitlinien der jeweiligen medizinischen Fachgesellschaften empfohlen werden, noch medizinisch notwendig sind,
- die direkte und indirekte Gewährung von Vorteilen an Ärzte für medizinisch fragwürdige Gegenleistungen, wie z. B.
  - als strategische Maßnahme von Pharmaunternehmen zur Vermarktung ihrer Arzneimittel,
  - als Lockmittel der Krankenhäuser zur Überweisung von Patienten mit finanziell attraktiven Behandlungsoptionen;

■ in der Werbung für Arzneimittel:
- Aussagen von Pharmafirmen, welche nicht gedeckt sind durch klinische Studien, durchgeführt gemäß dem Stand der Technik;
- Manipulationen des Arzneimittelbedarfes, indem neue Krankheitsbegriffe erfunden oder alte Krankheitsbegriffe missbraucht werden, um bei Gesunden gezielt Krankheitsgefühle zu wecken (desease mongering, siehe Tab. 1.6 und 1.7) und

■ in der politischen Beeinflussung der Gesellschaft durch politische Kräfte und Interessensgruppen
- welche meist über sensationshungrige und „in political correctness“ befangene Medien die gesellschaftliche Akzeptanz von Innovationen versuchen zu zerstören,
  - indem sie nach der bewährten Methode vorgehen: „Säe Furcht, bewirke Angst, und biete Dich dann als Retter an“ und
  - indem sie scheinmoralische Begründungen für eine antiinnovative, durch wissenschaftliche Daten nicht zu stützende und damit unethische Haltung gegen neue Technologien, gegen neue Arzneimittel und gegen Impfstoffe aufbauen und
- die dann mit der Aura des gerechten „Gutmenschen“ ihre Behauptungen verbreiten, um den Zuspruch der verängstigten Wähler, Käufer und Gläubigen zu erzielen.

---

22 MacLean CH, Morton SC, Ofman JJ, Roth EA, Shekelle PG. How useful are unpublished data from the Food and Drug Administration in meta-analysis? J Clin Epidemiol. 2003 Jan;56(1):44–51.

Tab. 1.6: Vermarktungsstrategie des Erfindens von Krankheitsgefühlen (disease mongering).[23]

Vorgehensweise			
Pharmafirma ▼ ▼ Arzt	für physiologische Zustände im Streubereich des Normalbefindens werden (schein-) wissenschaftliche Begriffe erfunden, welche Krankheitsgefühle beim Patienten erzeugen sollen		
	durch Schulungskurse (Continuing medical education/CME courses) werden Bedeutung und Behandlungsbedürftigkeit solcher vermeintlichen „Erkrankungen" dem unkritischen Arzt vermittelt		
	die ärztliche Motivation zur Diagnose und Therapie solcherart „Erkrankung" wird gesteigert		
		durch Vorgabe von Fragebögen zur Erfassung der „Erkrankung"	
		durch Leistungsprämien für die Verordnung des zu vermarktenden Arzneimittels	
		durch honorierte Beteiligung an sogenannten „klinischen Studien"	
Arzt ▼ ▼ Patient	im Patienten wird die Überzeugung entwickelt, er leide an dieser „Erkrankung" und Abhilfe könnte am besten das vom Arzt empfohlene Arzneimittel bewirken;		
		gesunde Personen werden hierdurch zu leidenden Menschen umprogrammiert	
		der leidende Mensch ist dann bereit, dem Arzt zu glauben, seine Behandlungsempfehlung zu befolgen und die ärztliche Tätigkeit als Individuelle Gesundheitsleistung (IGEL) zu honorieren (falls Krankenkassen nicht zahlen);	
Pharmafirma ▼ ▼ Patient	Selbsthilfegruppen der so leidenden Menschen werden gegründet und finanziert mit dem Erfolg		
		dass von den Mitgliedern weder das angebliche Leiden noch die verordnete Arzneimitteltherapie hinterfragt werden	
		dass aus eigentlich gesunden Menschen chronisch leidende Personen werden, welche das verordnete Arzneimittel dauerhaft „konsumieren"	
Abwehrmaßnahmen			
Patient	für einen Laien ist das „Krankheitsbasteln" kaum zu durchschauen		
Arzt	bei jeder Erweiterung des Indikationsbereiches eines Arzneimittels sind folgende Fragen zu stellen:		
		besitzt die „neue Indikation" einen Krankheitswert	
			weil sie wissenschaftlich/pathophysiologisch eindeutig nachvollziehbar ist?
			weil der Leidensdruck beim Patienten eindeutig behandlungsbedürftig erscheint?
		kann das vom Hersteller oder von einer Fachgesellschaft empfohlene Arzneimittel	
			bei der neuen Indikation pharmakologisch ausreichend wirksam sein?
			weitaus höhere Nebenwirkungen erzeugen als die neue Indikation an Leidensdruck aufweist?
			bei Zweifel deswegen von der Fachgesellschaft, z. B. in ihren Leitlinien empfohlen worden sein, weil Mitglieder bzw. Autoren durch Zuwendungen vom Hersteller in einem Interessenkonflikt stehen?
		liegen Studien vor, welche dem aktuellen Qualitätsstandard entsprechen (z. B. Placebokontrolliert und randomisiert) und den Nutzen des Arzneimittels in der neuen Indikation eindeutig belegen?	

23 Doran E, Henry D. Disease mongering: expanding the boundaries of treatable disease. Intern Med J. 2008;38(11):858–61.

Tab. 1.7: Beispiele für das Erfinden von Krankheitsgefühlen.[24, 25, 26,, 27]

physiologischer Zustand im Streubereich des Normalbefindens		Begriff zur Erzeugung von Krankheitsgefühlen
gewöhnlicher Schluckauf		gastro-ösophagale Reflux-Erkrankung (gastro-oesophageal reflux disease),
Darmblähungen, z. B. bedingt durch die Art der Nahrung		Reizdarm (irritable bowel syndrome),
Meidung von Geselligkeit		soziale Angststörung (social anxiety disorder)
Kinder, die nicht lange stillsitzen mögen		Aufmerksamkeits-Defizit-Hyperaktivitäts-Syndrom (attention deficit hyperactivity disorder)
Frauen mit deutlichen Stimmungs-schwankungen	und hochaktiven, selbstbewussten Verhaltensweisen	Depression vom Sissi-Typ (Sissi-syndrome)
	während des Menstruationszyklus	premenstruale dysphorische Störungen (premenstrual dysphoric disorder)
plötzlich auftretende Ekelgefühle		plötzliche Abstoßungs-Störung (sudden repulsion syndrome)
Lustlosigkeit bei Männern	durch Übermüdung, Stress, psychische Belastung	erektile Dysfunktion (erectil dysfunction)
	sodass die Erektion nicht ausreichend lange anhält	verlorenes Penis-Syndrom (lost penis-syndrome),
Lustlosigkeit bei Frauen	bei Übermüdung, durch Kleinkind, Familie und/oder Beruf	hypoaktive Sexualbedürfnis-Störung (hypoactive sexual desire disorder)
	durch Männer, die zu dumm und/oder zu träge sind, eine Frau zu erregen	
Nüchternblutzucker zwischen 100 und 125 mg/dl bei mangelnder Bewegung und Übergewicht		Prädiabetes
Blutdruck im Bereich von 140/90 mmHg		Prä-Hypertonie-Status

Um derartige Gefahren abzuwenden, muss eine zukunftsorientierte Gesellschaft ausreichende Schutzmechanismen aufbauen, muss selbst innovativ sein, um unlautere oder zielfremde Einflussnahmen auf das Gesundheitssystem und damit auch auf die Gesellschaft zu verhindern.

---

24 Meixel A, Yanchar E, Fugh-Berman A. Hypoactive sexual desire disorder: inventing a disease to sell low libido. J Med Ethics. 2015;41(10):859–62.

25 Shankar PR, Subish P. Disease mongering. Singapore Med J. 2007;48(4):275–80.

26 Tiefer L. Female sexual dysfunction: a case study of disease mongering and activist resistance. PLoS Med. 2006;3(4):e178.

27 Burgmer M, Driesch G, Heuft G. The „Sissi syndrome“: a new form of depression? Nervenarzt. 2003;74(5):440–4.

Grundlage dieser Schutzmechanismen sind Gesetze und Verordnungen,

- welche die Interessensvertreter gleich welcher Art haftpflichtig machen, wenn sie zur Beeinflussung einer politischen oder technischen Entscheidung Behauptungen aufstellen, die nicht belegbar oder nachweisbar falsch sind oder sogar von ihnen bewusst gefälscht wurden;
  - die Vertrauenskrisen der Demokratien dürften zu einem beträchtlichen Teil verursacht sein durch Politiker und Medien, welche durch Falschbehauptungen eine Wahl oder eine Entscheidung zu ihren Gunsten maßgeblich beeinflussen konnten,
    - aber danach von keinem Gericht zur Rechenschaft gezogen wurden, sondern stattdessen mit solcher Art Betrug unbehelligt eine Wahl gewinnen, eine Entscheidung herbeiführen oder für sich Geld verdienen konnten,
    - und mit solcher Art „Erfolgsstrategie" Nachahmer stimulieren und dadurch die Vertrauensgrundlage der demokratischen Ordnung zerstören;
  - auch so manches Misstrauen gegenüber Ärzten, Pharmafirmen und dem gesamten Gesundheitssystem wird angetrieben
    - durch mangelnde Transparenz, im Besonderen durch mangelnde Offenheit für begangene eigene Fehler und durch das Verschweigen negativer Informationen,
    - durch die Duldung bis hin zur Befürwortung der alternativen Medizin, soweit diese unbewiesene Heilversprechen sich zu eigen macht,
    - durch Interessenkonflikte, in die sich Ärzte begeben, beispielsweise durch eine zu enge und undurchsichtige Vernetzung mit der Pharmaindustrie oder mit Interessensvertretern alternativer Behandlungsmethoden;
- welche eine freie, vielschichtige und sowohl voneinander wie auch von Dritten (Meinungsmachern, politischen Parteien, Industrien, Investoren) unabhängige Presse- und Medienlandschaft sichern helfen, um eine vielseitige, sachbezogene und damit ehrliche und bestmöglich objektive öffentliche Darstellung eines Problems zu gewährleisten.

Derartige Regelungen sind zwar eine notwendige, aber bei weitem nicht hinreichende Voraussetzung für Innovationen im Arzneimittelbereich wie auch im gesamten Gesundheitssystem. Denn sie bieten nur das proinnovative Umfeld

- für die eigentliche schöpferische Tätigkeit von kreativen und innovativen Personen (siehe Kap. 2),
- für Gruppen, in welchen die Kreativität ihrer Mitglieder sich entfalten kann und welche Innovationen voranbringen (siehe Kap. 6),
- für Organisationen und Gesellschaftsstrukturen, welche Innovationen fördern (siehe Kap. 7 und Kap. 8) und
- für politische und betriebswirtschaftliche Entscheidungen, Finanzmittel in einer Höhe zu gewähren, die für die Verwirklichung einer Idee bis hin zu einem Arzneimittel für einen Zeitraum von mehr als einem Jahrzehnt aufgebracht werden müssen (siehe Kap. 6.5).

2 Kreativität und kreative Personen

Entscheidender Ausgangspunkt jeder Art von Innovation, so auch von medizinischen Innovationen, ist die Kreativität des einzelnen Menschen.

Deren Elemente und Einflüsse zu ergründen bekam weltweit Auftrieb
- durch *J. P. Guilford*, der 1950 in seiner aufrüttelnden Rede vor dem Amerikanischen Psychologenkongress[28] die Kreativitätsforschung als bisher vernachlässigtes, aber dringend benötigtes eigenes Forschungsgebiet herausstellte und
- durch den sogenannten „Sputnik-Schock" im Jahre 1957, als die Sowjetunion den ersten Satelliten in die Erdumlaufbahn brachte und damit das Konkurrenzgefühl der Politiker und der Öffentlichkeit in den USA entfachte.

Was wird nun im Allgemeinen wie auch in der medizinischen Forschung unter Kreativität, was unter Innovation verstanden? Im Alltag werden beide Begriffe häufig vermengt. Sie sind jedoch getrennt zu betrachten, da
- Kreativität einen initialen schöpferischen Prozess beinhaltet,
- Innovation nachfolgend das Ergebnis des kreativen Prozesses nutzt für ein innovatives Produkt,
- Kreativität somit
  - eine notwendige, wenn auch nicht hinreichende Voraussetzung für eine Innovation darstellt, jedoch
  - nicht zwingend zu einer Innovation führen muss, wie an Beispielen kreativer Produkte in der Kunst, Musik und Dichtung deutlich wird und daher
  - breiter denn als reine Grundlage für Innovationen verstanden werden muss.

Die Unterschiede, Überlappungen und Abgrenzungen der Kreativität von der Innovation verdeutlichen sich durch die folgende eher grundsätzliche Beschreibung beider Begriffe.

2.1 Kreativität als Begriff und ihre Komponenten

Kreativität umfasst unterschiedliche Bereiche. Zu diesen gehören
- Handwerk und Technik,
- Naturwissenschaften und Medizin,
- Musik, Dichtung, bildende Kunst und Architektur,
- Geisteswissenschaften,
- Verwaltungsorganisationen, Wirtschaftsstrategien und politische Entscheidungen.

Obwohl die Voraussetzungen und Prozesse, die zu kreativen Leistungen führen, je nach Bereich sehr verschieden sein dürften, enthalten die diversen Forschungsansätze und Theorien, die sich um die Erforschung der Kreativität bemühen, vier gemeinsame Bausteine:

28 Guilford JP. Creativity. American Psychologist. 1950;5:444–454.

https://doi.org/10.1515/9783110478266-002

- bestimmte Eigenschaften des kreativen Produktes selbst,
- bestimmte Prozesse, die zum Zustandekommen des kreativen Produktes führen,
- bestimmte Funktionen und Eigenschaften der Personen, welche die kreative Leistung erbringen, und
- bestimmte Umweltbedingungen, die fördernd oder hemmend am Zustandekommen der kreativen Leistung beteiligt sind.

Das kreative Produkt

Trotz sehr unterschiedlicher Entstehungswege, persönlicher Ressourcen und Umweltbedingungen, die etwa in Kunst, Wissenschaft und Wirtschaft zu kreativen Leistungen führen, hat das Produkt einer kreativen Leistung zwei wesentliche allen gemeinsame Qualitäten. Diese sind

- Neuartigkeit;
  - welche beinhalten kann
    - etwas grundlegend Neues oder
    - die neuartige Kombination von als getrennt bereits bekannten Elementen, (besonders populär in der Kunst, aber auch bei der Verwendung von Methoden und Ideen aus Nachbardisziplinen für bekannte Phänomene, oder bei der Kombination verschiedener Materialien),
  - welche gemessen und/oder definiert wird
    - an dem Konsens einer beurteilenden sozialen Gruppe und/oder
    - im Sinne einer statistischen Seltenheit/Einzigartigkeit.
- Nützlichkeit,
  - welche ebenfalls gemessen wird am Konsens einer einschlägigen sozialen Gemeinschaft, Institution oder Gesellschaft,
  - was auch impliziert, dass dieses Urteil über das Produkt nicht nur von den Zeitzeugen, sondern auch späteren Beurteilern nachvollziehbar ist.

Beide Begriffe werfen Probleme der Definition auf,

- weil einerseits die Einmaligkeit im Grunde die Reproduzierbarkeit ausschließt und (vergl. hierzu die Forderung nach Replizierbarkeit von wissenschaftlichen Befunden),
- weil andererseits die Reproduzierbarkeit als Voraussetzung für die Nützlichkeit und Nachhaltigkeit eines kreativen Produktes erforderlich ist.

Die Nützlichkeit

Nützlichkeit sollte sich als kultureller, ideeller, wirtschaftlicher, medizinischer und/oder sozialer Wert ergeben, welcher[29, 30]

---

29 Murray BG Jr. Are ecological and evolutionary theories scientific? Biol Rev Camb Philos Soc. 2001;76(2):255–89.

30 Janich P. Methodology of receptor research – a philosophical perspective. J Recept Signal Transduct Res. 1999;19(1–4):1–14.

- grundsätzlich und für jedermann nachvollziehbar bzw. reproduzierbar (d. h., verallgemeinerungsfähig und transsubjektiv) ist und
- für alle fraglichen Objekte (und damit universell) gilt.

Nützlichkeit kann sich jedoch bei bestimmten Kunstwerken oder Ideen

- erst später erweisen, was sich in der Investment-Theorie der Kreativität von *RJ Sternberg*[31, 32] durch den Vergleich mit Börsen-Produkten in dem Satz niederschlägt: „buy low, sell high" d. h., anfangs als wertlos eingestufte Werke und Produkte erweisen sich viel später als bahnbrechend und nützlich, oder
- später als Irrtum erweisen, wenn gegenteilige Befunde in der Wissenschaft oder vorher unerkannte Nachteile evident werden, oder wenn ein anderer Zeitgeist in der Kunst die Nützlichkeit als trivial und überbewertet einstuft und/oder
- bei der Unterscheidung zwischen kreativen Produkten und chaotischen Gedanken als schwierig erweisen.[33]

Einmaligkeit und Nützlichkeit stellen die Definition eines kreativen Produktes und vor allem die normative Bedeutung der urteilenden Umwelt in Frage.

Der kreative Prozess

Der kreative Prozess beinhaltet verschiedene Schritte, die einem Beobachter als simultan erscheinen, aber doch eine zeitliche Folge beinhalten. Diese Schritte umfassen

- „Eingebungen"
  - In der Kreativitätsforschung gibt es eine ausgiebige Debatte über das sogenannte „AHA"-Erlebnis, die aus dem Nichts erfolgende Inspiration oder Intuition, die Schaffung einer Idee als eine Art Eingebung.
  - Vielfach wird bestritten, dass eine Eingebung ohne vorherige Erfahrung und ohne angereichertes Wissen und auch ohne das Zutun von logischen Überlegungen möglich ist;
  - vielmehr, so argumentieren die Kritiker der „Intuition", gehören zur Entstehung einer kreativen Idee auch folgende vorangehende Schritte des kreativen Prozesses:
- Beobachtungen und Hinlenkung der Aufmerksamkeit
  - Bei vielen kreativen Prozessen sowohl in der Kunst wie in der Wissenschaft steht am Anfang
    - eine Beobachtung, meist von etwas Ungewöhnlichem, Unerwartetem, von *RJ Sternberg*[34] als „selective encoding" bezeichnet, oder

---

31 Sternberg RJ, The nature of creativity: Contemporary psychological perspectives. Cambridge University Press 1988, Cambridge.

32 Sternberg RJ and Lubart TI. Defying the Crowd. The Free Press, New York 1991.

33 Amabile TM. The social psychology of creativity: a componential conceptualization; J of Personality and Social Psychology. 1983;45:357–376.

34 Sternberg RJ, Lubart TI. An investment theory of creativity. Human Development. 1991;34:1–31.

  - eine von anderen übersehene, ignorierte Beobachtung, die oft zu neuen Entdeckungen führt, bekannt als „Serendipität“ (Serendipity),
    wie z. B.: die Beobachtung von Müdigkeit nach Nutzung einer Substanzlösung als Rasierwasser führte zur Entdeckung und Entwicklung des Antihypertensivums Clonidin.
- Kreative Ideen entstehen aber auch ohne Beobachtung in der realen Welt, etwa im Bereich der gedanklichen Erkenntnis von scheinbaren Widersprüchen und vor allem beim Hinterfragen von Selbstverständlichkeiten,
  - wie z. B.: warum fließt das Blut aus den Füßen zurück zum Herzen, warum erwacht man nach dem Nachtschlaf am Morgen?,
  - d. h., auch hier ist es die Beobachtung und Hinlenkung der Aufmerksamkeit, die den kreativen Prozess einleitet.

■ Assoziationen und Analogiebildungen
- welche meist mit einer Beobachtung verbunden sind;
- so kann die Wahrnehmung eines Gegenstandes in der Natur eine Assoziation mit einem theoretischen Problem induzieren, die „selective comparison“,
  - wie z. B.: *A. Kekulé*, der beim Anblick einer aufgerollten Schlange im Traum auf die Idee des Benzolringes als Bestandteil chemischer Verbindungen kam;
- ebenso mag in der Kunst die Beobachtung einer Ähnlichkeit z. B. eines Holz- oder Marmorblocks mit der Gestalt eines Tieres oder Menschen die Idee zu einem kreativen Werk induzieren, oder
- es werden zwischen Phänomenen in der Natur und Technik Analogien hergestellt
  - wie z. B.: die Analogie des Vogelflügels mit den Tragflächen von Flugzeugen;

■ ungewöhnliche Kombinationen
- bisher isoliert oder nur in anderen Kontexten betrachtete und bekannte Elemente, die scheinbar nicht zusammen gehören, werden zusammengeführt: „selective combination“;
- hierdurch wird etwas Neuartiges geschaffen oder werden scheinbar gegensätzliche Ideen kombiniert,
  - wie z. B.: die Erfindung eines neuen Gerichts aus bekannten Zutaten oder die Kombination der Partikel- und Wellentheorie des Lichts,

■ rationale Abfolgen zur Problemlösung wie[35]
- Problemwahrnehmung und Problemanalyse,
- Informationssammlung und Bildung von Hypothesen,
- Kritische Analyse der Lösungsideen,
- Auswahl der optimalen Lösungsidee und Ausarbeitung der Lösungsidee,
- Kommunikation der Ergebnisse.

Da alle diese Schritte auch erforderlich sind bei der rein rationalen Bearbeitung eines jeden wissenschaftlichen oder praktischen Problems, dürften sie für die kreative Leistung zwar notwendige, aber nicht hinreichende Bedingungen darstellen.

35 Facaoaru C. Kreativität in Wissenschaft und Technik. Huber Bern 1985.

Denn für kreative Leistungen müssen zusätzlich grundlegende Voraussetzungen erfüllt sein. Hierzu zählt im Besonderen

- ein ständiger Wechsel zwischen
  - einerseits freien, zunächst ungeordneten, assoziativen Gedanken, Einfällen und Phantasien und
  - andererseits ordnenden, rationalen, kontrollierenden Überprüfungen
- d. h. ein Wechsel zwischen
  - den sogenannten Primär- und Sekundärprozessen, im Sinne von *S Freud*,[36] bzw.
  - zwischen divergentem und konvergentem Denken im Sinne von *JP Guilford*[37] (siehe Kap. 2.3), wobei
    - **divergentes Denken** für Aufgaben steht, für die es keine feste vorgegebene Lösung gibt und
    - **konvergentes Denken** dagegen Aufgaben mit eindeutiger Lösung betrifft.

Der Gedanke, dass ein Wechsel zwischen diesen zwei Prozessen das Wesen kreativen Schaffens definiert, findet sich in den meisten Abhandlungen und Theorien zur Kreativität.[38, 39, 40, 41, 42]

Die kreative Person

Kreative Gedanken entstehen zunächst in Einzelpersonen. Besonders reich ist die Kreativitätsliteratur an Untersuchungen zu den Person-Eigenschaften, die zu kreativen Leistungen disponieren (siehe Kap. 2.3 bis 2.9). Häufig genannte und untersuchte Eigenschaften und Fähigkeiten umfassen

- überdurchschnittliche Intelligenz
  - welche hohe Leistungen im konvergenten gepaart mit divergentem Denken (nach *JP Guilford*, 1967 und *A Binet*, 1911) ermöglicht,[43, 44] (siehe Kap. 2.3),
- Ideenflüssigkeit,
- Offenheit für neue Erfahrungen,[45]
- Flexibilität,
- Nonkonformität und Unorthodoxie[46]

---

36 Wiest Gerald. „Die psychoanalytische Theorie des Primärprozesses." Psyche 64.3 2010:212–235.

37 Guilford JP. The nature of human intelligence. McGraw-Hill New York 1967.

38 Mednick MT, Andrews FM. Creative thinking and level of intelligence. The Journal of Creative Behavior. 1967;1(4):428–431.

39 Maslow H. Toward a psychology of being. Princeton, Van Nostrand Reinhold (1968).

40 Artietti S. Creativity: The magic synthesis. Basic books, New York,1976.

41 Suler JR. Primary process thinking and creativity. Psychological Bulletin. 1980;88(1):144.

42 Lumsden CJ, Findlay CS. Evolution of the creative mind. Creativity Research Journal. 1988;1.1:75–91.

43 Guilford JP. The nature of human intelligence. McGraw-Hill, New York 1967.

44 Terman LM. The Binet-Simon Scale for measuring intelligence: Impressions gained by its application. Psychological Clinic. 1911;5:199–206.

45 Sternberg RJ, Lubart TI. An investment theory of creativity and its development. Human Development. 1991;34:1–31.

46 Sternberg RJ, Lubart TI. Defying the Crownd. The Free press, New York 1991.

  - oft gepaart mit sozialer Nonkonformität,
    - z. B.: Bevorzugung exzentrischer Lebensweise, Kunstobjekte und Ansichten,[47, 48]
- Unabhängigkeit bei der Meinungsbildung,
- Risikobereitschaft,[49]
- intellektuelle Führungsqualitäten,[50]
- Leistungsmotivation und Durchhaltevermögen[51] und
- Frustrationstoleranz bei Misserfolgen und mangelnder Akzeptanz in der Umwelt.

Diese Eigenschaften lassen sich in drei der 6 Kategorien von sogenannten Ressourcen der Investmenttheorie der Kreativität von *RJ Sternberg*[52] einordnen, die für kreatives Handeln erforderlich sind. Diese repräsentieren

- drei geistige Person-Eigenschaften
  - Intelligenz,
  - Wissen,
  - Denkstile und
- zwei affektiv-motivationale Person-Eigenschaften
  - Persönlichkeitsmerkmale im engeren Sinne und
  - Motivation und
- Umwelteinflüsse (als 6. Ressource).

Diese gelisteten Kreativitäts-relevanten Eigenschaften wären

- zuzuordnen den Ressourcen Intelligenz, Motivation und den Persönlichkeitseigenschaften im engeren Sinne (siehe Kap. 2.4) und
- zu ergänzen um die Ressourcen
  - Wissen und Denkstile (siehe Kap. 2.3) und
  - Umwelteinflüsse im Kontext mit Lernen und in Interaktion mit genetischen Einflüssen (siehe Kap. 2.7).

47 Eysenck HJ. The Biological Basis of Personality. Springfield: Thomas 1967.

48 Zuckerman M. A biological theory of sensation seeking. In M. Zuckerman (Ed.), Biological Bases of Sensation Seeking, Impulsivity, and Anxiety. Hillsdale, NJ: Lawrence Erlbaum.1983:37–76.

49 Sternberg RJ, Lubart TI. An investment theory of creativity and its development. Human Development. 1991;34:1–31.

50 Murray GJ. Courage to create and courage to lead: A case study of artistic leader Toni Morrison. Journal of Leadership & Organizational Studies. 1999;6.1–2:134–144.

51 Sternberg RJ, Lubart TI. An investment theory of creativity and its development. Human Development. 1991;34:1–31.

52 Sternberg RJ, Lubart TI. An investment theory of creativity and its development. Human Development. 1991;34:1–31.

Tab. 2.1: wesentliche Aspekte der Kreativität.

schöpferische Bereiche		kreativer Prozess				kreativePerson(en) (Charakteristika)
▼				▼		▼
gegenständlich-funktional	◄	gezielt (bezogen auf Mängel, Probleme, Gefahren, Möglichkeiten in den Bereichen) ungezielt	► ◄	Beobachten/ Wahrnehmen Analysieren/ Erkennen Lernen, Eingebungen Bildung von Hypothesen Entwerfen und kritische Bewertung von Ideen Auswahl, Ausarbeiten und Prüfung der optimalen Lösungsidee Kommunikation der Ergebnisse	◄	besondere Fähigkeiten und Eigenschaften
Bildende Künste (Malerei, Bildhauerei, Architektur) Technik, Handwerk						hohe Intelligenz, Problemsensitivität, divergentes Denken, Ideenflüssigkeit
akustisch-olfaktorisch-gefühlsbetont						weitere Eigenschaften
Musik, Prosa, Lyrik Genussmittel, Kochkunst						Nonkonformität im Denken, Handeln, in Lebensweise, Meinungen und Ansichten Eigenständigkeit, Unabhängigkeit Neugier, Offenheit für neue Erfahrung Toleranz für Ungewissheit, Frustrationen und Widersprüche Leistungsmotivation, Führungseigenschaften
geisteswissenschaftlich						
Philosophie, Mathematik Ethik, Religion Literaturkritik, Kunstgeschichte						
naturwissenschaftlich						
Physik, Chemie, Biochemie, Biologie, Medizin (Diagnostik, Therapie)						
oekonomisch-administrativ						
politische Systeme Finanzsysteme Verwaltungs- und Entscheidungssysteme						

▼
kreatives Produkt
▼
neuartig, einmalig (statistisch gesehen), nützlich (Gruppenkonsens),
verallgemeinerungsfähig[53, 54] transsubjektiv (Gültigkeit für jedermann nachvollziehbar bzw. reproduzierbar) universell (gültig für alle fraglichen Objekte)

53 Murray BG Jr. Are ecological and evolutionary theories scientific? Biol Rev Camb Philos Soc. 2001;76(2):255–89.

54 Janich P. Methodology of receptor research – a philosophical perspective. J Recept Signal Transduct Res. 1999;19(1–4):1–14.

Die Ressourcen Persönlichkeitseigenschaften, Intelligenz, Motivation, Wissen, Denkstil und Umweltfaktoren

- werden auch von anderen Autoren mit kreativen Fähigkeiten in Beziehung gebracht,
- führen gemäß der Investment-Theorie von *RJ Sternberg* jedoch nur in Kombination zu kreativen Leistungen,
  - da mit hoher Intelligenz und etlichem Wissen, aber ohne die nötige Motivation keine kreativen Leistungen entstehen,
- sind weder bereichsspezifisch noch allgemeingültig, sondern je nach der Kreativitätsleistung in unterschiedlichem Anteil wirksam.

Die kreative Umwelt

Kreativitätsfördernde und -hemmende Faktoren in der Familie, der Erziehung und Schulung, in Gruppen, in Organisationen und in der Gesellschaft beeinflussen jeden Menschen (siehe Kap. 5–8).
Besondere Einflussgrößen wirken bereits in der Kindheit und Jugend, wie z. B.

- Erziehungsstile der Eltern und Lehrer
  - autoritativ versus autoritär und „laissez faire“-Stil,
- kreative Vorbilder,
- ungünstige Lebensereignisse wie z. B.
  - Verlust von Elternteil, Armut, Kinderarbeit etc.;
    - diese Faktoren wirken nicht unbedingt kreativitätsschädigend, sondern häufig sogar (wie aus vielen Biographien ablesbar) begünstigend;
  - belastende Arbeitsplatzbedingungen (Wettstreit, Bewertung, Kooperation)
- Aufgaben, deren Lösung mehrere Möglichkeiten statt nur einer einzigen zulassen oder hierzu verlocken.

Die wesentlichen Aspekte der Kreativität fasst Tab. 2.1 zusammen (siehe Seite 21).

2.2 Messung der individuellen Kreativität

Qualitative Versuche der Kreativitätserfassung

Die Bemühungen um die Definition von Kreativität waren verbunden mit dem Versuch, Menschen zu identifizieren, die man als kreativ bezeichnen kann. Daher konzentrierte man sich

- auf biographische Merkmale von Erfindern, Künstlern und Wissenschaftlern, deren Werke oder Ideen allgemein als kreativ angesehen wurden und
- auf die Erfassung definierter Persönlichkeitseigenschaften dieser Menschen, ggfs. im Zusammenhang mit deren biographischen Daten als Charakteristika ihrer Kreativität.

Beurteilungsverfahren

Verwendet wurden:

- die eingestufte Bedeutsamkeit von berühmten Persönlichkeiten,[55]
- der Grad der kreativen Leistungen von Künstlern und Wissenschaftlern[56] und
- biographische Fragebogen über die Beschäftigung mit diversen Bereichen z. B. aus Kunst, Literatur, Wissenschaft und Handwerk.[57, 58]

Kreativität definiert als Hochbegabung

Der Versuch, Kreativität mit Hilfe von Tests zu quantifizieren, geschah anfangs im Zuge der Entwicklung von Intelligenztests durch *Alfred Binet*[59] Anfang des vorigen Jahrhunderts und wurde zunächst mit Hochbegabung gleichgesetzt.[60] In der Tat erbrachten zahlreiche Untersuchungen, die in den 60er und 70er Jahren des vorigen Jahrhunderts durchgeführt wurden,[61]

- dass kreative Künstler, Naturwissenschaftler, Mathematiker und Schriftsteller besonders hohe Werte in allgemeinen Intelligenztests erzielten,
- dass hohe Werte im Intelligenztest z. T. auch hoch mit der Einschätzung ihrer kreativen Leistungen korrelierten.

Kreativität definiert als divergentes Denken

Obwohl dadurch klar war, dass Kreativität etwas mit Intelligenz zu tun hat, enthalten nur wenige Intelligenztests Aufgaben, welche explizit Kreativität messen. Folgende zwei Modelle berücksichtigen jedoch die Kreativität als Sonderaspekt der Intelligenz:

JP Guilfords **„Structure of Intellect Model"**,[62]

- enthält fünf geistige Operationen:
  - Erkennen, Bewerten, Gedächtnis,
  - konvergentes Denken und divergentes Denken,

---

55 Cox CM. Genetic studies of genius II: The early mental traits of three hundred geniuses. Stanford, CA: Stanford University Press 1926.

56 Kyung Hee K. Meta-analyses of the relationship of creative achievement to both IQ and divergent thinking test scores. Journal of Creative Behavior 2008,106–130.

57 Carson SH, Peterson JB, Higgins DM. Reliability, validity, and factor structure of the creative achievement questionnaire. Creativity Research Journal. 2005;17/1:37–50.

58 Jauk MB, Dunst H, Neubauer AC. The relationship between intelligence and creativity: New support for the threshold hypothesis by means of empirical breakpoints detection. Intelligence 2013,41,4,212–214.

59 Terman LM. The Binet-Simon Scale for measuring intelligence: Impressions gained by its application. Psychological Clinic. 1911;5:199–206.

60 Terman LM. Mental and physical traits of a thousand gifted children. Stanford University Press 1981.

61 Barron F, Harrington DM. Creativity, intelligence, and personality. Annual Review of Psychology. 1981;32/1:439–476.

62 Guilford JP. The nature of human intelligence. McGraw-Hill, New York 1967.

- wobei divergentes Denken erfasst wird mit Aufgaben aus verbalem, bildlichem und numerischem Material,
  - die keine eindeutigen richtig/falsch Antworten erfordern, sondern
  - die eine offene Zahl von Lösungen zulassen,
    - z. B.: indem bekannte Objekte redefiniert werden wie die Aufgabe, möglichst viele Verwendungsmöglichkeiten eines Ziegelsteins zu nennen (siehe Tab. 2.2),
  - wobei die Aufgaben nach folgenden Aspekten beurteilt werden[63]
    - Originalität:
      Werden ungewöhnliche neuartige Dinge hervorgebracht, d. h. ist der Inhalt der Antworten eher selten bzw. sogar einzigartig?
    - Flexibilität:
      Werden gewohnte Wege des Denkens verlassen, neue Sichtweisen entwickelt, und/oder verschiedene Kategorien von Antworten gefunden?
    - Flüssigkeit:
      Werden in kurzer Zeit viele Worte, Ideen, Assoziationen, hervorgebracht und wenn ja, wie viele?
    - Elaboration:
      Passen sich die vorgebrachten Ideen der Realität an, werden Einzelheiten hinzugefügt und wenn ja, welche Menge an Details und Ergänzungen?

Das **„Berliner Intelligenzstrukturmodell“** von *AO Jäger*,[64]
- unterscheidet nach dem gleichen Prinzip zwischen
  - den operativen Fähigkeiten,
    - Gedächtnis, Einfallsreichtum, Verarbeitungs-Kapazität und Verarbeitungs-Geschwindigkeit und
  - den inhaltsgebundenen Fähigkeiten,
    - sprachgebundenes, zahlengebundenes und anschauungsgebundes Denken,
  - wobei die Operationen, wie bei *Guilford*, inhaltsgebunden abgebildet sind in verbalem, numerischem und figuralem Aufgabenmaterial.

Der **„Torrance Test of Creative Thinking (TTCT[65])“** stellt den heute wohl bekanntesten Kreativitätstest dar (Beispiele siehe Tab. 2.2), wobei
- dessen Aufgaben
  - z. T. auf der Aufgabensammlung aufbauen, welche zur Erfassung des divergenten Denkens von Guilford entwickelt wurde,
  - sich aber nur auf die verbale und figurale Dimension beziehen;

---

63 Wilson RC, Guilford JP, Christensen PR, & Lewis DJ. A factor-analytic study of creative-thinking abilities. Psychometrika 1954.19:297–311.

64 Jäger AO. Dimensionen der Intelligenz. Hogrefe Göttingen 1967.

65 Torrance EP. Torrance tests of creative thinking: Directions manual and scoring guide. Princeton, NJ: Personel Press 1966.

Tab. 2.2: Beispiel für Kreativitätsaufgaben aus dem Torrance Test of Creative Thinking.

Testinhalt	Aufgaben	Aufgabenbeispiele	Fähigkeiten
Verbal	Fragen stellen	Ein Kind liegt am Boden und spiegelt sich im Wasser, welche Frage kann man dazu stellen?	Dinge zu hinterfragen, Neugier
	Ursachen und Folgen	Zu dem Bild den Hergang und die Folgen nennen	Ursache-Wirkungs-Beziehungen zu erkennen
	Einen Gegenstand verbessern für erweiterten Gebrauch	Z. B. Verbesserung eines Stoff-Spielzeugs, um mehr damit anfangen zu können	Spielerisch Ideen zu entwickeln
	Ungewöhnliche Verwendungsmöglichkeiten	Aufzählen, wozu man z. B. eine Pappschachtel verwenden kann	Originalität
	Folgen von unmöglichen Gegebenheiten	Aufzählen, was passiert, wenn z. B. Bindfäden aus den Wolken hängen würden	Vorstellungsvermögen
Figural	Bild-Konstruktion	Ein Bild malen, in welchem ein abgebildetes Ei vorkommt	In einer undefinierten Figur eine Sinn-Möglichkeit entdecken
	Bild ergänzen	Eine kurze gerade oder gebogene Linie zu einem Gegenstand oder Bild vervollständigen	Bedürfnis, etwas zu strukturieren, integrieren und präsentieren
	Vielfältige Lösungen	Zwei parallele gerade Linien zu möglichst vielen Gegenständen vervollständigen	Fähigkeit, zum gleichen Stimulusmaterial immer neue Lösungen zu finden

- dessen Auswertungskategorien im Wesentlichen umfassen
  - die Flüssigkeit
    - Zahl der Nennungen in bestimmter Zeit,
  - die Flexibilität
    - Anzahl unterschiedlicher Kategorien von Nennungen,
  - die Originalität
    - Seltenheit der Nennungen,
  - die Elaboration
    - Detail-Reichtum der Nennungen und
- zu welchem detaillierte Auswertungsanweisungen mit Antwortbeispielen und deren Bewertungen entwickelt wurden.

Auch wenn bereits seit dem Jahre 1954, beginnend mit *JP Guilford* und Mitarbeitern,[66] Kriterien von Tests für divergentes Denken entwickelt worden sind, konnten die mit die-

66 Wilson RC, Guilford JP, Christensen PR, Lewis DJ. A factor-analytic study of creative-thinking abilities. Psychometrika. 1954;19:297–311.

sen Verfahren verbundenen Probleme bei der Messung kreativer Akte nicht zufriedenstellend gelöst werden. Zu diesen Problemen gehören

- es wird keine spontane, sondern eine durch die Aufgabestellung induzierte kreative Aktivität erfasst;
- durch die Zeitbegrenzung der Aufgaben wird der Aspekt der Geschwindigkeit einbezogen, während diese bei freier Produktion kreativer Schöpfungen meist nicht in die Bewertung eingeht;
- die Bewertung, speziell bei den Kriterien Flexibilität, Originalität und Elaboration, hängt stark von den subjektiven Einschätzungen des Auswerters ab;
- es gibt keine Normwerte, an denen die Einzelleistung gemessen werden kann;
- die Tests sind nicht wiederholbar, ohne dass in erster Linie Gedächtnis erfasst würde;
- es gibt kaum gut definierte Außenkriterien, an denen man die Gültigkeit dieser Aufgaben für die Eigenschaft Kreativität überprüfen kann, weil solche Kriterien selbst nur durch einen allgemeinen Konsens und nicht quantitativ definiert sind;
- die Gütekriterien, die ein Test aufweisen muss, sind durch diese Probleme nicht oder nur unzureichend erfüllt. Im Besonderen betrifft dieses
  - die Auswertungsobjektivität, d. h., verschiedene Auswerter müssen zum gleichen Ergebnis kommen,
  - die Normierung,
  - die Reliabilität, d. h., die Wiederholungsstabilität und
  - die Validität, d. h., die Gültigkeit,
    - diese betrifft die Frage, ob der Test das Phänomen misst, das er zu messen vorgibt,
    - welche immer gemindert ist bei geringer Reliabilität.

Speziell zur Gültigkeit sind zahlreiche Studien unternommen worden, Tests zum divergenten Denken mit anderen Messparametern der Kreativität zu korrelieren;[67] z. B.

- mit kreativen Leistungen in bestimmten Berufen. Die Ergebnisse dieser Untersuchungen waren aber aus folgenden Gründen unbefriedigend:
  - fehlende oder schwache Zusammenhänge lagen an mangelnder Übereinstimmung der Bereichsspezifität zwischen den ausgewählten Kreativitätstests und dem untersuchten Kreativitätsbereich;
    - wenn hingegen z. B. Tests mit akustischen Aufgaben mit Musikalität oder Aufgaben zu Bildentwürfen mit der Kreativität in der Architektur korreliert wurden, ergaben sich sehr wohl signifikante Übereinstimmungen;[68]
  - hohe Scheinzusammenhänge ergaben sich aufgrund der unscharfen Abgrenzung der verwendeten Kreativitätstests von allgemeiner Intelligenz (siehe unten),
    - d. h., es fehlt die Identifikation der Kreativitäts-spezifischen Anteile des Tests, die übrig bleiben, wenn man den Anteil der allgemeinen Intelligenz abzieht;

67 Wilson RC, Guilford JP, Christensen PR, Lewis DJ. A factor-analytic study of creative-thinking abilities. Psychometrika. 1954;19:297–311.

68 Barron F, Harrington DM. Creativity, intelligence, and personality. Annual Review of Psychology. 1981;32(1):439–476.

- mit Maßen der Assoziationsfähigkeit,
  - erfasst mit dem „Remote Association Test“,[69, 70]
- mit dem Zugang zu Primärprozessen des Denkens (s. Kap. 2.1),[71]
- mit den Fähigkeiten zur Bildung von Analogien und Metaphern,[72]
- mit bildlicher Vorstellungskraft,[73, 74]
- mit der Fähigkeit Fragestellungen zu kreieren.[75, 76]

Bei all diesen Maßen führt deren allgemein geringe Zuverlässigkeit und Gültigkeit zu nur schwachen Zusammenhängen.

2.3 Intelligenz, Wissen und Denkstile

Die drei Begriffe bezeichnen die drei kognitiven „Ressourcen“ der Kreativität nach *RJ Sternbergs* Kreativitätstheorie[77] (siehe Kap. 2.1) und sollen hier gemeinsam betrachtet werden.

Viele Studien untersuchten den Zusammenhang zwischen Kreativitätstests und den allgemeinen Maßen der Intelligenz.

Intelligenz

Bereits die frühen Definitionen der Intelligenz haben als gemeinsamen Aspekt, dass Intelligenz eine komplexe Fähigkeit darstellt, wobei diese

- nach *A. Binet* (1908)[78]:
  - die Kombination der Fähigkeiten darstellt, die erforderlich sind, um ein gewünschtes Ziel zu erreichen, bei einer geistigen Beschäftigung auszuharren und deren Resultate kritisch zu prüfen und damit
  - Ausdauer und kritische Kontrolle als spezifische Merkmale darstellen;

---

69 Mednick SA, Andrews FM. Creative thinking and level of intelligence. Journal of Creative Behavior. 1967;1:428–431.

70 Gough HG. Studying creativity by means of word association tests. Journal of Applied Psychology. 1976;61(3):348.

71 Suler JR. Primary process thinking and creativity. Psychological Bulletin. 1980;88(1):S. 144–165.

72 Barron F, Harrington DM. Creativity, intelligence, and personality. Annual review of psychology. 1981;32(1):439–476.

73 Lindauer MS. Imagery from the point of view of psychological aestethics, the arts, and creativity. Jment Imagery. 1977;2:343–362.

74 Forisha BL. Mental imagery and creativity: Review and speculations. Journal of Mental Imagery. 1978;2:209–238.

75 Kasperson CJ. Psychology of the scientist: XXXVII. Scientific creativity: A relationship with information channels. Psychological Reports. 1978;42(3):691–694.

76 Glover JA. Levels of questions asked in interview and reading sessions by creative and relatively non-creative college students. The Journal of Genetic Psychology. 1979;135(1):103–108.

77 Sternberg RJ. The nature of creativity: Contemporary psychological perspectives. New York, Cambridge University Press 1988.

78 Terman LM. The Binet-Simon Scale for measuring intelligence: Impressions gained by its application. Psychological Clinic. 1911;5:199–206.

- nach *D. Wechsler* (1937):[79]
  - die zusammengesetzte und globale Fähigkeit beinhaltet, zweckvoll zu handeln, vernünftig zu denken und sich wirkungsvoll mit der Umwelt auseinanderzusetzen und damit
  - die Auseinandersetzung mit der Umwelt d. h. die soziale Komponente als wesentlichen Teilbereich beinhaltet.

Daher wurden für die Beurteilung des Zusammenhanges zwischen Kreativität und Intelligenz sowohl das allgemeine globale Maß von Intelligenztests als auch die Teilkomponenten herangezogen.

Die **Messung der Gesamt-Intelligenz** mit Hilfe von Tests nahm ihren Ausgang von *A. Binet*, welcher zwischen 1905 und 1911 einen Intelligenztest für Kinder entwickelte,[80] der dazu dienen sollte, auf quantitativer Basis zu entscheiden, welche unterbegabten Kinder einer Sonderbeschulung bedürfen. Im Prinzip erfolgte
- eine Definition altersspezifischer Aufgaben, die von ca. 50–75 % der Kinder einer Altersgruppe gelöst wurden,
- die Gewinnung des „Intelligenzalters" durch Aufsummieren der Punktzahlen in Form von entsprechenden Altersäquivalenten der gelösten Aufgaben und
- eine Differenzbildung zwischen Intelligenzalter und Lebensalter des Kindes.

Zwar erwies sich dieser Intelligenztest geeignet für Kinder, aber als ungeeignet für Intelligenzmessungen im Erwachsenenalter,
- weil die Intelligenz asymptotisch ein über längere Zeit stabiles Maximum etwa im 18. Lebensjahr erreicht, so dass sich keine sinnvolle Differenz zwischen Lebensalter und Intelligenzleistung bilden lässt,
- dennoch galt auch später eine Altersnorm als Grundlage für die Ermittlung des Intelligenzgrades in Form des Intelligenzquotienten (IQ).

Die **IQ-Berechnung** erfolgt dabei nach folgender Methode:
- Eine Individualleistung (X_i) wird ermittelt, indem
  - diese in Beziehung gesetzt wird zum Mittelwert einer an großen Stichproben ermittelten Leistung einer Altersgruppe (M_{alter}) (z. B. 20–30-Jährige), wobei
  - die Alters-normierte Leistung für jeden Untertest (d. h. jede Teilkomponente der Intelligenz) separat ermittelt wird und
  - der Gesamt-IQ aus der Summe der standardisierten Testpunkte der Einzelleistungen definiert wird.
- Als Abweichungsquotient nach *D. Wechsler*[81] gilt: $IQ = 100 + 15\ (X_i – M_{alter}/SD_{alter})$, wobei
  - SD_{alter} die Standardabweichung der jeweiligen Altersgruppe darstellt, deren Normwert = 100 gesetzt wird,
  - die Zahl 15 der Standardabweichung der Gesamtstichprobe entspricht, sodass

79 Wechsler D. The Measurement of Adult Intelligence. Baltimore, Williams and Wilkins 1939.

80 Binet A, Simon T. Méthodes nouvelles pour le diagnostic du niveau intellectuel des anormaux. Annee Psychol. 1905;11:191–24.

81 Wechsler D. Die Messung der Intelligenz Erwachsener. Huber, Bern, Stuttgart Toronto 1956.

- zwischen 85 und 115 Punkten die IQ-Werte von 68 % der Bevölkerung liegen und
- die Intelligenz ein normalverteiltes Merkmal ist, dessen Verteilung der *Gaus*schen Glockenkurve folgt.

IQ-Testwerte wurden mit verschiedenen Maßen der Kreativität korreliert,[82] so mit

- den Beurteilungen der kreativen Leistung bzw. der Kreativität des Kandidaten
  - „Ratings" durch Lehrer, Professoren, Vorgesetzte, Volksbefragungen,
- dem Status berühmter Persönlichkeiten im Vergleich zu nicht berühmten Personen der gleichen Berufsgruppe, bei Wissenschaftlern auch Häufigkeit der Zitierungen ihrer Werke,
- dem Ergebnis des Kreativitätstests des Divergenten Denkens (DT),[83] oftmals getrennt nach
  - Originalität (Einzigartigkeit der Antworten),
  - Flüssigkeit (Quantität der Antworten),
  - Flexibilität (Vielseitigkeit, Diversität der Antworten) und
  - Elaboration (Detail-Reichtum der Antworten).

Es ergab sich, dass die Beurteilungs- und Biographie-basierten Verfahren

- zwar eine größere Lebensnähe (sogenannte ökologische Validität) aufweisen als IQ-Tests,
- aber in fast allen Berufsgruppen (Künstlern, Wissenschaftlern, Mathematikern) fast zu null korrelieren mit der Gesamtintelligenz.[84]

Dagegen sind Tests des Divergenten Denkens zwar nicht repräsentativ für kreatives Schaffen im Alltag, sie liefern aber zuverlässigere Werte, welche oft signifikant korrelieren mit Maßen der Gesamtintelligenz, wobei Abhängigkeiten bestehen

- von der untersuchten Gruppe
  - z. B. bei Schülern und Studenten stärker als in der Allgemeinbevölkerung, bei Wissenschaftlern stärker als bei Architekten oder Künstlern,
- von dem verwendeten Testmaterial der Kreativitätstests
  - begriffliche, Zahlen- oder figurale Aufgaben und
- von den Beurteilungskriterien
  - Originalität, Flüssigkeit.

Verschiedene Übersichtsarbeiten zum Zusammenhang zwischen Kreativität und allgemeiner Intelligenz[85, 86] kommen zu dem Schluss,

---

82 Barron F, Harrington DM. Creativity, intelligence, and personality. Annual Review of Psychology. 1981;32(1):439–476.

83 Kim KH. Meta-analyses of the relationship of creative achievement to both IQ and divergent thinking test scores. Journal of Creative Behavior 2008,106.

84 Batey M, Furnham A. Creativity, intelligence, and personality: a critical review of the scattered literature. Genetic, social, and general Psychology Monographs. 2006;132(4):355–429.

85 Batey M, Furnham A. Creativity, intelligence, and personality: a critical review of the scattered literature. Genetic, social, and general Psychology Monographs. 2006;132(4):355–429.

86 Barron F, Harrington DM. Creativity, intelligence, and personality. Annual Review of Psychology. 1981;32(1):439–476.

Tab. 2.3: Beziehung zwischen Kreativität und Intelligenz (*Guilford*'s Schwellenmodell).

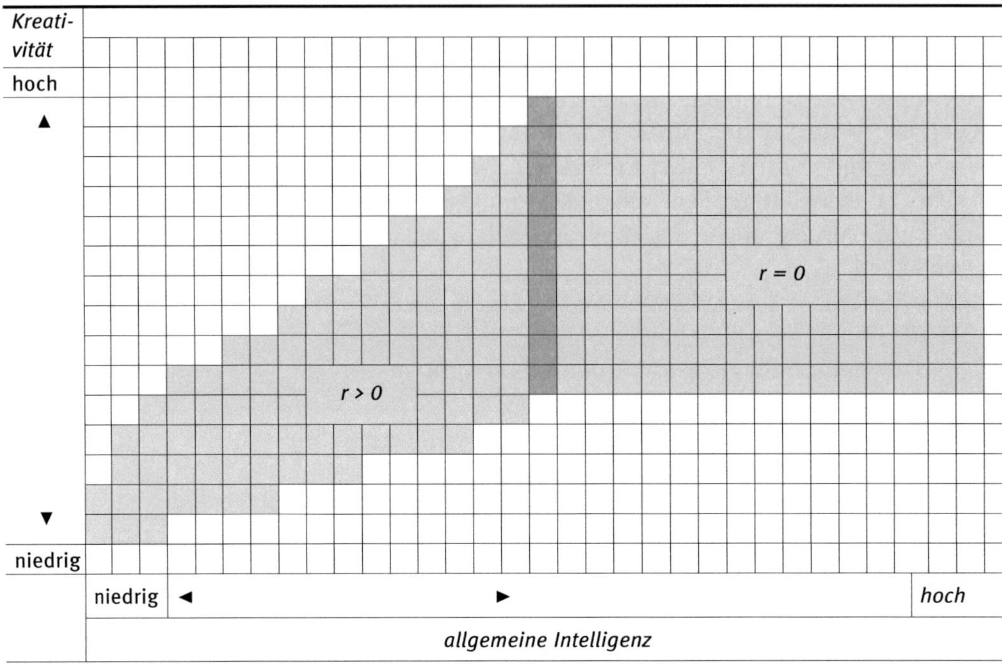

r = bezeichnet den Korrelationskoeffizienten;
r > 0: positiver Zusammenhang ist gegeben; r = 0: kein statistisch nachweisbarer Zusammenhang

von Guilford angenommene „starre" Schwelle

- dass eine hohe Intelligenz zwar keine hinreichende, aber eine notwendige Bedingung für Kreativität ist,
- dass, veranschaulicht in *JP Guilfords* **„Schwellenmodell der Kreativität"**[87] (siehe Tab. 2.3), gefolgert werden darf,
  - dass Kreativität nur in Kombination mit einer mindestens durchschnittlichen Intelligenz möglich ist,
  - dass es aber hoch intelligente und trotzdem unkreative Personen gibt, und
  - dass im niedrigen Intelligenzbereich kaum Kreativität möglich ist, d. h. dass alle ungewöhnlichen Ideen oder Produkte von niedrig intelligenten Personen eher als bizarr, aber nicht von der Umwelt als weiterführend, nützlich und/oder neuartig eingestuft werden,
  - dass die Korrelationen zwischen Intelligenz und Kreativität
    - im Bereich geringer Intelligenz hoch sind,
    - mit steigender Intelligenz immer geringer werden und
    - bei höchster Intelligenz nahezu gegen null streben.[88]

87 Guilford JP. Creativity: Yesterday, today and tomorrow. The Journal of Creative Behavior. 1967;1/1:3–14.

88 Jauk MB, Dunst H, Neubauer AC. The relationship between intelligence and creativity: New support for the threshold hypothesis by means of empirical breakpoints detection. Intelligence. 2013;41/4:212–214.

Die Gültigkeit des Schwellenmodells ist allerdings in neuerer Zeit angezweifelt worden, weil sich in großen Sekundäranalysen keine klaren Grenzwerte der Intelligenz finden ließen, ab denen der Zusammenhang zwischen Kreativität und Intelligenz verloren geht.[89]

Solch ein Zusammenhang basiert aber auf der Verwendung der von *JP Guilford* angenommenen starren „Schwelle“, d. h. einem festen Intelligenzniveau, ab welchem die Kreativität von der Intelligenz unabhängig wird.[90]

- Dementsprechend wurde in den meisten Studien die Korrelation zwischen Intelligenz und Kreativität in getrennten Stichproben mit geringerer und höherer Intelligenz berechnet.
- Wenn man aber für verschiedene Kreativitätskriterien, wie kreative Leistung und kreatives Potential (= Punktwerte in Kreativitätstests), verschiedene Grenzwerte der Intelligenz zur Teilung der Stichprobe wählt, so kann gezeigt werden,
  - dass kreative Leistungserfolge im Beruf auf allen Stufen der Gesamtintelligenz mit der Intelligenz zusammenhängen,
  - dass aber für das kreative Potential (entspricht dem Punktwert im Kreativitätstest) das Schwellenmodell durchaus gilt,
  - wobei unterschiedliche Grenzwerte des Intelligenzniveaus z. B. für den Zusammenhang mit dem Originalitäts- oder dem Flüssigkeits-Aspekt der Kreativitäts-Testwerte ermittelt werden können.

Zur Beantwortung der Frage, welche Anteile der Intelligenz mit Kreativität zusammenhängen, sollen zunächst verschiedene Modelle zur Identifikation von verschiedenen Bereichen und Funktionen der Intelligenz mit Hilfe von Testverfahren vorgestellt werden.

Auf der Basis **logischer Kombinatorik** wurden z. B. die Modelle von *JP Guilford* und *AO Jäger* entwickelt (siehe oben),

- *JP Guilfords* **„Structure of Intellect Modell“**[91] stellt einen Quader dar. Dieser besteht aus (siehe Tab. 2.4)
  - der Dimension der 5 Operationen (siehe oben):
    - Erkennen, Bewerten, Gedächtnis, konvergentes und divergentes Denken,
  - der Dimension von 4 Inhalten (siehe oben):
    - semantische, numerische, bildliche und soziale Aufgaben und
  - der Dimension von 6 Produkten
    - untergliedert in Einheiten, Klassen, Beziehungen, Systeme, Implikationen und Transformationen,
  - der Quader umfasst demnach $4 \times 5 \times 6 = 120$ Aufgaben, wobei jede Aufgabe durch eine Operation, einen Aufgabeninhalt und ein Produkt gekennzeichnet ist
    - z. B.: die ungewöhnlichen Verwendungsmöglichkeiten einer Pappschachtel: Operation: Divergentes Denken; Inhalt: semantisch (Begriff); Produkt: Transformation.

---

89 Kim KH. Can only intelligent people be creative? A metaanalysis. Prufrock Journal. 2005;16.2–3:57–66.
90 Jauk MB, Dunst H, Neubauer AC. The relationship between intelligence and creativity: New support for the threshold hypothesis by means of empirical breakpoints detection. Intelligence 2013,41/4,212–214.
91 Guilford JP. The nature of human intelligence. McGraw-Hill, New York 1967.

Tab. 2.4: Die drei Dimensionen der Intelligenz-Struktur gemäß dem Quadermodell von Guilford.

Operationen/Vorgänge		Inhalte		Produkte
Erkennen/ Erkenntnisvermögen		semantisch		Einheiten
Bewerten/Evaluieren		numerisch		Klassen
Gedächtnis	×	bildlich/figural	×	Beziehungen
konvergente(s) Denken/ Produktion		sozial/verhaltensmäßig		Systeme
divergente(s) Denken/ Produktion				Implikationen
				Transformationen

Die **„Faktorenanalyse“** ermittelt dagegen die Komponenten der Intelligenz auf rechnerischem Wege:

- im Wesentlichen basiert die Faktorenanalyse auf Interkorrelationen einzelner Aufgaben, die aufgrund ihrer wechselseitigen Korrelationen mit Hilfe bestimmter Rechenverfahren sich zu Bündeln oder Clustern zusammenfügen lassen;
- je nach Auswahl der Aufgaben und Art der Berechnungsmethode erzielen die verschiedenen Faktorenmodelle unterschiedliche Zahlen von Faktoren, die als Intelligenzkomponenten interpretiert werden können, welche durch die darin zusammengefassten Tests definiert sind;
- z. T. hängen diese Tests aber auch noch untereinander zusammen, so dass sogenannte Sekundär- oder übergeordnete Faktoren gewonnen werden können.

Die bekanntesten Intelligenzmodelle auf der Basis von Faktorenanalysen sind

- das **„Generalfaktor-Modell“** von *CE Spearman*:[92]
  - es enthält einen General- (G-) Faktor und viele spezifische (S-) Faktoren,
  - der G-Faktor gilt als das Kernstück von allen in üblichen Testbatterien enthaltenen Untertests,
  - die bekannteste Testbatterie, welche auf diesem Modell aufbaut, stellt der **„Hamburger Wechsler Intelligenztest“** dar;[93]
- das **„7-Faktor-Modell der geistigen Primärfunktionen“** von *LL Thurstone*[94]

92 Spearman C. General intelligence, objectively determined and measured. The American Journal of Psychology. 1904;15.2:201–292.

93 Wechsler D. Die Messung der Intelligenz Erwachsener. Huber, Bern Stuttgart Toronto 1956.

94 Thurstone LL, Thurstone, TG. Factorial studies of intelligence. Psychometric Monographs, No. 2. Chicago: Univ. Chicago Press 1941.

  - es enthält 7, später 9 getrennte Faktoren (Wahrnehmungsgeschwindigkeit, Gedächtnis, Begabung für Zahlen und mathematische Aufgaben, logisches Denken, räumliches Vorstellungsvermögen, Wortverständnis, Wort-Flüssigkeit),
  - die Faktoren sind aber nicht unabhängig voneinander, sondern noch positiv miteinander korreliert,[95]
  - ein Testbeispiel ist der Intelligenzstruktur-Test von *R Amthauer*;[96]
- das **„zwei-Faktorenmodell“** von *RB Cattell:*[97]
  - die übergeordneten Sekundärfaktoren fluide und kristalline Intelligenz werden herausgehoben, da sie die stärkeren Anteile der globalen Intelligenz (g) repräsentieren;
  - die kristalline Intelligenz (g_c) umfasst das angesammelte Wissen bzw. die gelernten Kenntnisse;
    - sie erreicht nach dem 20. Lebensjahr ihr Maximum, bleibt im Alter weitgehend konstant und ist kulturabhängig,
  - die fluide Intelligenz (g_f) beinhaltet logisches Denken, Abstraktionsvermögen, Erkennen von Relationen, Mustern und Analogien und die Lernfähigkeit;
    - sie erreicht mit etwa 14 Jahren ihr Maximum, fällt früher im Alter ab, ist stärker erblich bedingt, korreliert hoch mit Lerngeschwindigkeit und ist weitgehend unabhängig von kulturellen Einflüssen.

Eine Zusammenstellung aller Untersuchungen zur faktorenanalytischen Gewinnung von Intelligenzkomponenten[98] bestätigt folgende in jeweils unterschiedlich vielen Studien identifizierte Faktoren:
- Faktoren der räumlichen Vorstellung,
- Sprachverständnis,
- Rechenfertigkeit (nur Grundrechenarten),
- Wort und Ausdrucksflüssigkeit,
- Flexibilität des Denkens (d. h., divergentes Denken),
- Logisches Denken (d. h., konvergentes Denken),
- Wahrnehmung (Geschwindigkeit und Gestalterfassung) und
- Gedächtnis.

Aufgrund **theoretischer Überlegungen** entstand die **„Triarchische Theorie der Intelligenz“** von *RJ Sternberg.*[99] Sie umfasst
- die Komponententheorie mit ihren
  - Metakomponenten
    - Planen, Überwachen, Bewerten,

95 Goodman CH. Factorial analysis of Thurstone's seven primary abilities. Psychometrika. 1943;8/2:121–129.
96 Amthauer R. Intelligenz-Struktur-Test IST 70 Göttingen: Hogrefe 2 1970.
97 Cattell RB. Theory of fluid and crystallized intelligence: A critical experiment. Journal of educational psychology. 1963;54/1:1–22.
98 Pawlik K. Dimensionen des Verhaltens. Bern: Huber 1968.
99 Sternberg RJ. The triarchic mind: A new theory of human intelligence. Viking Press 1988.

  - Leistungskomponenten
    - fluide Fähigkeiten wie Induktion und Deduktion,
  - Komponenten des Wissenserwerbs
    - kristalline Fähigkeiten, wie Erwerb und Verarbeitung des Wissens;
- die Erfahrungstheorie, welche beinhaltet
  - die Fähigkeit des Umgangs mit Neuem (beim Erwerb, bei der Ausführung),
  - die Fähigkeit zur Automatisierung der Informationsverarbeitung (global und lokal);
- die Kontexttheorie, deren drei Funktionen sich alle auf praktische und soziale Intelligenz beziehen und darstellen
  - Anpassung,
  - Selektion und
  - Umgestaltung.

Alle Untersuchungen zu den Fragen des Zusammenhanges von Kreativität mit Unterfaktoren der Intelligenz bestätigen,
- dass Sekundärfaktoren (vergl. *RB Cattell*, s. o.) stärker an Kreativität beteiligt sind als Einzelbereiche und
- dass Primärfaktoren (vergl. *LL Thurstone*, s. o.) stärker bereichsspezifische Assoziationen mit Kreativität aufweisen.

So sind maßgeblich an Kreativität beteiligt
- die fluide Intelligenz im Sinne von *RB Cattell* oder *RJ Sternberg*, wie Erkennen von Mustern, Relationen, Analogien, Lerngeschwindigkeit (s. o.),
- Aspekte der kristallinen Intelligenz, d. h. wissensbasierte Fähigkeiten und auch
- weitere übergeordnete Faktoren wie Gedächtnis, Denkgeschwindigkeit und motorische Fähigkeiten,
- wobei letztere vor allem zur Kreativität im Alltag beitragen.[100]

Spezifische Unterfaktoren, wie die von *LL Thurstone*[101] (s. o.), besitzen je nach Bereich der Kreativität eine unterschiedliche Bedeutung, so z. B.:
- korrelieren Faktoren der verbalen Fähigkeiten am höchsten mit der Kreativität bei Schriftstellern, etwas geringer bei Naturwissenschaftlern, Architekten, Piloten und Erfindern,[102]
- hängen Wahrnehmungsgeschwindigkeit und räumliches Vorstellungsvermögen bei Architekten und bildenden Künstlern stärker mit der Einstufung ihrer Kreativität zusammen als bei Sozialwissenschaftlern.

---

100 Plucker JA. Renzulli JS. Psychometric approaches to the study of human creativity. Handbook of creativity 1999:35–61.

101 Thurstone LL. Thurstone, TG. Factorial studies of intelligence. Psychometric Monographs, No. 2. Chicago: Univ. Chicago Press 1941.

102 Batey M, Furnham A. Creativity, intelligence, and personality: a critical review of the scattered literature. Genetic, social, and general. Psychology Monographs. 2006;132/4:355–429.

Wissen

Ein gewisses Maß an Wissen ist eine Voraussetzung für alle kreativen Leistungen, wie in Sternbergs Kreativitätsmodell angezeigt,[103] und wie aus Korrelationen mit der kristallinen Intelligenz im Sinne von *RB Cattell* hervorgeht.[104, 105]

- Wissen ist stärker erforderlich bei kreativen Leistungen im Bereich der Wissenschaft und Technik bzw. Ingenieurwissenschaften als etwa in der Kunst oder als im Umgang mit Alltagsaufgaben, deren Lösung Einfallsreichtum erfordert.
- Die Rolle des Wissens für kreative Leistungen folgt, wie bereits erwähnt, offenbar einer umgekehrt U-förmigen Beziehung.[106]

Besonders im Bereich der medizinischen Wissenschaften stellt Wissen eine notwendige Voraussetzung dar für kreative Ideen. Denn

- ohne Fachkenntnisse (z. B. über die Immunreaktionen) können keine neuen Ideen (z. B. für neue Antikörper) entwickelt werden,
- der „Stand der Technik“ muss bekannt sein, um das Kriterium der Neuheit zu gewährleisten und um keine als neue Erfindung beanspruchte Kopie bekannter Phänomene zu produzieren („neuer Wein in alten Schläuchen“) und
- je größer das Wissen im „Gedächtnis-Repertoir“,
  - desto mehr Assoziationen können potentiell entstehen, und desto dichter ist das „assoziative Netzwerk“[107] und
  - desto schneller und effizienter kann die Assoziation auf Widersprüche durchleuchtet und desto wirksamer können die Ressourcen auf neue Assoziationen gerichtet werden.

Andererseits kann zu viel Detailwissen

- enge logische Hürden aufbauen, die ungewöhnliche Assoziationen blockieren, ehe sie zu Ende gedacht und umgesetzt werden können,
- gebahnte Denkwege oder Strategien zur Problemlösung die Entscheidungsfindung einengen, so dass ein Umdenken erschwert oder verhindert wird und die Flexibilität verloren geht.

Denkstile

Im Kreativitätsmodell von *RJ Sternberg* werden Denkstile nach ihrer Funktion wie folgt unterschieden:[108]

---

103 Sternberg RJ. The nature of creativity: Contemporary psychological perspectives. Cambridge University Press, Cambridge 1988.

104 Cattell RB. Theory of fluid and crystallized intelligence: A critical experiment. Journal of educational psychology. 1963;54/1:1–22.

105 Batey M, Furnham A. Creativity, intelligence, and personality: a critical review of the scattered literature. Genetic, social, and general. Psychology Monographs. 2006;132(4):355–429.

106 Simonton DK. Formal education, eminence, and dogmatism: The Curvilinear Relationship 1981. Mednick S, The associative basis of the creative process. Psychological Review. 1962;69(3):220–232.

107 Mednick S. The associative basis of the creative process. Psychological Review. 1962;69(3):220–232.

108 Sternberg RJ. Thinking styles. New York Cambridge University Press 1987.

- in Analogie zu Organen einer Regierung wird unterschieden zwischen
  - dem legislativen Stil,
    - d. h., Erfindung von Richtlinien, wobei dieser Stil besonders den kreativen Menschen auszeichnet,
  - dem exekutiven Stil
    - mit dem Schwerpunkt der Anwendung von Richtlinien,
  - dem judikativen Stil
    - bei welchem die Bewertung von Richtlinien im Vordergrund steht,
- entsprechend dem „Niveau“ der Denkstile wird unterschieden zwischen
  - einem globalen Stil,
    - wobei „global“ die Entwicklung großer weitreichender Konzepte bedeutet und für kreative Menschen chakteristisch ist und
  - einem spezifischen Stil,
    - wobei „spezifisch“ Detailarbeit beinhaltet.

Für eine kreative Leistung ist der Wechsel zwischen dem globalen und dem spezifischen Stil entscheidend; z. B. beim Verfassen eines Buches oder bei der Schaffung eines Kunstwerks muss gegeben sein

- die Entwicklung eines Gesamtkonzeptes oder einer Gesamtgestalt als Vision,
- die Fähigkeit, Details in Hinblick auf die Verwirklichung der Vision zu erarbeiten und
- das Vermögen, ganz nach Bedarf zwischen Vision und Detailarbeit zu wechseln.

Weitere Unterteilungen der Denkstile beinhalten

- Denkstile, welche das Gegensatzpaar progressiv versus konservativ abbilden, wobei
  - konservativ bedeutet: eine Person bedient sich traditioneller und bewahrender Themen und Vorgehensweisen;
  - progressiv beinhaltet: eine Person strebt Neuheit und Wechsel an,
  - progressiv somit der dominierende Stil bei kreativen Prozessen ist.
- Denkstile, ausgerichtet in Hinblick auf Anpassung oder Neuerfindung:
  - Anpassung heißt: eine Person übernimmt bestehende Paradigmen, führt sie aber fort und weitet sie aus;
  - Neuerfindung bedeutet: Vorhandene Paradigmen und Ziele werden verworfen und durch eine eigene Neudefinition einer Aufgabe oder ihrer Umsetzung ersetzt.
  - Für kreative Akte ist eine Neuerfindung meist die Voraussetzung.
- Denkstile, welche die Organisation und Strukturierung der Interessen betreffen;
  - dieses beinhaltet z. B., ob man Prioritäten setzen kann bei gleichzeitigen Motiven und Bedürfnissen (siehe hierzu den Bereich der Motivation; Kap. 2.4),
  - dieser Stil ist eine notwendige Voraussetzung bei kreativen Akten.
- Denkstile mit einer internalen oder einer externalen Ausrichtung,
  - womit der Bereich der Persönlichkeitseigenschaften (Kap. 3.4/3.5) angesprochen wird.

2.4 Motivation: aktueller Leistungswille, Neugier, Risikobereitschaft

Die im *RJ Sternberg*-Modell genannte Ressource der Motivation bezieht sich auf die Quelle des Antriebs,

- die zur Beschäftigung mit einem Thema, einer Idee oder zum Start einer Tätigkeit erforderlich ist,
- also unter anderem auf den aktuellen Leistungswillen im Sinne einer Aufgaben-bezogenen Motivation, aber auch auf Neugier und/oder Risikobereitschaft.

Aktueller Leistungswille

Der aktuelle Leistungswille wird bestimmt durch

- die aktuelle Motivation. Diese kann mehr intrinsisch oder extrinsisch verursacht sein. Hierbei bedeutet:
  - Intrinsische Motivation:
    - Die Aufgabe wird aus eigenem Interesse, zur eigenen Befriedigung und Freude an der Tätigkeit an sich verfolgt, wird also um ihrer selbst willen ausgeführt.
    - Eine Aktion ist damit Aufgaben- oder Tätigkeits-bezogen und weniger Ziel-bezogen.
  - Extrinsische Motivation:
    - Ziel der Aktivität ist Anerkennung, Belohnung (z. B. Bezahlung), Karriere, Gefälligkeit gegen Auftraggeber, Erfüllung einer Pflicht und/oder
    - die Behebung eines Defizits oder Mangels,
      z. B. Reparatur eines Gegenstandes, Zubereitung von Essen, um Hunger zu stillen;
  - kreative Akte entstehen somit mehr aus intrinsischer als aus extrinsischer Motivation,
    - aber ein extrinsisches Motiv kann zur inneren Begeisterung für eine Aufgabe führen, und umgekehrt,
    - eine Tätigkeit aus zunächst intrinsischem Interesse kann extrinsische Motive, wie Anerkennung und Belohnung, nach sich ziehen
      z. B.: ein Künstler, der sein kreatives Schaffen zum Beruf macht.
- eine Person-bezogene Motivation als Eigenschaft, welche sein kann
  - die Kondensation eines intrinsischen Antriebs zu einem überdauernden Merkmal, verkörpert durch ein bestimmtes, weithin beständiges Interesse oder
  - ein Motivations-basiertes Persönlichkeitsmerkmal, das als überdauernde Persönlichkeitseigenschaft eingestuft wird,
  - wie Neugier, Risikofreude, Ausdauer, d. h. einige der Eigenschaften, die für die kreative Person charakteristisch sind.

Vorstellungen über die Struktur von Persönlichkeitseigenschaften können als Grundlage für die Einordnung der kreativitäts-bezogenen Eigenschaften (siehe hierzu auch Kap. 2.3–2.6) dienen:

- Kreativitäts-bezogene Eigenschaften basieren nach den heute gängigen Modellen, ähnlich wie bei den gebräuchlichsten Intelligenzmodellen (siehe Kap. 2.3), auf Faktorenanalysen.
- Als Faktoren werden (wie bei der Intelligenz) unterschiedliche Bündel von Eigenschaften angesehen, welche breitere oder engere Bereiche umfassen. Diese Eigenschaften
  - werden als Dimensionen verstanden, d. h. eine Person kann mehr oder weniger starke Ausprägungen dieser Merkmale aufweisen und sie
  - sind häufig bipolar, d. h.,
    - ein hoher Wert auf einer entsprechenden Skala bedeutet beispielsweise, jemand ist zugewandt gesellig, gesprächig,
    - ein niedriger Wert heißt, jemand ist eher in sich gekehrt, ungesellig und schweigsam;
- Die Basis für die faktorenanalytische Repräsentation der Persönlichkeit bildete das von *HJ Eysenck*[109] entwickelte Modell mit den primär zwei, dann drei Faktoren
  - Neurotizismus (N),
    - Synonym: psychische Labilität
  - Extraversion-Introversion (E),
  - Psychotizismus (P),[110]
    - der später als dritter Faktor hinzugefügt wurde,
    - abgeleitet aus einigen Merkmalen schizophrener Patienten, wie Mangel an emotionaler Einfühlsamkeit, Unangepasstheit, Aggressivität und unkontrolliertes Verhalten.

Aufbauend auf dieser dreidimensionalen Struktur wurden weitere ähnliche faktoren-analytische Modelle entwickelt:[111, 112]

- das **„Fünffaktorenmodell"** von *PT Costa & RR McCrae* ist hierbei ein besonderes Beispiel,[113] weil
  - sich in dieses fast alle Eigenschaften einordnen lassen,[114]
  - das Modell weite Verbreitung gefunden hat und weil
  - dessen Faktoren in vielen Ländern und Stichproben reproduziert werden konnten;
- die im Fünffaktorenmodell enthaltenen fünf übergeordneten breiteren Faktoren (daher der Name **„Big Five"**) umreißen mit ihren jeweils sechs Unterskalen folgende Persönlichkeitsbereiche:

---

109 Eysenck HJ. Dimensions of personality. Routledge and Kegan Paul, London,1947.

110 Eysenck HJ. The scientific study of personality. Routledge and Kegan Paul, London,1952.

111 Cattell RB. Personality and motivation structure and measurement. Oxford World Book Comp. 1957.

112 Guilford JP. Personality. McGraw Hill New York 1959.

113 McCrae RR, Costa PT Jr. A five-factor theory of personality. Handbook of personality: Theory and Research 2 1999:139–153.

114 Netter P. Einleitung in Hennig. J & Netter P. (eds) Biopsychologische Grundlagen der Persönlichkeit. Spektrum Elsevier, Heidelberg 2005, 8.

- Neurotizismus
  - beinhaltet psychische Labilität mit den Unterskalen: Ängstlichkeit, negative Emotionalität, Reizbarkeit, Befangenheit/Mangelndes Selbstbewusstsein, Depressionsneigung und Verletzbarkeit (identisch mit dem „Faktor N" von *HJ Eysenck*[115]);
- Extraversion
  - mit den Unterskalen: Geselligkeit, Warmherzigkeit, Dominanz/Selbstsicherheit, Aktivität, Bedürfnis nach neuen Reizen (Novelty Seeking) und positive Emotionalität (identisch mit *HJ Eysencks* „Faktor E");
- Verträglichkeit
  - mit den Unterskalen: Vertrauen, Altruismus, Bescheidenheit, Offenheit, Nachgiebigkeit und Gutherzigkeit (Teil des Gegenpols von *HJ Eysenck*'s „Faktor P");
- Gewissenhaftigkeit
  - mit den Unterskalen: Pflichtbewusstsein, Ordnungsliebe, Leistungsstreben Selbstdisziplin, Besonnenheit und Kompetenz (Teil des Gegenpols zu *HJ Eysenck*'s „Faktor P");
- Offenheit für neue Erfahrung
  - mit den Unterskalen: Phantasie, Sinn für Ästhetik, Offenheit für Gefühle. Handlungen, Ideen und Wertsysteme (als neuer Faktor, stark mit Intelligenz korreliert);
- Verträglichkeit gepaart mit Gewissenhaftigkeit stellt gewissermaßen den positiven Pol zu *HJ Eysencks* Psychotizismusfaktor dar.

- Kreativitäts- relevante Persönlichkeits-Eigenschaften
  - sind zum großen Teil Kombinationen von Anteilen dieser Haupt-Dimensionen und
  - tragen bei höherer Intelligenz wesentlich stärker zur Kreativität bei als Intelligenz selber.[116]

Neugier

Die Eigenschaft der Neugier besitzt in Bezug auf Kreativität sowohl Anteile des Faktors Extraversion (Unterfaktoren Aktivität und Bedürfnis nach neuen Reizen) als auch einen engen Bezug zu dem Faktor Offenheit für neue Erfahrung.

Die Neugier

- ist bereits im Tierreich und bei kleinen Kindern in Form von Explorationsverhalten zu beobachten d. h. dem Vorstoß in das Unbekannte;
- findet ihren Ausdruck auch in der Abwechslungssuche („Novelty Seeking"). Neue Reize werden von Versuchstieren mehr beachtet und von Säuglingen länger angeschaut

115 Eysenck HJ. Dimensions of personality. Routledge and Kegan Paul, London, 1947.

116 Jauk MB, Dunst H, Neubauer AC. The relationship between intelligence and creativity: New support for the threshold hypothesis by means of empirical breakpoints detection. Intelligence 2013,41,4,212.

als bekannte; im späteren Leben werden neue Geräte und Tätigkeiten ausprobiert, neue Orte bereist, neue Produkte gekauft;
- entspricht dem Bedürfnis, Gleichförmiges, Bekanntes zu verlassen und ist die Basis für die im Offenheits-Faktor ausgedrückte Breite und Vielseitigkeit der Interessen;
- ist die Quelle bzw. die Triebkraft für die Fähigkeit, Gegebenes zu hinterfragen und Probleme zu erkennen, wie sie auch in den Kreativitätstests gemessen wird.

So lässt sich z. B. die Erforschung der Anatomie und Physiologie des menschlichen Körpers oder die Entdeckung von Krankheitsursachen als Ergebnis der menschlichen Neugier verstehen.

Risikobereitschaft

Risikobereitschaft ist oft mit der Erkundung von Neuem verbunden und hat gewisse Gemeinsamkeiten mit der Abenteuerlust, die aus dem „Novelty Seeking" entspringt. Beispiele hierfür sind
- Börsenspekulationen (vergl. *RJ Sternberg*).[117]
  - Hier bedeutet Risikobereitschaft: Aktien am Tiefpunkt ihres Wertes zu erwerben ohne die Garantie, dass sie je steigen;
- die Verfolgung ungewöhnlicher Ideen oder Pläne, auch wenn das Risiko besteht, dass diese in eine Sackgasse führen, dass sie misslingen, dass man Schaden nimmt oder auf große Widerstände stößt.
  - Hierzu gehören kreative Ideen und Investitionen zur Entdeckung einer seltenen Krankheit, einer biochemischen Reaktion, einer Therapiemöglichkeit, für die sich niemand interessiert, oder die vielleicht auch verlacht werden, bis diese plötzlich durch den erzielten Erfolg oder durch äußere Umstände in das öffentliche Interesse rücken und als wesentliche neue Erkenntnis Bedeutung erlangen.
  - Als Beispiele hierfür können gelten
    - die Suche nach Inhibitoren für Tumor-assoziierte Tyrosin- oder Serin-Phosphokinasen für die Tumortherapie (siehe Kap. 4.13),
    - die Antibiotika-Therapie beim Magen-Lymphom.[118]

---

117 Sternberg RJ. The nature of creativity: Contemporary psychological perspectives. Cambridge University Press, Cambridge 1988.

118 Montalbán C, Manzanal A, Boixeda D, Redondo C, Alvarez I, Frutos B, Calleja JL, Sánchez-Godoy P, Bellas C. Treatment of low-grade gastric MALT lymphoma with Helicobacter pylori eradication. Follow-up of the histological and molecular response. Med Clin (Barc). 1998;110(2):41–4; Montalban C, Santon A, Boixeda D, Redondo C, Alvarez I, Calleja JL, de Argila JL CM, Bellas C. Treatment of low grade gastric mucosa-associated lymphoid tissue lymphoma in stage I with Helicobacter pylori eradication. Long-term results after sequential histologic and molecular follow-up. Haematologica. 2001;86(6):609–17; Wündisch T, Thiede C, Morgner A, Dempfle A, Günther A, Liu H, Ye H, Du MQ, Kim TD, Bayerdörffer E, Stolte M, Neubauer A. Long-term follow-up of gastric MALT lymphoma after Helicobacter pylori eradication. J Clin Oncol. 2005;23(31):8018–24.

Grundsätzlich gilt für die Risikobereitschaft
- dass die meisten Menschen das Risiko zu verlieren als größer einschätzen als das Risiko nicht zugewinnen (sogenanntes „risk aversion“);[119]
  - wobei die Furcht vor Misserfolg größer ist als die Hoffnung auf Erfolg. Dies ist ein kardinales Merkmal von Ängstlichkeit und Neurotizismus, die somit bestimmende Faktoren für „risk aversion“ sind;[120]
- dass Risikobereitschaft, die nicht auf kontrollierten Überlegungen beruht, sondern unkontrollierten Impulsen entspringt, zu Leichtsinn und Waghalsigkeit führt,
  - aus dem der Faktor Impulsivität resultiert, der sich aus Neurotizismus (d. h., mangelnder psychischer Stabilität) und dem negativen Pol des Faktors Gewissenhaftigkeit speist (enthalten in dem Faktor P von *HJ Eysenck*[121]);
- dass bei kreativen Menschen
  - die „risk aversion“ gering ist, denn sie verfolgen auch dann ihre Ziele, wenn die Erfolgsaussichten geringer sind als die Wahrscheinlichkeit des Scheiterns;
  - ein ausgewogenes Gleichgewicht besteht zwischen Risikobereitschaft, d. h. der höheren Hoffnung auf Erfolg und der Furcht vor Misserfolg und
  - die Besonnenheit und Selbstdisziplin vorherrschen (zwei Unterfaktoren der Gewissenhaftigkeit);
    - d. h. kreative Menschen vermeiden voreilige, leichtsinnige und unbedachte Schritte, verfolgen aber den einmal beschrittenen, als risikoreich erkannten Weg mit Bedacht und Besonnenheit.

2.5 Flexibilität und Beständigkeit, Ausdauer, Frustrationstoleranz

Eines der vier Kriterien zur Auswertung von Kreativitätstests ist die Flexibilität (siehe Kap. 2.2),
- welche in diesem Zusammenhang die Fähigkeit beinhaltet, möglichst viele verschiedene Kategorien bei der Nennung von Begriffen zu verwenden, d. h.,
- die das Vermögen darstellt, einen schnellen Wechsel der Denkschemata zu vollziehen.
- Den Gegenpol hierzu bildet das Beharrungsvermögen oder die Beständigkeit.

Sowohl der schnelle Wechsel und die Vielzahl der Kategorien als Ausdruck von Flexibilität als auch die tiefere Elaboration von nur wenigen ausgewählten Kategorien als Anzeichen von Beharrungsvermögen erwiesen sich als gute Indikatoren einer hohen Originalität von Ideen.[122]

---

119 Kahneman D, Twersky A. The psychology of preferences. Scientific American. 1982;216(1);160–173.

120 Herman WE. Fear of failure as a distinctive personality trait measure of test anxiety. Journal of Research & Development in Education,1990:180–185.

121 Eysenck HJ, Eysenck MW. Personality and Individual differences. Plenum Press London 1985, 14.

122 Nijstad BA, de Dreu CKW, Rietzschel EF, Baas M. The dual pathway to creativity model: Creative ideation as a function of flexibility and persistence. Europ Rev Soc Psychol. 2010;21(1):34–77.

Diese beiden kognitiven Tendenzen werden in unterschiedlicher Weise durch Stimmungen beeinflusst:[123]

- die kognitive Flexibilität erhöht sich nach der Induktion von positiver Stimmung und im Zustand der Aktivierung,
- die Beständigkeit verstärkt sich eher bei negativer Stimmung und Desaktivierung.

Flexibilität

Flexibilität bezieht sich nicht nur auf kognitive Funktionen, sondern auch auf breitere Persönlichkeitseigenschaften und ist mit der Aktivierung und Suche nach Neuem des Faktors Extraversion assoziiert im Sinne

- von geistiger Beweglichkeit bei Handlungsabläufen und Lösungsansätzen, wie z. B.
  - Änderung der Strategie bei vergeblichen Versuchen von Reparaturen oder bei Lösungen von Denkaufgaben,
- der Fähigkeit, sich auf neue Situationen einstellen, sich umstellen und sich neuen Anforderungen anpassen zu können, wie z. B.
  - das Lernen geänderter Computerprogramme, die Anpassung an Veränderungen in der Umwelt, wie Orientierung in einer neuen Wohnumgebung,
  - die Befolgung von neuen Normen, wie Gebrauchsanweisungen, Vorschriften, Regeln, kulturellen Gepflogenheiten,
- der Beweglichkeit bei der Betrachtung von Perspektiven, Problemen und Einstellungen, wie z. B.
  - das Nachvollziehen der Perspektive einer anderen Person, bekannt unter der viel untersuchten **„theory of mind“**.[124, 125] Dies beinhaltet die Übernahme von Betrachtungsperspektiven anderer Menschen im räumlichen und übertragenen Sinne;
  - der eigenständige Wechsel der Beurteilungsweise eines Problems, d. h., etwas aus neuer Warte betrachten, ggfs. auch Einstellungen anderer nachvollziehen können.

Rigidität

Die Rigidität stellt einen anderen Gegenpol zur Flexibilität dar, korreliert mit dieser negativ und

- beinhaltet die Unfähigkeit, sich auf unerwartete Situationen einzustellen, von einmal gefassten Vorsätzen, Handlungsschemata und Problemlösungs-Strategien abzuweichen und/oder den eigenen Standpunkt zu reflektieren,

---

123 de Dreu CKW, Baas M, Nijstad BA. Hedonic tone and activation level in the mood-creativity link: Toward a dual pathway to creativity model. Journal of Personality and Social Psychology. 2008;94(5):739–756.
124 Leslie AM. Pretense and representation: The origins of „theory of mind“. Psychological Review. 1987;94(4):412–418.
125 Frith C, Frith U. Theory of mind. Current Biology. 2005;15(17):644-R645.

- ist häufig mit dem Faktor Neurotizismus (psychische Labilität) verbunden, da sich neurotische Personen oft an Gewohnheiten und Schemata klammern, um Unsicherheit und Risiken zu vermeiden,
- ist zu unterscheiden von Beständigkeit und Beharrungsvermögen und
- ist demnach absolut schädlich für Kreativität.

Beständigkeit

Die Beständigkeit weist eine positive Beziehung zu Kreativität auf und stellt für diese eine Voraussetzung dar, weil einmal konzipierte Ideen und Pläne nur zu einem neuen und nützlichen Produkt führen können, wenn sie bis zum Ende beibehalten und verfolgt werden. Beständigkeit erfordert also Ausdauer.

Ausdauer

Ausdauer ist auch im Faktor Gewissenhaftigkeit angesiedelt und stellt den Gegenpol dar zu demjenigen Teil der Impulsivität, der z. B. bei Kindern, die unter dem Aufmerksamkeits-Defizit-Hyperaktivitäts-Syndrom (ADHS) leiden, in der kurzen Aufmerksamkeits- und Ausdauer-Spanne zum Ausdruck kommt.

Ausdauer

- ist speziell bei kreativen Akten erforderlich, die sich über längere Zeiträume erstrecken,
- beinhaltet sowohl Durchhaltevermögen (bei körperlichen und geistigen Anstrengungen), als auch die Bereitschaft zum Verzicht (auf Schlaf, körperliche Annehmlichkeiten, Freuden des Alltags, Erholung) und
- erfordert ein Abwägen der Priorität von Motiven, d. h. ein Überwiegen des Annäherungs-Motivs gegenüber dem Vermeidungsmotiv (approach/avoidance).[126]

Beständigkeit und Ausdauer sind Merkmale von Personen mit hohen Ausprägungen auf den Faktoren Gewissenhaftigkeit und psychische Stabilität (d. h., sie stellen den negativen Pol des Neurotizismus dar).

Da der Kreative bei seinen ungewöhnlichen Gedanken, Überzeugungen und Plänen ausharren können muss, erfordert dies auch eine große Toleranz gegenüber Frustrationen und Misserfolgen.

Frustrationstoleranz

Die Frustrationstoleranz bezieht sich

- auf Hindernisse, die durch technisches Versagen und andere Mitmenschen in den Weg gestellt werden,

---

126 Elliot AJ, Thrash TM. Approach-avoidance motivation in personality: approach and avoidance temperaments and goals. Journal of Personality and Social Psychology. 2002;82(5):804–811.

- aber auch auf die Toleranz gegenüber Enttäuschungen durch Nicht-Eintritt erwarteter positiver Ereignisse, mangelnde Anerkennung und nicht eingehaltene Versprechungen anderer Menschen, Schicksalsschläge und eigenes Unvermögen.

Frustrationsintoleranz gegenüber den Quellen von Misserfolg und Enttäuschungen hängt eng mit dem Persönlichkeitsfaktor Neurotizismus (psychische Stabilität) zusammen.[127]

2.6 Selbständigkeit und Nonkonformität

Selbständigkeit

Selbständigkeit ist eine Eigenschaft, die sowohl mit dem Faktor psychische Stabilität (als negativem Pol des Neurotizismus) als auch mit der Extraversion zusammenhängt. Sie zählt zu den Kerneigenschaften, die in allen Abhandlungen über Kreativität und Persönlichkeit aufgelistet werden.[128, 129]

Die Selbständigkeit kreativer Personen zeigt sich
- in der Entwicklung eigener Ideen,
- durch die Bildung eines eigenen Urteils, unabhängig von der Meinung von Vorgesetzten, Medien, Freunden oder Kollegen, in Gruppendiskussionen, bei Entscheidungen oder Arbeitsabläufen,
- im Streben nach Autonomie und nach Unabhängigkeit von anderen Menschen bei der Bewältigung von Aufgaben, in der Lebensgestaltung und in den wirtschaftlichen Verhältnissen,
- in der Abneigung gegenüber Hilfsangeboten,
- im unbeirrten Festhalten an den eigenen Standpunkten und den eigenen Plänen,
- im starken Selbstbewusstsein und Vertrauen in die eigenen Fähigkeiten zur Bewältigung von Problemen und zur Verwirklichung der eigenen Pläne, was wiederum Eigenschaften sind, charakteristisch für psychisch stabile, extravertierte Personen (Faktoren N(–) und E).

Nonkonformität

Kreativität erfordert ein gewisses Maß an Nonkonformität, d. h. einer Tendenz, gegen den Strom zu schwimmen. Nonkonformität ist damit auch ein Testkriterium der Originalität im Kreativitätstest.

---

127 Baars MY, Müller MJ, Gallhofer B, Netter P. Depressive and aggressive responses to frustration: development of a questionnaire and its validation in a sample of male alcoholics. Depression Research and Treatment 2011:1–19.

128 Sternberg RJ, Lubart TI. Investing in creativity. American Psychologist. 1996;51(7):677–688.

129 Barron F, Harrington DM. Creativity, intelligence, and personality. Annual Review of Psychology. 1981;32(1):439–476.

Nonkonformität äußert sich bei kreativen Personen nicht nur im kognitiven, sondern auch im ästhetischen und sozialen Bereich beispielsweise durch die Bevorzugung
- von ungewöhnlichen Formen, Farben und Tonsequenzen in der bildenden Kunst und in der Musik sowohl bei der Präferenz als auch in der eigenen Produktion,[130, 131]
- von als ungewöhnlich oder unharmonisch empfundenen Elementen z. B.
  - unkonventionellen Kombinationen von Bekleidungsformen oder Speisen,
  - im geistigen Bereich vor allem in der Kombination von bisher getrennt behandelten Theorien, Methoden und Fragestellungen.

Nonkonformes Verhalten ist Ausdruck der größeren **Ambiguitätstoleranz** der Kreativen, d. h. sie können besser als andere Menschen nebeneinander tolerieren:
- heterogene ästhetische Eindrücke,
- logische Widersprüche in Theorien, politischen oder religiösen Einstellungen,
- als gegensätzlich empfundene Persönlichkeitseigenschaften sowohl innerhalb der eigenen Person als auch bei anderen Menschen z. B.
  - Fürsorglichkeit und Egoismus,
  - Sachlichkeit und Gefühlsbetonung,
  - Ordnungsliebe und Unpünktlichkeit.

Das Gegenteil von Ambiguitätstoleranz, die Intoleranz für Ambiguität ist ein Merkmal von ängstlichen Personen und Anhängern extremer politischer Einstellungen und von Vertretern eines autoritären Führungsstils,[132] für die es nur die Alternativen Schwarz/Weiß gibt.

Nonkonformität als Merkmal der Kreativen entspringt nicht nur der Selbständigkeit im Denken, Urteilen und Handeln als einer Kombination von Extraversion und psychischer Stabilität (s. Kap. 2.5), sondern hat auch Anteile von Unangepasstheit, wie sie in *HJ Eysencks* Psychotizismus-Dimension (P) verkörpert sind.[133, 134]

Unangepasstheit als Merkmal dieser Persönlichkeitsdimension kann sich erstrecken
- von einer als unangemessen angesehenen Kleidung,
- über Missachtung sozialer Höflichkeitsregeln und Gepflogenheiten,
- über mangelnde Rücksichtnahme auf die Bedürfnisse anderer Menschen,
- bis hin zur offenen Missachtung von Pflichten und Gesetzen.

---

130 Feist GJ, Brady TR. Openness to experience, non-conformity, and the preference for abstract art. Empirical Studies of the Arts. 2004;22(1):77–89.

131 Feist GJ. A meta-analysis of personality in scientific and artistic creativity. Personality and social psychology review;. 1998;2.4:290–309.

132 Furnham A, Ribchester T. Tolerance of ambiguity: A review of the concept, its measurement and applications. Current Psychology. 1995;14(3):179–199.

133 Eysenck HJ. Creativity and personality: Suggestions for a theory. Psychological Inquiry. 1993;4(3):147–178.

134 Eysenck HJ. Creativity and personality. The creativity research handbook. 1997;1:41–66.

Die sogenannte **„dunkle Triade" („dark triad")**

- beinhaltet die Kombination von
  - mangelnder Empathie,
  - Narzissmus (Selbstbezogenheit und Eitelkeit) und
  - Machiavellismus (Dominanz und Selbstüberschätzung) und
- gilt gelegentlich als Charakteristikum genialer Menschen,[135]
  - wobei sich in größeren quantitativen Untersuchungen allerdings nur für einige Facetten der Kreativität Zusammenhänge mit Skalen des Narzissmus bestätigen lassen.[136]

Genialen Menschen wird oft ein gewisser Grad von sozialer Nonkonformität und Eitelkeit nicht nur zugeschrieben,[137] sondern auch von der Gesellschaft als Tribut für ihre als wertvoll geschätzten genialen Leistungen zugestanden.
Die Nähe der Kreativität zur P-Dimension hat auch die viel diskutierte Assoziation zwischen Kreativität und Psychose (Schizophrenie) angefacht,[138]

- wobei Schizotypie die Brücke zwischen Kreativität und Schizophrenie bildet,
  - die gekennzeichnet ist durch ungewöhnliche Wahrnehmungserfahrungen, magisches, unlogisches Denken, eigentümliche Angewohnheiten, oft gepaart mit sozialem Rückzug und
- wobei einige kreative Personen diese Eigenschaften zwar mit nicht-kreativen schizotypen Personen teilen,
  - dabei jedoch eine wesentlich positivere hedonische Grundstimmung aufweisen als schizotype Personen im psychopathologischen Störungsspektrum.[139]

Einen zusammenfassenden Überblick über die Verankerung der kreativitätsbezogenen Persönlichkeitseigenschaften in den übergeordneten Persönlichkeitsfaktoren gibt Tab. 2.5.
Die Schlussfolgerung für die Beteiligung breiter Persönlichkeitsfaktoren an der Kreativität ist also:

- die Faktoren Extraversion, psychische Stabilität und vor allem Offenheit für neue Erfahrung bilden die wichtigsten Voraussetzungen für kreative Gedanken, Pläne, Handlungen und geistige Leistungen;
- einzig bei Künstlern ist die psychische Labilität (positiver Pol des Neurotizismus) hoch mit dem Ausmaß der Kreativität assoziiert.[140]

---

135 Jonason PK, Richardson EN, Potter L. Self-reported creative ability and the Dark Triad traits: An exploratory study. Psychology of Aesthetics, Creativity, and the Arts. 2015;9(4):488.

136 Dahmen-Wassenberg P, Kämmerle M, Unterrainer HF, Fink A. The relation between different facets of creativity and the dark side of personality. Creativity Research Journal. 2016;28(1):60–66.

137 Eysenck HJ. Genius: The natural history of creativity. Cambridge University Press 1995, 12.

138 Claridge G, Blakey S. Schizotypy and affective temperament: Relationships with divergent thinking and creativity styles. Personality and Individual Differences. 2009;46(8):820–826.

139 Fisher JE, Mohanty A, Herrington JD, Koven NS, Miller GA, Heller W. Neuropsychological evidence for dimensional schizotypy: Implications for creativity and psychopathology. Journal of Research in Personality. 2004;38(1):24–31.

140 Barron F, Harrington DM. Creativity, intelligence, and personality. Annual review of psychology. 1981;32(1):439–476.

Tab. 2.5: Anteile der Kreativitäts-relevanten Eigenschaften an den großen übergeordneten Persönlichkeitsfaktoren.

Kreativitätsbezogene Eigenschaften	übergeordnete Persönlichkeitsfaktoren						
	Offenheit für Erfahrung (O)	Extraversion (E)	Neurotizismus (N)	Gewissenhaftigkeit/ (Conscentiousnes)	Psychotizismus: Gewissenhaftigkeit/ (Conscentiousnes)	Psychotizismus: Psychotizismus (P)	Psychotizismus: Verträglichkeit (Agreeableness)
	O+	E+	N––	C+	C––	P+	A–
Neugier	■	■					
Risikobereitschaft		■	■		■	■	
Flexibilität		■	■				
Beständigkeit/ Ausdauer/ Frustrationstoleranz			■	■			
Selbständigkeit		■	■				
Nonkonformität					■	■	■
Ambiguitätstoleranz			■			■	

+ und – in der Kopfzeile bezeichnen den positiven und negativen Pol des betreffenden Faktors

■ Beteiligung des Faktors an der betreffenden Eigenschaft;

Faktor P beinhaltet außer C– und A– auch noch weitere Eigenschaften wie Impulsivität und Antisoziales Verhalten (P+)

2.7 Genetik und Kreativität

In der psychologischen Literatur gab es über viele Jahre eine heftige Auseinandersetzung zur Frage, ob psychische Merkmale eher auf Vererbungs- oder auf Umwelteinflüssen beruhen (das sogenannte nature/nurture-Problem).[141]

Seit den achtziger Jahren des vorigen Jahrhunderts ist die Meinungsverschiedenheit, ob Umwelteinflüsse oder Erbanlagen für die Ausprägung bestimmter Eigenschaften verantwortlich sind,

- übergegangen in die Frage, in welchem Ausmaß die Anteile der Genetik und der Umwelt- bzw. der Lernerfahrung verantwortlich sind für welche Aspekte einer Eigenschaft und

141 Pervin LA. Persons, situations, interactions: The history of a controversy and a discussion of theoretical models. Academy of Management Review. 1989;14(3):350–360.

- aufgelöst worden durch Erkenntnisse der Verhaltensgenetik, der Molekulargenetik und der Epigenetik, denn
  - mit der Entwicklung der Verhaltensgenetik wurde klar, dass an allen psychischen und somatischen Eigenschaften, einschließlich Krankheitsdispositionen und Arzneimittel-Ansprechbarkeit, Intelligenz und Persönlichkeitseigenschaften, sowohl genetische als auch Umweltfaktoren beteiligt sind und
  - mit der Entwicklung der Molekulargenetik und Epigenetik konnte viel differenzierter das Zusammenwirken verschiedener Genorte, Genotypen und bestimmter Umweltaspekte für die Ausprägung verschiedener menschlicher Merkmale aufgeschlüsselt werden.

Da an der Kreativität die Komponenten Intelligenz, Wissen, Denkstile, Persönlichkeitseigenschaften, Motivation und Umwelt des *JP Sternberg*-Modells beteiligt sind (siehe Kap. 2.1–2.4), erfordern Untersuchungen zur Erblichkeit der Kreativität die Beschäftigung mit dem genetischen Hintergrund für die Ausprägung der einzelnen Komponenten. Diese sind in erster Linie Intelligenz und Persönlichkeitseigenschaften.[142]

Als Zugangswege zur Erforschung der Erblichkeit ergaben sich bislang:
- Stammbaumforschung/Familienstudien
- Adoptionsstudien
- Korrelationsstudien
- Zwillingsstudien und
- Molekulargenetische Assoziationsstudien.

Stammbaumforschung und Familienstudien gehen von den *GJ Mendel*'schen[143] Vererbungsregeln aus, die an Pflanzen und später an Tieren entwickelt wurden und letztlich auf der Annahme fußen,
- dass eine definierte Eigenschaft nur durch ein Gen bestimmt wird (monogenetische Vererbung), und
- dass diese Eigenschaft in dem Gen
  - entweder vorhanden sein kann (A) und damit dominant vererbt wird,
  - oder nicht vorhanden sein kann (a) und damit rezessiv vererbt wird.

Da jeder Organismus dieses Gen von dem mütterlichen und dem väterlichen Organismus bekommt, kann das Individuum die Eigenschaft entweder als AA, als aa oder als Aa in sich tragen, wobei
- die Auftretens-Wahrscheinlichkeit der „homozygoten" Ausprägungen AA und aa je 25 % und die der „heterozygoten" Variante Aa 50 % ist,

142 Furnham A, Bachtiar V. Personality and intelligence as predictors of creativity. Personality and individual differences. 2008;45(7):613–617.

143 Mendel G. Versuche über Pflanzen-Hybriden. Verhandlungen des naturforschenden Vereins in Brünn. 1865;4:3–47.

- eine Anlage dominant vererbt wird, wenn die Träger der Gen-Kombination AA und Aa die Krankheit aufweisen
  - wie z. B. beim Morbus Huntington (eine neurodegenerative Erkrankung),
- dagegen rezessiv vererbt wird, wenn nur die Genkombinantion aa die Krankheit phänotypisch in Erscheinung treten lässt,
  - wie z. B. bei der Phenylketonurie.

Für die Erforschung solcher monogenetisch vererbten Merkmale eignet sich die Analyse von Stammbäumen über mehrere Generationen von bestimmten Familien, aus denen sich der Erbgang einer Krankheit durch die Beobachtung von erkrankten und gesunden Personen innerhalb dieses Familien-Stammbaums erschließen lässt.

Die meisten Erkrankungen und anderen Eigenschaften des Menschen werden jedoch durch das Zusammenwirken vieler Gene, also polygenetisch, vererbt. Hierbei stützt man sich zwar ebenfalls auf Familienstudien, betrachtet aber den gesamten Genbestand als zur Hälfte von dem mütterlichen, zur Hälfte vom väterlichen Genbestand erworben.

Eine **Familienstudie** stellt den ältesten Versuch dar, die Erblichkeit der Kreativität zu analysieren. Sie wurde 1869 von *F Galton*[144] (angeregt durch die Lehre *CR Darwins* über die Entstehung der Arten) veröffentlicht und baut auf dem Prinzip der Stammbaumforschung auf.

- An 1000 berühmten männlichen Persönlichkeiten des öffentlichen Lebens aus Kunst, Wissenschaft, Literatur, Politik und öffentlichen Ämtern wurde an Hand von Biographien, Berichten und Befragungen ermittelt, welche Personen in der Verwandtschaft dieser berühmten Männer ebenfalls Berühmtheit erlangt hatten. Dabei ergaben sich folgende Häufigkeiten:
  - bei berühmten Vätern, Söhnen und Brüdern
    - etwa 23–36 %,
  - bei berühmter Personen unter Verwandten 2. Grades (Großväter, Enkel, Neffen, Onkel)
    - etwa 5–10 % und
  - bei Verwandten 3. Grades (Großonkel, Großneffen, Großenkel, Cousins)
    - etwa 0,5–2 %;
- Die ermittelten Verhältnisse der Anteile an Berühmtheit entsprechen der biologischen Erkenntnis, dass Personen mit ihren Eltern, Kindern und Geschwistern 50 % des Erbgutes teilen und jeder Träger eines Merkmals mit Verwandten 2. Grades nur noch 25 % und mit denen 3. Grades nur noch 12,5 % gemeinsam hat.
- Offensichtliche Schwachpunkte dieser Studie sind
  - Selektion,
  - Heterogenität des Merkmals Berühmtheit,
  - Erhebungsmethode und
  - Vernachlässigung der Umwelteinflüsse

---

144 Galton F. Hereditary genius (An inquiery in its laws and consequences). Mcmillan, London 1869.

- Dennoch belegt diese Studie, dass zwischen Verwandtschaftsgrad und Häufigkeit gemeinsamer Eigenschaften eine Beziehung besteht, die etwa dem gemeinsamen Genbestand der verschiedenen Verwandtschaftsgrade entspricht.

Auf diesem Prinzip der Beziehung zwischen Verwandtschaftsgrad und gemeinsamen Eigenschaften beruhen in systematischer Form Korrelationsstudien.

Adoptionsstudien bilden den Ausgangspunkt für Korrelationsstudien. In Adoptionsstudien

- vergleicht man die Korrelationen der Ausprägungen einer bestimmten Eigenschaft
  - zwischen Adoptivkindern und ihren leiblichen Eltern und
  - zwischen Adoptivkindern und ihren Adoptiveltern,
- wurde die Ausprägung der Intelligenz z. B. durch Korrelationen des kindlichen IQ mit dem Schulabschluss der leiblichen und der Adoptiv-Eltern verglichen,
  - dabei waren deutlich höhere Korrelationen zwischen kindlichem-IQ und Schulabschluss der leiblichen Eltern zu finden (je nach Alter des Kindes zwischen r = 0,30 bis r = 0,40) als mit dem der Adoptiveltern (r = 0, 0 bis r = 0,10),[145]
    - d. h. der erbliche Anteil an der Intelligenz ist wesentlich höher als der Einfluss der Umwelt
  - andererseits war die Korrelation zwischen der kindlichen Intelligenz und der der Adoptiveltern um so größer,
    - je jünger das Adoptionsalter des Kindes war und
    - je mehr ein Elternteil Zeit mit dem Kind verbrachte, wobei die Korrelation mit mütterlichem Schulabschluss größer war als mit väterlichem.[146]

Korrelationsstudien basieren auf dem Vergleich der Ähnlichkeit eines Merkmals zwischen Personen verschiedenen Verwandtschaftsgrades und verschiedener Ähnlichkeiten der Umwelt und finden z. B. für die Intelligenz steigende über verschiedene Studien gemittelte Korrelationskoeffizienten[147, 148] in Abhängigkeit von dem Verwandtschaftgrad und der Frage, ob sie zusammen aufgewachsen sind (siehe Tab. 2.6).

- Der niedrigste Korrelationskoeffizient ist bei nicht verwandten Personen zu finden, die getrennt aufgewachsen sind und
- der höchste Korrelationskoeffizient ist nachweisbar bei eineiigen Zwillingen, die gemeinsam aufgewachsen sind (siehe Tab. 2.6: Ergebnisse der Korrelationstudien in Beziehung zu den Aspekten der „Erblichkeit“ der Kreativität [ermittelt durch die Stammbaumforschung] und Intelligenz [erfasst durch Adoptions-Studien]).

145 Ehrman L, Parsons PA. The genetics of behavior. Sinauer Associates, Inc. Publishers 1976.
146 Borkenau P. Anlage und Umwelt. Hogrefe, Göttingen 1993.
147 Hofstätter PR. Differentielle Psychologie. Kröner, Stuttgart 1979, 123.
148 Bouchard TJ, McGue M. Familial studies of Intelligence: A review. Science,1981;212:1055–1059.

Tab. 2.6: Studien zur Frage der Erblichkeit von Kreativität.

Stammbaum/Familien-Studie[149]			
Berühmtheiten	Verwandtschaft	Anteil berühmter Verwandter	Anteil des gemeinsamen Erbgutes
Vater, Sohn, Bruder	1.Grad	23–36 %	50 %
Großväter, Enkel, Neffen, Onkel	2. Grad	5–10 %	25 %
Großonkel, Großneffen, Großenkel, Cousins	3. Grad	0,5–2 %;	12,5 %
Adoptionsstudie[150]			
Korrelationen zwischen kindlichem IQ		und Schulabschluss der leiblichen Eltern	r = 0,30 bis r = 0,40
		und Schulabschluss der Adoptiveltern	r = 0,0 bis r = 0,10
Korrelationsstudien[151, 152]			
Korrelationen des IQ zwischen			
nicht verwandten Personen		getrennt aufgewachsen	r = 0,09
		gemeinsam aufgewachsen	r = 0,16
Adoptiveltern und		ihren Adoptivkindern	r = 0,19
Geschwistern		getrennt aufgewachsen	r = 0,24
		gemeinsam aufgewachsen	r = 0,49
Eltern und		ihren leiblichen Kindern	r = 0,52
zweieiigen Zwillingen	zusammen aufgewachsen	verschiedengeschlechtlich	r = 0,53
		gleichgeschlechtlich	r = 0,63
eineiigen Zwillingen		getrennt aufgewachsen	r = 0,75
		zusammen aufgewachsen	r = 0,88

Zwillingsstudien dienen zur Quantifizierung der Erbe/Umwelt-Anteile. Sie bilden das Kernstück der Verhaltensgenetik und basieren auf dem Vergleich von Ähnlichkeiten zwischen eineiigen (EZ) und zweieiigen (ZZ) gemeinsam aufgewachsenen Zwillingen im Vergleich zu eineiigen und getrennt aufgewachsenen Zwillingen (EZg);

- wegen des seltenen Vorkommens existieren weltweit bisher nur 5 Studien von getrennt aufgewachsenen EZ. Berühmteste Studie ist die von *TJ Bouchard* 1984;[153]

---

149 Galton F. Hereditary genius (An inquiery in its laws and consequences). Mcmillan, London 1869.
150 Ehrman L, Parsons PA. The genetics of behavior, Sinauer Associates, Inc. Publishers 1976.
151 Hofstätter PR. Differentielle Psychologie. Kröner, Stuttgart 1979, 123.
152 Bouchard TJ, McGue M. Familial studies of Intelligence: A review. Science,1981;212:1055–1059.
153 Bouchard TJ. Twins reared together and apart: What they tell us about human diversity. In S. W. Fox (Ed): Individuality and determinism. Plenum Press, New York 1984:147–184.

- den Vergleichen liegt die Vorstellung zugrunde,
  - dass eineiige Zwillinge 100 % und zweieiige, genau wie Geschwister, nur 50 % gemeinsame Erbvarianz aufweisen,
  - dass die in derselben Familie aufgewachsenen Zwillinge 100 % und die in getrennten Umwelten aufgewachsenen Zwillinge 0 % gemeinsame Umweltvarianz aufweisen und
  - dass somit bei EZg die Ähnlichkeit nur auf dem genetischen Anteil beruht.

In beiden Fällen wird die Erblichkeit eines Merkmals (Heritabilität/h^2), d. h. der durch Erblichkeit bestimmte Varianzanteil, aus der Intra-Paarkorrelation des Merkmals zwischen den beiden Arten von Zwillingen (r_{EZ} bzw. r_{ZZ}) bestimmt und ergibt sich

- beim Vergleich der Zwillinge EZ mit ZZ als $h^2 = 2\ (r_{EZ} - r_{ZZ})$, d. h. als Differenz der beiden Intra-Paarkorelation und
- beim Vergleich der Zwillinge EZg als $h^2 = r_{EZ\ g}$.

Den Zwillingsstudien liegen jedoch Fehlerquellen durch folgende Annahmen zugrunde:

- dass Kinder in derselben Familie identische Umwelten haben,
  - denn auch EZ genießen z. B. unterschiedliche Sport- oder Musik-Ausbildungen,
- dass die Adoption in eine Pflegefamilie eine zu 100 % andere Umwelt bedeutet,
  - denn die Kinder werden meist selektiv in möglichst den leiblichen Eltern ähnliche Adoptiv-Familien vermittelt,
- dass Zwillinge eine repräsentative Stichprobe darstellen,
  - denn sie unterscheiden sich generell in vielen Merkmalen von Einzelkindern.

Eine weitere Aufschlüsselung der Einflussquellen auf ein Merkmal verdeutlicht die Komplexizität der Ausprägung eines Merkmals. Beteiligt sind

- die phänotypische Varianz (V_P = das sichtbare Merkmal oder Verhalten), welche sich aus folgenden Anteilen zusammensetzt:
  - der genotypischen Varianz (V_G),
  - der Umweltvarianz, die unabhängig von der genetischen Varianz ist (V_E),
  - der Wechselwirkung zwischen genetischer und Umweltvarianz (V_{GE}),
  - dem Zusammenhang (Kovarianz) zwischen phänotypischer und genotypischer Varianz ($covG_E$),
  - der Fehlervarianz V_e, d. h., $V_P = V_G + V_E + V_{EG} + Cov_{GE} + V_e$;
- wobei im Einzelnen
  - die **genotypische Varianz (V_G)** ihrerseits 4 Komponenten enthält, zu denen auch die Varianz zählt, die durch Wahl ähnlicher Partner (Homogamie) bedingt ist;
  - die **Umweltvarianz (V_E),** sich zusammensetzt aus
    - der Varianz durch gemeinsame Umwelt (V_{CE})
      z. B. gemeinsamer Einfluss des Elternhauses, eine gemeinsame Erziehung und gemeinsame Bildungsangebote außerhalb des Elternhauses und
    - der Varianz aufgrund spezifischer Umwelt (V_S); d. h. alle individuellen Lebenserfahrungen;

- die **Wechselwirkung zwischen genetischer und Umweltvarianz (V_{GE})**,
  - einerseits besagt, dass eine genetische Disposition je nach ungünstiger oder positiver Umwelt unterschiedlich zum Tragen kommt,
    z. B.: genetische Disposition zur Depression führt je nach Menge negativer Lebensereignisse zur Manifestation oder auch nicht;[154]
  - andererseits besagt, dass sich dieselbe Umweltbedingung auf verschiedene genetische Ausprägungen eines Merkmals sehr unterschiedlich auswirken kann,
    z. B.: reichhaltige Lernangebote nützen wenig begabten Kindern mehr als intelligenteren, so dass der Umwelteinfluss (Familie, Schule) auf wenig begabte Kinder größer ist als bei genetisch begabteren;[155]
- die **Kovarianz (d. h. der Zusammenhang) zwischen phänotypischer und genotypischer Varianz (Cov_{GE})** unterschieden wird in[156]
  - die **passive** Anlage-Umwelt-Kovarianz,
    z. B.: genetisch intelligentere Eltern schaffen reichhaltigere Umweltangebote für die Kinder,
  - die **reaktive** Anlage-Umwelt-Kovarianz,
    z. B.: ein Kind, das sich kreativ beschäftigt, regt Eltern und Lehrer dazu an, dem Kind kreative Spielsachen und Aufgaben anzubieten,
  - die **aktive** Anlage-Umwelt-Kovarianz,
    z. B.: kreative Menschen suchen anregende Umwelten aktiv auf.

Zur Schätzung der genetischen und Umweltanteile, die am Zustandekommen des phänotypischen Merkmals beteiligt sind, werden verschiedene Modellannahmen gemacht, deren Ziel es ist, quantitativ abzuschätzen

- den genetischen Anteil,
- den Anteil der geteilten Umwelt (Elternhaus),
- den Anteil der spezifischen Umwelt.

Bei Studien, die auf getrennt aufgewachsenen Zwillingen basieren, fällt der Varianzanteil der geteilten Umwelt mit sinkendem Adoptionsalter der Zwillinge ab und der Anteil des Einflusses der spezifischen Umwelt nimmt zu.

Trotz der Heterogenität der zugrunde gelegten Modelle, Testverfahren und Stichproben lassen sich für die Erblichkeit aufgrund der beschriebenen Methoden der Erblichkeitsschätzungen durchaus grobe durchschnittliche quantitative Angaben zum genetischen Anteil der Varianz machen.

154 Caspi A, Sugden K, Moffitt TE, Taylor A, Craig IW, Harrington H, Poulton R. Influence of life stress on depression: moderation by a polymorphism in the 5-HTT gene. Science. 2003;301(5631):386–389.

155 Harden KP, Turkheimer E, Loehlin JC. Genotype by environment interaction in adolescents' cognitive aptitude. Behavior genetics. 2007;37(2):273–283.

156 Plomin R, DeFries JC, Loehlin JC. Genotype-environment interaction and correlation in the analysis of human behavior. Psychological Bulletin. 1977;84:309–322.

So läßt sich berechnen[157]

- der Erblichkeitsanteil als $V_G = 2\ (r_{EZ} - r_{ZZ})$ (r = Korrelation zwischen den Zwillingen)
- der Anteil der geteilten Umwelt als $V_{CE} = 2\ (r_{ZZ} - r_{EZ})$.

Eine allgemeine Aussage über den genetischen Anteil aller Kreativitätsdomänen ist jedoch kaum möglich, da alle 5 (Intelligenz, Wissen, Denkstile, Persönlichkeitseigenschaften, Motivation) der 6 zur Kreativität erforderlichen Ressourcen im Sinne von *RJ Sternberg* und auch die einzelnen Unterfaktoren der Intelligenz und Persönlichkeitseigenschaften

- in sehr unterschiedlichem Ausmaß an der Kreativität beteiligt sind,
- unterschiedlich stark genetisch determiniert sind und
- eine unterschiedlich starke Kovariation und Interaktion mit der 6. Ressource (Umwelt) eingehen.

Intelligenz ist die Komponente der Kreativität, die am besten in Bezug auf Genetik untersucht worden ist. Obwohl die Erblichkeitsschätzung der Intelligenz je nach Stichprobengröße, Zuverlässigkeit des Intelligenz-Messverfahrens und Schätzmethode etwas unterschiedlich ausfällt, ergaben sich aufgrund der Differenzen der Intra-Paarkorrelation zwischen EZ und ZZ recht übereinstimmende Schätzungen der Varianzkomponenten

- bei Sichtung von über 111 methodisch brauchbaren Zwillingsstudien für die Intelligenz (Gesamt-IQ)[158] und
- für die Ergebnisse des an über 600 000 Bewerbern 1965 in den USA durchgeführten National Merit Scholarship Qualification Test (NMSQT)[159, 160] (siehe Tab. 2.7).

Tab. 2.7: Varianzanteile an der Intelligenz und an Teilfächern des Universitätszulassungstests NMSQT.

Varianzquelle	Gesamt -IQ	Gesamtwert des Qualifikationstests (NMSQT)	Teilfächer		
			Mathematik	Naturwissenschaft	Wortschatz
genetischer Anteil	52 %	48 %	40 %	39 %	52 %
geteilte Umwelt	34 %	38 %	28 %	25 %	36 %
individuelle Umwelt		11 %	Mittelwert: 14 %		
Messfehler		3 %	Mittelwert: 12 %		

NMSQT: National Merit Scholarship Qualification Test

157 Falconer DS. Introduction to quantitative genetics. Ronald Press, New York 1960.
158 Bouchard TJ, McGue M. Familial studies of Intelligence: A review. Science. 1981;212:1055–1059.
159 Loehlin JC, Nichols RC. Heredity, environment and personality. University of Texas Press Austin 1976.
160 Borkenau P. Anlage und Umwelt. Hogrefe, Göttingen, 1993, 122.

Bei Versuchen, direkte Maße der Kreativität in Zwillingsstudien zu untersuchen, die einen möglichst geringen Zusammenhang mit Intelligenz aufweisen, wurden Tests des divergenten Denkens (s. Kap. 2.3) verwendet.

- Bei einer Auswertung von 10 Zwillingsstudien zur Kreativität[161] fanden sich Intra-Paar-Korrelationen von r = 0.61 für EZ und r = 0.50 für ZZ, also nur eine Erbvarianz von ca 22 %.
- Bei einer Studie an 60 ZZ und 47 EZ, in welcher die Kreativität von kindlichen Zeichnungen durch je 4 Künstler und nicht-Künstler bewertet wurde,[162] ergab sich für die Zeichnungen von Personen eine durchschnittliche höhere Erbvarianz als für Zeichnungen von Häusern (44 % vs 23 %).
- In diesen Ergebnissen verringert sich die Differenz zwischen den Intra-Paar-Korrelationen der EZ und ZZ, wenn der Erblichkeitsanteil der Intelligenz (z. B. durch Kovarianzanalysen oder Partialkorrelationen) herausgerechnet wird[163], denn von allen an der Kreativität beteiligten Merkmalen weist die Intelligenz den höchsten Anteil an genetischer Varianz auf.

Persönlichkeitsmerkmale, die an Kreativität beteiligt sind, weisen ein Ausmaß an genetischer Varianz auf

- das etwas geringer ist als bei der Intelligenz und
- das bei Verwendung von Daten aus Selbstbeurteilungsfragebögen höher ausfällt, als bei Verwendung von Fremdbeurteilungen.

In 145 Zwillingsstudien wurden die durchschnittlichen Intra-Paar-Korrelationen und die Varianzanteile errechnet (siehe Tab. 2.8). Durch diese Studien wird deutlich,

- dass 40–50 % der Ausprägung aller Persönlichkeitsmerkmale auf genetische Einflüsse zurückführbar sind,
- dass der Anteil an Varianz, der auf gemeinsamen Umwelteinflüssen beruht, für alle Persönlichkeitsmerkmale sehr klein ist, d. h. der Einfluss des gemeinsamen Elternhauses spielt eine sehr geringe Rolle,
- dass Studien, in denen die Erblichkeit auch anderer psychischer Merkmale untersucht wurde, ähnliche Ergebnisse aufwiesen.

Molekulargenetische Assoziationsstudien zur Kreativität dienen der Beantwortung der Frage, welche einzelnen Gene für den offensichtlich vorhandenen genetischen Anteil einzelner Merkmale verantwortlich sind.

- Nur wenige molekulargenetische Untersuchungen liegen zu spezifischen Messparametern der Kreativität vor, wesentlich mehr wurden zu der mit der Kreativität eng verbundenen Intelligenz und zu einigen der kreativitätsrelevanten Persönlichkeitsmerkmale durchgeführt. Der Grund hierfür liegt zu einem beträchtlichen Teil in dem Befund, dass Kreativität

---

161 Nichols RC. Twin studies of ability, personality and interests. Homo. 1978;29:158–173.

162 Velázquez JA, Segal NL, Horwitz BN. Genetic and environmental influences on applied creativity: a reared-apart twin study. Personality and individual differences. 2015;75:141–146.

163 Canter S. Personality traits in twins. Personality differences and biological variations: A study of twins 1973:21–51.

Tab. 2.8: Intrapaar-Korrelationen der EZ und ZZ bezüglich der 5 Haupt-Persönlichkeits-Faktoren und ihre jeweiligen Anteile an Erb- und Umweltvarianz*.

	Neurotizismus	Extraversion	Offenheit für Erfahrungen	Gewissen-haftigkeit	Verträglichkeit
Korrelationen					
r EZ	0,43	0,52	0,48	0,47	0,42
r ZZ	0,19	0,18	0,24	0,22	0,23
% Varianzanteile					
genetischer Anteil	41	50	46	49	43
geteilte Umwelt	8	8	12	11	17
individuelle Umwelt	53	47	47	48	49

EZ = eineiige Zwillinge; ZZ = zweieiige Zwillinge;
* Daten aus 145 Studien an insgesamt 85 640 Paaren EZ (eineiige Zwillinge) und 106 644 Paaren ZZ (zweieiige Zwillinge)[164, 165] (Fehlervarianz ist nicht separat berücksichtigt)

  - ein deutlich heterogeneres Konstrukt darstellt,
  - viel weniger valide messbar ist und
  - sehr schwer von gleichzeitig wirksamen Einflüssen der Intelligenz zu trennen ist.
- Die verwendeten molekulargenetischen Untersuchungsmethoden basieren auf **Polymorphismen**,
  - d. h. auf Abweichungen (Mutationen) in der Zusammensetzung und/oder Sequenz einzelner Nukleotide der Desoxyribonukleinsäure (DNA) in unserer Erbinformation, z. B.
    - durch Austausch einzelner Basen eines Nukleotids (sogenannte „single nucleotid polymorphisms/SNPs“) oder
    - durch Variationen der Anzahl der Wiederholungen bestimmter Nukleotid-Sequenzen eines Genabschnitts („variable number of tandem repeats/VNTR“).
  - welche den Nukleotid-Sequenz-Code für die Bildung einzelner Aminosäuren verändern und hierdurch Varianten der aus diesen Aminosäuren gebildeten Proteine erzeugen, die wiederum für bestimmte Eigenschaften mit verantwortlich sein können;

164 Johnson AM, Vernon PA, Feiler AR. Behavioral genetic studies of personality: An introduction and review of the results of 50+ years of research. The SAGE handbook of personality theory and assessment. 2008;1:145–173.

165 Hennig J (ed.). Personality Psychology meets Neuroscience. Pearson, München 2014.

Zugänge zur Aufdeckung von Zusammenhängen zwischen einzelnen Genen und phänotypischen Eigenschaften ergeben sich

- über sogenannte **Kandidatengene,** d. h.
  - man kennt von einer Genvariante die funktionelle Bedeutung, wie etwa den Zusammenhang mit der Produktion oder dem Abbau des Neurotransmitters Dopamin, das bekanntermaßen an bestimmten kognitiven Leistungen beteiligt ist und
  - man testet gezielt die Hypothese, dass diese kognitive Leistung mit der betreffenden Genvariante z. B. für den Neurotransmitter verbunden ist;
- über sogenannte **genomweite Assoziationsstudien** (GWAS),
  - bei denen man ohne Hypothesen in Studien, in denen das gesamte menschliche Genom und zusatzlich eine Reihe von phänotypischen Merkmalen erhoben wurden, nach Korrelationen des ausgewählten Merkmals mit dem Vorhandensein jedes einzelnen Polymorphismus sucht;
  - aus überzufälligen Häufungen bestimmter SNPs bei dem in Frage stehenden Merkmal schließt man dann auf dessen Zusammenhang mit diesem Merkmal;
  - bei diesem Ansatz werden extrem hohe Fallzahlen benötigt, weil sich bei der vielzahl der statistischen Tests nur dann die statistische Signifikanz gegenüber dem Zufall sichern lässt.

In **Kandidatengenstudien**, welche am häufigsten durchgeführt wurden,

- konnten sowohl für SNPs als auch für VNTRs Assoziationen mit bestimmten Eigenschaften des Organismus gefunden werden;
- zeigte sich jedoch, dass in allen Fällen der Anteil der Varianz, die durch diese Assoziation mit einzelnen Polymorphismen aufgeklärt wird, äußerst gering ist (meist <5 %).[166]

Intelligenz-Untersuchungen mit Hilfe molekularbiologischer Methoden erbrachten unterschiedliche Ergebnisse:

- In einer GWAS-Studie an einer repräsentativen Stichprobe von über 5000 Fällen ist es nicht gelungen, beim Vergleich von extrem hochintelligenten Personen (oberste 0.3 % der Stichprobe) mit der Durchschnittsbevölkerung einzelne Gene oder Polymorphismen für ausgesprochen hohe Intelligenz zu identifizieren,[167]
- jedoch konnten in einer Metaanalyse (Zusammenführung von mehreren GWAS-Untersuchungen) an mehr als 78 000 Fällen 336 SNPs in 47 Genen gefunden werden, die zusammen genommen eine Assoziation mit Intelligenz aufwiesen, die jedoch nur 4.8 % der Varianz aufklärte.[168]

---

166 Mandelman SD, Grigorenko EL. BDNF Val66Met and cognition: all, none, or some? A meta-analysis of the genetic association. Genes, Brain and Behavior. 2012;11(2):127–136.

167 Spain SL, Pedroso I, Kadeva N, Miller MB, Iacono WG, McGue M, Meaburn EL. A genome-wide analysis of putative functional and exonic variation associated with extremely high intelligence. Molecular psychiatry. 2016;21(8):1145–1151.

168 Sniekers S, Stringer S, Watanabe K, Jansen PR, Coleman JRI, Krapohl E, Taskesen E, Hammerschlag AR, Okbay A, Zabaneh D, Amin N, Breen G, Cesarini D, Chabris CF, Iacono WG, Ikram MA, Johannesson M, Koellinger P, Lee JJ, Magnusson PKE, McGue M, Miller MB, Ollier WER, Payton A, Pendleton N, Plomin R, Rietveld CA, Tiemeier H, van Duijn CM, Posthuma D. Genome-wide association meta-analysis of 78,308 individuals identifies new loci and genes influencing human intelligence. Nat Genet. 2017, doi: 10.1038/ng.3869.

- Andererseits lassen sich Polymorphismen einzelner SNPs von sogenannten Kandidatengenen identifizieren, die mit der Produktion oder dem Stoffwechsel von Neurotransmittern und einzelnen kognitiven Leistungen in Verbindung gebracht werden können.
- Da in erster Linie der Neurotransmitter Dopamin mit Intelligenz und bestimmten kognitiven Leistungen in Zusammenhang gebracht wurde,[169, 170, 171] waren molekulargenetische Untersuchungen zur Intelligenz zunächst auch auf Dopamin-relevante Kandidatengene gerichtet.
- Bedeutung erlangte der Polymorphismus des Dopamin D2 Rezeptors (DRD Taq 1A auf Chromosom 11) mit einer mutierten Variante A1 und der häufigeren „normalen“ Variante A2, die als homozygoter Genotyp A1A1 (sehr seltener Typ) oder A2A2 oder als heterozygoter Genotyp A1A2 vorliegen können. Bei diesem Polymorphismus zeigte sich wiederholt eine Assoziation der A positiven Variante (A+ = A1A1 oder A1A2)
  - mit besserem Gedächtnis[172, 173] sowie mit
  - Leistungen des Planens und Organisierens, die dem Frontal-Kortex zugeschrieben werden.[174]

Kreativitäts-relevante Effekte als spezifisches Ziel molekulargenetischer Arbeiten sind zu trennen von solchen zur allgemeinen Intelligenz. Daher wird meist versucht, die Assoziation von Tests des divergenten Denkens (DT) mit solchen der allgemeinen Intelligenz oder des konvergenten Denkens (siehe Kap. 2.3) zu vergleichen (siehe Tab. 2.9).[175]

Beim Dopamin-Rezeptor-Polymorphismus (DRD2 taq 1A) fanden sich in Zusammenhang mit Kreativität (gemessen durch Tests zum Einfallsreichtum)

- bei Trägern des A1 Allels (A1+) höhere Werte für verbale, aber nicht figurale und numerische Kreativität als bei den Personen mit A2A2 (A1–),[176]
  - diese Assoziation erwies sich als deutlich stärker signifikant als die mit den Intelligenzmaßen;

---

169 Previc FH. Dopamine and the origins of human intelligence. Brain and cognition. 1999;41(3):299–350.

170 Robbins TW. Dopamine and cognition. Current opinion in neurology. 2003;16:1–2.

171 Bäckman L, Nyberg L, Lindenberger U, Li SC, Farde L. The correlative triad among aging, dopamine, and cognition: current status and future prospects. Neuroscience & Biobehavioral Reviews. 2006;30(6):791–807.

172 Bartrés-Faz D, Junqué C, Serra-Grabulosa JM, López-Alomar A, Moya A, Bargalló N, Clemente IC. Dopamine DRD2 Taq I polymorphism associates with caudate nucleus volume and cognitive performance in memory impaired subjects. Neuroreport. 2002;13(9):1121–1125.

173 Nymberg C, Banaschewski T, Bokde AL, Büchel C, Conrod P, Flor H, Ittermann B. DRD2/ANKK1 polymorphism modulates the effect of ventral striatal activation on working memory performance. Neuropsychopharmacology. 2014;39(10):2357–2365.

174 Rodriguez-Jimenez R, Hoenicka J, Jimenez-Arriero MA, Ponce G, Bagney A, Aragues M, Palomo T. Performance in the Wisconsin Card Sorting Test and the C957T polymorphism of the DRD2 gene in healthy volunteers. Neuropsychobiology. 2007;54(3):166–170.

175 Reuter M, Roth S, Holve K, Hennig J. Identification of first candidate genes for creativity: a pilot study. Brain research. 2006;1069(1):190–197.

176 Reuter M, Roth S, Holve K, Hennig J. Identification of first candidate genes for creativity: a pilot study. Brain research. 2006;1069(1):190–197.

- bei der Analyse von 15 verschiedenen SNPs im DRD2-Gen einige spezifische Polymorphismen, die mehr mit verbaler als mit figuraler Kreativität zusammen hingen;[177]
  - wobei unter diesen SNPs einige bedeutsam sind
    - einerseits sowohl für Flexibilität als auch für Originalität und
    - andererseits sowohl für verbale als auch figurale Kreativität.

Die Catechol-O-Methyltransferase (COMT) auf Chromosom 22 baut Dopamin ab und beeinflusst hierdurch dessen Wirkung im Gehirn.

- Ein Polymorphismus im COMT-Gen besteht im Austausch von Guanin gegen Adenin und führt zur Expression der Aminosäure Methionin (Met) statt Valin (Val).
- Von den drei möglichen Genotypen, die daraus resultieren, führt der homozygote Genotyp mit den Allelen MetMet zu einer Enzymvariante, die wesentlich langsamer Dopamin abbaut als diejenigen Varianten, welche Valin enthalten (ValMet und ValVal);
  - die daraus resultierende höhere Dopaminaktivität im Gehirn des MetMet Genotyps wurde vielfach mit besseren Gedächtnisleistungen[178] und anderen kognitiven Funktionen[179] in Verbindung gebracht;
  - dieser COMT-Polymorphismus scheint jedoch nicht direkt,[180] sondern nur in Kombination mit Polymorphismen des DRD2 mit Kreativität zusammenzuhängen.[181]

Im serotonergen System (5-HT-System) wurde vor allem der VNTR-Polymorphismus (unterschiedliche Längen von Nukleotidsequenzen) des Serotonin-Transporter-Gens (5-HTTLPR) in Bezug zu kognitiven Funktionen untersucht.

- Die kurze Form (S) mit 14 „repeats" bewirkt einen langsameren Rücktransport des Serotonins aus dem synaptischen Spalt in die Zelle als das längere Allel (L) mit 16 repeats, mit der Folge einer längeren Verweildauer des 5-HT an der Synapse,
- Personen mit der homozygoten Variante SS bzw. auch der Variante SL zeigten in einigen Untersuchungen bessere kognitive Organisation und Flexibilität[182] und bessere Gedächtnisleistungen.[183]

---

177 Zhang S, Zhang M, Zhang J. An exploratory study on DRD2 and creative potential. Creativity Research Journal. 2014;26(1):115–123.

178 De Frias CM, Annerbrink K, Westberg L, Eriksson E, Adolfsson R, Nilsson LG. COMT gene polymorphism is associated with declarative memory in adulthood and old age. Behavior genetics. 2004;34(5):533–539.

179 Bearden CE, Jawad AF, Lynch DR, Sokol S, Kanes SJ, McDonald-McGinn DM, Zackai E. Effects of a functional COMT polymorphism on prefrontal cognitive function in patients with 22q11. 2 deletion syndrome. American Journal of Psychiatry. 2004;161(9):1700–1702.

180 Reuter M, Roth S, Holve K, Hennig J. Identification of first candidate genes for creativity: a pilot study. Brain research. 2006;1069(1):190–19.

181 Zhang S, Zhang M, Zhang J. An exploratory study on DRD2 and creative potential. Creativity Research Journal. 2014;26(1):115–123.

182 Borg J, Henningsson S, Saijo T, Inoue M, Bah J, Westberg L, Halldin C. Serotonin transporter genotype is associated with cognitive performance but not regional 5-HT1A receptor binding in humans. International Journal of Neuropsychopharmacology. 2009;12(6):783–792.

183 Anderson DE, Bell TA, Awh E. Polymorphisms in the 5-HTTLPR gene mediate storage capacity of visual working memory. Journal of cognitive neuroscience. 2012;24(5):1069–1076.

Tab. 2.9: Einfluss von genotypischen Varianten (Polymorphismen) auf spezifische Parameter der Intelligenz und Kreativität (ausgewählte Beispiele).

<table>
<tr><th rowspan="2" colspan="2">Lokalisation der Polymorphismen</th><th rowspan="2">genotypische Variante</th><th colspan="2">Ergebnis</th></tr>
<tr><th>spezifisch für Kreativität</th><th>assoziiert mit allgemeiner Intelligenz</th></tr>
<tr><td colspan="5">Dopamin-System</td></tr>
<tr><td rowspan="4"></td><td rowspan="3">DRD2</td><td>A1+</td><td>höheres verbales Divergentes Denken</td><td>keine Beziehung zur Intelligenz</td></tr>
<tr><td rowspan="2">Anzahl SNPs</td><td>Trennung verbaler von figuraler Leistung im Divergenten Denken;</td><td></td></tr>
<tr><td>Trennung von Originalität und Flexibilität</td><td></td></tr>
<tr><td>COMT</td><td>MetMet</td><td>höhere Kreativität nur in Kombination mit DRD2</td><td>höhere Gedächtnisleistung</td></tr>
<tr><td colspan="5">Serotonin-System</td></tr>
<tr><td rowspan="2"></td><td rowspan="2">5-HTTLPR</td><td>SS und SL</td><td>höhere verbale Kreativität als bei LL;</td><td rowspan="2">höhere kognitive Organisation, Flexibilität und Gedächtnisleistung als bei LL</td></tr>
<tr><td>SS</td><td>höhere figurale Kreativität als bei SL und LL</td></tr>
</table>

DRD2: Dopamin D2 Rezeptor; COMT: Catechol-O-Methyltransferase;
5-HTTLPR: Serotonin (5-HT)-transporter-linked polymorphic region

- In Beziehung zur Kreativität (gemessen mit DT Aufgaben) zeigte sich,
  - dass der SS Genotyp des 5-HTTLPR-Polymorphismus mit höherer figuraler Kreativität einherging als bei den Trägern des LL- und LS Genotyps und
  - dass höhere Werte für die verbale Kreativität generell beim S Allel gegenüber den Trägern des LL Genotyps beobachtet wurden.[184]

Für einige weitere spezielle Polymorphismen, wie z. B. für das Peptid Neuregulin1 werden ebenfalls Assoziationen mit hoher Kreativität berichtet.[185]

Eine Zusammenfassung dieser ausgewählten molekulargenetischen Befunde zur Intelligenz als wichtigstem Einflussfaktor der Kreativität sowie zur Kreativität (Divergentes Denken) gibt Tab. 2.9.

184 Volf NV, Kulikov AV, Bortsov CU, Popova NK. Association of verbal and figural creative achievement with polymorphism in the human serotonin transporter gene. Neuroscience letters. 2009;463(2):154–157.
185 Kéri S. Genes for psychosis and creativity. A promoter polymorphism of the Neuregulin 1 Gene is related to creativity in people with high intellectual achievement. Psychological Science. 2009;20(9):1070–1073.

Auch wenn einzelne Gene (siehe Tab. 2.9) zur Kreativität beitragen, das Ausmaß dieses Beitrages ist relativ gering (meist < 4 %) im Vergleich zu dem Einfluss der Gesamtheit der Gene eines Individuums auf seine Kreativität (ca. 40 %–50 %), wie aus den Ergebnissen der verhaltensgenetischen Untersuchungen (siehe Tab. 2.8) deutlich wurde.

Persönlichkeitseigenschaften werden mit molekulargenetischen Methoden zunehmend seit den 90er Jahren des vorigen Jahrhunderts untersucht. Zu einigen der kreativitätsrelevanten Eigenschaften (s. Tab. 2.8) wurden reproduzierbare Assoziationen einzelner Polymorphismen mit bestimmten Fragebogen-basierten validen Persönlichkeitsdimensionen beschrieben (siehe Tab. 2.10).

Tab. 2.10: Assoziationen von Kreativitäts-relevanten Persönlichkeitseigenschaften mit ausgewählten Genotypen bestimmter Polymorphismen.

Kreativitäts-relevante Eigenschaften	Polymorphismus	Genotyp	Transmitter-Aktivität		psychisches Merkmal		Referenz
Neugier (*Abwechslungssuche*) (*Offenheit für Erfahrung*)	DRD4	7 repeat *versus* non-7 rep	Dopamin	↑*	Abwechslungssuche	+#	186, 187
	COMT	MetMet *versus* Val	Dopamin	↑	Abwechslungssuche	+	188, 189
	5-HTTLPR	LL *versus* S	Serotonin	↑	Abwechslungssuche	+	190
Risikofreude	DRD4 5-HTTLPR	7 repeat *vers.* non-7rep SS vs-SL, LL	Dopamin Serotonin	↑ ↑	(Finanzielle) Risikobereitschaft	+	191, 192
Flexibilität	DRD 2	A1+ versus A1−	Dopamin	↑	Kognitive Flexibilität	+	193

186 Strobel A, Lesch KP, Jatzke S, Paetzold F, Brocke B. Further evidence for a modulation of Novelty Seeking by DRD4 exon III, 5-HTTLPR, and COMT val/met variants. Molecular Psychiatry. 2003;8(4).
187 Golimbet VE, Alfimova MV, Gritsenko IK, Ebstein RP. Relationship between dopamine system genes and extraversion and novelty seeking. Neuroscience and behavioral physiology. 2007;37(6):601–606.
188 Strobel A, Lesch KP, Jatzke S, Paetzold F, Brocke B. Further evidence for a modulation of Novelty Seeking by DRD4 exon III, 5-HTTLPR, and COMT val/met variants. Molecular Psychiatry. 2003;8(4).
189 Reuter M, & Hennig, J. Association of the functional catechol-O-methyltransferase VAL158MET polymorphism with the personality trait of extraversion. *Neuroreport*. 2005;16(10):1135–1138.
190 Strobel A, Lesch KP, Jatzke S, Paetzold F, Brocke B. Further evidence for a modulation of Novelty Seeking by DRD4 exon III, 5-HTTLPR, and COMT val/met variants. Molecular Psychiatry. 2003;8(4).
191 Kreek MJ, Nielsen DA, Butelman ER, LaForge KS. Genetic influences on impulsivity, risk taking, stress responsivity and vulnerability to drug abuse and addiction. Nature neuroscience. 2005;8(11):1450–1457.
192 Dreber A, Apicella CL, Eisenberg DT, Garcia JR, Zamore RS, Lum JK, Campbell, B. The 7R polymorphism in the dopamine receptor D 4 gene (DRD4) is associated with financial risk taking in men. Evolution and Human Behavior. 2009;30(2):85–92.
193 Markett S, Montag C, Walter NT, Plieger T, Reuter M. On the molecular genetics of flexibility: the case of task-switching, inhibitory control and genetic variants. Cognitive, Affective, & Behavioral Neuroscience. 2011;11(4):644–651.

Kreativitäts-relevante Eigenschaften	Polymor-phismus	Genotyp	Transmitter-Aktivität		psychisches Merkmal		Referenz
Ausdauer *(psychische Stabilität)* *(= N--)*	DRD4 COMT+ 5-HTTLPR	7 repeat *vers* non7rerep. homozygote *vs* *ValMet..* kombiniert. mit SS	Dopamin Dopamin Serotonin	↑ ↑ ↑	Ausdauer Ausdauer	-- --	194 195
Frustrations-toleranz *(psychische Stabilität)* *(= N--)*	DRD2	A1+ *versus* A1−	Dopamin	↑	Fustrations-toleranz	--	196
Selbständigkeit *(psychische Stabilität)* *(= N--)*	5-HTTLPR DRD4 +5-HTTLPR	SS versus Sl, LL 7repeat vers. non7-repeat + SS	Serotonin Dopamin Serotonin	↑ ↑ ↑	Neurotizismus Psychische Labilität	+ +	197, 198, 199 200, 201

194 Szekely A, Ronai Z, Nemoda Z, Kolmann G, Gervai J, Sasvari-Szekely M. Human personality dimensions of persistence and harm avoidance associated with DRD4 and 5-HTTLPR polymorphisms. American Journal of Medical Genetics Part B: Neuropsychiatric Genetics. 2004;126(1):106–110.

195 Benjamin J, Osher Y, Lichtenberg P, Bachner-Melman R, Gritsenko I, Kotler M, Ebstein RP. An interaction between the catechol O-methyltransferase and serotonin transporter promoter region polymorphisms contributes to tridimensional personality questionnaire persistence scores in normal subjects. Neuropsychobiology. 2000;41(1):48–53.

196 Berman S, Ozkaragoz T, Young RM, Noble EP. D2 dopamine receptor gene polymorphism discriminates two kinds of novelty seeking. Personality and Individual Differences. 2002;33(6):867–882.

197 Gonda X, Fountoulakis KN, Juhasz G, Rihmer Z, Lazary J, Laszik A, Bagdy, G. Association of the s allele of the 5-HTTLPR with neuroticism-related traits and temperaments in a psychiatrically healthy population. European archives of psychiatry and clinical neuroscience. 2009;259(2):106–113.

198 Sen S, Burmeister M, Ghosh D. Meta-analysis of the association between a serotonin transporter promoter polymorphism (5-HTTLPR) and anxiety-related personality traits. American Journal of Medical Genetics Part B: Neuropsychiatric Genetics. 2004;127(1):85–89.

199 Munafò MR, Freimer NB, Ng W, Ophoff R, Veijola J, Miettunen J, Flint J. 5-HTTLPR genotype and anxiety-related personality traits: A meta-analysis and new data. American Journal of Medical Genetics Part B: Neuropsychiatric Genetics. 2009;150(2):271–281.

200 Benjamin J, Osher Y, Lichtenberg P, Bachner-Melman R, Gritsenko I, Kotler M, Ebstein RP. An interaction between the catechol O-methyltransferase and serotonin transporter promoter region polymorphisms contributes to tridimensional personality questionnaire persistence scores in normal subjects. Neuropsychobiology. 2000;41(1):48–53.

201 Schinka JA, Busch RM, Robichaux-Keene N. A meta-analysis of the association between the serotonin transporter gene polymorphism (5-HTTLPR) and trait anxiety. Molecular psychiatry. 2004;9(2):197–202.

Kreativitäts-relevante Eigenschaften	Polymorphismus	Genotyp	Transmitter-Aktivität		psychisches Merkmal		Referenz
Nonkonformität *(Psychotizismus)*	DRD2	A1+ versus A1-	Dopamin	↑	Antisoziales Verhalten	+	202
	Testosteron-Rezeptor	CAG (kurzes Allel versus langes	Testosteron	↑	Psychotizismus	+	203
	4 SNPs eines neuen Gens	signifikante Häufung in GWAS	unbekannt		Unangepasstes Verhalten bei Jugendlichen	+	204

DRD4: Dopamin D4 Rezeptor; COMT: Catechol-O-Methyltransferase; 5-HTTLPR: Serotonin (5-HT)-transporter-linked polymorphic region DRD2 Dopamin D2 Receptor; GWAS: Genomewide Association Study
*) ↑: erhöhte Aktivität; #) +: Merkmal erhöht; –: Merkmal vermindert

Diese Befunde sind mit der Einschränkung zu verstehen, dass

- die genannten Autoren für die Befunde nur eine kleine Auswahl darstellen,
- einige Assoziationen in anderen Studien nicht bestätigt weren konnten,
- die Polymorphismen z. T. nur mit Begriffen in Beziehung gesetzt wurden, die mit den Kreativitäts-relevanten Eigenschaften verwandt, aber nicht identisch sind,
- viele Genotypen nur in Kombination mit anderen Genen oder in Interaktion mit Umwelteinflüssen relevant werden und fast alle Assoziationen nur einen minimalen Varianzanteil von < 2 bis 4 % aufklären.

Trotz aller Vorbehalte sind folgende am besten erhärtete Befunde deutlich:

- Polymorphismen, welche für eine Erhöhung der Dopamin (DA)-Aktivität im Gehirn relevant sind (Varianten von COMT, DRD R2, DRDR4), haben am ehesten eine Beziehung zu den kreativitäts-relevanten Eigenschaften,
  - Aktivität (Ausdauer, Selbständigkeit),
  - Offenheit für Erfahrung (Neugier),
  - Unkontrolliertheit und Impulsivität (Risikobereitschaft)
- Im serotonergen System ist am besten belegt der Befund, dass das kurze Allel des Serotonin-transporters (5-HTTLPR) SS assoziiert ist mit
  - Neurotizismus
  - Depression
  - Ängstlichkeit und

---

202 Ponce G, Jimenez-Arriero MA, Rubio G, Hoenicka J, Ampuero ISRAEL, Ramos JA, Palomo T. The A1 allele of the DRD2 gene (TaqI A polymorphisms) is associated with antisocial personality in a sample of alcohol-dependent patients. European Psychiatry. 2003;18(7):356–360.

203 Turakulov R, Jorm AF, Jacomb PA, Tan X, Easteal S. Association of dopamine-β-hydroxylase and androgen receptor gene polymorphisms with Eysenck's P and other personality traits. Personality and Individual Differences. 2004;37(1):191–202.

204 Dick DM, Aliev F, Krueger RF, Edwards A, Agrawal A, Lynskey M, Almasy L. Genome-wide association study of conduct disorder symptomatology. Molecular psychiatry. 2011;16(8):800–808.

  - Stresssensitivität;
    damit besteht eine inverse Assoziation zur psychischen Stabilität;
- Bei vielen Polymorphismen ist die Funktionalität hinsichtlich des Hirnstoffwechsels unklar, so dass sich die molekulargenetischen und neurochemischen Befunde oft nicht entsprechen

2.8 Neurobiologische Korrelate der Kreativität

Auf der Suche nach biologischen Grundlagen der Kreativität sind nicht nur ihre verhaltensgenetische und molekulargenetische Verankerungen untersucht worden (Kap. 2.7), sondern auch die mit der Molekulargenetik assoziierten Korrelate im Bereich von Neurotransmittern und den Maßen der neurophysiologischen Hirnaktivität.

Unter den **Neurotransmittern** wurde in erster Linie Dopamin in Zusammenhang mit Kreativität gebracht, nicht nur durch die Assoziation mit Intelligenzfunktionen (siehe Kap 2.7), sondern auch,
- weil einerseits bei Patienten mit Morbus Parkinson, die ja von einem Untergang dopaminerger Neurone betroffen sind,
  - durch die Therapie mit dopaminerg wirksamen Substanzen kreative Fähigkeiten hervortraten oder sich bei Künstlern verbesserten[205] bzw.
  - bei Beendigung der dopaminergen Therapie kreative Fähigkeiten von künstlerisch begabten Parkinson-Patienten deutlich reduziert wurden,[206]
- weil andererseits bei Schizophrenie, die ja z. T. auf einer Überaktivität des dopaminergen Systems beruht, vielfach eine Nähe zu künstlerischen Fähigkeiten vermutet wird[207] und
- weil schließlich ein quantitativer biologischer Marker der Dopaminaktivität im Gehirn, die Blinzelrate, einen deutlichen umgekehrt u-förmigen Zusammenhang mit dem Maß an Flexibilität bei Aufgaben des divergenten Denkens zeigte, d. h.
  - höchste Flexibilitätswerte bei mittlerer Dopaminaktivität und mittlerer Blinzelrate,
  - geringe Flexibilität bei sehr hoher oder sehr geringer Blinzelrate und
- weil dagegen die Leistung bei konvergenten Aufgaben linear mit der Dopaminaktivität (Blinzelrate) abnahm.[208]

---

205 Inzelberg R. The awakening of artistic creativity and Parkinson's disease. Behavioral neuroscience. 2013;127(2):256.

206 Lhommée E, Batir A, Quesada JL, Ardouin C, Fraix V, Seigneuret E, Krack P. Dopamine and the biology of creativity: lessons from Parkinson's disease. Frontiers in neurology. 2014;5:55.

207 Barrantes-Vidal N. Creativity & madness revisited from current psychological perspectives. Journal of Consciousness Studies. 2004;11(3–4):58–78.

208 Chermahini SA, Hommel B. The (b)link between creativity and dopamine: spontaneous eye blink rates predict and dissociate divergent and convergent thinking. Cognition. 2010;115(3):458–65.

Barrantes-Vidal N. Creativity & madness revisited from current psychological perspectives. Journal of Consciousness Studies. 2004;11(3–4):58–78.

Diese Befunde

- bestätigen die Beobachtung aus der Psychopathologie,
  - dass ein Dopaminmangel im Gehirn eher mit Apathie und Aktivitätsverlust einhergeht[209] und
  - dass eine Überfunktion des Dopaminsystems, wie bei der Schizophrenie, zu wirren und ungeordneten Gedanken führen kann,[210]
- untermauern auch die Befunde zu den molekulargenetischen Assoziationen mit Dopamin-relevanten Polymorphismen (vergl. Kap 2.7).

Neurophysiologische Korrelate wurden sowohl zu Kreativität als Eigenschaft als auch zu kreativen Aktivitäten gesucht. Die Ansätze zur Identifikation der Kreativität bestanden in den Vergleichen

- von Aufgaben des divergenten Denkens und konvergenten Denkens und
- von hochintelligenten und kreativen Personen
  - mit solchen Personen, die zwar hochintelligent, dabei aber nur gering kreativ sind bei der Durchführung dieser Denk-Aufgaben,
- von kognitiven und musischen Aufgaben und Aktivitäten und
- von Aufgaben des verbalen, numerischen und figuralen Typs.[211]

Als Messverfahren wurden eingesetzt[212]

- Elektroenzephalographische Messgrößen (EEG) und zwar
  - Alphawellen-Aktivität in Ruhe (2–13Hz)
    - diese entsprechen Hirnaktivität in Zuständen der Entspannung,
  - Alpha-Wellen-Asymmetrie der beiden Hirnhälften,
  - Elektrophysiologische Konnektivität zwischen verschiedenen Hirnarealen,
  - die Komplexität der Muster von evozierten Potentialen
    - im Besonderen Verlaufskurven hirnelektrischer Potentiale bei spezifischen geistigen Aufgaben)
- Bildgebungstechniken (funktionelle Magnetenzephalographie (fMRT) und
- Nahinfrarotspektroskopie (NIRS).

Die am meisten übereinstimmenden Befunde aus EEG und fMRT-Studien bestanden in[213, 214]

---

209 Pitchot W, Reggers J, Pinto E, Hansenne M, Fuchs S, Pirard S, Ansseau M. Reduced dopaminergic activity in depressed suicides. Psychoneuroendocrinology. 2001;26(3):331–5.

210 Farde L. Brain imaging of schizophrenia – the dopamine hypothesis. Schizophrenia Research. 1997;28(2):157–162.

211 Jaušovec N. Differences in cognitive processes between gifted, intelligent, creative, and average individuals while solving complex problems: an EEG study. Intelligence. 2000;28(3):213–237.

212 Fink A, Benedek M, Grabner RH, Staudt B, Neubauer AC. Creativity meets neuroscience: Eperimental tasks for the neuroscientific study of creative thinking. Methods. 2007;42(1):68–76.

213 Fink A, Grabner RH, Benedek M, Reishofer G, Hauswirth V, Fally M, Neubauer AC. The creative brain: Investigation of brain activity during creative problem solving by means of EEG and fMRI. Human brain mapping. 2009;30(3):734–748.

214 Martindale C. Biological bases of creativity. Handbook of creativity. 1999;2:137–152.

- einer stärkeren Ruhe-Alpha-Wellenaktivität bei höher Kreativen im Vergleich zu gering Kreativen,
- einer stärkeren rechts-Lateralität der Alphawellen
  - sowohl bei höher Kreativen,
  - als auch bei Aufgaben vom Typ des divergenten Denkens im Vergleich zu solchen des konvergenten Denkens,
- einer stärkerer Konnektivität zwischen frontalen (vorderen) und okzipitalen (hinteren) Hirnarealen bei Aufgaben vom Typ des divergenten im Vergleich zum konvergenten Denkens und
- dem Befund, dass sich meist auch eine Kombination von hoher Kohärenz und niedriger Aktivität im alpha-Frequenzbereich fand.[215]

Diese Befunde erlauben folgende Deutungen:
- die niedrigen alpha-Frequenzen im EEG sprechen dafür, dass, wie für kreative Prozesse beschrieben,
  - ein Wechsel zu sogenannten Primärprozessen, d. h. solchen mit geringerer zerebraler Aktivität stattfindet,
  - mehr unbewusste im Vergleich zu bewussten Prozessen ablaufen, welche mit den niedrigen Alphafrequenzen einhergehen
  - die Fähigkeit, Aufmerksamkeit von bewussten Zielen abzulenken (zu defokussieren) abgebildet wird und
  - flachere Assoziations-Hierarchien vorherrschen, d. h.
    - dass Assoziationen sich weniger auf ein akutes Problem, sondern mehr auf inhaltlich entferntere Vorstellungen beziehen, was physiologisch durch die höhere Konnektivität abgebildet sein könnte;[216]
  - eher episodische Gedächtnisinhalte abgerufen werden im Gegensatz zu semantischen Gedächstnisinhalten, die mit höheren alpha-Frequenzen einhergehen;
- die beschriebenen Zustände lassen sich leichter bei einer kortikalen Deaktivierung erzielen als bei hoher Hirnaktivität,
  - die mit höher frequenten Hirn-Potentialen (Betawellen im Breich von 12–40 HZ) einhergeht und
  - welche die Deaktivierung in bestimmten Arealen unterdrückt.

Trotz dieser in vielen Studien bestätigten Befunde wird in Metaanalysen oder Übersichtsarbeiten der Schluss gezogen,[217]
- dass man nicht von durchgängig gültigen neurophysiologischen Korrelaten der Kreativität ausgehen darf,
- weil diese Zusammenhänge je nach Domänen der Kreativität, Art der Aufgaben und Zusammensetzung der Stichproben unterschiedlich ausfallen können, z. B.,

---

215 Jaušovec N. Differences in cognitive processes between gifted, intelligent, creative, and average individuals while solving complex problems: an EEG study. Intelligence. 2000;28(3):213–237.

216 Martindale C. Biological bases of creativity. Handbook of creativity. 1999;2:137–152.

217 Dietrich A, Kanso R. A review of EEG, ERP, and neuroimaging studies of creativity and insight. Psychological bulletin. 2010;136(5):822.

- findet sich nur bei Musikern im Vergleich zu Nicht-Musikern eine erhöhte frontale Hirnaktivität bei kreativen Aufgaben[218] oder
- ist nur bei Designern mit langer Berufserfahrung eine erhöhte präfrontale Lateralität im Gegensatz zu Berufsanfängern zu beobachten.[219]

2.9 Lernen und Gedächtnis

Sowohl die Theorie von *RJ Sternberg* zu den 6 Ressourcen der Kreativität (Intelligenz, Wissen, Denkstile, Persönlichkeitseigenschaften, Motivation und Umwelt) als auch die Ergebnisse der genetischen Untersuchungen (siehe Kap. 2.7) betonen den Einfluss der Umwelt auf die Kreativität.

Umwelt heißt aber Erfahrung, und Erfahrung heißt Lernen. Lernen ist ein universeller Vorgang, der bereits bei Einzellern vorkommt und im Humanbereich unser Wissen, unser Können, unsere Fähigkeiten und Fertigkeiten begründet und uns das bestmögliche Erkennen, Beurteilen und Lösen von Problemen ermöglicht.

Lernen erfolgt

- durch **Assoziationsbildung**
  - Auf diese Weise werden positive und negative Umgebungsreize mit bestimmten sozialen Kontexten oder Wahrnehmungen assoziiert, z. B.
    - *IP Pawlow*'s Hund, der mit dem Ton einer Glocke gefüttert wurde und später auch ohne Futter bei diesem Ton Speichelfluss produzierte.
  - So entstehen viele Ängste, aber auch Aberglauben.
- durch **Verstärkung**,
  - d. h. ein Verhalten wird belohnt oder bestraft und wird daher wiederholt oder unterlassen,
    - Beispiel für Belohnung: ein Kind macht eine originelle Bemerkung, die Umstehenden lachen oder loben es, es versucht ähnliche Äußerungen,
    - Beispiel für Bestrafung: ein Kind sagt oder tut etwas Außergewöhnliches, der Lehrer rügt oder bewertet das mit schlechten Noten, das Kind unterlässt ähnliche Versuche und lernt, das was die Umwelt von dir erwartet, ist das Richtige,
  - dabei kann Belohnung und Bestrafung einfach im Gelingen oder Misslingen des eignen Verhaltens bestehen, wie etwa bei der Bedienung eines komplizierten Gerätes oder Computers;
  - Pädagogen und Lerntheoretiker sind sich einig, dass bei allen Lernvorgängen Belohnung effektiver, d. h. dauerhafter und auf breitere Bereiche übertragbar ist (damit stärker generalisiert) als Bestrafung;

---

218 Gibson C, Folley BS, Park S. Enhanced divergent thinking and creativity in musicians: A behavioral and near-infrared spectroscopy study. Brain and cognition. 2009;69(1):162–169.

219 Kowatari Y, Lee SH, Yamamura H, Nagamori Y, Levy P, Yamane S, Yamamoto M. Neural networks involved in artistic creativity. Human brain mapping. 2009;30(5):1678–1690.

- Belohnung wird somit stärker übertragen ins übrige Verhaltens-Repertoir und in die eigenen Wünsche, Ziele, Motive als Bestrafung;
- Belohnung wirkt jedoch nur dann kreativitätsfördernd, wenn die intrinsische Motivation gesteigert wird, d. h., wenn die Person einfach spielerische Freude an einer Tätigkeit entwickelt,
- Belohnung wirkt dagegen kreativitätshemmend, wenn die extrinsische Motivation stimuliert wird, d. h., wenn z. B. von einem Versuchsleiter die Lösung von Aufgaben des divergenten Denkens mit Noten, Lob oder Geschenken beantwortet wird bzw., wenn die Aufgabe als Leistung und nicht als eine von verschiedenen spielerischen Tätigkeiten deklariert wird;[220]

- durch **Nachahmung**
  - Nachahmung ist ein in vielen Tierarten und an Kleinkindern beobachtbares Phänomen
    - Bewegungen, Sprache, Gesichtsausdrücke von Erwachsenen werden imitiert, und entsprechend auch kreative Verhaltensweisen,
  - nicht alle kreativen Verhaltensweisen können durch Vorbild-Funktion übertragen werden, denn Vieles kann nur nach langer Übung imitiert werden;
- durch **Übung**
  - Trainingsprogramme können nachweislich, aber interindividuell unterschiedlich die Kreativität verbessern; dieser Effekt ist durch viele Untersuchungen belegt;[221]
  - dabei zeigt eine Metaanalyse von 156 Trainingsprogrammen, dass sich die Verfahren mit Ideenproduktion und kognitiven Übungen als besser erweisen im Vergleich zu den in vielen Programmen geübten Imaginationsübungen.[222]

Lernen erfolgt unbewusst wie auch bewusst.
- Beides führt zum Aufbau von Erwartungen, die
  - sowohl die Basis bilden für unser logisches Denken als auch
  - die Voraussetzung sind für Vorfreude, Enttäuschung und Vorurteile.
- Je nach Motivation und Interessenslage kann das bewusste Lernen
  - Lust vermitteln, Freude machen, leicht fallen oder
  - langweilig, sogar quälend sein.

Entscheidend für das Lernen ist eine Reihe von Faktoren. Zu diesen gehören (siehe Tab. 2.11)[223]
- die **Wahrnehmung**, welche abhängig ist

220 Amabile TM, Hennessey BA, Grossman BS. Social influences on creativity: The effects of contracted-for reward. Journal of personality and social psychology. 1986;50(1):14–23.

221 Scott G, Leritz LE, Mumford MD. Types of creativity training: Approaches and their effectiveness. The Journal of Creative Behavior. 2004;38(3):149–179.

222 Scott G, Leritz LE, Mumford MD. The effectiveness of creativity training: A quantitative review. Creativity Research Journal. 2004;16(4):361–388.

223 Sedlacek HH. Lernbereitschaft, in Arzneimittelforschung. Durch Innovationen zum Markterfolg. de Gruyter 2015:169–171.

    - von unserer Fähigkeit zur gezielten Aufnahme und Verarbeitung von Reizen unserer Sinnesorgane wie auch zur gedanklichen Arbeit,
        - diese Fähigkeiten sind bei jedem Menschen mehr oder weniger begrenzt,
        - sodass wir individualspezifisch nur selektiv wie auch nur partiell wahrnehmen können,
    - vom Vorwissen
        - welches sich mit dem Lernprozess fortlaufend verändert,
        - welches im Gedächtnis gespeichert ist und dort als Information abgerufen wird,
        - welches wegen mangelhafter Abrufbarkeit nicht mehr zugänglich sein kann,
        - welches aber auch im Rahmen des Vergessens durch Zerfall, durch Überlagerung konkurrierender Informationen oder durch Hirnalterungsprozesse verändert wird,
        - welches die Basis für den Erwerb neuen Wissens bildet,[224, 225]
          wie bereits *JW Goethe* formulierte: „man erblickt nur, was man schon weiß und versteht"[226], wobei hier die Psychologie von selektiver Wahrnehmung spricht,
  - von den eigenen Bedürfnissen und Stimmungen (vergl. Studien zu Stimmung und Gedächtnis[227]) die wiederum bestimmt werden
    - durch eigene Begabungen und die Veranlagungen,
    - durch die Einflüsse der elterlichen Erziehung, der Ausbildung, Schulung und der zunehmenden Erfahrung,
    - durch den Einfluss des sozialen und beruflichen Umfelds,
    - durch Vorurteile, durch Liebe, Abneigung, Angst oder Hoffnung,
- die **gedankliche Verarbeitung des Wahrgenommenen**,
  - indem das Neue mit dem bereits Bekannten aus dem Vorwissen verglichen und gedeutet wird, wobei diese Verarbeitung
    - bewusst in den Phasen der gewollten Aufmerksamkeit und Konzentration erfolgt und
    - zu einer fortlaufenden Ergänzung und Neuordnung des Wissens führt,
- das **Gedächtnis**,
  - welches vielfältig unterteilt wird, im Besonderen
    - gemäß seiner Dauer in das (sensorische) Ultrakurzzeit-, Kurzzeit- (Arbeits-) und Langzeitgedächtnis,
    - gemäß dem Zeitpunkt der Wahrnehmung und Speicherung in Neugedächtnis und Altgedächtnis,

---

224 Gomes CA, Mayes A. The kinds of information that support novel associative object priming and how these differ from those that support item priming. Memory. 2014,22:1–27.

225 Saylor MM, Sabbagh MA, Baldwin DA. Children use whole-part juxtaposition as a pragmatic cue to word meaning. Dev Psychol. 2002 Nov;38(6):993–1003.

226 Goethe JW von. Brief an Friedrich von Müller, 24. April 1819. Gedenkausgabe der Werke, Briefe und Gespräche, Zürich und Stuttgart. 1948;13:142; Zitate und Aphorismen – http://gutezitate.com.

227 Ellis HC, Moore BA. Mood and memory. Handbook of cognition and emotion 1999:193–210.

    - gemäß seiner Funktion in das deklarative Wissensgedächtnis und das prozedurale Gedächtnis für Handlungsabläufe,
    - nach seinem Inhalt in episodisches Gedächtnis (Bilder und Ereignisse) und semantisches Gedachtnis (verbal gespeicherte Fakten)
  - welches in den Funktionszuständen von mehreren Billionen Synapsen der Nervenzellen eines Gehirnes angelegt ist, wobei
    - die Effizienz dieser Synapsen durch Funktionsveränderungen, durch reaktive Neubildungen und durch Absterben (insgesamt als synaptische Plastizität bezeichnet) gewährleistet ist[228] und
    - der Gedächtnisinhalt nach entsprechender Aktivierung der zugehörenden Nervenzellen durch biochemische Veränderungen der prä- und postsynaptischen Signalübertragung wie auch durch postsynaptische Membranverdichtungen kurz- oder langfristig anhaltend eingespeichert wird,[229]
    - der Abruf des Gedächtnisinhaltes durch die Verbindung (Konnektivität) verschiedener Hirnareale gewährleistet wird,
  - in welchem Begriffe von der Wirklichkeit gespeichert und verwaltet werden[230], wobei
    - ein Abruf des Gedächtnisinhaltes den passenden Zugang benötigt,
    - wiederholte Abrufe des Gedächtnisinhaltes dessen Speicherung verfestigen,
    - im vorbewussten Gedächtnis ein Abruf erst bei erhöhter Aufmerksamkeit erfolgt,
    - vorbewusste Gedächtnisinhalte oft nur mit zeitlicher Verzögerung abgerufen werden können,
- die **Wiederholung einer Wahrnehmung** von Sinnesreizen oder von Gedanken
  - welche das Gedächtnis an das Wahrgenommene stärken und das Vergessen verhindern kann,[231]
  - andererseits jedoch auch in der Lage ist, spezifische Gedächtnisinhalte auszulöschen.[232]

Den Gesamtprozess gibt Tabelle 2.11 wider.

---

228 Caroni P, Donato F, Muller D. Structural plasticity upon learning: regulation and functions. Nat Rev Neurosci. 2012;13(7):478–90.

229 Meyer D, Bonhoeffer T, Scheuss V. Balance and stability of synaptic structures during synaptic plasticity. Neuron. 2014;82(2):430–43.

230 Caroni P, Chowdhury A, Lahr M. Synapse rearrangements upon learning: from divergent-sparse connectivity to dedicated sub-circuits. Trends Neurosci. 2014 37(10):604–614.

231 Zhang Y, Smolen P, Baxter DA, Byrne JH. The sensitivity of memory consolidation and reconsolidation to inhibitors of protein synthesis and kinases: computational analysis. Learn Mem. 2010;17(9):428–39.

232 Segaert K, Weber K, de Lange FP, Petersson KM, Hagoort P. The suppression of repetition enhancement: a review of fMRI studies. Neuropsychologia. 2013;51(1):59–66.

Tab. 2.11: Lernen als Prozess des Wissenszuwachses.[233]

		Neue Information A				
		▼		▼		
		Sinnesreize		Einfälle		
		▼	►◄	▼		
		Aufnahme		Gedanken		
Vorwissen I	►	▼		▼	◄	Vorwissen I
		Einordnung				
		▼				
		Bewusste Wahrnehmung				
		▼				
		Gedankliche Verarbeitung				
		▼				
		Gedächtnis				
		▲				
Wissen II (Vorwissen I + Neue Information A)	◄	Abrufe von Gedächtnisinhalten			►	Wissen II (Vorwissen I + Neue Information A)
		▲				
		Wiederholung der Neuen Information A				
▼						▼
		Neue Information B				
		▼		▼		
		Sinnesreize	►◄	Einfälle		
		▼		▼		
		Aufnahme		Gedanken		
		▼		▼		
Vorwissen II (= Wissen II)	►	Einordnung			◄	Vorwissen II (= Wissen II)
		▼				
		Wahrnehmung				
		▼				
		Gedankliche Verarbeitung				
		▼				

233 Sedlacek HH. Lernbereitschaft in Arzneimittelforschung. Durch Innovationen zum Markterfolg, de Gruyter 2015:169–171.

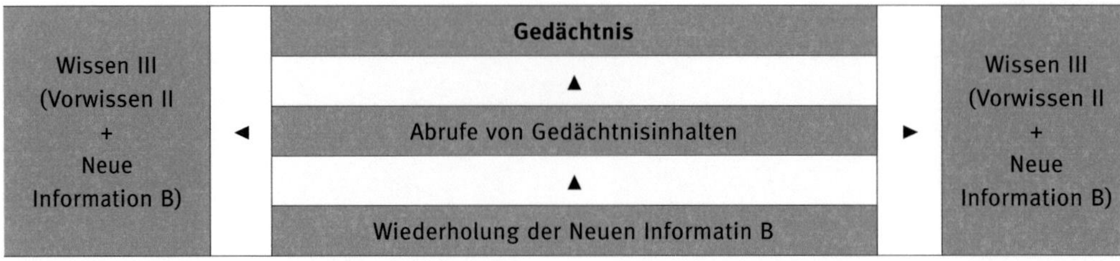

	= Initiales Vorwissen (I)
	= Wissen II (nach Neuer Information A) und entspricht dem Vorwissen II
	= Wissen III (nach Neuer Information B) und entspricht dem Vorwissen III

3 Die Innovation

3.1 Innovation als Ziel

Wie bereits dargestellt (siehe Kap. 1), betreffen Innovationen im Gesundheitssystem unterschiedliche Bereiche. Hierzu zählen

- neue Produkte und neue Verfahren der medizinischen Versorgung, im Besonderen
  - diagnostische invasive und nichtinvasive Verfahren,
  - Arzneimittel und Impfstoffe, welche einen bislang nicht oder nur unzulänglich erfüllten medizinischen Bedarf erfüllen,
  - Medizinprodukte und medizinische Hilfsmittel,
  - therapeutische invasive und nichtinvasive Verfahren,
- Maßnahmen zur Sicherstellung der medizinischen Versorgung
  - bestmögliche Ausbildung und Fortbildung in Heilberufen und assozierten Fachdisziplinen (z. B. Management von Krankenhäusern, Krankenkassen),
  - Organisation der ambulanten und stationären ärztlichen Vorsorge, Behandlung, Betreuung und der Pflege in ärztlichen Praxen und in Krankenhäusern,
  - Sicherstellung der Verfügbarkeit und der Qualität aller angewandten Produkte und Verfahren,
  - Sicherstellung der Finanzierung der medizinischen Behandlungen wie auch Schutz vor unangemessenen Kostensteigerungen,
  - Schutz vor medizinisch nicht gerechtfertigten oder wissenschaftlich nicht begründeten Behandlungsangeboten.

Wie in anderen Bereichen, so stellen auch im Gesundheitssystem Innovationen das verwertbare Ergebnis kreativer Produkte dar. Dieses bedeutet

- dass jede Innovation von mindestens einem kreativen Produkt ausgeht,[234] wobei die Innovation
  - als wesentliche Eigenschaften Neuigkeit und Nützlichkeit besitzen sollte[235] und
  - ein materielles Produkt, ein Prozess oder eine Dienstleistung darstellen kann;
- dass eine Innovation „implementiert“ wird durch einen Innovationsprozess[236], welcher beinhaltet
  - die Überführung eines ausgewählten kreativen Produktes in ein innovatives Produkt,
  - der Beleg der Neuigkeit und Nützlichkeit des innovativen Produktes z. B. in medizinischen, technischen, ökonomischen und/oder sozialen Bereichen,
  - die Vermittlung des innovativen Produktes an den potentiellen Anwender,
  - die Anerkennung und Nutzung des innovativen Produktes durch den Anwender;
- dass „Innovatoren“ für eine Innovation benötigt werden.[237]

---

234 Myers S, Marquis DG. Successful industrial innovations. National Science Foundation 1969:69–117.

235 West MA, Farr JL. Innovation at work: psychological perspectives. Social Behavior. 1989;4:15–30.

236 Rickards T. Innovation and creativity: woods, trees and pathways. R&D Management. 1991;21:97–99.

237 Damanpour F, Evan WM. Organizational innovation and performance: The problem of “organizational lag”. J of Management Studies. 1989;26:587–601.

https://doi.org/10.1515/9783110478266-003

Innovatoren

- erkennen im kreativen Produkt dessen Neuigkeit, Nützlichkeit und Entwicklungsmöglichkeit zu einem innovativen Produkt, wobei dieses Erkennen[238]
  - geplant sein kann,
  - ungeplant, aber benötigt sein kann zur Lösung eines dringlichen und dem Anwender bekannten Problems,
  - proaktiv entstehen kann zur Lösung eines Problems, welches vom Anwender noch nicht erkannt worden ist,
- „implementieren" die Innovation, indem sie den Innovationsprozess vom kreativen Produkt bis hin zur Anwendung des innovativen Produktes anstoßen, betreuen und lenken,
- „diffundieren" die Innovation, indem sie die Anwendung des innovativen Produktes über die Grenzen des ursprünglichen Anwendungsbereiches hinaus vorantreiben.[239, 240]
- stellen dar
  - kreative Personen, welche ihr kreatives Produkt über alle Stufen des Innovationsprozesses hinweg zu einer Innovation entwickeln,
  - innovative Personen oder Gruppen, welche zur Lösung eines Problems das ihnen geeignet erscheinende kreative Produkt aus einer Reihe von Angeboten auswählen und zu einer Innovation entwickeln.

Adaptoren erkennen in Nachfolge der Innovatoren die Nützlichkeit der Innovation, wenden diese an und verbreiten sie.

Die **Neuigkeit** einer Innovation kann ihr objektiv oder auch nur subjektiv erfasstes Neues sein,[241]

- im Vergleich zum Stand der Technik, zur Erkenntnis, zur Zeit, zum Ort, zur Tradition,
- in Bezug auf Wertgehalt, Bedeutung, Absichten, Gewohnheit, Sehweisen,
- wobei die Objektivität der Beurteilung,
  - abhängig ist vom aktuellen Wissen des Einzelnen (innovative Person, Anwender) wie auch der Gemeinschaft,
  - dem Risiko der Unzulänglichkeit des Wissens unterliegt,
    - sodass z. B. in den Bereichen der Geisteswissenschaften und der Kunstbewertung das pessimistische vorchristliche Axiom seine Bestätigung finden könnte: „Es gibt nichts Neues unter der Sonne. Zwar gibt es bisweilen ein Ding, von dem es heißt: Sieh dir das an, das ist etwas Neues – aber auch das gab es schon in den Zeiten, die vor uns gewesen sind. Nur gibt es keine Erinne-

---

238 King N, West MA. Experiences of innovation at work. J of Managerial Psychology. 1987;2:6–10.

239 Kanter RM. Innovation – the only hope for times ahead? Sloan Management Review. 1984;25:51–55.

240 King N, West MA. Experiences of innovation at work. J of Managerial Psychology. 1987;2:6–10.

241 Nicholson N. Organizational innovation in context: culture, interpretation and application. In West MA, Farr JL (eds). Innovation and Creativity at Work. John Wiley & Sons, NY 1990.

> rung an die Früheren und auch an die Späteren, die erst kommen werden, auch an sie wird es keine Erinnerung geben bei denen, die noch später kommen werden."[242]

Die **Nützlichkeit** einer Innovation wird letztlich von dem potentiellen Anwender beurteilt. Sie steht im Bezug

- zu den Anwendungsbereichen und Anwendungsmöglichkeiten
  - wobei technische Innovationen eine größere Akzeptanz aufweisen als administrative Innovationen,[243]
- zu der Reproduzierbarkeit, wobei diese
  - abhängig ist von der Art des kreativen Produktes wie auch von der Qualität des Innovationsprozesses,
  - bei medizinischen Forschungsarbeiten ein besonderes Problem darstellt (siehe Kap. 1),
- zu der Bedeutung im Anwendungsbereich, wobei zu unterscheiden sind (siehe Tab. 3.1)[244]
  - **α-Innovationen,**
    - welche als Epoche-machend gelten, indem sie eine bestehende Lage „umkrempeln", sogar einen Paradigmenwechsel veranlassen können,
    - die selten sind, nicht planbar und/oder programmierbar,
    - welche von wenigen genialen und wagemutigen Innovatoren angetrieben werden,
    - die einige bis viele ß-Innovationen nach sich ziehen und
    - die aber auch das Ergebnis vorhergegangener ß-Innovationen sein können,
    - zahlreiche Beispiele für α-Innovationen sind im Kap. 4 (siehe Kap. 4.1–4.30) aufgeführt,
  - **ß-Innovationen,**
    - welche kleine nützliche Neuerungen von α-Innovationen, sogenannte „Schrittinnovationen" beinhalten, die Wirkung von α-Innovationen verstärken und in der Summe zu einem erheblichen innovativen Ergebnis führen können,
    - die häufig sind und immer wieder den „Mutterboden" darstellen für weitere α-Innovationen und
    - welche von vielen „kleinen" Innovatoren in die Wege geleitet werden,
    - Beispiel sind die zahlreichen, im Markt befindlichen blutdrucksenkenden Mittel im Gefolge der Marktzulassung der jeweiligen α-Innovationen (siehe Kap. 4.7, Tab. 4.16).

242 Prediger 1,9–11; Einheitsübersetzung der Heiligen Schrift. Katholische Bibelanstalt Stuttgart 1980. www.bibleserver.com/text/EU/Prediger1.

243 Damanpour F, Evan WM. Organizational innovation and performance: The problem of "organizational lag". J of Management Studies. 1989;26:587–601.

244 Rickards T. Innovation and creativity: woods, trees and pathways. R&D Management. 1991;21:97–99.

Tab. 3.1: Die Entstehung qualitativ unterschiedlicher Innovationen.

kreative Personen				Innovatoren				Adaptoren
▼		▼		geniale kreative und/oder innovative Personen		durchschnittlich innovative Personen, Gruppen		nutzende Personen, Organisationen
kreative Prozesse				▼		▼		▼
				Erkennen der Besonderheit (Neuigkeit, Nützlichkeit) von kreativen Produkten (primäre Ideen)		Erkennen und Abhilfe von Mängeln in α-Innovationen (sekundäre Ideen)		
▼▲				▼		▼		
	► ◄	kreative Produkte	►	Innovationsprozess (Implementierung; Diffusion in den Markt)	►	Innovationsprozess (Implementierung; Diffusion in den Markt)	►	Erkennen, Anwenden und Verbreiten von Innovationen
				▼		▼		
schöpferische Bereiche				α-Innovationen		ß-Innovationen		
				▼		▼		
				grundsätzliche Veränderungen, selten, prägend		überschaubare Verbesserungen, häufig, nützlich		
				▼		▼		
			◄	Wahrscheinlichkeit für weitere α-Innovationen steigt mit Anzahl der ß-Innovationen				◄

Innovatoren sind maßgeblich für den Erfolg des Innovationsprozesses. Entscheidend ist dabei eine Reihe von Fähigkeiten. Zu diesen gehören (siehe Kap. 2 und 4)

- das Erkennen eines bestehenden, herannahenden oder potentiellen Problems und der Notwendigkeit zu dessen Lösung,[245, 246] wobei diese intellektuelle Leistung bereits als kreativer Prozess angesehen wird,[247,]

---

245 Cowan DA. Developing a process model of problem recognition. Academy of Management Review. 1986;11:763–776.

246 Dillon JT. Problem solving and finding. J of Crreative Behavior. 1982;16:97–111.

247 Farr JL, Ford CM. Individual innovation. In West MA, Farr JL (eds). Innovation and creativity at work. J Wiley & Sons, NY 1990.

- die Entwicklung der Vorstellung, dass das Problem unter ihrer aktiven Mitwirkung positiv gelöst werden kann[248, 249]
  - entweder durch das Selbstvertrauen in die eigene Kreativität und mit eigenen Ideen und kreativen Produkten (siehe Kap. 2.6),
  - oder in Kenntnis
    - von Problemlösungen ähnlicher Art in der Vergangenheit und/oder
    - von Ideen, kreativen Produkten und Erfahrungen anderer Innovatoren;
- eine grundsätzlich positive, optimistische Einstellung zu Problemlösungen[250, 251, 252, 253]
  - durch die Art (Begeisterung, Motivation, Leistungsbereitschaft, Beständigkeit bzw. Hartnäckigkeit), wie sie Aufgaben angehen,
  - weil sie geprägt wurden durch positive Erfahrungen,
    - mit Innovationsprozessen, an deren Erfolg sie mitgewirkt oder welche sie begleitet haben,
    - durch eigene Erfolge mit einer zielorientierten, stufenweise und erfolgsabhängig gestalteten Strukturierung des Projektmanagements und/oder
  - durch eine fachkompetente Schulung in Selbst-Management und Mitarbeiterführung;
- die notwendige Führungsqualität und Kritikkompetenz, um alle fachkompetenten Mitarbeiter zu motivieren
  - zu einer zielbewussten kritischen Mitarbeit,
  - zu sachbezogenen Bewertungen in einem bestmöglichen Konsens;
- die notwendige Intelligenz, Fachkompetenz, Erfahrung, Selbstbeherrschung und Unabhängigkeit
  - um die bestgeeigneten kreativen Produkte zur Lösung des Problems zu erkennen und auszuwählen und
  - um Entscheidungen über die Beendigung der Prüfung eines kreativen Produktes im Innovationsprozess ausschließlich sachbezogen zu treffen.

---

248 Barron F, Harrington DM. Creativity, intelligence and personality. Annual Review of Psychology. 1981;32:439–476.

249 Bandura A. Self-efficacy mechanism in human agency. American Psychologist. 1982;37:122–147.

250 Latham GP. Human resource training and development. Annual Review of Psychology. 1988;39:545–582.

251 Bandura A. Self-efficacy mechanism in human agency. American Psychologist. 1982;37:122–147.

252 Gist ME. The effects of self-efficacy training on training task performance. Academy of Management/ Best Papers Proceedings. 1986;46:250–254.

253 Manz CC. Self leadership: toward an expanded theory of self-influence processes in organizations. Academy of Management Review. 1986;11:585–600.

3.2 Der Innovationsprozess

Der Innovationsprozess läuft im Regelfall stufenförmig ab (siehe Tab. 3.2). Zu den wesentlichen Abschnitten gehören[254, 255]

- das Bewusstwerden, die Definition und die Abgrenzung eines Problems,
- die Zusammenführung und wo notwendig, der Erwerb einer ausreichenden Fachkompetenz zur Lösung des Problems,
- die Festlegung eines Zieles zur Problemlösung,
- die Erarbeitung der Problemlösung durch
  - Stimulation eigener Ideen und kreativer Produkte (siehe Kap. 2.3–2.6),
  - Suche nach geeigneten externen kreativen Produkten und/oder nach bisherigen Lösungen für ähnlich gelagerte Probleme,
  - Eignungsprüfung aller sich bietenden Möglichkeiten,
  - Erarbeitung der strategischen Optionen zum Erreichen des festgelegten Zieles,
  - Bewertung und Auswahl der am besten geeigneten strategischen Optionen,
  - Festlegung der bevorzugten Strategie,
- die Implementierung/Umsetzung der ausgewählten Lösungsmöglichkeit durch
  - die Ausarbeitung der strategischen Meilensteine, des Maßnahmenkatalogs und einer Erfolgskontrolle,
  - die Durchführung der festgelegten Maßnahmen und die Fertigstellung der Innovation,
  - die Kommunikation der Innovation für deren Wahrnehmung, Verwendung und Verbreitung,
- die Diffusion der Innovation über die Grenzen des ursprünglichen Anwendungsgebietes hinweg.

Während ein kreatives Produkt meist das Ergebnis der kreativen Leistung einer Einzelperson ist, sind für den Erfolg eines Innovationsprozesses im Regelfall mehrere Personen innerhalb einer kommerziellen oder nichtkommerziellen Organisation verantwortlich. In dieser kann je nach ihrer Kultur, Zielsetzung und Strategie eine Innovation

- geplant und gewollt sein,
- ungeplant aber willkommen sein,
- unerwartet, jedoch angenommen oder
- ungewollt wie auch abgelehnt werden.

Abhängig von der Einstellung der Organisation zu Innovationen ist der Erfolg des Innovationsprozesses direkt abhängig

---

254 Basadur F, Graen GB, Green G. Training in creative problem solving: effects on ideation and problem finding and solving in an industrial research organization. Organizational Behavior and Human Performance. 1982;30:41–70.

255 Amabile TM. The social psychology of creativity: a componential conceptualization. J of Personality and Social Psychology. 1983;45:357–376.

Tab. 3.2: Der stufenförmige Ablauf des Innovationsprozesses.

Problem-erkennung	►	Ziel-setzung	►	Erarbeitung der Lösung	►	Implementierung/Umsetzung der Lösung
► aktives oder passives Bewusstwerden, Definition und Abgrenzung des zu lösenden Problems						
	►	Festlegung des Zieles, um das Problem zu lösen				
			►	Zusammenführung/Erwerb der notwendigen Fachkompetenz und von kreativen Personen		
				Beschaffung und Speicherung des notwendigen Wissens und von Erfahrung (interne und externe Quellen)		
				Erarbeitung und Festlegung einer Strategie, um das Ziel zu erreichen		
			►	Stimulation der eigenen kreativen Prozesse für eigene kreative Produkte		
				Eignungsprüfung interner und externer kreativer Produkte		
				Eignungsprüfung bisheriger Lösungen bei analogen Problemen		
			►	Auswahl geeignet erscheinender kreativer Produkte		
				Entscheidung für das am besten geeignete kreative Produkt/die beste Lösung		
					►	Ausarbeitung einer Strategie zur Umsetzung der Lösung
						Festlegung des Maßnahmenkatalogs
						Festlegung der Erfolgskontrolle
						Durchführung der Maßnahmen und Fertigstellung der Innovation
					►	Kommunikation der Innovation zu deren Wahrnehmung, Verwendung und Verbreitung
					►	Diffusion der Innovation über die Grenzen des ursprünglichen Anwendungsbereiches hinweg
kreative Leistung						
				innovative Leistung		

- von der Motivation, dem Wissen und der Fachkompetenz und Kritikkompetenz aller direkt Beteiligten (siehe Kap. 2.3–2.6), im Besonderen
  - von dem Ideenfluss der kreativen Personen (siehe Kap. 2.3),
  - von der Qualifikation der verantwortlichen Innovatoren (siehe Kap. 2.3–2.6),
  - von dem kreativen Potential der Gruppe (siehe Kap. 6)

- von dem Ausmaß der Förderung von Innovationen
  - durch die verantwortliche kommerzielle oder nichtkommerzielle Organisation (siehe Kap. 7), indem sie
    - ihre Zielsetzungen, Strategien und Firmenkultur auf Innovationen hin ausrichtet und entsprechend
    - die personellen, verwaltungstechnischen und finanziellen Kapazitäten für den kreativen und Innovationsprozess zur Verfügung stellt,
    - das innovative Produkt bestmöglich herstellt und ehrlich vermarktet,
    - Mängelberichte als Anstoß nimmt für Verbesserungen der Innovation durch weitere Innovationen,
  - durch die politischen Parteien und die Medien (siehe Kap. 8.1)
    - indem sie Chancen und Risiken von Innovationen sachgerecht bewerten und
    - indem sie nicht aus eigennützigen Beweggründen heraus unberechtigte Ängste vor Innovationen in der Gesellschaft schüren,
  - durch den Staat, indem er durch Gesetzgebung, durch die Struktur des Bildungssystems und durch Behörden und Verwaltung (siehe Kap. 8.2–8.4)
    - kreative und innovative Begabungen motiviert,
    - den Rahmen schafft zur Förderung zukunftsträchtiger Innovationen wie auch zur Kontrolle und zum Beherrschen der Risiken,
    - Bürger und Umwelt schützt vor nicht beherrschbaren oder unnötigen Gefahren durch Innovationen.

Den Ablauf des Innovationsprozesses gibt Tab. 3.2 wieder.

4 Ein Rückblick: Kreative Personen als Urheber bedeutender medizinischer Innovationen

Aus der Medizingeschichte der vergangenen gut 300 Jahre wird die enge Verzahnung der kreativen und innovativen Prozesse deutlich. Zahlreiche kreative Leistungen haben die wissenschaftliche Erkenntnis erweitert und damit den wissenschaftlichen Fortschritt bewirkt. Innovative Leistungen bauten auf diesen kreativen Leistungen auf und nutzten sie als Mutterboden für neue oder verbesserte diagnostische, prophylaktische und therapeutische Möglichkeiten des ärztlichen Handelns.

Von herausragender Bedeutung sind dabei Innovationen im Bereich nicht invasiver medizinischer Diagnostikverfahren und der Vorsorge und Behandlung von Erkrankungen durch Impfstoffe und Arzneimittel gewesen.

Die hiermit verbundenen kreativen und innovativen Leistungen nahmen fast alle ihren Ausgang davon, dass

- Ärzte (fachkompetent entsprechend dem jeweiligen Stand der medizinisch-wissenschaftlichen Erkenntnis) einen unerfüllten medizinischen Bedarf bzw. ein medizinisches Problem wahrnahmen und zur Lösung dieses Problems
  - entweder eigenständig Ideen entwickelten,
    - wie bei einem Großteil der rein klinischen Untersuchungs- und Behandlungsverfahren,
  - oder kreative und innovative Wissenschaftler anregten und motivierten
    - in den staatlichen medizinisch-technischen, medizinisch-biologischen, pharmakologischen oder pharmazeutischen Forschungseinheiten und/oder
    - in den Forschungseinheiten der pharmazeutischen Industrie, oder
- Wissenschaftler in staatlichen und industriellen Forschungseinheiten ihnen bekannt gewordene medizinische Probleme aufgriffen, um über kreative Prozesse innovative Lösungen zu entwickeln und bereitzustellen.

Das Ergebnis waren α-Innovationen, welche neue Perspektiven eröffneten und die gefolgt wurden von zahlreichen ß-Innovationen zur Optimierung und Verbreiterung der Anwendung.

Ort dieser Leistungen waren

- ärztliche Praxen, aber vorwiegend Kliniken, besonders an den Universitäten und die den medizinischen Fachbereichen zugehörigen Forschungsbereiche,
- staatliche und gemeinnützige Institute der Grundlagenforschung wie auch
- Forschungslabore und Entwicklungsbereiche der Pharma-Industrie.

Diese Leistungen können in den wissenschaftlichen Veröffentlichungen und Patentanmeldungen der Beteiligten zurückverfolgt werden. Aus diesen sind beispielsweise ablesbar

https://doi.org/10.1515/9783110478266-004

- die Namen, die Anzahl und die Wirkungsorte derjenigen maßgeblichen Forscher,
  - welche kreative Leistungen erbrachten, die zu neuen Ideen und zu neuem Wissen führten und/oder
  - welche mit innovativen Leistungen auf der Grundlage der neuen Ideen und des neuen Wissens die Entwicklung von α-Innovationen in die Wege leiteten, wobei
    - eine eindeutige Trennung beider Bereiche sich häufig schwierig gestaltet, da
    - Erfinder ihre Ideen sowohl kreativ zu beweisen wie auch innovativ zu verwirklichen suchten und
    - inhaltliche Überlappungen meist nur mit Willkür zu zergliedern sind.
- die Zusammenarbeiten zwischen unterschiedlichen staatlichen Instituten und mit Forschungslaboren der Pharmaindustrie,
- die Wettbewerbe zwischen unterschiedlichen Forschergruppen,
- der Anteil und die Beteiligungen der Pharmaindustrie,
- die Dauer der Prüfung und Verwirklichung von neuen Ideen,
- die Häufigkeit, dass Forscher
  - aus staatlichen Forschungsinstituten heraus eigene unternehmerische Aktivitäten entfalteten, um erfolgreich „ihre" Ideen zu einer α-Innovation zu entwickeln oder
  - in den jeweiligen pharmazeutischen Unternehmen deren Ziele und Strategien prägten;
- die Veränderung der Innovationsfreudigkeit eines Landes über die Zeit hinweg und in Abhängigkeit von den herrschenden politischen und wirtschaftlichen Rahmenbedingungen.

Es ist naheliegend, dass ein Rückblick auf alle medizinischen Innovationen den Rahmen dieses Buches sprengen würde. Daher wurde in den nachfolgenden Kapiteln 4.1 bis 4.14 (Tab. 4.1 bis 4.30) ein Ausschnitt gewählt,

- welcher nur die α-Innovationen (in einem weiten Sinne) derjenigen Bereiche der medizinischen Forschung betrachtet, die als besonders innovationsträchtig gelten. Hierzu gehören
  - nichtinvasive diagnostische Verfahren und ausgewählte Medizintechniken,
  - Vakzinen für Schutzimpfungen gegen Infektionserkrankungen und
  - Arzneimittel
- wobei der Innovationsprozess jeder dieser ausgewählten α-Innovationen trotz aller Überlappungen und Unschärfen unterteilt wurde
  - in eine kreative Leistung von Einzelpersonen oder Gruppen, welche beinhaltet
    - eine neue Idee, einen neuen Befund, einen neuartigen Zugang, eine neue Methode für eine medizinischen Behandlung einer definierten Erkrankung und/oder
    - einen erstmaligen, bislang unbekannten chemischen, biochemischen oder molekularbiologischen Syntheseweg zu einer Vakzine oder einem Arzneimittel und/oder
    - den gesamten Innovationsprozess von der kreativen Idee bis hin zum Arzneimittel bzw. Marktprodukt, wenn dieser von ein und derselben Forschergruppe erbracht wurde,

- in eine innovative Leistung von Einzelpersonen oder Gruppen, von welchen in Kenntnis der ggfs. externen kreativen Leistung
  - ein innovatives Produkt für die medizinische Behandlung erdacht, erstmals chemisch-synthetisch oder biotechnologisch hergestellt und erfolgreich klinisch geprüft wurde,
  - Derivate dieses ersten Produktes entwickelt wurden, soweit diese Derivate durch ihre Überlegenheit der kreativen Idee medizinisch zum Durchbruch verhalfen,
  - neue chemische, nicht mit dem Erstprodukt verwandte Stukturen entdeckt wurden, welche über einen ähnlichen oder anderen Wirkungsweg erfolgreich in der gleichen oder ähnlichen Indikation klinisch wirksam waren.

Auf die Darstellung von ß-Innovationen wurde dagegen weitgehend verzichtet. Zu ß-Innovationen zählen z. B.

- Optimierungen in Bezug auf Kosten und Umweltschutz von chemischen und biotechnologischen Herstellverfahren,
- Indikationserweiterungen von α-Innovationen
  - die Schwierigkeit der Entwicklung von derartigen ß-Innovationen verdeutlicht das Beispiel der Indikationserweiterungen für Statine (siehe Kap. 4.8; Tab. 4.20)
- neue galenische Zubereitungen von α-Innovationen mit verbesserter Stabilität und/oder Anwendbarkeit oder
- chemisch oder biotechnologisch hergestellte Derivate von erfolgreichen α-Innovationen mit schrittweisen Verbesserungen der klinischen und oder pharmazeutisch-galenischen Eigenschaften.

Bei der tabellarischen Darstellung des Innovationsprozesses von α-Innovationen (siehe Tab. 4.1 bis 4.30)

- wurde versucht, für die jeweiligen Techniken und Produkte durch Zitate der zugehörigen wissenschaftlichen Veröffentlichungen und/oder Patentanmeldungen zu belegen,
  - die jeweiligen kreativen Leistungen und
  - die jeweiligen innovativen Leistungen,
- wurden die Namen der Autoren je nach Ort ihrer Tätigkeit unterschiedlich markiert und zwar
  - „*kursiv*“ Autoren aus staatlichen (Universitäten, Kliniken, Forschungsinstitute) Einrichtungen und Privatgelehrte,
  - ***„kursiv + fett“*** Autoren aus Forschungseinrichtungen der Pharmaindustrie,
- wurden die weiteren Umstände der Innovationen vermerkt und zwar
  - mit (***K***): Kooperationen zwischen staatlichen Forschungsinstituten und der Pharmaindustrie, soweit in den Veröffentlichungen vermerkt oder aus deren Inhalt oder aus Patentanmeldungen erkennbar,
  - mit (***G***): privatwirtschaftliche Ausgründungen von Forschern aus staatlichen Einrichtungen zur Entwicklung des Produktes und
- wurde die Auflistung der Tabellen gemäß der Inhaltsangabe thematisch untergliedert nach Techniken/Präparategruppen und/oder Indikationsgebieten, um einen einfachen und schnellen Zugang zu den einzelnen Informationen zu ermöglichen.

4.1 Ausgewählte medizinische Techniken

Tab. 4.1: Verminderung von Keimbelastungen durch Sterilisierung/Desinfektion.

kreative Leistungen	innovative Leistungen (α-Innovationen)
Gärprozess	
Theodor Schwann (1839)[256] Alles Leben besteht aus Zellen; Gärung und Fäulnis wird verursacht durch Zellen/Mikroben	*Louis Pasteur (1860)*[257] **(G)** Abtötung der Mikroben durch Erhitzung auf 55 °C (Pasteurisierung) verhindert Nachgärungen von Wein und Bier
Wundinfektionen	
Ignaz Semmelweis (1847)[258] Beobachtung der Übertragung des tödlichen Kindbettfiebers von Leichen auf Gebärende durch behandelnde Ärzte und Medizinstudenten. Antiseptische Behandlung der Hände und Geräte mit Chlorlösungen; hierdurch drastische Verminderung der Erkrankungsrate	*Joseph Lister (1865/1867)*[259] Antiseptische Behandlung von Wunden/chirurgischen Eingriffen durch Besprühen mit 5 %igem Phenol bzw. durch Phenol-haltige Verbände; Sterilisation des Op-Bestecks und der Hände mit Phenol; Gebrauch von Gummihandschuhen
Stadt Carlisle (~1850)[260] Gestank der Rieselfelder wird durch Phenol (Karbol) vermindert *Georges-Eugene Hausmann (1853/54)* Gerüche werden durch Gabe von Phenol in die Abwasserkanäle von Paris bekämpft	*Emil von Behring (1882)*[261] **(G)** Differenzierung zwischen der antitoxischen, der desinfektiösen und der gewebeschädigenden Wirkung von Iodoform
Milzbrand	
Aloys Pollender (1855)[262] Entdeckung der Milzbrandkeime im Gewebe erkrankter Kühe	*Robert Koch (1876)*[263] Zucht von Milzbrandkeimen in Nährböden und Nachweis der Infektiosität durch Infektion von Meerschweinchen oder Kaninchen; Abtötung der Keime durch Chemikalien (Chlorlösungen oder Quecksilber-Sublimat)
Casimir Joseph Davaine (1863)[264] Entdeckung der Infektiösität der Milzbrandkeime durch Übertragung von Blut erkrankter Schafe auf Kaninchen und Ratten; Nachweis einer Keimdosis-Wirkungskurve und Inkubationszeit (*1868–69*), Nachweis der Abtötung bei 52°–55 °C (*1868–73*)	
Tuberkulose	
Jean-Antoine Villemin (1867)[265] Proben von menschlichen oder bovinen Tuberkelgranulomen erzeugen Tuberkulose in Kaninchen	*Robert Koch (1890)* Abtötung von Tuberkelbakterien mit Hilfe von Chlorlösungen
Robert Koch (1882)[266] Zucht von Tuberkelbakterien in soliden Nährböden (erst Gelatine, dann Agar-Agar) und Nachweis durch neue Färbemethode (Methylenblau + Gegenfärbung Vesuvin); Exposition von Meerschweinchen, Mäusen und Kaninchen mit Tuberkelbakterien (Inokulation oder Sprühnebel) erzeugt Tuberkulose.	
Verderb Protein-haltiger Arzneimittel (Antiseren)	
	Gaston Ramon (1915)[267] Zugabe von Formaldehyd stabilisiert Antiseren

kursiv fettgedruckte Namen: Autor(en) tätig an industriellen Forschungsinstituten
(G): Autor(en) auch Gründer eines pharmazeutischen Unternehmens
(K): Kooperation zwischen Autor(en) und pharmazeutischem Unternehmen

Tab. 4.2: Nichtinvasive bildgebende Verfahren.

kreative Leistungen	innovative Leistungen (α-Innovationen)
Roentgenverfahren	
JW Hittorf (1869)[268] Entdeckung der Kathodenstrahlen *H Hertz; P Lenard (1892/94)*[269] Studium der Kathodenstrahlen *WC Röntgen (1895)*[270] Entdeckung der X-Strahlen und deren Anwendung	***G Hounsfield, A Cormack** (1973–1977)*[271] Entwicklung der Röntgen-Computer-Tomographie (CT)

256 Schwann T, Schleiden MJ. Microscopic Investigations on the Accordance in the Structure and Growth of Plants and Animals Berlin. 1839; translated to English by the Sydenham Society 1847. http://vlp.mpiwg-berlin.mpg.de/pdf/lit28715_Lo.pdf.

257 de Paolo Ch, Pasteur and Lister. A chronicle of scientific influence, The Victorian Web 2012, www.victorianweb.org/science/health/depaolo.html. Martínez-Palomo A. The science of Louis Pasteur: a reconsideration. Q Rev Biol. 2001;76(1):37–45; Berche P. Louis Pasteur, from crystals of life to vaccination. Clin Microbiol Infect. 2012;18 Suppl 5:1–6.

258 www.nndb.com/people/601/000091328/.

259 www.nndb.com/people/597/000091324/.

260 Friend DG. Aspirin, the unique drug. Arch surg. 1974;108:765–769; http://citeseerx.ist.psu.edu/viewdoc/download?doi=10.1.1.691.9458&rep=rep1&type=pdf.

261 www.encyclopedia.com/topic/Emil_von_Behring.aspx#1.

262 Pollender A. Mikroskopische und mikrochemische Untersuchung des Milzbrandblutes, so wie über Wesen und Kur des Milzbrandes. Vierteljahresschrift über gerichtliche und öffentliche Medicin. 1855;7:112–113; https://archive.org/stream/bub_gb_qvAEAAAAQAAJ#page/n497/mode/2up.

263 Blevins SM, Bronze MS. Robert Koch and the ‚golden age' of bacteriology. Int J Infect Dis. 2010;14(9):e744–51.

264 Rocchietta S. Casimir Joseph Davaine (1812–1882), pioneer of medical microbiology. Minerva Med. 1970;61(6):XI.

265 Daniel TM. Jean-Antoine Villemin and the infectious nature of tuberculosis. Int J Tuberc Lung Dis. 2015;19(3):267–8.

266 Cambau E, Drancourt M. Steps towards the discovery of Mycobacterium tuberculosis by Robert Koch 1882. Clin Microbiol Infect. 2014;20(3):196–201; Blevins SM, Bronze MS, Robert Koch and the ‚golden age' of bacteriology. Int J Infect Dis. 2010;14(9):e744–51.

267 http://webext.pasteur.fr/archives/e_ram0.html.

268 Hittorf W. Ueber die Elektrizitätsleitung der Gase. Erste Mitteilung, Ann. Phys. und Chemie. 1869;136: 1–31; Hittorf W. Ueber die Elektrizitätsleitung der Gase. Zweite Mitteilung, Ann. Phys. und Chemie. 1869;136:197–234.

269 Hertz H. Über den Durchgang von Kathodenstrahlen durch dünne Metallschichten. Wiedemanns Annalen der Physik und Chemie. 1892;45:28–32. Lenard P. Ueber Kathodenstrahlen in Gasen von atmosphärischem Druck und im äussersten Vacuum. Annalen der Physik. 1894;287(2);225–267.

270 Röntgen WC. Über eine neue Art von Strahlen. Sonderabbdruck aus den Sitzungsberichten der Würzburger Physik.-medic. Gesellschaft. 1895. Stahel'sche K. Hof- und Universitätsbuch- und Kunsthandlung. 1896. https://de.wikisource.org/wiki/Ueber_eine_neue_Art_von_Strahlen_(Vorl%C3 %A4ufige_Mittheilung).

271 Cormack AM. Reconstruction of densities from their projections, with applications in radiological physics. Phys Med Biol. 1973;18(2):195–207. Cormack AM, Doyle BJ. Algorithms for two-dimensional reconstruction. Phys Med Biol. 1977;22(5):994–7. Ambrose J, Hounsfield G. Computerized transverse axial tomography. Br J Radiol. 1973;46(542):148–9.

Hounsfield GN. Historical notes on computerized axial tomography. J Can Assoc Radiol. 1976;27(3):135–42.

kreative Leistungen	innovative Leistungen (α-Innovationen)
Kernspintomographie	
EK Zavoisky (1945); F Bloch et al (1946); EM Purcel et al (1946)[272] physikalische Grundlagen der Kernspinresonanz *E Odeblad, G Lindström (1955)*[273] Erste Kernspinresonanzmessung bei biologischem Material (ex vivo und in vivo)	*PC Lauterbur (1973/74)*[274]*; Z Abe et al (1973–1978)*[275]*; P Mansfield et al (1974/77)*[276]*;* *RR Ernst (1977)*[277] ***(K)*** Entwicklung eines funktionsfähigen Kernspintomographen

kursiv fettgedruckte Namen: Autor(en) tätig an industriellen Forschungsinstituten
(G): Autor(en) auch Gründer eines pharmazeutischen Unternehmens
(K): Kooperation zwischen Autor(en) und pharmazeutischem Unternehmen

272 Zavoisky EK. Spin-magnetic resonance in paramagnetics. J Phys Acad Sci USSR1945;9:245; Bloch F, Hanson WW, Packard M. Nuclear induction, Phys Rev. 1946;69:127. Purcell EM, Torrey HC, Pound RV. Resonance absorption by nuclear magnetic moments in a solid. Phys Rev. 1946;69:37–38; http://magnetic-resonance.org/ch/24-14.html#zav45.

273 Odeblad E, Lindström G. Some preliminary observations on the proton magnetic resonance in biological samples. Acta Radiologica. 1955;43:469–476.

274 Lauterbur PC. Image Formation by Induced Local Interactions: Examples of Employing Nuclear Magnetic Resonance. Nature. 1973;242/5394:190–191. Lauterbur PC. Image Formation by Induced Local Interactions: Examples of Employing Nuclear Magnetic Resonance. Pure Appl Chem. 1974;40:149.

275 Abe Z, Tanaka K, Masao H, Masashi I. Measurement method from the outside [to obtain] information in the inside applying nuclear magnetic resonance. Japanese patent apl, 48-13508; Priorität: 02.02.1973. Abe Z, Tanaka K, Sano F. Method of obtaining information of a specified or target area of a living body near its skin surface by the application of a nuclear magnetic resonance phenomenon, US patent 4240439; Priorität: 28.04.1978.

276 Garroway AN, Graunell PK, Mansfield P. Image formation using magnetic resonance. US-Patent 4021726, Priorität: 11.09.1974. Mansfield P. Nuclear magnetic resonance apparatus and method. US-Patent 4165479; Priorität: 13.12.1977.

277 Ernst RR. Gyromagnetic resonance fourier transform zeugmatography. US-Patent 4070611; Priorität 13.04.1977.

4.2 Prophylaxe und Therapie mit Proteinen

Tab. 4.3: Serumproteine von Tier und Mensch.

kreative Leistungen	innovative Leistungen (α-Innovationen)
tierische Antiseren	
Emil von Behring (1890)[278]***(G, K)*** Anti-Tetanus und Anti-Diphterie-Seren: Seren von Meerschweinchen, Ratten oder Kaninchen, immunisiert mit attenuierten Tetanus-Keimen (Mitarbeiter: *Shibasaburo Kitasato*)[279] oder Diphterie-Keimen (Mitarbeiter: *Erich Wernicke*)[280] schützen Tiere vor einer Erkrankung nach Injektion des jeweiligen Keimes und heilen Tiere, infiziert mit dem jeweiligen Keim	*Emile Roux, Andre Martin (1894)*[281] Auswahl und Technik der Immunisierung von Pferden für Antiseren *Paul Ehrlich (1893/94)*[282] Optimierung der Dosis, Häufigkeit und der Blutentnahmezeitpunkte für Antiseren mit hohem Titer *Emil von Behring (1883/84)*[283]***(G, K)*** klinischer Beleg der therapeutischen Wirkung des Anti-Diphterie-Serums; *(1914/15)*[284] klinischer Beleg des Schutzes des Anti-Tetanus-Serums gegen Tetanus
A Calmette (1896)[285] Anti-Schlangengift-Seren schützen prophylaktisch und therapeutisch vor Schlangengift-Wirkung	*T Madsen, H Noguchi. (1907)*[286] Optimisierung der Immunisierung mit Schlangengiften ***Schwick HG, Dickgieser F** (1963)*[287] Standardisierung der Gift-Immunogene und Antiseren
MF Woodruff et al. (1951–1966)[288] heterologe Anti-Lymphozyten-Antikörper (ALS) wirken immunsuppressiv und verhindern die Abstoßung eines allogenen Organ-Transplantats	*GE Moore et al.; **K Heide et al.**; J Traeger et al.; RD Rossen et al.;* (1969–1972)[289] Herstellung und Qualitätskontrolle von heterologen ALS *W Brendel, R Pichelmayr (1969)*[290]***(K)*** Optimierung der klinischen Anwendung von ALS für die Organtransplantation *GP Tilz et al (1973)*[291] ALS zur Therapie von Autoimmunerkrankungen
TW Smith et al. (1974–1980)[292] Anti-Digitalis Antiseren inhibieren die Wirkung von Digitalis und stellen ein spezifisches Antidot bei der Digitalis-Vergiftung dar	*D Larbig et al.; P Aeberhard et al. (1979–1980)*[293] Fab-Fragmente der Anti-Digitalis-Antikörper sind auf Grund ihrer Nierengängigkeit schneller und stärker wirksam bei Digitalis-Vergiftungen (iatrogen oder durch Fingerhut, Maiglöckchen, Orleander)
Antiseren mit verbesserter Verträglichkeit	
WN Berg, RA Kelser (1918)[294] *ML Petermann et al.; A Glaubiger (1941, 1946, 1948)*[295] ***(K)*** Anreicherung von Antikörpern durch Spaltung von Plasmaproteinen mit Pepsin	***CG Pope, MF Stevens; M Rovery, P Desnuelle; MB Jacobs (1951)*** [296] Optimierung der Enzymreaktion zur Herstellung von verträglichen Antiseren
Reinigung von Blutplasmaproteinen	
EJ Cohn (1920–1944)[297] Auftrennung des Blutplasmas auf der Grundlage des unterschiedlichen elektrischen Punktes und Charakterisierung der Bestandteile	*EJ Cohn et al (1946–1947)*[298] Aufbau von Methoden (Aussalzen, Alkohol-Fraktionierung) zur Isolierung von Blutplasmaproteinen

kreative Leistungen	innovative Leistungen (α-Innovationen)
Erhöhung der Wirksamkeit und/oder Verträglichkeit von humanen Blut-Plasmaproteinen	
EF Enders (1944)[299] Anreicherung funktionsfähiger Antikörper	*J. Stokes et al., (1944)*[300] Herstellung hyperimmuner humaner Immunglobulin Präparate (z. B. gegen Masern)
	***HE Schultze, G Schwick** (1962)*[301] intravenös verträgliche humane Antikörperpräparate durch enzymatische Abspaltung des Fc-Teiles unter Bildung von $F(ab)_2$ und/oder F(ab)
	***W. Stephan** (1969)*[302] intravenös verträgliche humane Antikörperpräparate durch Behandlung mit Propiolacton
SS Gellis et al. (1948)[303] Inaktivierung von Viruskontaminationen in Blutplasmafraktionen durch Hitzebehandlung	*JT Edsall* (1984)[304] ***N Heimburger, HE Karges** (1989)*[305] Virusinaktivierung von humanen Plasmaproteinen durch Hitzebehandlung
JH Lewis et al. (1946)[306] Anreicherung funktionsfähiger Gerinnungsfaktoren	*E Tabor et al (1981)*[307] ***HE Karges et al.; N Heimburger et al.** (1987)*[308] Virusinaktivierung von Gerinnungsfaktoren durch Hitzebehandlung

kursiv fettgedruckte Namen: Autor(en) tätig an industriellen Forschungsinstituten
(G): Autor(en) auch Gründer eines pharmazeutischen Unternehmens
(K): Kooperation zwischen Autor(en) und pharmazeutischem Unternehmen

278 Behring EA. Untersuchungen über das Zustandekommen der Diphtherie-lmmunitat bei Thieren. Deutsche medizinische Wochenschrift. 1890;16:1145–1148.

279 Behring EA, Kitasato S. Über das Zustandekommen der Diphtherie-lmmunität and der Tetanus-lmmunitat bei Thieren. Deutsche medizinische Wochenschrift. 1890;16:1113–1114.

280 Behring EA, Wernike E. „Über Immunisierung und Heilung von versuchsthieren bei der Diphtherie". Zeitschrift für Hygiene und Infektionskrankheiten. 1892;12:10–44.

281 www.encyclopedia.com/topic/Emil_von_Behring.aspx#1.

282 Brieger L, Ehrlich P. Beiträge zur Kenntnis der Milch immunisirter Thiere. Zeitschrift für Hygiene und Infectionskrankheiten,1893;13:336–346. Ehrlich P, Kossel H, Wassermann A. Ueber Gewinnung und Verwendung des Diphtherieheilserums. Deutsche Medicinische Wochenschrift. 1894;20:353–355. Hüntelmann AC. Diphtheria serum and serotherapy. Development, Production and regulation in fin de siècle Germany Dynamis,2007;27:107–131.

283 Behring EA. Die Behandlung der Diphtherie mit Diphtherieheilserum". *Deutsche medizinische Wocheschrift*. 1893;19:543–547, und. 1894;20:645–646.

284 www.encyclopedia.com/topic/Emil_von_Behring.aspx#1.

285 Calmette A. The Treatment of Animals Poisoned with Snake Venom by the Injection of Antivenomous Serum. Br Med J. 1896;2(1859):399–400. Calmette A. Upon the Mechanism of the Neutralization of Cobra Venom by its Antitoxin. J Med Res. 1909;21(1):47–9.

286 Madsen T, Noguchi H. Toxins and antitoxins – snake venoms and antivenins. J Exp Med. 1907;9(1):18–50.

287 Schwick HG, Dickhießer F. Probleme der Antigen- und Fermentanalyse im Zusammenhang mit der Herstellung polyvalenter Schlangengiftseren. Behringwerk-Mitteilungen, Sonderband Elwert Verlag Marburg 1963,35–66.

288 Woodruff MF, Forman B, Fraser KB. The effect of antilymphocytic serum on circulating antibody levels. J Immunol. 1951;67(1):57–62 Woodruff MF, Anderson NA. Effect of Lymphocyte depletion by thoracic duct fistula and administration of antilymphocyte serum on the survival of skin homografts in rats. Nature.

1963 Nov 16;200:702; Abaza HM, Nolan B, Watt JG, Woodruff MF. Effect of antilymphocytic serum on the survival of renal homotransplants in dogs. Transplantation. 1966;4(5):618–32.

289 Moore GE, Murphy GP, Papermaster BW, Amiraian K, Kenny GM, Moore RH. Purified Roswell Park cultured antilymphocytic globulin RPMI-CALG: preparation and clinical trial. J Surg Oncol. 1969;1(2):153–66. Heide K, Seiler FR, Schwick HG. Production of antilymphocyte globulin. Langenbecks Arch Chir. 1970;327(1):281–4. Traeger J, Fries D, Revillard JP, Durix A, Carraz M, Plan M. Production of human antilymphocytic serum in horse with thoracic duct lymphocytes and peripheral blood lymphocytes. Fed Proc. 1970;29(1):108–10; Rossen RD, Sell KW, Kasel JA, Shulman NR, Nora JJ, Judd KP, Trentin JJ, Butler WT. Preparation of antilymphocytic globulin for human use. Transplantation. 1972;14(4):462–7.

290 Pichlmayr R, Land W, Wagner E, Seiffert J, Fateh-Moghadam JA, Eulitz M, Brendel W. Experimentelle Untersuchungen zur Verbesserung der Spezifität von Antilymphocytenseren und ihrer Verträglichkeit. Klinische Wochenschrift. 1969;47(12):628–632.

291 Tilz GP, Albegger KW. Therapy of Sjogren's syndrome with antilymphocytic globulin. Z Rheumaforsch. 1973;32(5):221–9.

292 Smith TW. Use of antibodies in the study of the mechanism of action of digitalis. Ann N Y Acad Sci. 1974;242(0):731–65; Smith TW. Treatment of advanced digitalis toxicity with specific antibodies. Eur J Clin Invest. 1980;10(2 Pt 1):89–91.

293 Larbig D, Raff U, Haasis R. Reversal of digitalis effects by specific antibodies. Pharmacology. 1979;18(1):1–8; Aeberhard P, Butler VP, Smith TW, Haber E, Eng DT, Brau J, Chalom A, Glatt B, Thébaut JF, Delangenhagen B, Morin B. Treatment of massive digitalis poisoning (20 mg of digitoxin) with anti-digoxin antibody fragments (Fab). Arch Mal Coeur Vaiss. 1980;73(12):1471–8.

294 Berg WN, Kelser RA. The Destruction of Tetanus Antitoxin by Chemical Agents. Proc Natl Acad Sci U S A. 1918;4(6):174–6.

295 Petermann ML, Pappenheimer AM Jr. The action of crystalline pepsin on horse anti-pneumococcus antibody. Science. 1941;93(2419):458; Deutsch HF, Petermann ML, Williams JW. Biophysical studies of blood plasma proteins; the pepsin digestion and recovery of human gamma-globulin. J Biol Chem. 1946;164:93–107. Glaubiger A. The purification of diphtheria and tetanus antitoxin by the use of pepsin. J Lab Clin Med. 1948;33(6):757–67.

296 Pope CG, Stevens MF. The action of proteolytic enzymes on the antitoxins and proteins in immune sera. III. Further studies on enzyme systems which split the antitoxin molecule. Br J Exp Pathol. 1951;32(4):314–24. Rovery M, Desnuelle P. Study of the amino acids formed by hydrolysis of horse globin by crystalline pepsin, trypsin and chymotrypsin. Biochim Biophys Acta. 1952;8(4):450–8. Jacobs MB. Enzymatic preparation of antitoxins. Ann Inst Pasteur (Paris). 1953 Mar;84(3):656–9.

297 Cohn EJ. The Relation Between the Iso-Electric Point of a Globulin and Its Solubility and Acid Combining Capacity in Salt Solution. Proc Natl Acad Sci U S A. 1920;6(5):256–63; Cohn EJ, Oncley JL, Strong LE, Hughes WL, Armstrong SH. Chemical, clinical, and immunological studies on the products of human plasma fractionation. I. The characterization of the protein fractions of human plasma. J Clin Invest. 1944;23(4):417–32.

298 Cohn EJ, Strong LE, et al. Preparation and properties of serum and plasma proteins; a system for the separation into fractions of the protein and lipoprotein components of biological tissues and fluids. J Am Chem Soc. 1946;68:459–75. Cohn EJ. The separation of blood into fractions of therapeutic value. Ann Intern Med. 1947;26(3):341–52. Cohn EJ, Hughes WL, Weare JH. Preparation and properties of serum and plasma proteins; crystallization of serum albumins from ethanol water mixtures. J Am Chem Soc. 1947;69(7):1753–61.

299 Enders JF. Chemical, Clinical, an immunological studies on the products of human plasma fractionation: X. The concentration of certain antibodies in globulin fractions derives from human blood plasma. J Clin Invest. 1944;23(4):510–30.

Tab. 4.4: Gentechnisch herstellte Proteine.

kreative Leistungen	innovative Leistungen (α-Innovationen)
Grundlagen der Replikation und Transkription	
Oswald Amery et al. (1944)[309] Nachweis, dass die DNA Träger der Erbinformation ist	*Max Dellbrück (1954)*[310] Mechanismen der Replikationsmechanismen von Viren
Erwin Chargaff et al. (1948–1951)[311] Die DNA besteht aus dAMP, dCMP, dGMP und dTMP, das Verhältnis von Purinen zu Pyrimidinen ist 1, wobei A mit T und C mit G binden. In allen Zellen eines Individuums ist die DNA gleich, in unterschiedlichen Individuen wie auch Spezies unterschiedlich	*Matthew Meselson, Franklin Stahl (1958)*[312] Replikation der DNA *Sydney Brenner, Matthew Meselson (1961)*[313] Transkription: die Information eines DNA-Stranges wird komplementär überschrieben in einen Strang messenger RNA

300 Stokes J, Maris EP, Gellis SS. Chemical, clinical, and immunological studies on the products of human plasma fractionation: XI. The use of concentrated normal human serum gamma globulin (human immune serum globulin) in the prophylaxis and treatment of measles. J Clin Invest. 1944;23(4):531–40.

301 Schultze HE, Schwick G. On new possibilities of intravenous gamma globulin administration. Dtsch Med Wochenschr. 1962;87:1643–4.

302 Stephan W. Elimination of complement fixation of gamma-globulin by chemical modification with beta-propiolactone. Z Klin Chem Klin Biochem. 1969;7(3):282–6.

303 Gellis SS, Neefe JR et al. Chemical, clinical, and immunological studies on the products of human plasma fractionation; inactivation of the virus of homologous serum hepatitis in solutions of normal human serum albumin by means of heat. J Clin Invest. 1948;27(2):239–44.

304 Edsall JT. Stabilization of serum albumin to heat, and inactivation of the hepatitis virus. Vox Sang. 1984;46(5):338–40.

305 Heimburger N, Karges HE. Strategies to produce virus-safe blood derivatives. Curr Stud Hematol Blood Transfus. 1989;(56):23–33.

306 Lewis JH, Davidson CS, Minot GR, Soulier JP, Tagnon HJ, Taylor FH. Chemical, clinical, and immunological studies on the products of human plasma fractionation: XXXII. The coagulation defect in hemophilia. An in vitro and in vivo comparison of normal and hemophilic whole blood, plasma and plasma protein fractions. J Clin Invest. 1946;25(6):870–5.

307 Tabor E, Murano G, Snoy P, Gerety RJ. Inactivation of hepatitis B virus by heat in antithrombin III stabilized with citrate. Thromb Res. 1981;22(1–2):233–8.

308 Karges HE, Fuhge P, Heimburger N. Properties and virus safety of a pasteurized antithrombin III concentrate. Arzneimittelforschung. 1987;37(7):756–8; Heimburger N, Karges HE, Weidmann E. Virus safety of pasteurized factor VIII and factor IX concentrates: study in virgin patients. Dev Biol Stand. 1987;67:303–10.

309 Avery OT, Macleod CM, McCarty M. Studies on the chemical nature of the substance inducing transformation of peumococcal types: induction of transformation by a desoxyribonucleic acid fraction isolated from pneumococcal type III. J Exp Med. 1944;79(2):137–58.

310 Delbrück M. On the replication of Desoxyribonucleic acid (DNA). Proc Natl Acad Sci U S A. 1954;40(9):783–8.

311 Chargaff E, Vischer E. Nucleoproteins, nucleic acids, and related substances. Annu Rev Biochem. 1948;17:201–26. Vischer E, Chargaff E. Studies on the composition of nucleic acids. Fed Proc. 1948;7(1 Pt 1):197. Zamenhof S, Chargaff E. Evidence of the existence of a core in desoxyribonucleic acids. J Biol Chem. 1949;178(1):531. Chargaff E. Some recent studies on the composition and structure of nucleic acids. J Cell Physiol Suppl. 1951;38(Suppl. 1):41–59.

312 Meselson M, Stahl FW. The replication of dna in escherichia coli, Proc Natl Acad Sci U S A. 1958;44(7):671–82.

313 Brenner S, Jacob F, Meselson M. An unstable intermediate carrying information from genes to ribosomes for protein synthesis. Nature. 1961 May 13;190:576–581.

kreative Leistungen	innovative Leistungen (α-Innovationen)
Rosalind Franklin (1953)[314] Röntgenkristallographischer Nachweis der Doppelstrang-Struktur der DNA *James Watson, Francis Crick (1953)*[315] Entwurf der molekularen Struktur der DNA	*Georg Emil Palade; Richard B Roberts (1955–1959)*[316] Synthese von Proteinen an der mRNA mit Hilfe von Transfer-RNA in Ribosomen *Werner Arber, Daniel Nathans, Hamilton Othanel Smith (1962–1975)*[317] Identifizierung von Restriktionsenzymen zur Konstruktion von DNA-Konstrukten und Plasmiden
Expression von „rekombinanten" Proteinen	
Stanley Normann Cohen, Herbert Wayne Boyer et al. (1973/1975)[318]*(G)* rekombinante Gen-Technik: Einfügen einer fremden proteinkodierenden Gensequenz in ein Plasmid, Infektion eines Bakteriums (E.coli) mit diesem Plasmid und Expression des Fremdproteins in dem Bakterium	***Axel Ulrich et al., David Goeddel et al.*** *(1977–1979)*[319] Expression von Insulin durch rekombinante Gentechnik in Escherichia coli ***David Goeddel et al.*** *(1979)*[320] Expression von Wachstumshormon durch rekombinante Gentechnik in Escherichia coli
	nach 1979: Herstellung zahlreicher weiterer Proteine (Hormone, Wachstumsfaktoren, Interleukine, Erythropoietin, Interferone, Rezeptoren, monoklonale Antikörper und deren Derivate und Fusionsproteine) zur Forschungszwecken, für die Diagnostik und für die Therapie
kursiv fettgedruckte Namen: Autor(en) tätig an industriellen Forschungsinstituten **(G)**: Autor(en) auch Gründer eines pharmazeutischen Unternehmens **(K)**: Kooperation zwischen Autor(en) und pharmazeutischem Unternehmen	

314 Franklin RE, Gosling RG. Molecular structure of nucleic acids. Molecular configuration in sodium thymonucleate. 1953. Ann N Y Acad Sci. 1995;758:16–7; Maddox B. The double helix and the 'wronged heroine'. Nature. 2003;421(6921):407–8.

315 Watson JD, Crick FHC. Molecular structure of nucleic acids. A structure for desoxyribose nucleic acid. Nature. 1953;171:737–738.

316 Palade GE. A small particulate component of the cytoplasm. J. Biophys. Biochem. Cytol. 1955;1(1):59–68; McQuillen K, Roberts RB. Britten RJ. Synthesis of nascent protein by ribosomes in Escherichia coli. Proc Natl Acad Sci U S A. 1959;45(9):1437–47.

317 Arber W. Host-controlled modification of bacteriophage. Annu Rev Microbiol. 1965;19:365–78. Arber W, Linn S. DNA modification and restriction. Annu Rev Biochem. 1969;38:467–500; Arber W. DNA modification and restriction. Prog Nucleic Acid Res Mol Biol. 1974;14(0):1–37. Nathans D, Dissecting the genome of a small tumor virus. Harvey Lect. 1974–1975;70 Series:111–57; Nathans D, Adler SP, Brockman WW, Danna KJ, Lee TN, Sack GH Jr. Use of restriction endonucleases in analyzing the genome of simian virus 40. Fed Proc. 1974;33(5):1135–8; Smith HO, Levine M. The synthesis of phage and host dna in the establishment of lysogeny. Virology. 1965;25:585–90. Smith HO, Birnstiel ML. A simple method for DNA restriction site mapping. Nucleic Acids Res. 1976;3(9):2387–98.

318 Jackson DA, Symons RH, Berg P. Biochemical method for inserting new genetic infromation into DNA of simian virus 40: Circular SV 40 DNA molecules containing lamda phage genes and the galactose operon of Escherichia coli. Proc. Natl. Acad. Sci. 1972;69:2904–2909; Cohen SN, Chang AC, Boyer HW, Helling RB. Construction of biologically functional bacterial plasmids in vitro. Proc Natl Acad Sci U S A. 1973;70(11):3240–4; Morrow JF, Cohen SN, Chang AC, Boyer HW, Goodman HM, Helling RB. Replication and transcription of eukaryotic DNA in Escherichia coli. Proc Natl Acad Sci U S A. 1974;71(5):1743–7; Cohen SN, Chang AC. Replication and expression of constructed plasmid chimeras in transformed Escherichia coli – a review. Basic Life Sci. 1975;5A:335–44.

Tab. 4.5: Monoklonale und gentechnisch hergestellte Antikörper und deren Fragmente und Fusionsproteine.

kreative Leistungen	innovative Leistungen (α-Innovationen)
murine monoklonale Antikörper	
Georg Köhler, Cäsar Milstein (1975)[321] Herstellung muriner monoklonaler Antikörper durch Fusion eines Antikörperbildenden B-Lymphozyten mit einer B-Lymphom-Zelle	*P Kung et al.; JP van Wauve et al (1979–1984)*[322]*(K)* Nachweis der immunsuppressiven Wirkung von murinen monoklonalen Antikörpern gegen CD3 von T-Lymphozyten
	Gerd Riethmüller et al (1988–1993)[323]*(K)* Nachweis der Mikrometastasierung solider Tumoren als Ursprung von Tumorrezidiven nach radikaler Tumor-Resektion (Minimale Residual Tumor-Disease/ MRTD) und Nachweis der therapeutischen Wirkung von monoklonalen Anti-Tumor-Antikörpern bei MRTD des Kolonkarzinoms
	Gerd Riethmüller et al (1989–1991)[324]*(K)* Nachweis einer therapeutischen Wirkung von anti-(CD4)-Lymphozyten-Antikörpern bei der rheumatoiden Arthritis

319 Ullrich A, Shine J, Chirgwin J, Pictet R, Tischer E, Rutter WJ, Goodman HM. Rat insulin genes: construction of plasmids containing the coding sequences. Science. 1977;196(4296):1313–9; Goeddel DV, Kleid DG, Bolivar F, Heyneker HL, Yansura DG, Crea R, Hirose T, Kraszewski A, Itakura K, Riggs AD. Expression in Escherichia coli of chemically synthesized genes for human insulin. Proc Natl Acad Sci U S A. 1979;76(1):106–10; Sures I, Goeddel DV, Gray A, Ullrich A. Nucleotide sequence of human preproinsulin complementary DNA. Science. 1980 Apr 4;208(4439):57–9. Ullrich A, Dull TJ, Gray A, Brosius J, Sures I. Genetic variation in the human insulin gene. Science. 1980 Aug 1;209(4456):612–5.

320 Goeddel DV, Heyneker HL, Hozumi T, Arentzen R, Itakura K, Yansura DG, Ross MJ, Miozzari G, Crea R, Seeburg PH. Direct expression in Escherichia coli of a DNA sequence coding for human growth hormone. Nature. 1979;281(5732):544–8.

321 Köhler G, Milstein C. Continuous cultures of fused cells secreting antibody of predefined specificity. Nature. 1975;256:495–497.

322 Kung P, Goldstein G, Reinherz EL, Schlossman SF. Monoclonal antibodies defining distinctive human T cell surface antigens. Science. 1979 Oct 19;206(4416):347–9; Van Wauwe JP, Goossens J, Van Nyen G. Inhibition of lymphocyte proliferation by monoclonal antibody directed against the T3 antigen on human T cells. Cell Immunol. 1984 Jul;86(2):525–34.

323 Schlimok G, Funke I, Bock B, Schweiberer B, Riethmüller G. Monoclonal antibodies – new probes for diagnosis and therapy. Their use as an example of the micrometastasizing of solid tumors. Arzneimittelforschung. 1988;38(3A):435–7; Schlimok G, Funke I, Bock B, Schweiberer B, Witte J, Riethmüller G. Epithelial tumor cells in bone marrow of patients with colorectal cancer: immunocytochemical detection, phenotypic characterization, and prognostic significance. J Clin Oncol. 1990;8(5):831–7; Riethmüller G, Johnson JP. Monoclonal antibodies in the detection and therapy of micrometastatic epithelial cancers. Curr Opin Immunol. 1992;4(5):647–55. Riethmüller G, Schneider-Gädicke E, Johnson JP. Monoclonal antibodies in cancer therapy. Curr Opin Immunol. 1993;5(5):732–9.

324 Herzog C, Walker C, Müller W, Rieber P, Reiter C, Riethmüller G, Wassmer P, Stockinger H, Madic O, Pichler WJ. Anti-CD4 antibody treatment of patients with rheumatoid arthritis: I. Effect on clinical course and circulating T cells. J Autoimmun. 1989;2(5):627–42; Reiter C, Kakavand B, Rieber EP, Schattenkirchner M, Riethmüller G, Krüger K. Treatment of rheumatoid arthritis with monoclonal CD4 antibody M-T151. Clinical results and immunopharmacologic effects in an open study, including repeated administration. Arthritis Rheum. 1991;34(5):525–36.

kreative Leistungen	innovative Leistungen (α-Innovationen)
humanisierte monoklonale Antikörper	
MS Neuberger et al.; PT Jones et al.; G Winter et al. (1984–1991)[325]***(K;G)*** genetische Übertragung der variablen Regionen (VL, VH) eines murinen Antikörpermoleküls in humane konstante Regionen	*M. Brüggemann et al (1987)*[326] Verstärkung (human CH/IgG1) oder Verminderung (human CH/IgG4) der Effektorfunktionen von IgG *L. Riechmann et al. (1988)*[327] murine Antigen-Binderegionen (CDR's) in humane konstante Regionen (VH,VL,CL,CH)
	G. Hale et al.; J. Lundin et al (1988–1998)[328]***(K)*** Wirksamkeit des humanisierten Campath-1 (Campath-1H) bei NHL-Lymphomen
gentechnisch hergestellte Antikörperfragmente und Fusionsproteine	
L Riechmann et al.; JS Huston et al.; D Givol (1988–1991)[329] genetische Herstellung von Antikörperfragmenten (FV) und Einzelkettenantikörpern (VL-Linker VH) *A Skerra, A Plückthun et al (1988)*[330]***(G)*** Expression von Antikörperfragmenten (FV; Fab) in Bakterien (E.coli) ***VK Chaudhary et al.*** *(1989)*[331] Konstruktion von Antikörper-Fusionsproteinen (VL,VH-Linker-Pseudomonas-Exotoxin)	*HR Hoogenboom et al (1991)*[332]***(G)*** Herstellung von (chimären) Antikörper-Fusionsproteinen *JS Huston et al.; (1991)*[333] genetische Herstellung von Einzelkettenantikörpern (VL-Linker VH) und Fusionsproteinen ***K Bosslet et al.*** *(1992)*[334] Antikörper-Enzym-Fusionsproteine (VL-CL, VH-CH1-HingeRegion-Linker-ß-Glucuronidase) ***P Savage et al.*** *(1993)*[335] Antikörper-Zytokin-Fusionsprotein (VH-Linker-VL-IL-2)
	HR Hoogenboom, G Winter; A Nissim et al., AD Griffiths et al. (1992–1994)[336]***(G)*** Antikörperbibliotheken aus Keimzellen-Genen kodierend für CDR's
	R Orlandi et al.; JD Marks et al.; RE Hawkins et al.; H Gram et al., RA Lerner et al.; CF Barbas et al.; SM Glaser et al., JW Smith et al (1989–1994)[337]***(G)*** Synthetische Antikörperbibliotheken; Erhöhung der Affinität von biologischen oder synthetischen Peptidsequenzen zu einem Antigen/Epitop durch gezielte Mutationen und wiederholter Selektion
	A Tramontano et al.; L Sastry et al (1986–1989)[338]***(G)*** katalytisch wirkende synthetische Antikörpermoleküle

kursiv fettgedruckte Namen: Autor(en) tätig an industriellen Forschungsinstituten
(G): Autor(en) auch Gründer eines pharmazeutischen Unternehmens
(K): Kooperation zwischen Autor(en) und pharmazeutischem Unternehmen

---

325 Neuberger MS. Expression and regulation of immunoglobulin heavy chain gene transfected into lymphoid cells. EMBO J. 1983;2(8):1373–8; Neuberger MS, Williams GT, Fox RO. Recombinant antibodies possessing novel effector functions. Nature. 1984;312(5995):604–8; Neuberger MS, Williams GT, Mitchell EB, Jouhal SS, Flanagan JG, Rabbitts TH. A hapten-specific chimaeric IgE antibody with human physiological effector function. Nature. 1985;314(6008):268–70. Brüggemann M, Neuberger MS. Novel antibodies by DNA manipulation. Prog Allergy. 1988;45:91–105. Jones PT, Dear PH, Foote J, Neuberger MS, Winter G. Replacing the complementarity-determining regions in a human antibody with those from a

mouse. Nature. 1986;321(6069):522–5; Winter G, Milstein C. Man-made antibodies. Nature. 1991;349(6307):293–9.

326 Brüggemann M, Williams GT, Bindon CI, Clark MR, Walker MR, Jefferis R, Waldmann H, Neuberger MS. Comparison of the effector functions of human immunoglobulins using a matched set of chimeric antibodies. J Exp Med. 1987;166(5):1351–61.

327 Riechmann L, Clark M, Waldmann H, Winter G. Reshaping human antibodies for therapy. Nature. 1988;332(6162):323–7; Riechmann L, Foote J, Winter G. Expression of an antibody Fv fragment in myeloma cells. J Mol Biol. 1988 Oct 5;203(3):825–8.

328 Hale G, Dyer MJ, Clark MR, Phillips JM, Marcus R, Riechmann L, Winter G, Waldmann H. Remission induction in non-Hodgkin lymphoma with reshaped human monoclonal antibody CAMPATH-1H. Lancet. 1988;2(8625):1394–9; Lundin J, Osterborg A, Brittinger G, Crowther D, Dombret H, Engert A, Epenetos A, Gisselbrecht C, Huhn D, Jaeger U, Thomas J, Marcus R, Nissen N, Poynton C, Rankin E, Stahel R, Uppenkamp M, Willemze R, Mellstedt H. CAMPATH-1H monoclonal antibody in therapy for previously treated low-grade non-Hodgkin's lymphomas: a phase II multicenter study. European Study Group of CAMPATH-1H Treatment in Low-Grade Non-Hodgkin's Lymphoma. J Clin Oncol. 1998;16(10):3257-.

329 Riechmann L, Foote J, Winter G. Expression of an antibody Fv fragment in myeloma cells. J Mol Biol. 1988 Oct 5;203(3):825–8; Huston JS, Levinson D, Mudgett-Hunter M, Tai MS, Novotný J, Margolies MN, Ridge RJ, Bruccoleri RE, Haber E, Crea R, et al. Protein engineering of antibody binding sites: recovery of specific activity in an anti-digoxin single-chain Fv analogue produced in Escherichia coli. Proc Natl Acad Sci U S A. 1988;85(16):5879–83; Givol D. The minimal antigen-binding fragment of antibodies – Fv fragment. Mol Immunol. 1991;28(12):1379–86.

330 Skerra A, Plückthun A. Assembly of a functional immunoglobulin Fv fragment in Escherichia coli. Science. 1988;240(4855):1038–41.

331 Chaudhary VK, Queen C, Junghans RP, Waldmann TA, FitzGerald DJ, Pastan I. A recombinant immunotoxin consisting of two antibody variable domains fused to Pseudomonas exotoxin. Nature. 1989;339(6223):394–7.

332 Hoogenboom HR, Raus JC, Volckaert G. Targeting of tumor necrosis factor to tumor cells: secretion by myeloma cells of a genetically engineered antibody-tumor necrosis factor hybrid molecule. Biochim Biophys Acta. 1991;1096(4):345–54.

333 Huston JS, Mudgett-Hunter M, Tai MS, McCartney J, Warren F, Haber E, Oppermann H. Protein engineering of single-chain Fv analogs and fusion proteins. Methods Enzymol. 1991;203:46–88.

334 Bosslet K, Czech J, Lorenz P, Sedlacek HH, Schuermann M, Seemann G. Molecular and functional characterisation of a fusion protein suited for tumour specific prodrug activation. Br J Cancer. 1992;65(2):234–8.

335 Savage P, So A, Spooner RA, Epenetos AA. A recombinant single chain antibody interleukin-2 fusion protein. Br J Cancer. 1993;67(2):304–10.

336 Hoogenboom HR, Winter G. By-passing immunisation. Human antibodies from synthetic repertoires of germline VH gene segments rearranged in vitro. J Mol Biol. 1992;227(2):381–8; Nissim A, Hoogenboom HR, Tomlinson IM, Flynn G, Midgley C, Lane D, Winter G. Antibody fragments from a 'single pot' phage display library as immunochemical reagents. EMBO J. 1994;13(3):692–8; Griffiths AD, Williams SC, Hartley O, Tomlinson IM, Waterhouse P, Crosby WL, Kontermann RE, Jones PT, Low NM, Allison TJ, et al. Isolation of high affinity human antibodies directly from large synthetic repertoires. EMBO J. 1994;13(14):3245–60.

337 Orlandi R, Güssow DH, Jones PT, Winter G. Cloning immunoglobulin variable domains for expression by the polymerase chain reaction. Proc Natl Acad Sci U S A. 1989;86(10):3833–7; Marks JD, Hoogenboom HR, Bonnert TP, McCafferty J, Griffiths AD, Winter G. By-passing immunization. Human antibodies from V-gene libraries displayed on phage. J Mol Biol. 1991;222(3):581–97. Hawkins RE, Russell SJ, Winter G. Selection of phage antibodies by binding affinity. Mimicking affinity maturation. J Mol Biol. 1992;226(3):889–96; Gram H, Marconi LA, Barbas CF 3rd, Collet TA, Lerner RA, Kang AS. In vitro selection and affinity maturation of antibodies from a naive combinatorial immunoglobulin library. Proc Natl Acad Sci U S A. 1992;89(8):3576–80; Lerner RA, Barbas CF 3rd, Kang AS, Burton DR. On the use of combinatorial antibody libraries to clone the „fossil record" of an individual's immune response. Proc Natl Acad Sci U S A. 1991;88(21):9705–6; Barbas CF 3rd, Bain JD, Hoekstra DM, Lerner RA. Semisynthetic combinatorial antibody libraries: a chemical solution to the diversity problem. Proc Natl Acad Sci U S A. 1992;89(10):4457–61; Glaser SM, Yelton DE, Huse

4.3 Impfstoffe

Tab. 4.6: Impfstoffe.

<table>
<tr><th>kreative Leistungen</th><th colspan="2">innovative Leistungen (α-Innovationen)</th></tr>
<tr><td colspan="3">Pockenimpfstoffe (Lebendimpfstoffe)</td></tr>
<tr><td colspan="3">humane Pockenviren im Pockenschorf, Pockeneiter vom Menschen</td></tr>
<tr><td rowspan="5">Volksmedizin in der Türkei, China (Inokulieren des Impfstoffes in Gesunde bewirkt Schutz; (jedoch Risiko der Übertragung von anderen Erregern wie Syphilis et al.)[339]</td><td colspan="2">Emanuel Thimony (Arzt)[340]
Beobachtung und Beschreibung der Volksmedizin</td></tr>
<tr><td colspan="2">Lady Mary Wortley Montagu (1716)[341]
erfolgreiche Impfung des eigenen Sohnes Edward in der Türkei</td></tr>
<tr><td rowspan="3">König Georg 1 (1721/ 1722)[342]</td><td>erst erfolgreiche Impfung von 7 zum Tode verurteilten Verbrechern</td></tr>
<tr><td>dann erfolgreiche Impfung von Waisenkindern</td></tr>
<tr><td>danach erfolgreiche Impfung der eigenen Enkelkinder</td></tr>
<tr><td colspan="3">Kuhpocken</td></tr>
<tr><td rowspan="2">Benjamin Jesty (1774)[343]
Landwirt: erfolgreiche Impfung seiner Frau und seiner Kinder mit Lymphe aus Kuhpockenpustel: Schutz gegen Humanpocken</td><td colspan="2">Peter Plett (1791)[344]
Lehrer: erfolgreiche Impfung von drei Schülern</td></tr>
<tr><td colspan="2">Edward Jenner (1796)[345]
Impfungen von James Phipps und des eigenen Sohnes schützen vor Pocken-Infektion durch nachfolgende Inokulierungen mit humanem Pockeneiter
(Ablehnung der Daten durch die Royal Society, London)</td></tr>
<tr><td colspan="3">attenuierte Impstoffe oder Totimpfstoffe und technische Weiterentwicklungen</td></tr>
<tr><td colspan="3">Impfstoffe gegen Cholera des Huhnes (Pasteurella multocida)</td></tr>
<tr><td>Charles Chamberland (1879)[346]
Zufallsbefund: im Kulturmedium vermehrte Keime schützen vor Infektionen, ohne krank zu machen</td><td colspan="2">Louis Pasteur (1879)[347] (G)
durch Kulturpassagen attenuierte Lebenvakzine schützt gegen Hühner-Cholera</td></tr>
</table>

WD. Antibody engineering by codon-based mutagenesis in a filamentous phage vector system. J Immunol. 1992;149(12):3903–13; Smith JW, Hu D, Satterthwait A, Pinz-Sweeney S, Barbas CF 3rd. Building synthetic antibodies as adhesive ligands for integrins. J Biol Chem. 1994;269(52):32788–95.

338 Tramontano A, Janda KD, Lerner RA. Catalytic antibodies. Science. 1986;234(4783):1566–70.

Sastry L, Alting-Mees M, Huse WD, Short JM, Sorge JA, Hay BN, Janda KD, Benkovic SJ, Lerner RA. Cloning of the immunological repertoire in Escherichia coli for generation of monoclonal catalytic antibodies: construction of a heavy chain variable region-specific cDNA library. Proc Natl Acad Sci U S A. 1989;86(15):5728–32.

kreative Leistungen	innovative Leistungen (α-Innovationen)
Milzbrand-Impfstoffe	
Jean-Joseph Henry Toussaint (1880)[348] auf 55 °C erhitzte und mit Phenol behandelte Milzbranderreger schützen Hunde und Schafe vor der Infektion	*Louis Pasteur* (1881) **(G)** mit Sauerstoff und/oder Kalium-dichromat behandelte Milzbrandkeime schützen Schafe gegen Milzbrandinfektion
Masern-Virus-Impfstoffe und deren Kombinationen mit Röteln- und Mumpsimpfstoffen	
AN Kingsbury et al., DL Richardson et al (1927)[349]*; CA Janeway (1945)*[350] Nachweis des Immunschutzes nach Maserninfektion oder nach Verabreichung von Gammaglobulin *EP Maris, SS Gellis (1949)*[351] **(K)** erste Schutzimpfung mit Masernviren, attenuiert über Chorionallatois-Passagierung	*JF Enders, C Peebles (1954); MV Milovanovic et al (1957); SL Katz et al (1958)*[352] Attenuierung von Masernviren durch Passagierung in Hühner-Embryonalzellen *ML Lepow et al.; S Krugman et al (1960), P Collard et al (1961); CH Carter et al (1962);* ***MR Hilleman et al.*** *(1962)*[353] erfolgreiche Schutzimpfung von Kindern mit attenuierten Masernviren ***MR Hilleman et al*** *(1968/69); EB Buynak et al (1969); RE Weibel et al (1970)*[354] Kombination von attenuierten Masern-, Röteln- und Mumps-Viren zu einem Dreifach-Impfstoff
Tollwut-Virus-Impfstoffe	
	Louis Pasteur (1885)[356] **(G)** Reduktion der Virulenz des Tollwutvirus durch Tier-Passagen und durch Exposition von Virus-haltiger Rückenmark-Suspension in trockener Luft über 15 Tage. Injektion von attenuiertem Virus in einen infizierten Patienten während der Inkubationszeit (Joseph Meister) schützte vor Ausbruch der Erkrankung
Victor Galtier (1881) [355] durch Infektionspassagen in Kaninchen wird die Virulenz attenuiert. Attenuierte Tollwutviren schützen Schafe vor einer Tollwut-Virusinfektion	*David Semple (1919)*[357] Verminderung des Myelins im Impfstoff auf ca. 5 % zur Verbesserung der Verträglichkeit (Risiko autoallergischer Neuropathien) *Claudio Fermi (1949)*[358] Inaktivierung des Tollwutvirus durch Phenolbehandlung der Virus-haltigen Rückenmarksuspension
	LT Webster, AD Clow (1936)[359] Virusvermehrung in humaner Zellkultur für die Herstellung einer Hirngewebe-freien Tollwut-Vakzine
	TJ Wictor et al (1984)[360]**(K)** gentechnisch hergestellte Tollwut Vakzine (Gen für Tollwutoberflächenantigen eingefügt in Vaccinia-Virus)

kreative Leistungen	innovative Leistungen (α-Innovationen)
Influenza- Impfstoffe	
W Kruse (1914); GB Foster (1916/17); HG Gibson et al (1918)[361] Nachweis, dass die Influenza eine übertragbare (Virus-) Krankheit darstellt *AP Dochez et al (1930); W Smith et al (1933)*[362] Isolierung und Charakterisierung des Influenzavirus *L Hoyle (1948), W und G Henle (1949); A Isaacs F Fulton (1953)*[363] Vermehrung von Influenzaviren in bebrüteten (embryonalen) Hühnereiern	*RE Shope (1936); FL Horsefall et al (1940); WF Friedewald (1944), WM Stanley et al (1945);* ***MR Hilleman et al.*** *(1950)*[364] Entwicklung und Optimierung von Influenza-Vakzinen (> **1950**)[365] Entwicklung monovalenter, divalenter oder trivalenter inaktivierter, attenuierter oder Subunit-Vakzinen *BK Buchner et al (1955); D Kieninger et al.; VK Jain et al (2013)*[366]***(K)*** Entwicklung und Wirkung eines quadrivalenten (A/H1N1, A/H3N2, B/Victoria, B/Yamagata) inaktivierten Influenza-Impfstoffs
Polio-Virus-Impfstoffe	
J F Enders et al (1949)[367] Vermehrung des Poliovirus in der Zellkultur	*JE Salk (1953)*[368]***(K)*** Totimpfstoff aus Formaldehyd inaktivierten Poliovirusstämmen I,II,III *AB Sabin (1957–1960)*[369]***(K)*** Lebendimpfstoff (Passagen in Affenzellen mit Mutationen mit Verlust der Neurovirulenz) der Poliovirusstämme I,II,III
Ebola-Virus-Impfstoffe	
A Sanchez et al.; H Feldmann, HD Klenk (1989–1993)[370] molekularbiologische Analyse der Filoviren Ebola und Marburg *SM Jone, H Feldmann et al (2005)****(K)***[371] Entwicklung des Lebendimpfstoffes rVSV-ZEBOV (attenuierte rekombinante Vesicular stomatitis Virus-Vektoren, die das EBOV Glycoprotein oder das MARV Glycoprotein exprimieren)	*ST Agnandji et al.; AM Henao-Restrepo et al (2016)*[372]***(K)*** erfolgeiche Klinische Prüfung des rVSV-ZEBOV Ebola-Virus-Impfstoffes auf Wirksamkeit und Verträglichkeit *ST Tapia et al (2016)*[373] ***(K)*** Klinische Prüfung einer Replikation-defektiven Schimpansen Adenovirus 3 Vector Vaccine, welche das Zaire Ebola Virus Glycoprotein exprimiert (ChAd3-EBO-Z), auf Wirksamkeit und Verträglichkeit
Toxoid-Impfstoffe	
Diphterie-Toxoid	
Friedrich Löffler (1884)[374] Entdeckung der Ursache der Diphterie (Corynebakterium diphteriae) *Émile Roux, Alexandre Yersin (1888)*[375] Entdeckung des Toxins	*Emil von Behring (1913)*[376]**(G; K)** Die Kombination von Diphterie-Toxin + Diphterie-Antiserum + Formaldehyd (Simultan-Impfung) schützt Tier und Mensch vor Infektionen *Gaston Ramon (1923–1924)*[377] Inaktivierung der Toxine (Diphterie-Toxin, Tetanus-Toxin, Schlangengifte) zu immunogenen Toxoiden durch Hitze- und Formaldehyd-Behandlung; 1925 erfolgreiche Immunisierung von Menschen

kreative Leistungen	innovative Leistungen (α-Innovationen)
Tetanus-Toxoid	
Arthur Nicolaier (1884)[378] Injektion von Erdproben induziert Tetanus; Isolierung des Toxins *Giorgio Rattone, Antonio Carle (1884)*[379] Injektion von Eiter Tetanus-Erkrankter induziert Tetanus in Kaninchen *Kitasato Shibasaburō (1891)*[380] Entdeckung des Erregers Clostridium tetani	*Pierre Descombey (1925–1926)*[381] Tetanus-Impfungen von Haustieren *Christian Zoeller (1925–1926)*[382] Tetanus-Impfungen beim Menschen, Entwicklung von Kombinations-Impfstoffen mit mehreren Toxoiden
Antigen-Impfstoffe und Konjugat-Impfstoffe	
bakterielle Polysaccharide	
Michael Heidelberger et al (1945)[383] Immunisierung mit Pneumokokken Kapsel-Polysacchariden schützt gegen Pneumokokken-Infektionen *SB Svenson et al (1979)*[384] Konjugate von Salmonella O-Oligo-sacchariden mit Diphterietoxin verstärken die Immunreaktion	*KT Lin et al.; Y Sanchez et al (1982); EC Beuvery et al.; C Chu et al (1983)*[385] **(K)** Herstellung und verstärkte Immunogenität von Konjugatvakzinen (Pneumokokken-Polysacharid -Zellwall-Protein oder -Albumin; HBVAg -Tetanus-Toxoid; Meningokokken C-Polysacharid-Tetanus-toxoid; Haemophilus influenza B Polysaccharid-Tetanustoxoid; Pneumokokken-Polysacharid-Tetanustoxoid) *I Caro-Aguilar et al (2017)*[386] ***(K)*** Homogene Konjugate (15X) von Pneumokokken-Polysachariden weisen eine erhöhte Immunogenität auf
Hepatitis B Virus/HBV	
Baruch Blumberg, (1965)[387] Entdeckung des Australia-Antigens bei der infektiösen Hepatitis *Alfred Prince (1968)*[388] Identifizierung des Australia-Antigens als HBV-Antigen	*Baruch Blumberg, Irving Millman (1969–1985)*[389] Hitze-inaktivierte HBV-Viren schützen vor Infektion ***Maurice Hillman*** *(1981)*[390] Untereinheiten (Oberflächen-Antigene) von HBV, hergestellt durch Protease-Behandlung der Viren und Inaktivierung durch Formaldehyd und Harnstoff schützen vor Infektion *F Galibert et al.; SZ Hirschman; et al.;* ***P Mackay et al.; WJ McAleer et al.*** *(1980–1986)*[391] ***(K)*** Entwicklung und Zulassung (USA) des (ersten) mit rekombinanter Gentechnologie hergestellten Oberflächenantigens des HBV (HBsAg) als Impfstoff
Humane Papillom-Viren/HPV	
Shope et al (1933); DR Coman (1946); JT Syverton et al (1950)[392] Kanzerogenität der Papillomviren des Kaninchens *MG Williams et al.; CG Mendelson et al (1961); WF Noyes (1964);*	*S Oroszlan et al (1964);* ***L Banks et al.;*** *GH Thompson et al (1987)*[396] Zellkultivierung humaner Papillomviren; Expression von HPV-Genen in E.coli

kreative Leistungen	innovative Leistungen (α-Innovationen)
LV Crawford (1965); JD Oriel et al (1970)[393] Nachweis und Charakterisierung von humanen Papillomviren/HPV in menschlichen Warzen *H zur Hausen et al.; J Kovi et al (1974); H zur Hausen et al (1975/76/77/81); KH Shah et al (1980) M Green et al (1981); L Gissmann et al (1983); K Seedorf et al.; ST Cole et al (1987); JM Walboomers et al (1999)*[394] Nachweis von HPV in menschlichen Karzinomen (Genitale, Rachen-Larynx) *M von Knoebel-Döberitz et al (1990)*[395] Zellproliferation durch HPV-Proteine	*WF Noyes(1964), LV Crawford (1965), M Favre et al (1975), L Gissmann et al (1976/78/83), RJ DeLap et al (1977), D Kremsdorf et al., E Schwarz et al (1983), Seedorf et al (1985), de Villiers et al (2004)*[397] molekularbiologische Analysen von HPV-Viren *O Danos et al (1982);* ***I Frazer et al.*** *(1991); JG Joyce et al (1995); H zur Hausen et al (1994–2001); D Descamp et al (2008)* ***(K)***[398] zahlreiche Konstruktionsvariationen für HPV-Vakzinen *LL Villa et al (2005); RM Haupt et al (2011); J Paavonen et al (2007); K McKeage et al (2011); MH Einstein et al (2011); E Draper et al (2013)*[399] ***(K)*** Klinische Wirksamkeit der bivalenten bzw. quadrivalenten HPV-Vakzine auf die Immunantwort und die Verhinderung von premalignen und malignen Stadien des Cervixkarzinoms
Adjuvantien	
Gaston Ramon (1925)[400] Konzept der Verstärkung der Impfwirkung durch gleichzeitige Injektion eines Immunstimulans	*Jules Freund, Katharine McDermott (1942)*[401] Erstes Adjuvans (abgetötete Tuberkelerreger in Wasser-Paraffin-Öl-Emulsion) zur Verstärkung der Immunreaktion bei Pferden *IW McLean et al (1945); A McBryde et al (1946); C Nigg et al (1947); G Bousfiled (1947); JJ Miller et al (1948)*[402] Aluminium-Hydroxyd oder -Phosphat als Adjuvantien zur Verstärkung der Immunreaktion gegen Influenza-Viren oder bakterielle Toxoide (Tetanus, Diphtherie, Botulinum, Pertussis)

kursiv fettgedruckte Namen: Autor(en) tätig an industriellen Forschungsinstituten
(G): Autor(en) auch Gründer eines pharmazeutischen Unternehmens
(K): Kooperation zwischen Autor(en) und pharmazeutischem Unternehmen

339 www.ncbi.nlm.nih.gov/pmc/articles/PMC1200696/.
340 Bäumler E. Die großen Medikamente, G Lübbe Verlag 1992, 17–24.
341 www.montaguemillennium.com/familyresearch/h_1762_mary.htm.
342 www.unofficialroyalty.com/royal-illnesses-and-deaths/smallpox-knew-no-class-boundaries/.
343 www.dorsetcountymuseum.org/benjamin-jesty; http://jesty.org/no_pead_lancet.pdf.
344 www.jstor.org/stable/20778029?seq=1#page_scan_tab_contents.
345 www.aim25.ac.uk/cgi-bin/search2?coll_id=7135&inst_id=8.
346 www.pasteurbrewing.com/charles-edouard-chamberland/.
347 www.historyofvaccines.org/content/timelines/pasteur.
348 Chevallier-Jussiau N. Henry Toussaint and Louis Pasteur. Rivalry over a vaccine. Hist Sci Med. 2010;44(1):55–64.
349 Kingsbury AN, Watson M. The Serum Prophylaxis of Measles. J Hyg (Lond). 1927;27(1):1–13; Richardson DL, Jordan HP. Measles immunization. Am J Public Health (N Y). 1927;17(6):607–13.
350 Janeway CA. Use of Concentrated Human Serum gamma-Globulin in the Prevention and Attenuation of Measles. Bull N Y Acad Med. 1945;21(4):202–22.

351 Maris EP, Gellis SS. Vaccination of children with various chorioallantoic passages of measles virus; a follow-up study. Pediatrics. 1949;4(1):1–8.

352 Enders JF, Peebles TC. Propagation in tissue culture of cytopathogenic agents from patients with measles. Proc Soc Exp Biol Med. 1954;86(2):277–86; Milovanovic MV, Enders JF, Mitus A. Cultivation of measles virus in human amnion cells and in developing chick embryo. Proc Soc Exp Biol Med. 1957;95(1):120–7; Katz SL, Milovanovic MV, Enders JF. Propagation of measles virus in cultures of chick embryo cells. Proc Soc Exp Biol Med. 1958;97(1):23–9.

353 Lepow ML, Gray N, Robbins FC. Studies on an attenuated measles-virus vaccine. V. Clinical, antigenic and prophylactic effects of vaccine in institutionalized and home-dwelling children. N Engl J Med. 1960 Jul 28;263:170–3. Krugman S, Giles JP, Jacobs AM. Studies on an attenuated measles-virus vaccine. VI. Clinical, antigenic and prophylactic effects of vaccine in institutionalized children. N Engl J Med. 1960 Jul 28;263:174–7; Collard P, Hendrickse RG, Montefiore D, Sherman P, Van der Wall HM, Morley D, Goffe AP, Laurence GD, Pollock TM. Vaccination against measles. II. Clinical trial in Nigerian children. Br Med J. 1961;2(5262):1246–50; Carter CH, Conway TJ, Cornfeld D, Iezzoni DG, Kempe CH, Moscovici C, Rauh LW, Vignec AJ, Warren J. Serologic response of children to in-activated measles vaccine. JAMA. 1962;179:848–53; Hilleman MR, Stokes J, Buynak EB, Weibel RW, Stokes J. Studies of live attenuated measles virus vaccine in man. II. Appraisal of efficacy. Am J Public Health Nations Health. 1962;52(2)Suppl:44–56.

354 Hilleman MR, Buynak EB, Weibel RE, Stokes J Jr, Whitman JE Jr, Leagus MB. Development and evaluation of the Moraten measles virus vaccine. JAMA. 1968;206(3):587–90; Hilleman MR, Buynak EB, Whitman JE Jr, Weibel RW, Stokes J Jr. Live attenuated rubella virus vaccines. Experiences with duck embryo cell preparations. Am J Dis Child. 1969 Aug;118(2):166–71; Buynak EB, Weibel RE, Whitman JE Jr, Stokes J Jr, Hilleman MR. Combined live measles, mumps, and rubella virus vaccines. JAMA. 1969;207(12):2259–62; Weibel RE, Buynak EB, Stokes J Jr, Hilleman MR. Persistence of immunity four years following Jeryl Lynn strain live mumps virus vaccine. Pediatrics. 1970;45(5):821–6.

355 Pearce JMS. Louis Pasteur and Rabies: a brief note. J Neurol Neurosurg Psychiatry. 2002;73:82.

356 Pearce JMS. Louis Pasteur and Rabies: a brief note. J Neurol Neurosurg Psychiatry. 2002;73:82.

357 Semple D. On the nature of rabies and antirabic treatment. Br Med J. 1919 Sep 20;2(3064):371–3.

358 Fermi C. Indispensable antirabies propaganda. Rass Med Sarda. 1951;2(3–4):70–5; Prono CH, Martinez A. More than 2 1/2 years of prevention of rabies with the Fermi vaccine without complications Sem Med. 1957;110(22):740–1.

359 Webster LT, Clow AD. Propagation of rabies virus in tissue culture and the successful use as an antirabic vaccine. Science. 1936;84(2187):487–8; Webster LT, Clow AD. Propagation of rabies virus in tissue culture. J Exp Med. 1937;66(1):125–31.

360 Wiktor TJ, Macfarlan RI, Reagan KJ, Dietzschold B, Curtis PJ, Wunner WH, Kieny MP, Lathe R, Lecocq JP, Mackett M; MacFarlan; Reagan; Dietzschold; Curtis; Wunner; Kieny; Lathe; Lecocq; MacKett. Protection from rabies by a vaccinia virus recombinant containing the rabies virus glycoprotein gene. Proc. Natl. Acad. Sci. U. S.A. 1984;81(22): 7194–8.

361 Kruse W. Die Erreger von Husten und Schnupfen, Münchner Med. Wochenschrift. 1914;61:1547; Foster GB, Etiology of common cold, J. Am. Med. Assn. 1916;66:1180; J Infect Dis. 1917;5:451–474; Gibson HG, Connor JI. A filtrable virus as the cause of the early stage of the present epidemic of influenza: (A Preliminary Note.). Br Med J. 1918;2(3024):645–6.

362 Dochez AR, Shibley GS, Mills KC. Experimental Transmission of the Common Cold to Anthropoid Apes and Human Beings by Means of a Filtrable Agent. J. Exper. Med. 1930;52:701–716; Smith W, Andrews CH, Laidlaw PP. A virus obtained from influenza patients. Lancet. 1933;222/5732:66–68.

363 Hoyle L. The growth cycle of influenza virus A; a study of the relations between virus, soluble antigen and host cell in fertile eggs inoculated with influenza virus. Br J Exp Pathol. 1948;29(5):390–9; Henle W, Henle G. Studies on host-virus interactions in the chick embryo-influenza virus system; development of infectivity, hemagglutination, and complement fixation activities during the first infectious cycle. J Exp Med. 1949;90(1):23–37. Isaacs A, Fulton F, Growth of influenza virus in the chick chorion. Nature. 1953;171(4341):90.

364 Shope RE. Immunization experiments with swine influenza virus. J Exp Med. 1936;64(1):47–61; Horsfall FL Jr, Lennette EH. A complex vaccine effective against different strains of influenza virus. Science. 1940;91(2369):492–4; Stanley WM. The preparation and properties of influenza virus vaccines concentrated and purified by differential centrifugation. J Exp Med. 1945;81(2):193–218; Friedewald WF. Enhancement of the immunizing capacity of influenza virus vaccines with adjuvants. Science. 1944;99(2579):453–4; Hilleman MR, Mason RP, Buescher EL. Antigenic pattern of strains of influenza A and B. Proc Soc Exp Biol Med. 1950;75(3):829–35.

365 Webster RG, Laver WG. Influenza virus subunit vaccines: immunogenicity and lack of toxicity for rabbits of ether- and detergent-disrupted virus. J Immunol. 1966;96(4):596–605; Brandon FB, Cox F, Quinn E, Timm EA, McLean IW Jr. Influenza immunization: clinical studies with ether-split subunit vaccines. Bull World Health Organ. 1969;41(3):629–37; Snyder MH, Betts RF, DeBorde D, Tierney EL, Clements ML, Herrington D, Sears SD, Dolin R, Maassab HF, Murphy BR. Four viral genes independently contribute to attenuation of live influenza A/Ann Arbor/6/60 (H2N2) cold-adapted reassortant virus vaccines. J Virol. 1988;62(2):488–95; Maasab HF, Bryant ML. The development of live attenuated cold-adapted influenza virus vaccine for humans. Reviews in Medical Virology, 1999,9:237–244; Belshe RB, Gruber WC, Mendelman PM, Mehta HB, Mahmood K, Reisinger K, Treanor J, Zangwill K, Hayden FG, Bernstein DI, Kotloff K, King J, Piedra PA, Block SL, Yan L, Wolff M. Correlates of immune protection induced by live, attenuated, cold-adapted, trivalent, intranasal influenza virus vaccine. J Infect Dis. 2000;181(3):1133–7; Nogales A, Martínez-Sobrido L. Reverse Genetics Approaches for the Development of Influenza Vaccines. Int J Mol Sci. 2016 Dec 22;18(1). pii: E20. doi: 10.3390/ijms18010020; Barberis I, Myles P, Ault SK, Bragazzi NL, Martini M. History and evolution of influenza control through vaccination: from the first monovalent vaccine to universal vaccines. J Prev Med Hyg. 2016;57(3):E115-E120.

366 Buchner BK, Reid DB, Dempster G. The antibody response in man to a quadrivalent influenza virus vaccine. Can J Microbiol. 1955;1(4):249–55; Jain VK, Rivera L, Zaman K, Espos RA Jr, Sirivichayakul C, Quiambao BP, Rivera-Medina DM, Kerdpanich P, Ceyhan M, Dinleyici EC, Cravioto A, Yunus M, Chanthavanich P, Limkittikul K, Kurugol Z, Alhan E, Caplanusi A, Durviaux S, Boutet P, Ofori-Anyinam O, Chandrasekaran V, Dbaibo G, Innis BL. Vaccine for prevention of mild and moderate-to-severe influenza in children. N Engl J Med. 2013;369(26):2481–91; Kieninger D, Sheldon E, Lin WY, Yu CJ, Bayas JM, Gabor JJ, Esen M, Fernandez Roure JL, Narejos Perez S, Alvarez Sanchez C, Feng Y, Claeys C, Peeters M, Innis BL, Jain V. Immunogenicity, reactogenicity and safety of an inactivated quadrivalent influenza vaccine candidate versus inactivated trivalent influenza vaccine: a phase III, randomized trial in adults aged ≥18 years. BMC Infect Dis. 2013;13:343.

367 Enders JF, Weller TH, Chapman FC. Cultivation of the Lansing strain of poliomyelitis virus in cultures of various human embryonic tissues. Science. 1949;109:85–87.

368 Salk JE. Studies in human subjects on active immunization against poliomyelitis. A preliminary report of experiments in progress. JAMA. 1953;151:1081.

369 Sabin AB. Properties and behavior of orally administered attenuated poliovirus vaccine. J Am Med Assoc. 1957;164(11):1216–23; Sabin AB. Status of field trials with an orally administered, live attenuated poliovirus vaccine. J Am Med Assoc. 1959;171:863–8.

370 Sanchez A, Kiley MP, Holloway BP, McCormick JB, Auperin DD. The nucleoprotein gene of Ebola virus: cloning, sequencing, and in vitro expression. Virology. 1989;170(1):81–91; Sanchez A, Kiley MP, Klenk HD, Feldmann H. Sequence analysis of the Marburg virus nucleoprotein gene: comparison to Ebola virus and other non-segmented negative-strand RNA viruses. J Gen Virol. 1992;73,347–57; Feldmann H, Klenk HD, Sanchez A. Molecular biology and evolution of filoviruses. Arch Virol Suppl. 1993;7:81–100.

371 Jones SM, Feldmann H, Ströher U, Geisbert JB, Fernando L, Grolla A, Klenk HD, Sullivan NJ, Volchkov VE, Fritz EA, Daddario KM, Hensley LE, Jahrling PB, Geisbert TW. Live attenuated recombinant vaccine protects nonhuman primates against Ebola and Marburg viruses. Nat Med. 2005;11(7):786–90.

372 Agnandji ST, Huttner A, Zinser ME, Njuguna P, Dahlke C, Fernandes JF, Yerly S, Dayer JA, Kraehling V, Kasonta R, Adegnika AA, Altfeld M, Auderset F, Bache EB, Biedenkopf N, Borregaard S, Brosnahan JS, Burrow R, Combescure C, Desmeules J, Eickmann M, Fehling SK, Finckh A, Goncalves AR, Grobusch MP, Hooper J, Jambrecina A, Kabwende AL, Kaya G, Kimani D, Lell B, Lemaître B, Lohse AW, Massinga-Loembe

M, Matthey A, Mordmüller B, Nolting A, Ogwang C, Ramharter M, Schmidt-Chanasit J, Schmiedel S, Silvera P, Stahl FR, Staines HM, Strecker T, Stubbe HC, Tsofa B, Zaki S, Fast P, Moorthy V, Kaiser L, Krishna S, Becker S, Kieny MP, Bejon P, Kremsner PG, Addo MM, Siegrist CA. Phase 1 Trials of rVSV Ebola Vaccine in Africa and Europe. N Engl J Med. 2016;374(17):1647–60; Henao-Restrepo AM, Camacho A, Longini IM, Watson CH, John Edmunds WJ, Egger M, Carroll MW, Dean NE, Diatta I, Doumbia M, Draguez B, Duraffour S, Enwere G, Grais R, Gunther S, Gsell PS, Hossmann S, Watle SV, Kondé MK, Kéïta S, Kone S, Kuisma E, Levine MM, Mandal S, Mauget T, Norheim G, Riveros X, Soumah A, Trelle S, Vicari AS, Røttingen JA, Kieny MP. Efficacy and effectiveness of an rVSV-vectored vaccine in preventing Ebola virus disease: final results from the Guinea ring vaccination, open-label, cluster-randomised trial (Ebola Ça Suffit!); DOI: http://dx.doi.org/10.1016/S0140-6736(16)32621-6; 22. 12. 2016.

373 Tapia MD, Sow SO, Lyke KE, Haidara FC, Diallo F, Doumbia M, Traore A, Coulibaly F, Kodio M, Onwuchekwa U, Sztein MB, Wahid R, Campbell JD, Kieny MP, Moorthy V, Imoukhuede EB, Rampling T, Roman F, De Ryck I, Bellamy AR, Dally L, Mbaya OT, Ploquin A, Zhou Y, Stanley DA, Bailer R, Koup RA, Roederer M, Ledgerwood J, Hill AV, Ballou WR, Sullivan N, Graham B, Levine MM. Use of ChAd3-EBO-Z Ebola virus vaccine in Malian and US adults, and boosting of Malian adults with MVA-BN-Filo: a phase 1, single-blind, randomised trial, a phase 1b, open-label and double-blind, dose-escalation trial, and a nested, randomised, double-blind, placebo-controlled trial. Lancet Infect Dis. 2016;16(1):31–42.

374 Löffler F. Untersuchungen über die Bedeutung der Mikroorganismen für die Entstehung der Diphterie beim Menschen, bei der Taube und beim Kalbe. Mittheilungen aus dem Kaiserlichen Gesundheitsamte, 1884;2:421–499; Pappenheimer AM Jr. The Diphtheria Bacillus and Its Toxin: A Model System The Journal of Hygiene. 1984;93/3:397–404.

375 Roux E, Yersin A. Contribution à l'étude de la diphthérie. Annales de l'Institut Pasteur. 1888;2:629–661; Roux E, Yersin A. Contribution à l'étude de la diphthérie (2e mémoire). Annales de l'Institut Pasteur. 1889;3:273–288; Roux E, Yersin A. Contribution à l'étude de la diphthérie (3e mémoire). Annales de l'Institut Pasteur. 1890;4:385–426; Opinel A. The Pasteur Hospital as an element of Emile Roux's anti-diphtheria apparatus (1890–1914). Dynamis. 2007;27:83–106.

376 www.nobelprize.org/nobel_prizes/medicine/laureates/1901/behring-article.html; www.encyclopedia.com/topic/Emil_von_Behring.aspx#1.

377 Richou R. Gaston Ramon (1886–1963), Rev Immunol Ther Antimicrob. 1963;27:109–21.

378 Ohnhäuser Tim Medizingeschichte: Invictus – Unbesiegt...? Der Tetanusentdecker Arthur Nicolaier und sein Suizid vor 70 Jahren; Dtsch Arztebl2013;110(7):A-266/B-248/C-248.

379 www.cdc.gov/vaccines/pubs/pinkbook/tetanus.html.

380 www.cdc.gov/vaccines/pubs/pinkbook/tetanus.html.

381 http://webext.pasteur.fr/archives/e_ram0.html.

382 http://webext.pasteur.fr/archives/e_ram0.html.

383 MacLeod C, Hodges R, Heidelberger M and Bernhard W. Prevention of pneumococcal pneumonia by immunization with specific capsular polysaccharides. J. Exp. Med. 1945;82:445–465.

384 Svenson SB, Nurminen M, Lindberg AA. Artificial Salmonella vaccines: O-antigenic oligosaccharide-protein conjugates induce protection against infection with Salmonella typhimurium. Infect Immun. 1979;25(3):863–72.

385 Lin KT, Lee CJ. Immune response of neonates to pneumococcal polysaccharide-protein conjugate. Immunology. 1982;46(2):333–42; Sanchez Y, Ionescu-Matiu II, Sparrow JT, Melnick JL, Dreesman GR. Immunogenicity of conjugates and micelles of synthetic hepatitis B surface antigen peptides. Intervirology. 1982;18(4):209–13; Beuvery EC, van Delft RW, Miedema F, Kanhai V, Nagel J. Immunological evaluation of meningococcal group C polysaccharide-tetanus toxoid conjugate in mice. Infect Immun. 1983;41(2):609–17; Chu C, Schneerson R, Robbins JB, Rastogi SC. Further studies on the immunogenicity of Haemophilus influenzae type b and pneumococcal type 6A polysaccharide-protein conjugates. Infect Immun. 1983;40(1):245–56.

386 Caro-Aguilar I, Indrawati L, Kaufhold RM, Gaunt C, Zhang Y, Nawrocki DK, Giovarelli C, Winters MA, Smith WJ, Heinrichs J, Skinner JM. Immunogenicity differences of a 15-valent pneumococcal polysaccharide conjugate vaccine (PCV15) based on vaccine dose, route of immunization and mouse strain. (Merck) Vaccine. 2017. pii: S0264–410X(16)31288–9.

387 Blumberg BS, Alter HJ, Visnich S. A „new“ antigen in Leukemia sera; JAMA. 1965;191:541–6.

388 Prince AM. Relation of Australia and SH antigens. Lancet. 1968;2(7565):462–3.

389 Millman I, Zavatone V, Gerstley BJ, Blumberg BS. Australia antigen detected in the nuclei of liver cells of patients with viral hepatitis by the fluorescent antibody technic. Nature. 1969;222(5189):181–4; Blumberg BS, Sutnick AI, London WT, Millman I. Australia antigen and hepatitis: a comprehensive review. CRC Crit Rev Clin Lab Sci. 1971;2(3):473–528;, Blumberg BS, Millman I, London WT. Ted Slavin's blood and the development of HBV vaccine. N Engl J Med. 1985;312(3):189.

390 Dove A, Hilleman M. Nature Medicine 11, S2 (2005), doi:10.1038/nm1223; Newman L, Hilleman M, BMJ. 2005;330(7498):1028.

391 Galibert F, Mandart E, Fitoussi F, Tiollais P, Charnay P. Nucleotide sequence of the hepatitis B virus genome (subtype ayw) cloned in E. coli. Nature. 1979;281(5733):646–50; Charnay P, Gervais M, Louise A, Galibert F, Tiollais P. Biosynthesis of hepatitis B virus surface antigen in Escherichia coli. Nature. 1980;286(5776):893–5, Hirschman SZ, Price P, Garfinkel E, Christman J, Acs G. Expression of cloned hepatitis B virus DNA in human cell cultures. Proc Natl Acad Sci U S A. 1980;77(9):5507–11; MacKay P, Pasek M, Magazin M, Kovacic RT, Allet B, Stahl S, Gilbert W, Schaller H, Bruce SA, Murray K. Production of immunologically active surface antigens of hepatitis B virus by Escherichia coli. Proc Natl Acad Sci U S A. 1981;78(7):4510–4, McAleer WJ, Buynak EB, Maigetter RZ, Wampler DE, Miller WJ, Hilleman MR. Human hepatitis B vaccine from recombinant yeast. Nature. 1984;307(5947):178–80. Brown SE, Stanley C, Howard CR, Zuckerman AJ, Steward MW. Antibody responses to recombinant and plasma derived hepatitis B vaccines. Br Med J (Clin Res Ed). 1986;292(6514):159–61.

392 Shope RE, Hurst EW. Infectious papillomatosis of rabbits: with a note on the histopathology; J Exp Med. 1933;58(5):607–24; Coman DR. Induction of neoplasia in vitro with a virus; experiments with rabbit skin grown in tissue culture and treated with Shope papilloma virus. Cancer Res. 1946;6(11):602–7, Syverton JT, Dascomb HE, Koomen J, Wells EB, Berry GP. The virus-induced papilloma-to-carcinoma sequence; the growth pattern in natural and experimental infections. Cancer Res. 1950;10(6):379–84. Oriel JD, Almeida JD, Demonstration of virus particles in human genital warts. Br J Vener Dis. 1970;46(1):37–42.

393 Williams MG, Howatson AF, Almeida JD. Morphological characterization of the virus of the human common wart (verruca vulgaris). Nature. 1961;189:895–7. Mendelson CG, Kligman AM, Isolation of wart virus in tissue culture. Successful reinoculation into humans. Arch Dermatol. 1961;83:559–62. Noyes WF. Structure of the human wart virus. Virology. 1964;23:65–72; Crawford LV. A study of human papilloma virus DNA. J Mol Biol. 1965;13(2):362–72.

394 zur Hausen H, Meinhof W, Scheiber W, Bornkamm GW. Attempts to detect virus-secific DNA in human tumors. I. Nucleic acid hybridizations with complementary RNA of human wart virus, Int J Cancer. 1974;13(5):650–6. Kovi J, Tillman RL, Lee SM. Malignant transformation of condyloma acuminatum. A light microscopic and ultrastructural study. Am J Clin Pathol. 1974;61(5):702–10; zur Hausen H, Gissmann L, Steiner W, Dippold W, Dreger I. Human papilloma viruses and cancer. Bibl Haematol. 1975;(43):569–71; zur Hausen H. Condylomata acuminata and human genital cancer. Cancer Res. 1976;36(2 pt 2):794; Human papilloma virus DNA: physical mapping and genetic heterogeneity. Proc Natl Acad Sci U S A. 1976;73(4):1310–3; zur Hausen H. Human papillomaviruses and their possible role in squamous cell carcinomas. Curr Top Microbiol Immunol. 1977;78:1–30; Shah KH, Lewis MG, Jenson AB, Kurman RJ, Lancaster WD. Papillomavirus and cervical dysplasia. Lancet. 1980;2(8205):1190; Green M, Orth G, Wold WS, Sanders PR, Mackey JK, Favre M, Croissant O. Analysis of human cancers, normal tissues, and verruce plantares for DNA sequences of human papillomavirus types 1 and 2. Virology. 1981;110(1):176–84; zur Hausen H, de Villiers EM. Gissmann L, Papillomavirus infections and human genital cancer. Gynecol Oncol. 1981;12(2 Pt 2):S124–8; Syrjänen K, Syrjänen S, Pyrhönen S. Human papilloma virus (HPV) antigens in lesions of laryngeal squamous cell carcinomas. ORL J Otorhinolaryngol Relat Spec. 1982;44(6):323–34; Gissmann L, Wolnik L, Ikenberg H, Koldovsky U, Schnürch HG, zur Hausen H. Human papillomavirus types 6 and 11 DNA sequences in genital and laryngeal papillomas and in some cervical cancers. Proc Natl Acad Sci U S A. 1983;80(2):560–

3; Seedorf K, Oltersdorf T, Krämmer G, Röwekamp W. Identification of early proteins of the human papilloma viruses type 16 (HPV 16) and type 18 (HPV 18) in cervical carcinoma cells. EMBO J. 1987;6(1):139–44; Cole ST, Danos O. Nucleotide sequence and comparative analysis of the human papillomavirus type 18 genome. Phylogeny of papillomaviruses and repeated structure of the E6 and E7 gene products. J Mol Biol. 1987;193(4):599–608. Walboomers JM, Jacobs MV, Manos MM, Bosch FX, Kummer JA, Shah KV, Snijders PJ, Peto J, Meijer CJ, Muñoz N. Human papillomavirus is a necessary cause of invasive cervical cancer worldwide. J Pathol. 1999;189(1):12–9.

395 von Knebel Doeberitz M, Gissmann L, zur Hausen H. Growth-regulating functions of human papillomavirus early gene products in cervical cancer cells acting dominant over enhanced epidermal growth factor receptor expression. Cancer Res. 1990;50(12):3730–6.

396 Oroszlan S, Rich MA. Human wart virus: in vitro cultivation. Science. 1964;146(3643):531–3; Banks L, Matlashewski G, Pim D, Churcher M, Roberts C, Crawford L. Expression of human papillomavirus type 6 and type 16 capsid proteins in bacteria and their antigenic characterization. J Gen Virol. 1987;68 (Pt 12):3081–9. Thompson GH, Roman A. Expression of human papillomavirus type 6 E1, E2, L1 and L2 open reading frames in Escherichia coli. Gene. 1987;56(2–3):289–95.

397 Noyes WF. Structure of the human wart virus. Virology. 1964;23:65–72; Crawford LV, A study of human papilloma virus DNA. J Mol Biol. 1965 Sep;13(2):362–72; Favre M, Orth G, Croissant O, Yaniv M. Human papillomavirus DNA: physical map. Proc Natl Acad Sci U S A. 1975;72(12):4810–4; Gissmann L, zur Hausen H. Human papilloma virus DNA: physical mapping and genetic heterogeneity. Proc Natl Acad Sci U S A. 1976;73(4):1310–3; DeLap RJ, Yanagi K, Rush MG. Analysis of the structure of human papilloma virus DNA. Arch Virol. 1977;54(3):263–9; Gissmann L, zur Hausen H. Physical characterization of deoxyribonucleic acids of different human papilloma viruses (HPV). Med Microbiol Immunol. 1978;166(1–4):3–1; Kremsdorf D, Jablonska S, Favre M, Orth G. Human papillomaviruses associated with epidermodysplasia verruciformis. II. Molecular cloning and biochemical characterization of human papillomavirus 3a, 8, 10, and 12 genomes. J Virol. 1983;48(2):340–51; Schwarz E, Dürst M, Demankowski C, Lattermann O, Zech R, Wolfsperger E, Suhai S, zur Hausen H. DNA sequence and genome organization of genital human papillomavirus type 6b. EMBO J. 1983;2(12):2341–8; Gissmann L, Wolnik L, Ikenberg H, Koldovsky U, Schnürch HG, zur Hausen H. Human papillomavirus types 6 and 11 DNA sequences in genital and laryngeal papillomas and in some cervical cancers. Proc Natl Acad Sci U S A. 1983;80(2):560–3; Seedorf K, Krämmer G, Dürst M, Suhai S, Röwekamp WG. Human papillomavirus type 16 DNA sequence. Virology. 1985;145(1):181–5; de Villiers EM[1], Fauquet C, Broker TR, Bernard HU, zur Hausen H. Classification of papillomaviruses. Virology. 2004;324(1):17–27.

398 Danos O, Katinka M, Yanio M. DNA fragments coding for polypeptides containing at least one antigenic determinant of papillomavirus, particular of the HPV 1a type and corresponding polypeptides, US-Patent 4551270 A, Priorität: 5.04.1982; Frazer I, Zhou J. Papilloma virus vaccine, WO Patent 1993002184 A1, Priorität: 19.07.1991; JG Joyce, George HA, Hofman KJ, Jansen KU, Neeper MP. Recombinant human papillomavirus type 18 vaccine, US-Patent 5820870 A; Priorität: 22.03.1995; Shamanin V, De Villiers-Zur Hausen EM, Zur Hausen H. Papilloma viruses, agents for detecting them and for treating diseases caused by such viruses, US-Patent: 6322795, Priorität: 19.07.1995; Shamanin V, De Villiers-Zur Hausen EM, Leigh I, Zur Hausen H. DNA coding for a peptide of a papilloma virus main capside protein and use thereof, US-Patent: 6395512; Priorität: 4.05.1994; Rösle F, zur Hausen H. Agent for treating papilloma virus-positive malignant and premalignant lesions, US-Patent: 6238659, Priorität: 5.10.1994; Shamanin V, De Villiers-Zur Hausen EM, Zur Hausen H. DNA coding for a peptide of a papilloma virus main capside protein and use thereof; US-Patent: 6025163, Priorität: 4.05. 1994; De Villiers Zur Hausen EM, Zur Hausen H. Papilloma viruses, products for the detection thereof as well as for treating diseases caused by them, US-Patent: 6488935; Priorität: 13.08.1997; Shamanin V, De Villiers-Zur Hausen EM, Zur Hausen H. Papilloma viruses, agents for detecting them and for treating diseases caused by such viruses; US-Patent A: 20020110866, Priorität: 19.07.1995; Shamanin V, De Villiers-Zur Hausen EM, Zur Hausen H. Papilloma viruses, agents for detecting them and for treating diseases caused by such viruses, US-Patent A: 20020110865, Priorität: 19.07.1995; De Villiers-Zur Hausen EM, Zur Hausen H, Lavergne D, Benton C. Papilloma viruses, products for the detection thereof as well as for treating diseases caused by them; US-Patent: 6413522, Priorität: 12. 11. 1997; Cid-Arregui A, Zur Hausen H. Modified HPV E6 and E7 genes and proteins useful for vaccination US-Patent: 7700114; Priorität: 23. 03. 2001; Cid-Arregui A, Zur Hausen H. Modified HPV E6 and E7 genes and proteins useful fpr vaccination, US-Patent: 20070196339 A, Priorität:23. 03. 2001; Descamps D, Giannini S, Lecrenier N, Stephenne J, Wettendorf MAC. Vaccine against HPV, WO 2010/012780; Priorität 31. 07. 2008.

399 Villa LL, Costa RL, Petta CA, Andrade RP, Ault KA, Giuliano AR, Wheeler CM, Koutsky LA, Malm C, Lehtinen M, Skjeldestad FE, Olsson SE, Steinwall M, Brown DR, Kurman RJ, Ronnett BM, Stoler MH, Ferenczy A, Harper DM, Tamms GM, Yu J, Lupinacci L, Railkar R, Taddeo FJ, Jansen KU, Esser MT, Sings HL, Saah AJ, Barr E. Prophylactic quadrivalent human papillomavirus (types 6, 11, 16, and 18) L1 virus-like particle vaccine in young women: a randomised double-blind placebo-controlled multicentre phase II efficacy trial. Lancet Oncol. 2005;6(5):271–8. Haupt RM, Sings HL. The efficacy and safety of the quadrivalent human papillomavirus 6/11/16/18 vaccine Gardasil. J Adolesc Health. 2011;49:467–475; Paavonen J, Jenkins D, Bosch FX, Naud P, Salmerón J, Wheeler CM, Chow SN, Apter DL, Kitchener HC, Castellsague X, de Carvalho NS, Skinner SR, Harper DM, Hedrick JA, Jaisamrarn U, Limson GA, Dionne M, Quint W, Spiessens B, Peeters P, Struyf F, Wieting SL, Lehtinen MO, Dubin G. HPV PATRICIA study group; Efficacy of a prophylactic adjuvanted bivalent L1 virus-like-particle vaccine against infection with human papillomavirus types 16 and 18 in young women: an interim analysis of a phase III double-blind, randomised controlled trial.Lancet. 2007;369(9580):2161–70; McKeage K, Romanowski B. AS04-adjuvanted human papillomavirus (HPV) types 16 and 18 vaccine (Cervarix(R)): a review of its use in the prevention of premalignant cervical lesions and cervical cancer causally related to certain oncogenic HPV types. Drugs. 2011;71:465–488; Einstein MH, Baron M, Levin MJ, Chatterjee A, Fox B, Scholar S, Rosen J, Chakhtoura N, Meric D, Dessy FJ, Datta SK, Descamps D, Dubin G. HPV-010 Study Group, Comparative immunogenicity and safety of human papillomavirus (HPV)-16/18 vaccine and HPV-6/11/16/18 vaccine: follow-up from months 12–24 in a Phase III randomized study of healthy women aged 18–45 years. Hum Vaccin. 2011;7(12):1343–58; Draper E, Bissett SL, Howell-Jones R, Waight P, Soldan K, Jit M, Andrews N, Miller E, Beddows S. A randomized, observer-blinded immunogenicity trial of Cervarix(®) and Gardasil(®) Human Papillomavirus vaccines in 12–15 year old girls. PLoS One. 2013;8(5):e61825.

400 http://webext.pasteur.fr/archives/e_ram0.html.

401 Freund J, McDermott K. Sensitization to horse serum by means of adjuvants. Proceedings of the Society for Experimental Biology and Medicine. 1942;49:548–553.

402 McLean IW, Beard D. Antibody response of swine to vaccination with formolized swine influenza virus adsorbed on alum. Proc Soc Exp Biol Med. 1945;60:358–62; McBryde A, Poston MA. Immunization with tetanus toxoid; the persistence of antitoxin and the effect of stimulating doses of alum-precipitated tetanus toxoid after a five-year period. J Pediatr. 1946;28:692–6; Nigg C, Hottle GA. Studies on botulinum toxoid, types A and P; production of alum precipitated toxoids. J Immunol. 1947;55(3):245–54; Bousfield G. Clinical trials of diphtheria toxoid aluminium-phosphate-precipitated; to determine optional aluminium-phosphate content. Lancet. 1947;1(6443–6445):286–8; Miller JJ, Ryan ML. Immunization with combined diptheria and tetanus toxoids (aluminum hydroxide adsorbed) containing H. pertussis vaccine. The duration of serologic immunity, Pediatrics. 1948;1(1):8–22.

4.4 Therapie von Invasions- und Infektionserkrankungen

Tab. 4.7: Behandlung der Malaria.

kreative Leistungen	innovative Leistungen (α-Innovationen)
Chinarinde stellt Fieber-senkendes Mittel der Volksmedizin von Peru dar *Hermano Agustin Salumbrino (Gesellschaft Jesu/Peru) (1631)*[403] Einfuhr der Chinarinde von Peru nach Europa (Rom); dort Verwendung zur Behandlung der Malaria *de Vega (1638)*[404] Behandlung der Malaria der Gräfin von Chinchon mit Rindensud *Paul Ehrlich (1881)*[405]***(K)*** Behandlung mit Methylenblau auf Grund der Affinität des Farbstoffes	*Pierre Joseph Pelletier;* ***Jean Bienaime Caventou*** *(1820)*[406] Isolierung/Charakterisierung von Chinin *Johann Andersag (1934)*[407] Synthese von Chloroquinon/Resorchin

kursiv fettgedruckte Namen: Autor(en) tätig an industriellen Forschungsinstituten
(G): Autor(en) auch Gründer eines pharmazeutischen Unternehmens
(K): Kooperation zwischen Autor(en) und pharmazeutischem Unternehmen

Tab. 4.8: Therapie bakterieller Infektionserkrankungen.

kreative Leistungen	innovative Leistungen (α-Innovationen)
Salvarsan/Syphilis	
< 1900: Therapie der Syphilis erfolgte mit Quecksilber-Lösungen;[408] Atoxyl (Aminophenyl-Arsensäure) war wirksam gegen Trypanosomen, nicht gegen Syphilis[409] *Karl Weigert (1879–1885)*[410] Entwicklung der Grundlagen histologischer Schnitt und Färbetechniken *Fritz Schaudinn (1905)*[411] Nachweis des Syphiliserregers *Paul Ehrlich, Alfred Bertheim, Saharicho Hata (1909–1911)*[412]***(K)***	*(ab ca.* ***1941****)*[413] Suche nach Alternativen zum Salvarsan; Penicillin, nachfolgend Tetracycline erwiesen sich als besser wirksam und verträglicher

403 https://en.wikipedia.org/wiki/Quinine.

404 https://de.wikipedia.org/wiki/Chinin.

405 Bäumler E, Die großen Medikamente, G. Lübbe Verlag 1992:91–92; Grabenko IK. Combined treatment of malaria with methylene blue and glucose, Vrach Delo. 1946;(5):213–8.

406 Pelletier MM, Caventou JB. Des recherches chimique sur les Quinquinas; Annals de Chemie et de Physique, Paris 1820:337–364; https://books.google.de/books?id=veE3AAAAMAAJ&pg=PA337&redir_esc=y#v=onepage&q&f=false; Haas LF. Pierre Joseph Pelletier (1788–1842) and Jean Bienaime Caventou (1795–1887); J Neurol Neurosurg Psychiatry. 1994 Nov;57(11):1333.

407 Dutta KK. Malaria treated successfully with resochin, Antiseptic. 1952;49(5):392–4; Krafts K, Hempelmann E, Skórska-Stania A. From methylene blue to chloroquine: a brief review of the development of an antimalarial therapy. Parasitology Research. 2012;11(1):1–6.

kreative Leistungen	innovative Leistungen (α-Innovationen)
Aufbau eines Testverfahrens zur präklinischen Prüfung von Arsenverbindungen auf Wirksamkeit gegen Syphilis; Auswahl und klinische Entwicklung von Salvarsan/Arsphenamin/Triaminotrihydroxy-arseno-benzol und von Neosalvarsan	
Sulfonamide/Chemotherapeutika	
Paul Gemo *(1908)*[414] Synthese der Sulfamide der p-Amidobenzosulfonsäure ***Gerhard Domagk; Josef Klarer; Fritz Mietzsch*** *(1932–1935)*[415] Entdeckung der antibakteriellen Wirksamkeit (im Besonderen gegen Streptokokken) von Prontosil/ 4-[(2,4-Diaminophenyl)azo]benzensulfonamid im Tierversuch	*Frederico Nitti; Daniel Bovet* *(1935)*[416] Nachweis, dass Prontosil in vivo in Sulfanilamid gespalten wird, welches kompetitiv die p-Amino-benzoic acid (PABA) hemmt (mit Hilfe der bakteriellen Dihydropteroat-Synthase) in Dihydrofolsäure eingebaut zu werden. Ergebnis ist Inhibition der Synthese von Folsäure/Vit B9, Purinen und Pyrimidinen in den Bakterien mit Wachstumsstopp und Zelltod

408 Walker TJ. The Treatment of Syphilis by the Hypodermic Injection of the Salts of Mercury. Br Med J. 1869;2(466):605–8. Lane JE, The Treatment of Syphilis by Intravenous Injections of Mercury. Br Med J. 1896;2(1876):1702–3.

409 Boyce R. „The treatment of sleeping sickness and other trypanosomiases by the Atoxyl and mercury method“. BMJ. 1907;2/2437: 624–5.

410 Wohlrab F, Henoch U. The life and work of Carl Weigert (1845–1904) in Leipzig 1878–1885. Zentralbl Allg Pathol. 1988;134(8):743–51.

411 Kohl PK, Winzer I. The 100 years since discovery of Spirochaeta pallida. Hautarzt. 2005;56(2):112–5.

412 Ehrlich P. Address in Pathology, ON CHEMIOTHERAPY: Delivered before the Seventeenth International Congress of Medicine. Br Med J. 1913;2(2746):353–9. Browning CH, McKenzie I. The treatment of Syphilis by salvarsan, Br Med J. 1911;2(2647):654–5; Bosch F, Rosich L. The Contributions of Paul Ehrlich to Pharmacology: A Tribute on the Occasion of the Centenary of His Nobel Prize, Pharmacology. 2008;82(3):171–179. www.ncbi.nlm.nih.gov/pmc/articles/PMC2790789/ Williams KJ. The introduction of ‚chemotherapy‘ using arsphenamine – the first magic bullet. J R Soc Med. 2009;102(8):343–8.

413 Sartin JS, Perry HO. From mercury to malaria to penicillin: the history of the treatment of syphilis at the Mayo Clinic – 1916–1955. J Am Acad Dermatol. 1995;32(2 Pt 1):255–61.

414 Gelmo P. Über Sulfamide der p-Amidobenzosulfonsäure; J für praktische Chemie. 1908;77:371–381; http://gallica.bnf.fr/ark:/12148/bpt6k90849c/f378.item.

415 Domagk G. Ein Beitrag zur Chemotherapie der bakteriellen infektionen. Dtsch. med. Wochenschr. 1935 61: 250–253. Domagk G. Der derzeitige Stand der Chemotherapie bakterieller Infektionen mit den Sulfonamiden. Dtsch Med Wochenschr. 1947;72(1–4):6–12; Klarer J. Ueber die chemischen Grundlagen der neuen Sulfonamidpräparate Marbadal und Supronal (De-Ma). Dtsch Med Wochenschr. 1947;72(45–46):670; Mietzsch F. Contribution on the development of chemotherapy in the laboratories of Bayer's color factory. Arzneimittelforschung. 1956;6(9):503–8.

416 http://pubchem.ncbi.nlm.nih.gov/compound/5333#section=Top; Henry RJ. The mode of action of sulfonamides, Bacteriol Rev. 1943 Dec; 7(4): 175–262.

kreative Leistungen	innovative Leistungen (α-Innovationen)
H Meyer, J Malley (1912)[417] Synthese von Isonicotinohydrazid (Isoniazid) *V Chorine (1946)*[418] Isoniazid hemmt Mycobacterien	***HH Fox (1952)***[419] Isoniazid wirkt klinisch auf Tuberkulose *MM Baizer et al (1956)*[420]***(K)*** technische Synthese von Isoniazid
Antibiotika	
John Scott Burdon-Sanderson (1875)[421] *Ernest Duchesne (1897)*[422] Schimmelpilze weisen eine antibakterielle Wirkung auf *Alexander Fleming (1929)*[423] Entdeckung der antimikrobiellen Wirkung (bes. gegen Gram (+) Bakterien wie Staphylococcen und Streptococcen) von Schimmelpilzen der Gattung Penicillium	*Ernst Boris Chain; Howard Walter Florey (1940–1941)*[424] **(K)** Isolierung, Charakterisierung, präklinische und klinische Prüfung von Penicillin
W Krienitz (1906)[425] Nachweis von „Spirochäten" bei Magenkarzinomen *B Marshall, JR Warren et al (1983–1988)*[426] Nachweis des Helicobacter pylori als Ursache des Magen-Duodenal-Geschwürs	*CS Goodwin et al (1989)*[427] Entwicklung einer wirksamen Chemotherapie gegen Helicobacter pylori *EA Rauws, GN Tytgat (1990)* Entwicklung und Wirksamkeit der Tripeltherapie gegen Helicobacter pylori *Montecucco C et al (2001–2003)*[428] Aufklärung der proinflammotorischen und karzinogenen Wirkmechanismen von Helicobacter pylori

417 Meyer H, Malley J. Hydrazine derivatives of pyridine-carbpxylic acids; Monatshefte der Chemie. 1912;33:393–414.

418 Chorine V. Action de l'amide nicotinique sur le bacillus du genre mycobacterium, CR Acad Sci (Paris). 1946;18:221–226.

419 Fox HH. The chemotherapy of tuberculosis J Chem Educ. 1952;29/1:29.

420 Baizer MM, Dub M, Gister S, Steinberg NG. Synthesis of Isoniazid from Citric Acid. Journal of the American Pharmaceutical Association (Scientific ed.). 1956;45(7):478–480.

421 Burdon-Sanderson JS. The Occurrence of Organic Forms in Connection with Contagious and Infective Diseases. British Medical Journal 1875:69–71, 199–201, 403–405, 435–437 Duchesne.

422 Duchesne E. Contribution à l'étude de la concurrence vitale chez les microorganismes: antagonisme entre les moisissures et les microbes; A. Rey Verlag 1897:1–56; https://books.google.de/books?id=5L8UAAAAYAAJ&pg=PA1 &redir_esc=y#v=onepage &q&f=false; Pouillard J. Une découverte oubliée: la thèse de médecine du docteur. Ernest Duchesne (1874–1912) www.biusante.parisdescartes.fr/sfhm/hsm/HSMx2002x036x001/HSMx2002x036x001x0011.pdf.

423 Fleming A. On the antibacterial action of cultures of a penicillium, with special reference to their use in the isolation of B. influenzæ. Br J Exp Pathol. 1929;10(3):226–236.Fleming A, Die Geschichte des Penicillins. Wien Klin Wochenschr. 1947;59(21):337–40.

424 Chain E, Florey HW, Gardner AD, Heatley NG, Jennings MA, Orr-Ewing J, Sanders AG. Penicillin as a chemotherapeutic agent. Lancet. 1940;276104:226–228; Abraham EP. Chain E. An enzyme from bacteria able to destroy penicillin. Nature. 1940;3713:837; Abraham EP, Chain E, Fletcher CM, Gardner AD, Heatley NG, Jennings MA, Florey HW. Further observations on penicillin. Lancet. 1941;2:177–188.

kreative Leistungen	innovative Leistungen (α-Innovationen)
El Hazen et al (1953)[429] Entdeckung von fungiziden Antibiotika (Nystatin)	*SA Waksman et al.; A Schatz et al (1944)*[430] Entdeckung von Actinomycin und von Streptomycin; Nachweis der Wirkung gegen Gram (-) Keime und (Streptomycin) gegen Tuberkelbakterien *B Duggar et al (1948)*[431] Entdeckung der Tetracycline
	> 1948 Systematische Suche, Auffindung und Derivatisierung zahlreicher weiterer Antibiotika

kursiv fettgedruckte Namen: Autor(en) tätig an industriellen Forschungsinstituten
(G): Autor(en) auch Gründer eines pharmazeutischen Unternehmens
(K): Kooperation zwischen Autor(en) und pharmazeutischem Unternehmen

425 Krienitz W. Ueber das Auftreten von Spirochäten verschiedener Form im Mageninhalt bei Carcinoma ventriculi, Dtsch. Med. Wochenschr. 1906;32:872.

426 Warren JR, Marshall BJ. Unidentified curved bacilli on gastric epithelium in active chronic gastritis. Lancet. 1983;1(8336):1273–5; Marshall BJ, Warren JR. Unidentified curved bacilli in the stomach of patients with gastritis and peptic ulceration. Lancet. 1984;1(8390):1311–5; Marshall BJ, Warren JR, Francis GJ, Langton SR, Goodwin CS, Blincow ED. Rapid urease test in the management of Campylobacter pyloridis-associated gastritis. Am J Gastroenterol. 1987;82(3):200–10; Marshall BJ, Goodwin CS, Warren JR, Murray R, Blincow ED, Blackbourn SJ, Phillips M, Waters TE, Sanderson CR. Prospective double-blind trial of duodenal ulcer relapse after eradication of Campylobacter pylori. Lancet. 1988;2(8626–8627):1437–42.

427 Goodwin CS, Marshall BJ, Blackbourn SJ, Warren JR, Phillips M. Colloidal bismuth subcitrate (DE-NOL) and tinidazole healed duodenal ulceration with a low relapse rate due to elimination of Campylobacter pylori. J Chemother. 1989;1(4 Suppl):838–9.

428 Montecucco C, de Bernard M. Immunosuppressive and proinflammatory activities of the VacA toxin of Helicobacter pylori. J Exp Med. 2003;198(12):1767–71; Montecucco C, de Bernard M. Molecular and cellular mechanisms of action of the vacuolating cytotoxin (VacA) and neutrophil-activating protein (HP-NAP) virulence factors of Helicobacter pylori. Microbes Infect. 2003;5(8):715–21, Montecucco C, Rappuoli R. Living dangerously: how Helicobacter pylori survives in the human stomach. Nat Rev Mol Cell Biol. 2001;2(6):457–66.

429 Hazen EL, Brown RF, Mason A. Protective action of Fungicidin (Nystatin) in mice against virulence enhancing activity of oxytetracycline on Candida albicans. Antibiotics & Chemother. 1953;3:1125.

430 Waksman SA, Woodruff HB. Bacteriostatic and bactericidal substances produced by soil Actinomyces. Proc. Soc. Explt. Biol. Med. 1940;45:609–614; Schatz A, Bugie E, Waksman SA. Streptomycin, a substance exhibiting antibiotic activity against gram-positive and gram-negative bacteria. Proc. Soc. Exp. Biol. Med. 1944;55:66–69.; Feldman WH, Hinshaw HC. Effects of streptomycin on experimental tuberculosis in guinea pigs. A preliminary report. Proc. Staff Meet, Mayo Clin 1944. 19: 593–599.

431 Duggar BM. Aureomycin; a product of the continuing search for new antibiotics. Ann N Y Acad Sci. 1948;51(Art. 2):177–81.

Tab. 4.9: Therapie viraler Infektionserkrankungen.

kreative Leistungen	innovative Leistungen (α-Innovationen)
Interferone	
	JV Hallum, HR Thacore, JS Youngner. (1970)[434] Die antivirale Wirkung von Interferon ist nicht virusspezifisch, jedoch abhängig vom jeweilig infizierten Zelltyp.
A Carrel, MT Burrows (1911, 1913) *RA Lambert (1914)*[432] erster Aufbau von Kulturtechniken für Gewebezellen	*SM Lemon, WH Bancroft (1979); GH Scullard et al (1981)*[435] ***(K)*** Interferon hemmt die Vermehrung von Hepatitis B Viren/HBV in vitro und in vivo
A Isaacs, J Lindenmann et al (1957)[433] Entdeckung von Interferon (α) und dessen antivirale Wirkung	*R Schvarcz et al (1989); P Bonneti et al (1990);*[436] *EJ Heathcote et al (2000);*[437]*MP Manns et al (2001)*[438] ***(K)*** Interferon wirkt therapeutisch auf die HCV-Infektion (HCV-RNA-Nachweis), wobei die Heilungsquote bei Interferon α bei etwa 3 %, bei Pegyliertem Interferon α bei etwa 30–40 % und in Kombination mit einem DNA-Polymerase-Inhibitor (Ribavirin) bei ca. 50 % der Fälle liegt

432 Carrel A, Burrows MT. On the physicochemical regulation of the growth of tissues: The effects of the dilution of the medium on the groth of the spleen. J Exp Med. 1911;13(5):562–70; Carrel A. Contributions to the study of the mechanism of the growth of connective tissue. J Exp Med. 1913;18(3):287–98; Lambert RA. The effect of dilution of plasma medium on the growth and fat accumulation of cells in tissue culture; J Exp Med. 1914;19(4):398–405.

433 Isaacs A, Lindenmann L. Virus Interference. I. The Interferon, Proc R Soc Lond B Biol Sci. 1957;147(927):258–67; Isaacs A, Lindenmann L, Valentine RC. Virus Interference Virus interference. II. Some properties of interferon. Proc R Soc Lond B Biol Sci. 1957;147(927):268–73; Lindenmann J, Burke DC, Isaacs A. Studies on the production, mode of action and properties of interferon. Br J Exp Pathol. 1957;38(5):551–62.

434 Hallum JV, Thacore HR, Youngner JS. Factors affecting the sensitivity of different viruses to interferon. J Virol. 1970;6(2):156–62; Youngner JS, Thacore HR, Kelly ME. Sensitivity of ribonucleic acid and deoxyribonucleic acid viruses to different species of interferon in cell cultures. J Virol. 1972;10(2):171–8.

435 Lemon SM, Bancroft WH. Lack of specific effect of adenine arabinoside, human interferon, and ribavirin on in vitro production of hepatitis B surface antigen. J Infect Dis. 1979;140(5):798–801; Scullard GH, Pollard RB, Smith JL, Sacks SL, Gregory PB, Robinson WS, Merigan TC. Antiviral treatment of chronic hepatitis B virus infection. I. Changes in viral markers with interferon combined with adenine arabinoside. J Infect Dis. 1981;143(6):772–83.

436 Schvarcz R, Weiland O, Wejstål R, Norkrans G, Frydén A, Foberg U. A randomized controlled open study of interferon alpha-2b treatment of chronic non-A, non-B posttransfusion hepatitis: no correlation of outcome to presence of hepatitis C virus antibodies. Scand J Infect Dis. 1989;21(6):617–25; Bonetti P, Diodati G, Scaccabarozzi S, Realdi G, Tagger A, Alberti A, Ruol A. Treatment of cryptogenic chronic liver diseases with recombinant alpha-2a interferon. Preliminary results of a randomized controlled clinical trial. Ann Ital Med Int. 1990;5(3 Pt 1):169–73.

437 Heathcote EJ, Shiffman ML, Cooksley WG, Dusheiko GM, Lee SS, Balart L, Reindollar R, Reddy RK, Wright TL, Lin A, Hoffman J, De Pamphilis J. Peginterferon alfa-2a in patients with chronic hepatitis C and cirrhosis. N Engl J Med. 2000;343(23):1673–80.

438 Manns MP, McHutchison JG, Gordon SC, Rustgi VK, Shiffman M, Reindollar R, Goodman ZD, Koury K, Ling M, Albrecht JK. Peginterferon alfa-2b plus ribavirin compared with interferon alfa-2b plus ribavirin for initial treatment of chronic hepatitis C: a randomised trial. Lancet. 2001;358(9286):958–65.

kreative Leistungen	innovative Leistungen (α-Innovationen)
nukleosidische und nichtnukleosidische Inhibitoren	
Humanes Immundefiziens-Virus/HIV	
RJ Huebner, GJ Todaro (1969)[439] Erste molekular-biologische Charakterisierung von RNA-Viren *D Baltimore, HM Temin, S Mizutani (1970)*[440] RNA-Viren replizieren mit Hilfe einer viralen Reverse-Transkriptase *F Barre-Sinoussi et al.; R Gallo et al.; LJ Montagnier et al (1983/84)*[441] Isolierung und Charakterisierung des RNA-Virus HIV mit seinen Strukturgenen gag, pol und env und den accessorischen offenen Leserastern tat, rev, vif, vpu, vpr und nef.	*JR Horwitz et al (1970)*[442]; *HK Mitsuya et al (1985)*[443] NRTI/Nukleosidische Inhibitoren der HIV-Reverse-Transkriptase (z. B. Azidothymidin/AZT) ***KD Hargrave et al.** (1989); **VJ Merluzzi et al.**; **D Richman et al.** (1990/91)*[444] ***(K)*** NNRTI/Nicht Nukleosidische Reverse-Transkriptase-Inhibitoren (z. B. Nevirapin/NVP); wirkt synergistisch mit NRTI und HPI ***JC Craig et al.** (1991/92)*[445] HIV-Protease-Inhibitoren/HPI (z. B. Saquinavir)

439 Huebner RJ, Todaro GJ. Oncogenes of RNA tumor viruses as determinants of cancer. Proc Natl Acad Sci U S A. 1969;64(3):1087–94.

440 Baltimore D. Viral RNA-dependent DNA polymerase. Nature. 1970;226:1209–1211. Temin HM. Mizutani S, RNA-dependent DNA polymerase in virions of Rous carcinoma virus. Nature. 1970;226:1211–1213.

441 Barré-Sinoussi F, Chermann JC, Rey F, Nugeyre MT, Chamaret S, Gruest J, Dauguet C, Axler-Blin C, Vézinet-Brun F, Rouzioux C, Rozenbaum W, Montagnier L. Isolation of a T-lymphotropic retrovirus from a patient at risk for acquired immune deficiency syndrome (AIDS). Science. 1983;220(4599):868–71. Gallo RC, Sarin PS, Gelmann EP, Robert-Guroff M, Richardson E, Kalyanaraman VS, Mann D, Sidhu GD, Stahl RE. Isolation of human T-cell leukemia virus in acquired immune deficiency syndrome (AIDS). Science. 1983;220:865–867; Montagnier LJ, Duquet LC, Axler C, Chamaret S, Gruest J, Nugeyre MT, Rey F, Barne-Sinoussi F, Chermann JC. A new type of retrovirus isolated from the patients presenting with lymphadenopathy and acquired immune deficiency syndrome: structural and antigenic relatedness with equine infectious anemia virus. Ann. Virol. (Paris). 1984;135:119–134; Alizon M, Montagnier L. Genetic variability in human immunodeficiency viruses. Ann N Y Acad Sci. 1987;511:376–84.

442 Horwitz JR, Chua J, Da Rooge MA, Noel M, Klundt IL. Nucleosides. IX. The formation of 2′,2′-unsaturated pyrimidine nucleosides via a novel beta-elimination reaction. J Org Chem. 1966;31(1):205–11.

443 Mitsuya HK, Weinhold W, Lehrman SN, Gallo RC, Bolognesi D, Barry DW, Broder S. 3′-Azido-3′deoxythymidine(BWA509U). An agent that inhibits the infectivity and cytopathic effect of human T lymphotropic virus type III/lymphadenopathy-associated virus in vitro. Proc. Natl. Acad. Sci. USA. 1985;82:7096–7100.

444 Hargrave KD, Proudfoot JR, Adams J, Grozinger KG, Schmidt G, Engel W, Trummlitz G, Eberlein W. 5,11-dihydro-6H-dipyrido(3,2-B:2′,3′-E)(1,4)diazepines and their use in the prevention or treatment of HIV infection, Patent US5620974 Priorität: 20. 04. 1989; Merluzzi VJ, Hargrave KD, Labadia M, Grozinger K, Skoog M, Wu JC, Shih CK, Eckner K, Hattox S, Adams J, et al. Inhibition of HIV-1 replication by a nonnucleoside reverse transcriptase inhibitor. Science. 1990;250(4986):1411–3. Richman D, Rosenthal AS, Skoog M, Eckner RJ, Chou TC, Sabo JP, Merluzzi VJ. BI-RG-587 is active against zidovudine-resistant human immunodeficiency virus type 1 and synergistic with zidovudine. Antimicrob Agents Chemother. 1991;35(2):305–8.

445 Craig JC, Duncan IB, Hockley D, Grief C, Roberts NA, Mills JS. Antiviral properties of Ro 31–8959, an inhibitor of human immunodeficiency virus (HIV) proteinase. Antiviral Res. 1991;16(4):295–305; Roberts NA, Craig JC, Duncan IB. HIV proteinase inhibitors. Biochem Soc Trans. 1992;20(2):513–6.

kreative Leistungen	innovative Leistungen (α-Innovationen)
D Klatzmann et al.; JD Lifson et al.; JS McDougal et al. (1984/86)[446]*; H Deng et al.; T Dragic et al.; G Alkhatib et al (1986)*[447] Für die Zellpenetration benötigt HIV den CD4 Rezeptor und den CCR5 Rezeptor auf T-Lymphozyten	*D Klatzmann et al.; MK Lawless et al.; JM Kilby et al.; JS McDougal et al.; JM Jacobson et al (1986–2000)*[448] ***(K)*** Inhibitoren der Bindung von HIV an CD4 und der Zellmembranfusion (z. B. Enfuvirtid) *M Samson et al (1996)*[449] Personen mit Defekt-Mutationen des CCR5 Rezeptors sind resistent gegen HIV-Infektionen ***DK Walker et al.; A Wood et al.; NA Meanwell et al.*** *(2005/2007)*[450] Inhibitoren des CCR5 Rezeptors (z. B. Maraviroc)

446 Klatzmann D, Barré-Sinoussi F, Nugeyre MT, Danquet C, Vilmer E, Griscelli C, Brun-Veziret F, Rouzioux C, Gluckman JC, Chermann JC, et al. Selective tropism of lymphadenopathy associated virus (LAV) for helper-inducer T lymphocytes. Science. 1984;225(4657):59–63; Lifson JD, Feinberg MB, Reyes GR, Rabin L, Banapour B, Chakrabarti S, Moss B, Wong-Staal F, Steimer KS, Engleman EG. Induction of CD4-dependent cell fusion by the HTLV-III/LAV envelope glycoprotein. Nature. 1986;323(6090):725–8; McDougal JS, Nicholson JK, Cross GD, Cort SP, Kennedy MS, Mawle AC. Binding of the human retrovirus HTLV-III/LAV/ARV/HIV to the CD4 (T4) molecule: conformation dependence, epitope mapping, antibody inhibition, and potential for idiotypic mimicry. J Immunol. 1986;137(9):2937–44.

447 Deng H, Liu R, Ellmeier W, Choe S, Unutmaz D, Burkhart M, Di Marzio P, Marmon S, Sutton RE, Hill CM, Davis CB, Peiper SC, Schall TJ, Littman DR, Landau NR. Identification of a major co-receptor for primary isolates of HIV-1. Nature. 1996;381(6584):661–6; Dragic T, Litwin V, Allaway GP, Martin SR, Huang Y, Nagashima KA, Cayanan C, Maddon PJ, Koup RA, Moore JP, Paxton WA. HIV-1 entry into CD4+ cells is mediated by the chemokine receptor CC-CKR-5. Nature. 1996;381(6584):667–73. Alkhatib G, Combadiere C, Broder CC, Feng Y, Kennedy PE, Murphy PM, Berger EA. CC CKR5: a RANTES, MIP-1alpha, MIP-1beta receptor as a fusion cofactor for macrophage-tropic HIV-1. Science. 1996;272(5270):1955–8.

448 Klatzmann D, Laporte JP, Achour A, Brisson E, Gruest J, Montagnier L, Gluckman JC. Functional inhibition by cyclosporin A of the lymphocyte receptor for the AIDS virus (HIV). C R Acad Sci III. 1986;303(9):343–8; Lawless MK, Barney S, Guthrie KI, Bucy TB, Petteway SR Jr, Merutka G. HIV-1 membrane fusion mechanism: structural studies of the interactions between biologically-active peptides from gp41. Biochemistry. 1996;35(42):13697–708; Kilby JM, Hopkins S, Venetta TM, DiMassimo B, Cloud GA, Lee JY, Alldredge L, Hunter E, Lambert D, Bolognesi D, Matthews T, Johnson MR, Nowak MA, Shaw GM, Saag MS. Potent suppression of HIV-1 replication in humans by T-20, a peptide inhibitor of gp41-mediated virus entry. Nat Med. 1998;4(11):1302–7; McDougal JS, Nicholson JK, Cross GD, Cort SP, Kennedy MS, Mawle AC. Binding of the human retrovirus HTLV-III/LAV/ARV/HIV to the CD4 (T4) molecule: conformation dependence, epitope mapping, antibody inhibition, and potential for idiotypic mimicry. J Immunol. 1986;137(9):2937–44. Jacobson JM, Lowy I, Fletcher CV, O'Neill TJ, Tran DN, Ketas TJ, Trkola A, Klotman ME, Maddon PJ, Olson WC, Israel RJ. Single-dose safety, pharmacology, and antiviral activity of the human immunodeficiency virus (HIV) type 1 entry inhibitor PRO 542 in HIV-infected adults. J Infect Dis. 2000;182(1):326–9.

449 Samson M, Libert F, Doranz BJ, Rucker J, Liesnard C, Farber CM, Saragosti S, Lapoumeroulie C, Cognaux J, Forceille C, Muyldermans G, Verhofstede C, Burtonboy G, Georges M, Imai T, Rana S, Yi Y, Smyth RJ, Collman RG, Doms RW, Vassart G, Parmentier M. Resistance to HIV-1 infection in caucasian individuals bearing mutant alleles of the CCR-5 chemokine receptor gene. Nature. 1996;382(6593):722–5.

450 Walker DK, Abel S, Comby P, Muirhead GJ, Nedderman AN, Smith DA. Species differences in the disposition of the CCR5 antagonist, UK-427,857, a new potential treatment for HIV. Drug Metab Dispos. 2005;33(4):587–95. Wood A, Armour D. The discovery of the CCR5 receptor antagonist, UK-427,857, a new agent for the treatment of HIV infection and AIDS. Prog Med Chem. 2005;43:239–71; Dorr P, Westby M, Dobbs S, Griffin P, Irvine B, Macartney M, Mori J, Rickett G, Smith-Burchnell C, Napier C, Webster R, Armour D, Price D, Stammen B, Wood A, Perros M. Maraviroc (UK-427,857), a Potent, Orally Bioavailable, and Selective

kreative Leistungen	innovative Leistungen (α-Innovationen)
Hepatitis C Virus/HCV	
QL Choo et al (1989); M Maéno (1990)[451] Isolierung eines cDNA-Klons vom (non A, non B) HCV-Genom; *SE Behrens et al. (1966)*[452] Identifizierung und Charakterisierung der HCV-RNA abhängigen RNA-Polymerase NS5B	*P Simmonds et al (2005)*[453] Unterteilung der HCV-Genotypen in mindestens 6 unterschiedliche Gruppen; ***JL Clark et al.*** *(2005)*[454] Entdeckung und Charakterisierung des HCV-NS5B-Inhibitors 2′-deoxy-2′-fluoro-2′-C-methylcytidin (PSI-6130) ***MJ Sofia et al.*** *(2010),*[455]***KV Kowdley et al.; E Lawitz et al.*** *(2013)*[456] Entdeckung, Charakterisierung und klinische Wirksamkeit (80–90 % Heilung bei Kombination mit Interferon und Ribavirin) des HCV-NS5B-Inhibitors β-d-2′-deoxy-2′-α-fluoro-2′-β-C-methyluridin-Nucleotid Prodrug /PSI-7977 (Sofosbuvir)

Small-Molecule Inhibitor of Chemokine Receptor CCR5 with Broad-Spectrum Anti-Human Immunodeficiency Virus Type 1 Activity, Antimicrobial Agents and Chemotherapy. 2005;49(11):4721–32; Meanwell NA, Kadow JF. Maraviroc, a chemokine CCR5 receptor antagonist for the treatment of HIV infection and AIDS. Curr Opin Investig Drugs. 2007;8(8):669–81.

451 Choo QL, Kuo G, Weiner AJ, Overby LR, Bradley DW, Houghton M. Isolation of a cDNA clone derived from a blood-borne non-A, non-B viral hepatitis genome. Science. 1989;244(4902):359–62; Maéno M, Kaminaka K, Sugimoto H, Esumi M, Hayashi N, Komatsu K, Abe K, Sekiguchi S, Yano M, Mizuno K. A cDNA clone closely associated with non-A, non-B hepatitis. Nucleic Acids Res. 1990;18(9):2685–9.

452 Behrens SE, Tomei L, De Francesco R. Identification and properties of the RNA-dependent RNA polymerase of hepatitis C virus. EMBO J. 1996;15(1):12–22.

453 Simmonds P, Bukh J, Combet C, Deléage G, Enomoto N, Feinstone S, Halfon P, Inchauspé G, Kuiken C, Maertens G, Mizokami M, Murphy DG, Okamoto H, Pawlotsky JM, Penin F, Sablon E, Shin-I T, Stuyver LJ, Thiel HJ, Viazov S, Weiner AJ, Widell A. Consensus proposals for a unified system of nomenclature of hepatitis C virus genotypes. Hepatology. 2005;42(4):962–73.

454 Clark JL, Hollecker L, Mason JC, Stuyver LJ, Tharnish PM, Lostia S, McBrayer TR, Schinazi RF, Watanabe KA, Otto MJ, Furman PA, Stec WJ, Patterson SE, Pankiewicz KW. Design, synthesis, and antiviral activity of 2′-deoxy-2′-fluoro-2′-C-methylcytidine, a potent inhibitor of hepatitis C virus replication. J Med Chem. 2005;48(17):5504–8.

455 Sofia MJ, Bao D, Chang W, Du J, Nagarathnam D, Rachakonda S, Reddy PG, Ross BS, Wang P, Zhang HR, Bansal S, Espiritu C, Keilman M, Lam AM, Steuer HM, Niu C, Otto MJ, Furman PA. Discovery of a β-d-2′-deoxy-2′-α-fluoro-2′-β-C-methyluridine nucleotide prodrug (PSI-7977) for the treatment of hepatitis C virus. J Med Chem. 2010;53(19):7202–18.

456 Kowdley KV, Lawitz E, Crespo I, Hassanein T, Davis MN, DeMicco M, Bernstein DE, Afdhal N, Vierling JM, Gordon SC, Anderson JK, Hyland RH, Dvory-Sobol H, An D, Hindes RG, Albanis E, Symonds WT, Berrey MM, Nelson DR, Jacobson IM. Sofosbuvir with pegylated interferon alfa-2a and ribavirin for treatment-naive patients with hepatitis C genotype-1 infection (ATOMIC): an open-label, randomised, multicentre phase 2 trial. Lancet. 2013;381(9883):2100–7; Lawitz E, Lalezari JP, Hassanein T, Kowdley KV, Poordad FF, Sheikh AM, Afdhal NH, Bernstein DE, Dejesus E, Freilich B, Nelson DR, Dieterich DT, Jacobson IM, Jensen D, Abrams GA, Darling JM, Rodriguez-Torres M, Reddy KR, Sulkowski MS, Bzowej NH, Hyland RH, Mo H, Lin M, Mader M, Hindes R, Albanis E, Symonds WT, Berrey MM, Muir A. Sofosbuvir in combination with peginterferon alfa-2a and ribavirin for non-cirrhotic, treatment-naive patients with genotypes 1, 2, and 3 hepatitis C infection: a randomised, double-blind, phase 2 trial. Lancet Infect Dis. 2013;13(5):401–8.

kreative Leistungen	innovative Leistungen (α-Innovationen)
Herpesviren	
ED Kief et al.; DM Knipe et al. (1971–1978)[457] Struktur und Replikations-Mechanismus der Herpesviren *DJ Purifoy; J Hay et al.; KW Knopf (1975–1979)*[458] Identifizierung und Charakterisierung der HSV-spezifischen DNA-Polymerasen	***GB Elion et al., HJ Schaefer et al.*** *(1977–1982)*[459] Findung und Prüfung des HSV-DNA-Polymerase-Inhibitors 9-(2-hydroxy-ethoxymethyl) guanine (Acyclovir) als Therapeutikum z. B. für HSV und VZV -Infektionen
	AK Field et al.; KK Biron et al.; D Felsenstein et al. *(1984/85)*[460] Findung und Prüfung des HSV-DNA-Polymerase-Inhibitors 9-[2-hydroxy-1-(hydroxymethyl) ethoxy methyl]guanine (Ganciclovir) als Therapeutikum z. B. bei CMV-Infektionen

kursiv fettgedruckte Namen: Autor(en) tätig an industriellen Forschungsinstituten
(G): Autor(en) auch Gründer eines pharmazeutischen Unternehmens
(K): Kooperation zwischen Autor(en) und pharmazeutischem Unternehmen

457 Kieff ED, Bachenheimer SL, Roizman B. Size, composition, and structure of the deoxyribonucleic acid of herpes simplex virus subtypes 1 and 2. J Virol. 1971;8(2):125–32. Knipe DM, Ruyechan WT, Roizman B, Halliburton IW. Molecular genetics of herpes simplex virus: demonstration of regions of obligatory and nonobligatory identity within diploid regions of the genome by sequence replacement and insertion. Proc Natl Acad Sci U S A. 1978;75(8):3896–900.

458 Purifoy DJ. Comparison of DNA polymerase activities induced by herpes simplex virus types 1 and 2. Intervirology. 1975–1976;6(6):356–66. Hay J, Moss H, Jamieson AT, Timbury MC. Herpesvirus proteins: DNA polymerase and pyrimidine deoxynucleoside kinase activities in temperature-sensitive mutants of herpes simplex virus type 2. J Gen Virol. 1976 Apr;31(1):65–73. Knopf KW. Properties of herpes simplex virus DNA polymerase and characterization of its associated exonuclease activity. Eur J Biochem. 1979;98(1):231–44.

459 Elion GB, Furman PA, Fyfe JA, de Miranda P, Beauchamp L, Schaeffer HJ. The selectivity of action of an antiherpetic agent, 9-(2-hydroxyethoxymethyl) guanine. Proc. Natl. Acad. Sci. USA. 1977;74:5716–5720; Schaeffer HJ, Beauchamp L, de Miranda P, Elion GB, Bauer DJ, Collins P. 9-(2-hydroxyethoxymethyl) guanine activity against viruses of the herpes group. Nature. 1978;272(5654):583–5; Derse D, Cheng YC, Furman PA, St Clair MH, Elion GB. Inhibition of purified human and herpes simplex virus-induced DNA polymerases by 9-(2-hydroxyethoxymethyl)guanine triphosphate. Effects on primer-template function. J Biol Chem. 1981;256(22):11447–51. Schaeffer HJ, Acyclovir chemistry and spectrum of activity, Am. J. Med. 1982;73:4–6; Elion GB, Mechanism of action and selectivity of Acyclovir, Am. J. Med,1982,73,7–13.

460 Field AK, Davies ME, DeWitt C, Perry HC, Liou R, Germershausen J, Karkas JD, Ashton WT, Johnston DB, Tolman RL. 9-([2-hydroxy-1 (hydroxymethyl)ethoxy]methyl)guanine: a selective inhibitor of herpes group virus replication. Proc Natl Acad Sci U S A. 1983;80(13):4139–43; Biron KK, Stanat SC, Sorrell JB, Fyfe JA, Keller PM, Lambe CU, Nelson DJ. Metabolic activation of the nucleoside analog 9-[(2-hydroxy-1-(hydroxymethyl)ethoxy]methyl)guanine in human diploid fibroblasts infected with human cytomegalovirus. Proc Natl Acad Sci U S A. 1985;82(8):2473–7; Felsenstein D, D'Amico DJ, Hirsch MS, Neumeyer DA, Cederberg DM, de Miranda P, Schooley RT. Treatment of cytomegalovirus retinitis with 9-[2-hydroxy-1-(hydroxymethyl)ethoxymethyl]guanine. Ann Intern Med. 1985;103(3):377–80.

4.5 Vitamine, Hormone und Hormontherapie

Tab. 4.10: Vitamine.

kreative Leistungen	innovative Leistungen
Vitamin A (Retinol)	
EV McCollum, M Davis (1913)[461] *TB Osborne, LB Mendel (1913)*[462] Entdeckung von Vitamin A *P Karrer (1932)*[463] Chemische Struktur von Vitamin A	*HN Holmes, RE Corbet (1937)*[464] Kristallisierung von Vitamin A *DA van Dorp DA, JF Arens (1946),* ***O Isler, W Huber et al.*** *(1947)*[465]Synthese von Vitamin A
Vitamin B1(Thiamin/Aneurin))	
K Takaki (1885)[466]*C Eijkman (1896)*[467] Beweis der diätetischen Ursache von BeriBeri *U Suzuki et al (1911)*[468] Isolierung von Vitamin B1	*C Funk (1912)*[469]*BCP Jansen,WF Donath (1926)*[470] Isolierung und Wirkung von Vitamin B1 *RR Williams et al (1935/36)*[471]*; A Windaus et al (1932–35)* ***(K)***[472] Struktur und Synthese von Vitamin B1

461 McCollum EV, Davis M. The necessity of certain lipins in the diet during growth, The Journal of Biological Chemistry. 1913;15:167–175.
462 Osborne TB, Mendel LB. J Biol Chem 1913,15,311 und 16,423 zitiert in Osborne TB, Mendel LB, The growth of rats upon diets of isolated food substances. Biochem J. 1916;10/4:534–538.
463 Semba RD. On the ‚discovery' of vitamin A. Ann Nutr Metab. 2012;61(3):192–8.
464 Holmes HN, Corbet RE. A cristalline vitamin A concentrate. Science. 1937;85(2195):103.
465 Arens JF, van Dorp DA. Synthesis of some compounds possessing vitamin A activity. Nature. 1946;157:190; van Dorp DA, Arens JF. Synthesis of vitamin A aldehyde. Nature. 1947;159(4058):189; Isler O, Huber W, et al. Synthese des Vitamin A. Helv Chim Acta. 1947;30(6):1911–27.
466 Takaki K. On the cause and prevention of kak'ke. Transactions of the Sei-I-Kwai. 1885;39(supplement 4): 29–37; Takaki K. On the preservation of health amongst the personnel of the Japanese Navy and Army. Lancet1906;1:1369–1374; 1451–1455; 1520–1523.
467 Eijkman C. VI. Polyneuritis in chickens. New contributions to the etiology of the disease. 1896. Report of the investigations carried out in the laboratory of pathology and bacteriology, Weltevreden, during the year 1895. Nutr Rev. 1990;48(6):243–6.
468 Suzuki U, Shimamura T, Odake S. Über Oryzanin, ein Bestandteil der Reiskleie und seine physiologische Bedeutung. Biochemische Zeitschrift. 1912;43:89–153.
469 Funk C. The etiology of the deficiency diseases. Beri-beri, polyneuritis in birds, epidemic deopsy, scurvy, experimental scurvy in animals, infantile scurvy, ship beri-beri, pellagra; Journal of State Medicine. 1912;20:341–368.
470 Jansen BCP, Donath WF. On the isolation of antiberiberi vitamin. Proc. Kon. Ned. Akad. Wet. 1926;29:1390–1400; 1926,35,923.
471 Williams RR, Waterman RE, Keresztesy JC. Studies of crystalline vitamin B1 Its relation to pathological states. Science. 1935;81(2109):535–6; Williams RR. Structure of vitamin B_1. J Amer Chem Soc. 1936;58:1063–1064. Williams RR Cline JK. Synthesis of vitamin B_1. J Amer Chem Soc. 1936;58:1504–1505.
472 Windaus A, Tschesche R, Eubkopf H, Laquer F, Schultz F. Die Darstellung von krystallisiertem antineuritischem Vitamin aus Hefe. Vorläufige Mitteilung Hoppe-Seyler's Zeitschrift Fur Physiologische Chemie. 1932;204:123–128.; Windaus A, Tschesche R, Grewe R. Über das antineuritische Vitamin. 3. Mitteilung Hoppe-Seyler's Zeitschrift Fur Physiologische Chemie. 1934;228:27–32; Windaus A, Tschesche R, Grewe R. Über das antineuritische Vitamin. (4. Mitteilung.) Hoppe-Seyler's Zeitschrift Fur Physiologische Chemie. 1935;237:98–104.

kreative Leistungen	innovative Leistungen
Vitamin B2 (Riboflavin)	
R Kuhn et al (1933); P György (1935)[473] Isolierung und Charakterisierung von Riboflavin	*R Kuhn et al.; P Karrer et al.* (1935)[474] **(K)** Synthese von Riboflavin
Vitamin B3 (Niacin)	
C Huber (1867)[475] Synthese des Nicotinamids *RH Chittenden, FP Underhill(1917)*[476] Wirkung von Nicotinamid bei der exp. Pellagra	*PJ Fouts et al (1937)*[477] Behandlung der menschlichen Pellagra mit Nicotinamid
Vitamin B5 (Pantothensäure)	
RJ Williams et al (1933/1934)[478] Isolierung und Entdeckung der wachstumsfördernden Wirkung von Pantothensäure	*RJ Williams et al (1939)*[479] Chemische Charakterisierung von Pantothensäure ***ET Stiller et al. (1940)***[480] Synthese von Pantothensäure
Vitamin B6 (Pyridoxin)	
P György; TW Birch, P György (1935/1936)[481] Entdeckung und Reinigung des Vitamins B6 *J Flexner, MR Chassin (1941)*[482] klinische Wirkung von Pyridoxin	*R Kuhn et al (1938/39);* ***SA Harris, K A Folkers*** *(1939)*[483] Strukturaufklärung und Synthese von Pyridoxin *AE Braunstein et al (1946–1976)*[484] biochemische Wirkungsweise von Pyridoxin

473 Kuhn R, György P, Wagner-Jauregg T. Über eine neue Klasse von Naturfarbstoffen (Vorläufige Mitteilung). Berichte der deutschen chemischen Gesellschaft (A and B Series). 1933;66/2:317–320; György P. Investigations on the vitamin B(2) complex: The differentiation of lactoflavin and the „rat antipellagra" factor. Biochem J. 1935;29(3):741–59.

474 Kuhn R, Reinemund K, Weygand F, Ströbele F. Über die Synthese des Lactoflavins (Vitamin B_2) Berichte der deutschen chemischen Gesellschaft (A and B Series),1935;68/9:1663–1891; Kuhn R, Reinemund K, Kaltschmitt H, Ströbele F, Trischmann H, Synthetisches 6,7-Dimethyl-9-d-riboflavin, Naturwissenschaften 1935,23,260; Karrer P, Solomon H, Schopp K, Benz F, Becker B. Synthesen von drei weiteren Stereoisomeren des Lactoflavins, Helv.Chim. Acta. 1935;18:908–910; Karrer P, Schöpp K, Benz F. Synthesen von Flavin IV 1935, Helv. Chim. Acta,18, 426–9; Euler HV, Karrer P, Malmberg M, Schopp K, Benz F, Becker B, Frei P. Synthese des Lactoflavins (vitamin B2) und anderer Flavine. Helvetica Chim. Acta. 1935,18, 522–35.

475 Huber C. Vorläufige Notiz über einige Derivate des Nicotins. Ann. Chem. 1867;141:271.

476 Chittenden RH, Underhill FP. The Production in Dogs of a Pathological Condition Which Closely Resembles Human Pellagra. Proc Natl Acad Sci U S A. 1917;3(3):195–7.

477 Fouts PJ, Helmer OM, Lepkowky S, Jukes TH. Treatment of human pellagra with nicotinic amid, Proc. Soc.Exp. Bio. Med. 1937;37:405.

478 Williams RJ, Lyman CM, Goodyear GH, Truesdail JH, Holaday D. Pantothenic Acid, A Growth Determinant of Universal Biological Occurrence, J. Am. Chem. Soc. 1933;55:2912–27;Williams RJ, Saunders DH. The effects of inositol, crystalline vitamin B(1) and „pantothenic acid" on the growth of different strains of yeast. Biochem J. 1934;28(5):1887–93.

479 Williams RJ, Weinstock HH Jr, Rohrmann E, Truesdail JH, Mitchell HK, Meyer CE. Pantothenic Acid. III. Analysis and Determination of Constituent Groups, J. Am. Chem. Soc. 1939;61:454–7.

480 Stiller ET, Harris SA, Finklestein J, Keresztesy JC, Folkers K. The total synthesis of pantothenic acid. J. Am. Chem. Soc. 1940;62:1785–1790.

kreative Leistungen	innovative Leistungen
Vitamin B7 (Biotin/Vitamin H)	
F Steinitz (1892)[485] Entdeckung von Vitamin H *P György (1931); TW Birch, P György (1936)*[486] Isolierung und Charakterisierung von Biotin	*F Kögl, W von Hasselt (1936)*[487] Reindarstellung von Biotin *V du Vigneaud et al (1940/1942)*[488] Strukturaufklärung von Biotin ***JA Harris et al (1943)***[489] Synthese von Biotin
Vitamin B9 (Folsäure)	
LWill et al (1931)[490] Nachweis eines hämtopoietischen Faktors in Hefe, welcher die Schwangerschaftsanämie verhindert ***ELR Stokstad, PDV Manning*** (1938); *HK Mitchel, RJ Williams et al (1943/1944)*[491] Isolierung und Charakterisierung von Folsäure	***RB Angier et al (1945/1946)***[492] Struktur und Synthese von Folsäure *GR Greenberg et al (1955), S Futterman (1957)*[493] enzymatische Reduktion der Folsäure zu Tetrahydrofolsäure

481 György P. Investigations on the vitamin B(2) complex: The distribution of lactoflavin and of the „pellagra-preventing factor“ (vitamin B(6)) in natural products of animal origin. Biochem J. 1935;29(3):760–6.

Birch TW, György P, A study of the chemical nature of vitamin B(6) and methods for its preparation in a concentrated state. Biochem J. 1936;30(2):304–15.

482 Flexner J, Chassin MR. Clinical studies on pyridoxine (Vitamin B6). J Clin Invest. 1941;20(3):313–6.

483 Kuhn R, Wendt G. Über das antidermatitische Vitamin der Hefe, Chem Ber. 1938;71:780–782; Kuhn R, Wendt G. Über das aus Reiskleie und Hefe isolierte Adermin (Vitamin B), Chem Ber. 1938;71:118; Kuhn R, Westphal K, Wendt G, Westphal O. Synthese von Adermin, Naturwissenschaften. 1939;27:469–470; Harris SA, Stiller ET, Folkers K. The structure of vitamin B_6. 1939, J. Am. Chem. Soc. 61:1242–1244; Harris SA, Folkers K. Synthesis of Vitamin B_6. J. Am. Chem. Soc. 1939;61(5):1245–1247.

484 Braunstein AE, Kritzmann MG. Co-aminopherase, co-decarboxylase and pyridoxal. Nature. 1946;158(4003):102; Braunstein AE. Binding and reactions of the Vitamin B6 coenzyme in the catalytic center of aspartate transaminase, Vitam Horm. 1964;22:451–84; Braunstein AE, Goryachenkova EV. The pyridoxal-phosphate-dependent enzymes exclusively catalyzing reactions of beta-replacement. Biochimie. 1976;58(1–2):5–17.

485 Steinitz F. Über das Verhalten phosphorhaltiger Eiweisskörper im Stoffwechsel. Arch Ges Physiol. 1892;72:75–104.

486 György P. Rachitis und andere Avitaminosen. Zschr. f. arzt. Fortblg. 1931;28:377; Birch TW, György P. A study of the chemical nature of vitamin B(6) and methods for its preparation in a concentrated state. Biochem J. 1936;30(2):304–15.

487 Kögl F, van Hasselt W. Über das Vorkommen von Biotin im tierischen Organismus. 22. Mitteilung über pflanzliche Wachstumsstoffe. Hoppe-Seyler's Zeitschrift für physiologische Chemie. 1936;243:189–194.

488 du Vigneaud V. The structure of biotin. Science. 1942;96(2499):455–61; Du Vigneaud V, Melville DB, György P, Rose CS. On the identity of vitamin h with biotin. Science. 1940;92(2377):62–3.

489 Harris JA, Wolf DE, Mozingo R, Folkers K. Synthetic biotin. Science. 1943;97:447–448.

490 Wills L, Talpade SN. Studies in 'pernicious anaemia' of pregnancy. Part II A survey of dietetic and hygienic conditions of women in Bombay Indian Journal of Medical Research. 1931;18:283–306; Wills L, Mechta MM. Studies in 'pernicious anaemia' of pregnancy. Part IV The production of pernicious anaemia (Bartonella anaemia) in intact albino rats by deficient feeding Indian Journal of Medical Research 1931, 18 663–83; Wills, Treatment of 'pernicious anaemia' of pregnancy and 'tropical anaemia, ' with special reference to yeast extract as a curative agent. British Medical Journal. 1931;1:1059–64.

kreative Leistungen	innovative Leistungen
Vitamin B12 (Cobalamin)	
GH Whipple, FS Robscheit-Robbins (1925–1929)[494]*(K)* Hunde mit perniziöser Anämie können durch Fütterung mit frischer Leber und deren Fraktionen geheilt werden *GR Minot, WP Murphy (1926)*[495] Patienten mit perniciöser Anämie können durch eine Diät mit Leberpräparaten geheilt werden *WB Castle et al. (1929–1931)*[496] Nachweis, dass die perniziöse Anämie durch Rindermuskelfleisch (extrinsischer Faktor), inkubiert mit normalem Magensaft (intrinsischer Faktor) geheilt werden kann	*WB Emery, LF Parker (1946)*[497]Isolierung von Vitamin B12 ***EL Smith (1950),***[498] *JR Cannon et al (1954),*[499] *DC Hodgkin et al (1956)*[500] Struktur von Vitamin B12 ***EL Smith (1964)***[501] Synthesewege zu Vitamin B12 *A Eschenmoser et al (1964–1977)*[502] Synthese von Vitamin B12 *C Flood, R West; I Pendl et al.; N Hakami et al.; EA Azen et al., (1936/1958/1971/1979)*[503] Charakterisierung der Transport- und Schutzproteine für Vitamin B12: Transcobalamin I (Speichel/Drüsensekrete); GIF (gastraler intrinsischer Faktor), Transcobalamin II (Blutplasma),

---

491 Stokstad ELR, Manning PDV. Evidence of a new growthfactor required by chicks. Journal of Biological Chemistry 1938,125, 687–697; Mitchell HK, Snell EE, Williams RJ. The concentration of ‚folic acid'. Journal of the American Chemical Society. 1941;63:2284; Mitchell HK. Biological specificity of folic acid. Science. 1943;97(2524):442; Mitchell HK, Snell EE, Williams RJ, Folic Acid. I. Concentration from Spinach, J. Am. Chem. Soc. 1944;66:267–8; Frieden EH, Mitchell HK, Williams RJ. Folic Acid. II. Studies on Adsorption, J. Am. Chem. Soc. 1944;66:269–71; Mitchell HK, Williams RJ. Folic Acid. III. Chemical and Physiological Properties. J. Am. Chem. Soc. 1944;66:271–4.

492 Angier RB, Boothe JH, Hutchings BL, Mowat JH, Semb J, Stokstad EL, Subbarow Y, Waller CW, Cosulich DB, Fahrenbach MJ, Hultquist ME, Kuh E, Northey EH, Seeger DR, Sickels JP, Smith JM Jr. Synthesis of a compound identical with the L.casei factor isolated from liver. Science. 1945;102(2644):227–8; Angier RB, Boothe JH, Hutchings BL, Mowat JH, Semb J, Stokstad EL, Subbarow Y, Waller CW, Cosulich DB, Fahrenbach MJ, Hultquist ME, Kuh E, Northey EH, Seeger DR, Sickels JP, Smith JM Jr. The Structure and Synthesis of the Liver L. casei Factor. Science. 1946;103(2683):667–9.

493 Greenberg GR, Jaenicke L, Silverman M. On the occurrence of N10-formyltetrahydrofolic acid by enzymic formylation of tetrahydrofolic acid and on the mechanism of this reaction. Biochim Biophys Acta. 1955;17(4):589–91.

Futterman S. Enzymatic reduction of folic acid and dihydrofolic acid to tetrahydrofolic acid. J Biol Chem. 1957;228(2):1031–8.

494 Whipple GH, Robscheit-Robbins FS. Blood regeneration in severe anemia. I. Standard basal ration bread and experimental methods. Am. J.Physiol,1925,72,395–407, Robscheit-Robbins FS, Whipple GH. Blood regeneration in severe anemia: XIV.A liver fraction potent in pernicious anemia fed alone and combined with whole liver, liver ash and fresh bile. J Exp Med. 1929;49(2):215–27.

495 Minot GR, Murphy WP. Treatment of pernicious anemia by a special diet. JAMA. 1926,87,470–476.

496 Castle WB, Townsend WC, Heath CW, Strauss MB. Observations on the Etiologic Relationship of Achylia Gastrica to Pernicious Anemia. I-IV, Am. J. M. Sc. 1929;178:748; – Am. J. M. Sc. 1929;178:764; – Am. J. M. Sc. 1930;180:305; – Am. J. M. Sc. 1931;182:741.

497 Emery WB, Parker LF. Isolation of purified fractions of the anti-pernicious anaemia factor from liver. Biochem J. 1946;40(1):iv.

498 Smith EL. Isolation and chemistry of vitamin B12. Proc R Soc Med. 1950;43(7):535–6.

499 Cannon JR, Johnson AW, Todd AR. Structure of vitamin B_{12}; a crystalline nucleotide-free degradation product of vitamin B_{12}. Nature (Lond.). 1954;74:168–169.

500 Hodgkin DC, Kamper J, Mackay M, Pickworth J, Trueblood KN, White JG. Structure of vitamin B_{12}. Nature (Lond.). 1956;78:64-66.

501 Smith EL, Mervyn L, Muggleton PW, Johnson AW, Shaw N. Chemical Routes to coenzyme B12 and analogues, Ann N Y Acad Sci. 1964;112:565–74.

kreative Leistungen	innovative Leistungen
Vitamin C (Ascorbinsäure)	
James Lancaster (1601); *James Lind (1753)*[504] Prophylaxe/Therapie des Skorbuts mit Zitronensaft *A Holst, T Frölich (1907)*[505] Tiermodell für Scorbut *A Harden, SS Zilva (1918)*[506] Nachweis des Antiskorbutischen Faktors im Zitronensaft *CG King, WA Waugh; JL Svirbely, A Szent-Gyorgyi, (1932/1933)*[507] Reinigung und Strukturaufklärung von Vitamin C	*WN Haworth, EL Hirst (1933)*[508] Synthese der Ascorbinsäure acid *T Reichstein et al (1933)*[509]***(K)*** Synthese der Ascorbinsäure aus Glucose
Vitamin D (Cholecalciferol/Vitamin D_3)	
E Mellanby (1919)[510] Hunde (Haltung in Dunkelheit + Hafermehl-Fütterung) entwickeln Rachitis, therapierbar durch Fütterung von Kabeljauleber *EV McCollum et al (1922)*[511] Rachitis entsteht durch Mangel an einem neuen Vitamin welches die Kalzifizierung fördert (Vitamin D)	*F Askew et al (1931)*[514] Reinigung von Vitamin D2 aus bestrahltem Ergosterol *A Windaus et al (1935/1937)*[515]***(K)*** Isolierung von 7-Dehydrocholesterol und von Vitamin D3 aus der Haut und nach UV-Bestrahlung von 7-Dehydrocholesterol *MF Holick et al (1977); RP Esvelt et al (1978)*[516] Vitamin D3 ist das natürliche Vitamin, was in der Haut durch UV-Bestrahlung entsteht

502 Eschenmoser A. Organic natural-product synthesis today. vitamin b 12 as an example. Naturwissenschaften. 1974;61(12):513–25, Eschenmoser A, Wintner CE. Natural product synthesis and vitamin B12. Science. 1977;196(4297):1410–20.

503 Flood C, West R. Some properties of Castle's intrinsic factor; Proc Soc Exper Biol and Med. 1936;34:542; Pendl I, Franz W. Transformation of megaloblasts to normoblasts by cultivating human bone marrow in presence of vitamin B12 and vitamin B12-binding protein. Nature. 1958;181(4607):488–9; Hakami N, Neiman PE, Canellos GP, Lazerson J. Neonatal megaloblastic anemia due to inherited transcobalamin II deficiency in two siblings. N Engl J Med. 1971;285(21):1163–70; Azen EA, Denniston C. Genetic polymorphism of vitamin B12 binding (R) protein of human saliva detected by isoelectric focusing. Biochem. Genet. 1979;17:909–920.

504 www.uni-flensburg.de/fileadmin/content/projekte/satm/biographie/biographie-von-james-lind.pdf.

505 Holst A, Frölich T. Experimental Studies Relating to „Ship-beri-beri" and Scurvy. The Journal of Hygiene. 1907;7/5:634–671.

506 Harden A, Zilva SS. The Antiscorbutic Factor in Lemon Juice. The Biochemical Journal. 1918;12:259–269.

507 King CG, Waugh WA. The chemical nature of Vitamin C. Science. 1932;75(1944):357–8; Svirbely Jl, Szent-Gyorgyi A. Hexuronic acid as the antiscorbutic factor. Nature. 1932;129:576; Svirbely Jl, Szent-Gyorgyi A. The Chemical Nature Of Vitamin C. The Biochemical Journal. 1933;27:279–285.

508 Haworth WN, Hirst EL. Synthesis of ascorbic acid. J Soc Chem Ind. 1933;52:645–647.

509 Reichstein T, Grüssner A, Oppenauer R. Die Synthese der d-Ascorbinsäure (d-Form des C-Vitamins), Helv. Chim. Acta. 1933;16:561–565.

510 Mellanby E. An experimental investigation on rickets. Lancet. 1919;1:407–412.

511 McCollum EV, Simmonds N, Becker JE, Shipley PG. An experimental demonstration of the existence of a vitamin which promotes calcium deposition. J Biol Chem. 1922;53:293–298.

kreative Leistungen	innovative Leistungen
K Hulshinsky (1919/1920); AF Hess, LL Unger (1921)[512] kindliche Rachitis ist durch UV oder Sonnenstrahlen heilbar *H Steenbock; A Hess, M Weinstock (1924)*[513] UV-Bestrahlung der Lipidfraktion im Futter verhindert/heilt Rachitis bei Ratten	*R Nicolaysen (1937/1953);*[517] *D Schachter et al (1959/1960)*[518] Vitamin D3 erhöht den aktiven Transport von Calcium-Ionen durch die Darmschleimhaut *TC Chen et al (1974)*[519] Vitamin D3 erhöht den aktiven Transport von Phosphat durch die Darmschleimhaut
Vitamin E (Tocopherole/α-Tocopherol)	
HM Evans, KS Bishop (1922)[520] Entdeckung eines diätetischen Faktors, welcher das intruterine Sterben von Feten bei Ratten verhindert *HM Evans et al (1936/1938); AR Todd et al (1937)*[521] Isolierung und Charakterisierung von α-Tocopherol/Vitamin E	***E Fernholz (1938)***[522] Chemische Struktur von α-Tocopherol *P Karrer et al (1938)*[523]***(K)*** Synthese von α-Tocopherol und Homologen *HS Olcott, OH Emerson (1937)*[524] antioxydative Wirkung der Tocopherole *F Widenbauer (1938)*[525] Wachstumsfördernde Wirkung von Vitamin E bei Frügeborenen

512 Hulshinsky K. Heilung von Rachitis durch künstlich hohe Sonne. Deut. Med. Wochenschr. 1919;45:712–713; Z. Orthopad. Chir. 1920;39:426; Hess AF, Unger LL. The cure of infantile rickets by sunlight. JAMA. 1921;77:39–41.

513 Steenbock H. The induction of growth promoting and calcifying properties in a ration by exposure to light. Science. 1924;60:224–225; Steenbock H, Black A. Fat-soluble vitamins. XXIII. The induction of growth-promoting and calcifying properties in fats and their unsaponifiable constituents by exposure to light. J Biol Chem. 1925;64:263–298; Hess A, Weinstock M. Antirachitic properties imparted to lettuce and to growing wheat by ultraviolet irradiation. Proc Soc Exp Biol Med. 1924;22:5–6.

514 Askew FA, Bourdillon RB, Bruce HM, Jenkins RGC, Webster TA. The distillation of vitamin D. Proc R Soc. 1931;B107:76–90.

515 Windaus A, Lettre H, Schenck F. 7-dehydrocholesterol. Ann Chem. 1935;520:98–107; Windaus A, Bock F. Über das Provitamin aus dem Sterin der Schweineschwarte. Z Physiol Chem. 1937;245:168–170.

516 Holick MF, Frommer JE, McNeill SC, Richtand NM, Henley JW, Potts JT Jr. Photometabolism of 7-dehydrocholesterol to previtamin D_3 in skin. Biochem Biophys Res Commun. 1977;76:107–114; Esvelt RP, Schnoes HK, DeLuca HF. Vitamin D_3 from rat skins irradiated *in vitro* with ultraviolet light. Arch Biochem Biophys. 1978;188:282–286.

517 Nicolaysen R. Studies upon the mode of action of vitamin D. III. The influence of vitamin D on the absorption of calcium and phosphorus in the rat. Biochem J. 1937;31:122–129; Nicolaysen R, Eeg-Larsen N, Malm OJ. Physiology of calcium metabolism. Physiol Rev. 1953;33:424–444.

518 Schachter D, Rosen SM. Active transport of Ca^{45} by the small intestine and its dependence on vitamin D. Am J Physiol. 1959;196:357–362. Dowdle EB, Schachter D, Schenker H. Requirement for vitamin D for the active transport of calcium by the intestine. Am J Physiol. 1960;198:269–274.

519 Chen TC, Castillo L, Korycka-Dahl M, DeLuca HF. Role of vitamin D metabolites in phosphate transport of rat intestine. J Nutr. 1974;104:1056–1060.

520 Evans HM, Bishop KS. On the existence of a hitherto unrecognized dietary factor essential for reproduction. Science 1922, 56/1458), 650–651.

kreative Leistungen	innovative Leistungen
Vitamin K1 (Phyllochinon); Vitamin K2 (Menachinon)	
WF Holst, ER Halbrook (1933)[526] Eine neue nahrungsbedingte Skorbut-ähnliche Erkrankung bei Hühnern *H Dam (1934/1935)*[527] Funktioneller Nachweis eines neuen Vitamins (Vitamin K) dessen Mangel zu Blutungen führt *F Schönheyder (1935/1936)*[528] Mangel an Vitamin K führt zur Verlängerung der Blutgerinnungszeit durch Verminderung von Prothrombin	*H Dam et al.; P Karrer et al (1939)*[529] Isolierung und Charakterisierung von Vitamin K *HJ Almquist, AA Klose; LF Fieser et al.* (1939)[530] Synthese von funktionsgleichen Analogen von Vitamin K

kursiv fettgedruckte Namen: Autor(en) tätig an industriellen Forschungsinstituten
(G): Autor(en) auch Gründer eines pharmazeutischen Unternehmens
(K): Kooperation zwischen Autor(en) und pharmazeutischem Unternehmen

521 Evans HM, Emerson OH, Emerson GH. The isolation from wheat germ oil of an alcohol, α-Tocopherol, having the properties of Vitamin E. Jbiol Chem. 1936;113:319–332; Evans HM, Emerson GA, Emerson OH. The chemistry of vitamin E. II. Biological assays of various synthetic compounds. Science. 1938;88(2271):38–9. Todd AR, Bergel F, Work TS. Studies on vitamin E: The isolation of beta-tocopherol from wheat germ oil. Biochem J. 1937;31(12):2257–63.

522 Fernholz E. Oxidation product of alpha-tocopherol and process of preparing the same, US 2296709 A; Priorität: 26. 02. 1938.

523 Karrer P, Fritzsche H, Ringer BH, Salomon H. Synthese des Tocopherols, Helvetica chimica acta 1938 21/1, 820–825; Karrer P, Escher R, Fritzsche H, Keller H, Ringier BH, Salomon H. Konstitution und Bestimmung des α-Tocopherols und einiger ähnlicher Verbindungen, Helvetica chimica acta 1938 21/1, 939–953; Karrer P, Fritzsche H. Die niedrigeren Homologen des α-Tocopherols, Helvetica chimica acta 1938, 21/1, Helv chimica acta 1234–1240.

524 Olcott HS, Emerson OH. IX. The Antioxidant Properties of the Tocopherols. J. Am. Chem. Soc 1937, 59/6, 1008–1009.

525 Widenbauer F. Versuche mit Weizenkeimöl (Vitamin E) bei der Aufzucht von Frühgeburten, Z. Kinder-Heilk. 1938;60/3:216–221.

526 Holst WF, Halbrook ER. A „scurvy-like" disease in chicks; Science. 1933;77(1997):354.

527 Dam H. Hemorrhages in chicks reared on artigicial diets: anew deficiency disease. Nature. 1934;133:909–910; Dam H. The Antihæmorrhagic Vitamin of the Chick.: Occurrence And Chemical Nature. Nature. 1935;135(3417):652–653.

528 F Schönheyder. Measurement And Biological Action. Nature. 1935;135:653–653; F Schönheyder. The quantitative determination of Vitamin KI. Biochem J. 1936;30:890–896.

529 Dam H, Geiger A, Glavind J, Salomon H, Karrer P, Karrer W, Rothschild EE, Salomon H. Isolierung des Vitamins K in hochgereinigter Form; Helvetica chimica acta. 1939;22:310–313; Karrer P, Geiger A, Legler R, Ruegger A, Salomon H. Über die Isolierung des α-Phyllochinons (Vitamin K aus Alfalfa) sowie über dessen Entdeckungsgeschichte. Helvetica chimica acta. 1939;22:1464.

530 Almquist HJ, Klose AA. The anti-hemorrhagic activity of pure synthetic phthiocol. J Am Chem Soc. 1939;61:1611–1611; Fieser LF, Campbell WP, Frey EM, Gates MD. Naphthoquinones of the vitamin K1 type of structure. J Am. Chem Soc. 1939;61:3216–3223.

Tab. 4.11: Schilddrüsenhormone.

kreative Leistungen	innovative Leistungen (α-Innovationen)
CA von Basedow (1836)[531] Triade: Exophthalmus, Kropf, erhöhter Puls *W Ord; T Oliver (1883/86)*[532] Klinisches Bild: Myxoedem und Kretinismus *GE Murray (1891–1896)*[533] Myxoedem-Erkrankungen lassen sich durch Injektionen von Extrakten der Schilddrüse der Schafe erfolgreich behandeln	*RA Lundie (1893)*[534] orale Gaben von Extrakten der Schilddrüse der Schafe wirken auf das Myxoedem
	EC Kendall(1915); CR Harrington (1926)[535] Isolierung, Charakterisierung und Synthese von Thyroxin
EB Astwood (1943/45)[537] Thiouracil hemmt die Bildung und Ausschüttung von Thyroxin	*A Nagasaka; H Hidaka (1976)*[536] **(K)** Thiouracil und l-Methyl-2-Mercaptoimidazole hemmen die Thyroid-Iodid-Peroxidase.

kursiv fettgedruckte Namen: Autor(en) tätig an industriellen Forschungsinstituten
(G): Autor(en) auch Gründer eines pharmazeutischen Unternehmens
(K): Kooperation zwischen Autor(en) und pharmazeutischem Unternehmen

---

531 Buchheim L. To Carl Adolph von Basedow on his 100th anniversary. Endokrinologie. 1954;31(3–4):129–33.

532 Ord W. Clinical Lecture on Myxoedema. Br Med J. 1878;1(906):671–2; Oliver T. Clinical Lecture on Myxoedema. Br Med J. 1883;1(1159):502–4.

533 Murray GR. Note on the Treatment of Myxoedema by Hypodermic Injections of an Extract of the Thyroid Gland of a Sheep. Br Med J. 1891;2(1606):796–7; Murray GR. After-History of the First Case of Myxoedema Cured by Thyroid Extract. Br Med J. 1896;1(1832):334–5.

534 Lundie RA. A Case of Myxoedema Treated with Thyroid Extract and Thyroid Feeding. Br Med J. 1893;1(1672):64–5.

535 Kendall EC. The isolation in crystalline form of the compound containing iodine which occurs in the thyroid: Its chemical structure and physiological activity. Transactions of the Association of American Physicians. 1915;30:420–429.

Harington CR, Chemistry of Thyroxine: Isolation of Thyroxine from the Thyroid Gland. Biochem J. 1926;20(2):293–9.

Harington CR. Chemistry of Thyroxine: Constitution and Synthesis of Desiodo-Thyroxine. Biochem J. 1926;20(2):300–13.

536 Nagasaka A, Hidaka H. Effect of Antithyroid Agents 6-Propyl-2-Thiouracil and l-Methyl-2-Mercaptoimidazole on Human Thyroid Iodide Peroxidase. Journal of Clinical Endocrinology & Metabolism. 1976;43(1):152–8.

537 Astwood EB. Landmark article May 8 1943: Treatment of hyperthyroidism with thiourea and thiouracil. By E. B. Astwood. JAMA. 1984;251(13):1743–6; Astwood EB, Vanderlaan WP. Thiouracil derivatives of greater activity for the treatment of hyperthyroidism. J Clin Endocrinol Metab. 1945;5:424–30.

Tab. 4.12: Hormone des Hypophysensystems.

kreative Leistungen	innovative Leistungen (α-Innovationen)
Katecholamine	
Adrenalin (Nebennierenmark)	
C Jacobj (1891)[538] elektrische Reizung der Nebennieren führt zur Beeinflussung der Darm-Peristaltik *G Oliver; EA Schäfer (1895/1908)*[539] Extrakte der Nebenniere erhöhen den Blutdruck *M Levandovsky; TR Eliott (1899/1904)*[540] Adrenalin wirkt wie oder als Mediator des Nervus Sympathicus	*JJ Abel; O. von Fürth; J Takamine (1899–1901)*[541] Isolierung und Strukturaufklärung des Adrenalins ***F Stolz*** *(1904)*[542] Synthese von Adrenalin/Suprarenin *E Friedmann; AR Cushney (1906)*[543] linksdrehendes Adrenalin wirkt am stärksten *H Blaschko; P Holtz; E Bülbring (1939/49)*[544] Aufklärung des biologischen Syntheseweges von Adrenalin (Tyrosin-LDopa-Dopamin-Noradrenalin-Adrenalin) ***JW Black et al.*** *(1962/64/65)*[545] Findung und Wirkung von adrenergern ß-Rezeptor-Antagonisten (Propanolol)
Noradrenalin	
G Barger, HH Dale; US von Euler; P Holtz et al.; WS Peart (1910; 1945–1948)[546] Noradrenalin ist der Neuromediator des sympathischen Nervensystems; *M Vogt (1954)*[547] Noradrenalin ist ein Neuromediator im ZNS/Gehirn	

538 Jacobj C. Beiträge zur physiologischen und pharmakologischen Kenntniss der Darmbewegungen mit besonderer Berücksichtigung der Beziehung der Nebenniere zu denselben. Archiv für experimentelle Pathologie und Pharmakologie. 1891;29/3:171–211.

539 Oliver G. On the therapeutic employment of the suprarenal glands; British Medical Journal. 1895;2:653–655. Schäfer EA. On the present condition of our knowledge of the function of the suprarenal capsules. British Medical Journal. 1908;1:1277–1281.

540 Lewandowsky M. Ueber die Wirkung des Nebennierenextractes auf die glatten Muskeln, im Besonderen des Auges. Archiv für Anatomie und Physiologie. Archiv für Physiologie 1899:360–366; Elliott TR. On the action of adrenalin. The Journal of Physiology. 1904;31:20–21.

541 Abel JJ. Ueber den blutdruckerregenden Bestandtheil der Nebenniere, das Epinephrin. Zeitschrift für Physiologische Chemie 1899–1900;28:318–362; von Fürth O. Zur Kenntniss der brenzcatechinähnlichen Substanz der Nebennieren. III. Mittheilung. Zeitschrift für Physiologische Chemie. 1900;29:105–123; Takamine J. Adrenalin the active principle of the suprarenal glands and its mode of preparation. The American Journal of Pharmacy. 1901;73:523–535.

542 Friedrich C, Friedrich Stolz. Industrieapotheker und Arzneimittelforscher; Pharmazeutische Zeitung 2010, 42, www.pharmazeutische-zeitung.de/index.php?id=35644.

543 Friedmann E. Die Konstitution des Adrenalins. Beiträge zur chemischen Physiologie und Pathologie. 1906;8:95–120; Cushney AR. The action of optical isomers. The Journal of Physiology. 1908;37:130–138.

544 Blaschko H. The specific action of l-dopa decarboxylase, The Journal of Physiology. 1939;96:50–51; Holtz P. Dopadecarboxylase; Die Naturwissenschaften. 1939;27:724–725; Bülbring E. The methylation of noradrenaline by minced suprarenal tissue. British Journal of Pharmacology. 1949;4:234–244.

545 Black JW, Stephenson JS. Pharmacology of a new adrenergic beta-receptor-blocking compound (Nethalide). Lancet. 1962;2(7251):311–4; Black JW, Crowther AF, Shanks RG, Smith LH, Dornhorst AC. A new adrenergic betareceptor antagonist. Lancet. 1964;1(7342):1080–1; Black JW, Duncan WA, Shanks RG. Comparison of some properties of pronethalol and propranolol. Br J Pharmacol Chemother. 1965;25(3):577–91.

kreative Leistungen	innovative Leistungen (α-Innovationen)
Dopamin	
HJ Schumann; A Carlsson et al.; H Ehringer et al (1956)[548] Dopamin ist ein Neuromediator im ZNS *L Stein et al.; AS Lippa et al (1971–1974)*[549] Dopamin ist ein wesentlicher Mediator des Belohnungssystems	*B Falck et al.; H Ehringer, O Hornykiewicz (1959/60)*[550] Dopamin ist beteiligt an der Parkinsonerkrankung *PL Mcgeer, LR Zeldowicz (1964)*[551]***(K)*** Dihydroxyphenylalanin zur Behandlung von Parkinson
Hypophysenhinterlappenhormone	
Adiuretin/Vasopressin	
G Oliver; EA Schäfer (1895)[552] Extrakte der Hypophyse erhöhen den Blutdruck und hemmen den Harnfluss *F Farini; D von Graven(1913)*[553] Diabetes insipidus ist behandelbar mit Hypophysenextrakten	***O Kamm et al.*** *(1928)*[554] Reinigung Isolierung von Vasopressin und Oxytocin *A Gillman, LS Goodman; (1936)*[555]***(K)*** Vasopressin steuert die Rückresorption von Wasser *PN Laha; JM Little et al (1946/47)*[556]***(K)*** Diabetes insipidus ist behandelbar mit Vasopressin *RA Turner et al (1951); R Acher et al.; V du Vigneaud et al (1953, 1954)*[557] ***(K)*** Strukturaufklärung und Synthese von Vasopressin

546 Barger G, Dale HH. Chemical structure and sympathomimetic action of amines; The Journal of Physiology. 1910;41:19–59; von Euler US: A sympathomimetic pressor substance in animal organ extracts; Nature. 1945;156:18–19; von Euler US. A specific sympathomimetic ergone in adrenergic nerve fibres (sympathin) and its relations to adrenaline and nor-adrenaline. Acta Physiologica Scandinavica. 1946;12:73–97; Holtz P, Credner K, Kroneberg G. Über das sympathicomimetische pressorische Prinzip des Harns („Urosympathin"); Naunyn-Schmiedebergs Archiv für experimentelle Pathologie und Pharmakologie. 1947;204:228–243; Peart WS. The nature of splenic sympathin. The Journal of Physiology. 1948;108:491–501.

547 Vogt M. The concentration of sympathin in different parts of the central nervous system under normal conditions and after the administration of drugs. The Journal of Physiology. 1954;123:1954:451–481.

548 Schumann HJ. Determination of hydroxytyramine (dopamine) in sympathetic nerves and ganglia. Naunyn Schmiedebergs Arch Exp Pathol Pharmakol. 1956;227(6):566–73; Carlson A, Lindquist M, Magnusson T, Waldeck B. On the presence of 3-hydroxytyramine in brain. Science. 1958;127(3296):471.

549 Stein L. Neurochemistry of reward and punishment: some implications for the etiology of schizophrenia. J Psychiatr Res. 1971;8(3):345–61; Stein L, Wise CD. Possible etiology of schizophrenia: progressive damage to the noradrenergic reward system by endogenous 6-hydroxydopamine. Res Publ Assoc Res Nerv Ment Dis. 1972;50:298–314; Lippa AS, Antelman SM, Fisher AE, Canfield DR. Neurochemical mediation of reward: a significant role for dopamine? Pharmacol Biochem Behav. 1973;1(1):23–8. Stein L, Belluzzi JD, Ritter S, Wise CD. Self-stimulation reward pathways: norepinephrine vs dopamine. J Psychiatr Res. 1974;11:115–24.

kreative Leistungen	innovative Leistungen (α-Innovationen)
Oxytocin	
HH Dale (1906), I Ott, JC Scott (1910), EA Schafer, K Mackenzie (1911)[558] Extrakte der Hypophyse (Infundibulum) steigern die Gebärmutterkontraktionen und den Milchfluss	*H Tuppy; V du Vigneaud et al (1953/1954)***(K)** Strukturaufklärung und Synthese von Oxytocin
kursiv fettgedruckte Namen: Autor(en) tätig an industriellen Forschungsinstituten **(G)**: Autor(en) auch Gründer eines pharmazeutischen Unternehmens **(K)**: Kooperation zwischen Autor(en) und pharmazeutischem Unternehmen	

550 Falck B, Hillarp NA, Torp A. A new type of chromaffin cells, probably storing dopamine. Nature. 1959;183(4656):267–8. Ehringer H, Hornykiewicz O, Verteilung von Noradrenalin und Dopamin (3-Hydroxytyramin) im Gehirn des Menschen und ihr Verhalten bei Erkrankungen des extrapyramidalen Systems. Klinische Wochenschrift. 1960;38:1236–1239. Hornykiewicz O, Dopamine (3-hydroxytyramine) in the central nervous system and its relation to the Parkinson syndrome in man. Dtsch Med Wochenschr. 1962;87:1807–10.

551 Mcgeer PL, Zeldowicz LR. Administration of Dihydrophenylalanin to Parkinsonian patients. Can Med Assoc J. 1964;90:463–6.

552 Oliver G, Schäfer EA. On the physiological action of extracts of pituitary body and certain other glandular organs; Journal of Physiology. 1895;18:277–279.

553 Farini F. Diabete insipido ed opoterapia. Gazz Osped Clin. 1913;34:1135–1139; Vongraven D. Die Nierenwirkung von Hypophysenextrakten des Menschen. Berl Klin Wochenschr. 1913;50:2083–2086.

554 Kamm O, Aldrich TB, Grote IW, Rowe LW, Bugbee EP. the active principles of the posterior lobe of the pituitary gland. J. Americ. chem. Soc. 1928;50:573–601.

555 Gilman A, Goodman LS. The secretion of an antidiuretic hypophyseal hormone in response to the need for renal water conservation. Science. 1936;84(2166):24–5.

556 Laha PN. Diabetes insipidus treated with pitressin, atropine, esidrone and tincture belladonna. Ind Med Gaz. 1946;81:250; Little JM, Wallace SL et al. Effect of pitressin on the urinary excretion of chloride and water in the human. Am J Physiol. 1947;151(1):174–85.

557 Turner RA, Pierce JG, Du Vigneaud V. The purification and the amino acid content of vasopressin preparations. J Biol Chem. 1951;191(1):21–28; Acher R, Chauvet J. La structure de la vasopressine de boeuf. Biochim Biophys Acta. 1953;12(3):487–488; du Vigneaud V, Lawler HC, Popenoe EA. Enzymic cleavage of glycinamide from vasopressin and a proposed structure for this pressorantidiuretic hormone of the posterior pituitary. J Am Chem Soc. 1953;75(19):4880–4881; du Vigneaud V, Gish DT, Katsoyannis PG. A synthetic preparation possessing biological properties associated with arginine-vasopressin. J Am Chem Soc. 1954;76:4751–4752.

558 Dale HH. On some physiological actions of ergot. J Physiol. 1906;34(3):163–206; Ott I, Scott JC. The action of infundibulum upon mammary secretion. Proc Soc Exp Biol. 1910;8:48–49; Schafer EA, Mackenzie K. 1911 The action of animal extracts on milk secretion. Proc Royal Soc London Series B. 1911;84(568):16–22.

Tab. 4.13: Steroid-Hormone der Nebenniere.

<table>
<tr><th>kreative Leistungen</th><th>innovative Leistungen (α-Innovationen)</th></tr>
<tr><td colspan="2">Glucocortikosteroide</td></tr>
<tr><td rowspan="2">T Addison (1849/55)[559]
Erstbeschreibung der Nebennierenrinden-Insuffizienz
FA Hartmann et al.; HL Mason et al.; Kendall et al.; T Reichstein et al (1930–1941)[560]
Isolierung und Charakterisierung von Cortison und weiterer Steroide der Nebennierenrinde
A Lardon, T Reichstein (1943)[561]
Synthese von Dehydrocorticosteron</td><td>D Kuhlmann et al., C Ragan et al., CNH Long et al., LH Ettelson et al DJ Ingle et al. (1939–1945)[562]
physiologisch/pharmakologische Wirkungen von Cortison</td></tr>
<tr><td>EC Kendall (1944/1949)[563] (K)
vereinfachte Synthese von Dehydrocorticosteron
RG Sprague et al (1948)[564]
synthetisches Dehydrocorticosteron wirkt bei der Nebenniereninsuffizienz (Morbus Addison)
PS Hench et al (1949)[565]
Dehydrocorticosteron wirkt bei der Rheumatoiden Arthritis</td></tr>
</table>

559 Addison T. Chronic Suprarenal Insufficiency, Usually due to Tuberculosis of Suprarenal Capsule; London Medical Gazette. 1849;43:517–518; Addison T. On the constitutional and local effects of diseases of the supra-renal capsules. Highley London 1855, http://digital.lib.uiowa.edu/cdm/compoundobject/collection/jmrbr/id/1610/rec/4.

560 Hartman FA, Brownell KA. The hormone of the adrenal cortex. Science, 1930;72:76; Swingle WW, Pfiffner JJ. The revival of comatose adrenalectomized cats with an extract of the suprarenal cortex. Science. 1930;72:75–76; Mason HL, Myers CS, Kendall EC. The chemistry of crystalline substances isolated from the suprarenal gland, J. Biol. Chem. 1936;114:613–631; Reichstein T. Über Bestandteile der Nebennieren-Rinde. VI. Trennungsmethoden sowie Isolierung der Substanzen Fa, H und J. Helv. Chim. Acta 1936,19 1107–1126; Mason HL, Hoehn WM, Kendall EC. Chemical studies of the suprarenal cortex. IV. Structures of compounds C, D, E, F, and G, J. Biol. Chem. 1938;124:459–474; Mason HL, Hoehn WM, McKenzie BF, Kendall EC. Chemical studies of the suprarenal cortex. III. The structures of compounds A, B and H, J. Biol. Chem. 1937;120:719–741; Kendall EC. The adrenal cortex. Arch. Pathol. 1941;32:474–501.

561 Lardon A, Reichstein T. Über Bestandteile der Nebennierenrinde und verwandte Stoffe. Teilsynthese des II Dehydrocorticosterons. Helv. Chim. Acta. 1943;26:747–755.

562 Kuhlmann D, Ragan C, Ferrebee JW, Atchley DW, Loeb RF. Toxic effects of desoxycorticosterone esters in dogs. Science 1939,90, 496–497; Ragan C, Ferrebee JW, Phyfe P, Atchley DW, Loeb RF. A syndrome of polydipsia and polyuria induced in normal animals by desoxycorticosteroneacetate. Am. J. Physiol. 1940;131:73–78; Long CNH, Katzin B, Fry EG. The adrenal cortex and carbohydrate metabolism 1940, Endocrinology, 26, 309–344; Ettelson LH, Inability of desoxycorticosterone acetate to protect adrenalectomized rats against typhoid vaccine, Endocrinology. 1940;27:340–342; Ingle DJ, Kuizenga MH. The relative potency of some adrenal cortical steroids in the muscle-work test. Endocrinology. 1945;36:218–226.

563 Kendall EC. The chemistry and partial synthesis of adrenal steroids. Ann. N. Y. Acad. Sci. 1949;50:540–547.

564 Sprague RG, Gastineau CF, Mason HL, Power MH. Effects of synthetic II-dehydrocorticosterone (compound A) in a subject with Addison's disease. Am. J. Med. 1948;4:175–185.

565 Hench PS, Kendall EC, Slocumb CH, Polley HF. The effect of a hormone of the adrenal cortex (17-hydroxy-11-dehydrocorticosterone: Compound E) and of pituitary adrenocorticotropic hormone on rheumatoid arthritis. Proc Staff Meet Mayo Clin. 1949;24:181–97.

kreative Leistungen	innovative Leistungen (α-Innovationen)
Mineralocorticosteroide	
JF Tait, SA Simpson (1952)[566] Entdeckung der Wirkung des Elelectrocortins/Aldosterons *SA Simpson, JF Tait, T Reichstein (1953)*[567] Isolierung/Charakterisierung von Aldosteron in Nebennieren-rinden-Extrakten	*J Conn (1954)*[568] Aufklärung des primären Aldosteron-mangels *DB Cheek, JW Perry (1958)*[569] Defektmutationen des Aldosteron-rezeptors als Ursache des Pseudohypo-aldosteronismus *WS Johnson et al (1958)*[570] Totalsynthese von Aldosteron *DHR Barton (1958)*[571] ***(K)*** Vereinfachte Synthese von Aldosteron

kursiv fettgedruckte Namen: Autor(en) tätig an industriellen Forschungsinstituten
(G): Autor(en) auch Gründer eines pharmazeutischen Unternehmens
(K): Kooperation zwischen Autor(en) und pharmazeutischem Unternehmen

Tab. 4.14: Sexualhormone und hormonelle Kontrazeption.

kreative Leistungen	innovative Leistungen (α-Innovationen)
Endokrine Wirkung der Geschlechtsorgane	
J Halban (1901–1905)[572] Entdeckung der endokrinen Wirkung der Ovarien und der Plazenta auf die Menstruation und die Milchdrüse	

566 Tait JF, Simpson SA, Grundy HM. The effect of adrenal extract on mineral metabolism. Lancet. 1952;1(6699):122–4; Simpson SA, Tait JF, Bush IE. Secretion of a salt-retaining hormone by the mammalian adrenal cortex. Lancet. 1952;2(6727):226–8.

567 Simpson SA, Tait JF, Wettstein A, Neher R, Von Euw J, Reichstein T. Isolation from the adrenals of a new crystalline hormone with especially high effectiveness on mineral metabolism, Experientia. 1953;9(9):333–5; Simpson SA, Tait JF, Wettstein A, Neher R, Von Euw J, Schindler O, Reichstein T. Constitution of aldosterone, a new mineralocorticoid, Experientia. 1954;10(3):132–3.

568 Conn JW. The evolution of primary aldosteronism from 1954 to 1960. Acta Endocrinol Suppl (Copenh). 1960;34(Suppl 50):65–71.

569 Cheek DB, Perry JW. A salt wasting syndrome in infancy. Arch Dis Child. 1958;33(169):252–6.

570 Johnson WS, Collins JC, Pappo R, Rubin MB. Total synthesis of aldosterone. J. Am. Chem. Soc. 1958;80(10):2585–2586.

571 Barton DHR, Beaton JM. A Synthesis of Aldosterone Acetate. J. Am. Chem. Soc. 1961;83(19):4083–4089; Barton DHR, Beaton JM, Geller LE, Pechet MM. A New Photochemical Reaction. Journal of the American Chemical Society. 1960;82(10):2640.

572 Halban J. Die innere Sekretion von Ovarium und Placenta und ihre Bedeutung für die Funktion der Milchdrüse. Arch Gynäkol. 1905;75:353–441.

kreative Leistungen	innovative Leistungen (α-Innovationen)
Oestrogene	
E Allen, EA Doisy (1923/1924)[573] Entdeckung der biologischen Wirkung von Oestrogenen *EA Doisy et al.; A Butenandt; GF Marrian (1929)*[574] ***(K)*** Isolierung und Charakterisierung von Estrogen/Estron (Theelin/Folliculin/Östrin)	*GF Marrian et al. (1930)*[575] Charakterisierung von Estriol *EA Doisy et al (1931–1935)*[576, 577] Charakterisierung von Estriol (Theelol) im Vergleich zu Estradiol (Dehydrotheelin)
Testosteron	
Berthold A (1849)[578] Transplantation von Hoden im Kampaune lässt den Kamm wachsen *CE Brown-Sequard (1889)*[579] Injektion von Extrakten tierischer Hoden fördert die körperlichen und geistigen Fähigkeiten *A Butenandt, K Tscherning (1931)*[580]***(K)*** Isolierung und Charakterisierung von Androsteron	*E Laqueur et al. (1935)*[581] ***(K)*** Isolierung und Charakterisierung von Testosteron *A Butenandt, G Harnisch; L Ruzicka, A Wettstein (1935)*[582]***(K)*** Synthese von Testosteron *David et al (1935)*[583]***(K)*** Überlegenheit der Wirksamkeit von Testosteron im Vergleich zu Androsteron

573 Allen E, Doisy EA. J. Am. Med. Assoc. 1923;81:819–821; Allen E, Doisy EA. The induction of a sexually mature condition in immature females by injection of the ovarian follicular hormone. Amer. J. Physiol. 1924;69:577–88.

574 Butenandt A. Naturwissenschaften. 1929;45:879–879; Doisy EA, Veler CD, Thayer SA. Am. J. Physiol. 1929;90:329–330; Veler CD, Thayer SA, Doisy EA. The preparation of the crystalline follicular ovarian hormone: Theelin. J Biological Chemistry. 1930;87:357–371; Butenandt A. Über die chemische Untersuchung der Sexualhormone, Zeitschrift für Angewandte Chemie. 1931;44:905–908; www.nobelprize.org/nobel_prizes/chemistry/laureates/1939/press.html; Marrian GF. The chemistry of oestrin: Methods of purification. Biochem J. 1929;23(6):1233–41. Marrian GF, Parkes AS. The assay of oestrin. J Physiol. 1929;67(4):389–401.

575 Marrian GF. The chemistry of oestrin: The chemical nature of crystalline preparations. Biochem J. 1930;24(4):1021–30.

576 Thayer SA, Levin L, Doisy EA. Characterization of theelol. J Biological Chemistry. 1931;91:655–665.

577 Huffman MN, MacCorquodale DW, Thayer SA, Doisy EA, Smith GV, Smith OW. The isolation of α-dihydrotheelin from human pregnancy urine. J Biological Chemistry. 1940;134:591–604.

578 Berthold A. Transplantation der Hoden. Arch Anat Physiol Wissensch 1849, 42.

579 Brown-Sequard CE. The effects produced on man by subcutaneous injections of liquid obtained from the testicles of animals. Lancet. 1889;2:105.

580 Butenandt A. Uber die chemische Untersuchung der Sexualhormone. Z. Angew Chem. 1931;44:905–908.

Butenandt A, Tscherning K. Über Androsteron, ein krystallisiertes männliches Sexualhormon. I Isolierung und Reindarstellung aus Männerharn. Z. Physiol. Chem. 1934;229:167–184.

581 David K, Dingemanse E, Freud J, Laqueur E. Crystalline male hormone from the testes (Testosterone) is more effective than androsterone derived from urine or cholesterin. Hoppe-Seyler's Z physiol Chem. 1935;233:281–2.

582 Butenandt A, Hanisch G. Testosterone: The transformation of dehydroandrosterone into androstendiol and testosterone; a method for producing testosterone from cholesterin. Hoppe-Seyler's Z Physiol Chem. 1935;237:89–98; Ruzicka L, Wettstein A. Synthesis of the testicular hormone (testosterone) (androstene 3-on-17-ol), Helv chim Acta. 1935;18:1264–75; Ruzicka L, Goldberg MW, Rosenberg HR. Production of 17alpha-methyl-testosterone and other androstene and androstane derivatives. Connections between chemical constitution and male hormone effect. Helv Chim Acta. 1935;18:1487–98.

583 David K, Dingemanse E, Freud J, Laqueur E. Uber krystallinisches mannliches Hormon aus Hoden (Testosteron) wirksamer als aus Harn oder aus Cholesterin bereitetes Androsteron. Hoppe Seylers Z Physiol Chem. 1935;233:281.

kreative Leistungen	innovative Leistungen (α-Innovationen)
Progesteron	
GJ Born; L Fraenkel (1905)[584] Entdeckung der Wirkung des Gelbkörpers (Corpus Lutium) auf den Menstruationszyklus und die Schwangerschaft *A Butenandt, U Westphal; KH Slotta et al.; WM Allen, O Winterstein; M Hartmann, A Wettstein (1934)*[585]***(K)*** Entdeckung und Charakterisierung von Progesteron	***RE Marker, J Krueger*** *(1940)*[586] ***(G)*** Semisynthese von Progesteron (Ausgangsmaterial: pflanzliches Diosgenin) *WS Johnson et al (1971)*[587]***(K)*** Totalsynthese von Progesteron
Gonadotropine	
SJ Crowe et al (1910)[588] partielle Hypophysektomie führt zur Atrophie der Gonaden *B Aschner (1912)*[589] Hypothese: die Hypophysenfunktion wird durch Hirnzentren reguliert *B Zondek (1926)*[590] Transplantation adulter Hypophysenvorderlappen in iuvenilen Tiere führt zur beschleunigten Geschlechtsreife *S Aschheim, B Zondek (1927)*[591] Entdeckung der Gonadotropine des Hypophysenvorderlappens im Urin von Schwangeren ***GE Seegar-Jones et al.*** *(1943)*[592] Nachweis, dass die Plazenta Gonadotropine (hCG, ähnlich dem LH) produziert;	*S Aschheim, B Zondek (1928)*[593] biologischer Schwangerschaftstest mit Schwangeren-Urin, injiziert in iuvenile Mäuse; *B Zondek (1929/1930), SL Fevold et al (1931)*[594] Charakterisierung der Gonadotropine Prolan A (FSH) und Prolan B (LH) und deren Nachweis in der Hypophyse wie auch im Blut und Urin postmenopausaler Frauen; *T Shedlovsky et al (1940)*[595] Reindarstellung von LH *Arzneimittel zur Stimulation der Ovulation*[596] Gonadotropine von Schwein-Hypophysen und Serum tragender Stuten (1930–1972, Risiko: allergische Reaktionen), von menschlichem Urin (ab 1930) oder menschlichen Leichen (1958–1988, Risiko: Creutzfeld-Jacob); gentechnisch hergestellte humane Gonadotropine (ab 1995)

584 Born M, Brandt W, Born G. In Memorium Gustav Born, Experimental Embryologist." Acta Anatomica. 1950;10:466–75; L. Fraenkel. Arch, f, Gyn. 1903;68:438; L. Fraenkel, Cbl. f. Gyn. 1904;28:663; L. Fraenkel. Arch. f. Gyn. 1905;75:433; L. Fraenkel. Arch. f. Gyn. 1905;75:490; and 1910, 91. 705; reviewed in Fraenkel L, Histophysiology of corpus luteum. Arch Gynakol. 1952;181(2):217–21.

585 Butenandt A, Westphal U. Zur Isolierung und Charakterisierung des Corpusluteum-Hormons, Berichte Deutsche chemische Gesellschaft. 1934;67:1440–1442; Slotta KH, Ruschig H, Fels E. Reindarstellung der Hormone aus dem Corpusluteum, Berichte Deutsche chemische Gesellschaft. 1934;67:1270–1273. Allen WM, Wintersteiner O, Crystalline Progestin. Science. 1934;80(2069):190–1; Hartmann M, Wettstein A. Zur Kenntnis der Corpus luteum-Hormone (2. Mitteilung.) Helv Chim Acta. 1934;17(1):1365–72.

586 Marker RE, Krueger J. Sterols. CXII. Sapogenins. XLI. The Preparation of Trillin and its Conversion to Progesterone, J. Am. Chem. Soc. 1940;62(12):3349–3350.

587 Johnson WS, Gravestock MB, McCarry BE. Acetylenic bond participation in biogenetic-like olefinic cyclizations. II. Synthesis of dl-progesterone. J. Am. Chem. Soc. 1971;93(17):4332–4334.

588 Crowe SJ, Cushing H, Homans J. Experimental hypophysectomy. Bull Johns Hopkins Hosp. 1910;21:127–67.

589 Aschner B. Ueber die Beziehung zwischen Hypophysis und Genitale. *Arch Gynäkol.* 1912;97:200–227. Aschheim S, Zondek B. Hypophysenvorderlappenhormone und Ovarialhormone im Harn von Schwangeren. Klin Wochenschr 1927, 6, 13–21; Zondek B, Aschheim S. Das Hormon des Hypophysenvorderlappens, Klin. Wschr. 1927;6:348–352 und 7:831–835.

590 Zondek B. Ueber die Funktion des Ovariums. Zeitschr Geburtsh Gynäkol. 1926;90:327.

591 Aschheim S, Zondek B. Hypophysenvorderlappenhormone und Ovarialhormone im Harn von Schwangeren. Klin Wochenschr 1927, 6, 13–21; Zondek B, Aschheim S. Das Hormon des Hypophysenvorderlappens, Klin. Wschr. 1927;6:348–352 und 7:831–835.

kreative Leistungen	innovative Leistungen (α-Innovationen)
hormonelle Kontrazeption	
L Haberlandt (1919–1932)[597] Idee und Tierversuche zur hormonalen Sterilisation mit Hilfe von Ovarien/Gelbkörperextrakten *W Hohlweg, M Dohm (1932)*[598] negative Rückkopplungen zwischen Hypophyse und Keimdrüsen	*JM Robson (1938)*[599] Zellzykluskontrolle durch Sexualsteroide am Tier; ***HH Inhoffen, W Hohlweg*** *(1938)*[600] Synthese und Charakterisierung des oral resorbierbaren stabilen Ethinylestradiol ***C Djerassi et al.*** *(1954)*[601] Synthese und Charakterisierung des oral resorbierbaren und stabilen Gestagens Norethisteron *G Pincus et al (1957–1960)*[602] ***(K)*** Entwicklung und Klinische Prüfung oraler Kontrazeptiva, die Gestagen enthalten
kursiv fettgedruckte Namen: Autor(en) tätig an industriellen Forschungsinstituten **(G)**: Autor(en) auch Gründer eines pharmazeutischen Unternehmens **(K)**: Kooperation zwischen Autor(en) und pharmazeutischem Unternehmen	

592 Seegar-Jones GE, Gey GO and Ghisletta M. Hormone production by placental cells maintained in continuous culture. Bull John Hopkins Hosp. 1943;72:26–38.

593 Aschheim S, Zondek B. The diagnosis of pregnancy from the urine by demonstration of the hormone of the pituitary body. Klinische Wochenschrift. 1928;7:1401; 7 1404–1411 und 7:1453; Aschheim S. The early diagnosis of pregnancy, chorion-epithelioma and hydatidiform mole by the Aschheim-Zondek test. American Journal of Obstetrics and Gynecology. 1929;28:335–342.

594 Zondek B. Weitere Untersuchungen zur Darstellung. Biologie und Klinik des Hypophysenvorderlappenhormons (Prolan). Zentralbl Gynäkol. 1929;14:834–848; Zondek B. Ueber die Hormone des Hypophysenvorderlappens. Klin Wochenschrift. 1930;9:245–248; Zondek B. Über Hormone des Hypophysenvorderlappens: III Follikelreifungshormon (Prolan A) und Tumoren, Klin. Wochenschr. 1930;9:679–682; Fevold SL, Hisaw FL and Leonard SL. The Gonad-stimulating and the luteinizing hormones of the anterior lobe of the hypophysis. Am J Physiol. 1931;97:291–301.

595 Shedlovsky T, Rothen A, Greep R, van Dyke HB, Chow BF. The isolation in pure form of the interstitiell cell stimulating (luteinizing) hormone of the anterior lobe of the pituitary gland. Science. 1940;92(2382):178–80.

596 Lunenfeld B. Historical perspectives in gonadotrophin therapy, Human Reproduction Update. 2004;10/6: 453–467.

597 Haberlandt L. Über hormonale Sterilisierung des weiblichen Tierkörpers. Münch Med Wochenschr. 1921;49:1577–1578; Haberlandt L. Über hormonale Sterilisierung weiblicher Tiere durch subcutane Transplantation von Ovarien trächtiger Weibchen. Pflüger Arch. 1922;194:235–270; Haberlandt L (1931) Die hormonale Sterilisierung des weiblichen Organismus. G. Fischer, Jena; Haberlandt, E. Ludwig Haberlandt – A pioneer in hormonal contraception. Wien Klin Wochenschr. 2009;121:746.

598 Hohlweg W, Dohrn M. Über die Beziehungen zwischen Hypophysenvorderlappen und Keimdrüsen. Klinische Wochenschrift. 1932;11/6:233–235.

599 Robson JM. Quantitative data on the inhibition of oestrus by testosterone, progesterone, and certain other compounds. J Physiol. 1938;92(4):371–82.

600 Inhoffen HH, Hohlweg W. Neue per os-wirksame weibliche Keimdrüsenhormon-Derivate: 17-Aethinyloestradiol und Pregnen-in-on-3-ol-17. Naturwissenschaften. 1938;26(6):96.

601 Djerassi C, Miramontes L, Rosenkranz G, Sondheimer F, Steroids. LIV. Synthesis of 19-Nor-17α-ethynyltestosterone and 19-Nor-17α-methyltestosterone. J Am Chem Soc. 1954;76/16:4089–4091.

602 Garcia CR, Pincus G, Rock J. Effects of certain 19-nor steroids on the normal human menstrual cycle. Science. 1956;124(3227):891–3; Rock J, Garcia CR, Pincus G. Synthetic progestins in the normal human menstrual cycle. Recent Prog Horm Res. 1957;13:323–39; discussion 339–46; Garcia CR, Pincus G, Rock J. Effects of three 19-nor steroids on human ovulation and menstruation. Am J Obstet Gynecol. 1958;75(1):82–97; Pincus G, Rock J, Garcia CR, Ricewray E, Paniagua M, Rodriguez I. Fertility control with oral medication, Am J Obstet Gynecol. 1958;75(6):1333–46; Pincus G. Fertility control by endocrine agents. Acta Endocrinol Suppl (Copenh). 1960;34(Suppl 50):135–8.

4.6 Therapie des Diabetes mellitus

Tab. 4.15: Innovationsprozess zur Behandlung des Diabetes mellitus.

<table>
<tr><th>kreative Leistungen</th><th>innovative Leistungen (α-Innovationen)</th></tr>
<tr><td colspan="2">Insulin und Insulin-Derivate</td></tr>
<tr><td rowspan="2">Hermann Christian Fehling (1849)[603]
Nachweismethode für Zucker im Harn
Paul Langerhans (1869)[604]
Entdeckung der Pankreasinselzellen
J von Mering, O Minkowski (1890)[605]
nach Exstirpation des Pankreas bei Labortieren entwickelt sich ein Diabetes mellitus
Edouard Laguesse E. (1893); Edward Sharpy-Schäfer (1895)[606]
Hypopthese, dass Pankreasinseln durch innere Sekretion den Blutglucose-Spiegel regulieren
Jean de Meyer (1909/1910)[607]
Experimenteller Nachweis, dass Pankreas-Extrakte, genannt Insulin, den Blutzuckerspiegel senken und den Glykogengehalt in der Leber erhöhen.
Nicolai Paulescu (1916/1921)[608]
erfolgreicher Therapieversuch an einem diabetischen Hund mit einem wässrigen Pankreasextrakt aus Schlachtabfällen</td><td>EL Opie (1901)[609]
Bei Diabetikern sind post mortem Läsionen im Pankreas, im Besonderen in den Pakreasinseln nachzuweisen
V Diamare(1899); MA Lane (1908), Bensley (1911)[610]
histologische Differenzierung der Pankreasinselzellen in A- und B-Zellen
(> 1911)[611]
Entwicklung weiterer histochemischer Methoden zur Differenzierung der Pankreas-Inselzellen</td></tr>
<tr><td>Georg Ludwig Zülzer (1906–1908)[612](K)
Therapieversuch an einem Diabetiker mit einem alkoholischen Extrakt aus dem Pankreas von Kälbern
FG Banting et al (1921/1922)[613] JJR Macleod (1922)[614]
Isolierung des Insulins aus dem Pankreas von Hunden und von Kalbsembryonen und erfolgreiche Behandlung des Diabetes von Hunden wie auch von Menschen
Frederic Sanger (1945–1955)[615]
Strukturaufklärung des Insulins
H Zahn et al (1963–1966)[616]
Synthese eines endokrinologisch aktiven Insulins
H Zahn et al (1966–1972)[617]
Synthese von endokrinologisch aktiven Insulin-Derivaten</td></tr>
</table>

603 Fehling H. Quantitative Bestimmung des Zuckers im Harn. Archiv für physiologische Heilkunde. 1848;7:64–73.

604 Langerhans P. Beiträge zur mikroskopischen Anatomie der Bauchspeicheldrüse; Diss. Berlin 1869 in Becker V: Paul Langerhans, 100 Jahre nach seiner Doktorarbeit, Deutsche Med. Wschr. 1970;95:358–62.

605 von Mering J, Minkowski O. Diabetes mellitus nach Pankreasextirpation. Archiv Exp Pathol Pharmakol1890;26:371–378.

606 Laguesse E. Sur la formation des ilots de Langerhans dans le pancreas. Comptes Rend Soc Biol. 1893;5:819–820; Schäfer EA. Internal secretions. Lancet. 1895;8:321–324.

607 De Meyer J. Action de la secretion interne du pancreas sur differents organes et en particulier sur la secretion renale. Archivio de Physiologia. 1909;7:96–99; De Meyer J. Sur les relations entre la secretion interne du pancreas et la fonction glycogenique du foie. Archives Internationales de Physiologie 1910;9:1–100.

608 Paulescu NC. Recherche sur le rôle du pancréas dans l'assimilation nutritive. Archives Internationales de Physiologie. 1921;17:85–103.

609 Opie EL. On the relation of chronic interstitial pancreatitis to the islands of Langerhans and to diabetes mellitus. J Exp Med. 1901;5:397–428; Opie EL. The relation of diabetes mellitus to lesions of the pancreas. Hyaline degeneration of the islands of Langerhans. J Exp Med. 1901;5:527–540.

610 Diamare V. Studii comparative sulle isoli di Langerhans de pancreas. Internat Monatschr Anat Physiol. 1899;16:155–205; Lane MA. The cytological characters of the areas of Langerhans. Am J Anat. 1908;7:409–422; Bensley RR. Studies on the pancreas of the guinea pig. Am J Anat. 1911;12:297–387.

kreative Leistungen	innovative Leistungen (α-Innovationen)
orale Antidiabetika	
Biguanide (Hemmung der Glukoneogenese in der Leber)	
G Tanret (1914–1927)[618] Isolierung und Verwendung des Galegins der Geißraute (Galega officinalis) zur Behandlung des Diabetes *E Werner, J Bell (1921)*[619] Synthese von 1,1-Dimethylbiguanid (Metformin) *KH Slotta, RTschesche (1929)*[620] Nachweis der Blutzucker-senkenden Wirkung des Metformins	*G Barger, FD White (1923)*[621] Strukturaufklärung des Galegins (Guanidino-i-amylamin) *Garcia EY (1950); J Jerne (1957/1958)*[622]***(K)*** klinischer Nachweis der antidiabetischen Wirksamkeit von Metformin *F Meyer et al (1967)*[623]***(K)*** Aufklärung der Wirkungsweise der Biguanide/Hemmung der Gluconeogenese in der Leber

611 Baskin DG. A Historical Perspective on the Identification of Cell Types in Pancreatic Islets of Langerhans by Staining and Histochemical Techniques. J Histochem Cytochem,2015;63(8):543–558.

612 GL Zülzer. Experimentelle Untersuchungen über den Diabetes, Berliner Klinische Wochenschrift. 1907;44:474/475; GL Zülzer. Ueber Versuche einer specifischen Fermenttherapie des Diabetes. Zeitschrift für die experimentelle Pathologie und Therapie. 1908;5:307–318.

613 Banting FG, Best CH, Collip JB, Campbell WR, Fletcher AA. Pancreatic Extracts in the Treatment of Diabetes Mellitus. Can Med Assoc J. 1922;12(3):141–6.

614 Macleod JJ. Pancreatic Extract and Diabetes. Can Med Assoc J. 1922;12(6):423–5.

615 Sanger F. The Free Amino Groups of Insulin. Biochemical Journal. 1945;39:507–515; Sanger F, The terminal peptides of insulin. Biochemical Journal,1949,45, 563–574; Ryle AP, Sanger F, Kitai R. The disulphide bonds of insulin. Biochemical Journal. 1955;60:1955:541–556.

616 Zahn H, Brinkhoff O, Meienhofer J, Pfeiffer EF, Ditschuneit H, Gloxhuber C. Combining of synthetic insulin chains into biologically active preparations. Z Naturforsch B. 1965;20(7):666–70; Meinhofer J, Schnabel E, Bremer H, Brinkhoff O, Zabel R, Sroka W, Klostermayer H, Brandenburg D, Okuda T, Zahn H. Synthesis of insulin-chains and their combination to insulin-active preparations, Z Naturforsch B. 1963;18:1120–1; Zahn H, Gutte B, Pfeiffer EF, Ammon J. Resynthesis of insulin from the preoxidized A chain and reduced B chain. Justus Liebigs Ann Chem. 1966;691:225–31.

617 Zahn H, Brandenburg D, Gattner HG. Molecular basis of insulin action: contributions of chemical modifications and synthetic approaches. Diabetes. 1972;21(2 Suppl):468–75; Brandenburg D, Gattner HG, Herbertz L, Krail G, Weinert M, Zahn H. Semisynthetic insulin analogues. Biochem J. 1971;125(3):51P-52P.

618 Tanret G. Sur ls galegine, alcaloide retire du galega officinalis, Bull. Soc. Chim. 1914;15(4):613–625; Tanret G. Sur quelques proprieties physiologiques du sulfate de galegine, CR. séances hebd. acad. sci. 1914;159/246/263:108–111.

Tanret G, Simonnet H. Hypoglycemic properties of galegine sulfate, Compt. Rend. 1927;184:1600–1602.

619 Werner E, Bell J. The preparation of methylguanidine, and of ββ-dimethylguanidine by the interaction of dicyandiamide, and methylammonium and dimethylammonium chlorides respectively. J Chem Soc, Transactions. 1921;121:1790–5.

620 Slotta KH, Tschesche R. Uber Biguanide. II. Die Blutzuckersenkende Wirkung der Biguanides. Berichte der Deutschen Chemischen Gesellschaft". Chemical Abstracts. 1929;23:42772.

621 Barger G, White FD. Galuteolin, a new glucoside from Galega officinalis. Biochem. J.. 1923;17:836–837.

622 Garcia EY. Fluamine, a new synthetic analgesic and antiflu drug. Journal of the Philippine Medical Association. 1950;26:287–29; Sterne J. Blood sugar-lowering effect of 1,1-dimethylbiguanide. Therapie. 1958;13(4):650–9.

623 Meyer F, Ipaktchi M, Clauser H. Specific inhibition of gluconeogenesis by biguanides. Nature. 1967;213(5072):203–4.

kreative Leistungen	innovative Leistungen (α-Innovationen)
Thiazolidindione (zelluläre Glucose-Aufnahme in Fett-, Leber- und Muskelzellen wird gesteigert)	
J Volhard (1874), H Wheeler, B Barnes (1900)[624] Synthese von Thiazolidinedion ***T Sohda et al.*** *(1982)*[625] Antidiabetische Wirkung von Thiazolidinedion und Derivaten	***M Kobayashi et al.*** *(1992); JM Lehmann et al (1995)*[626] Thiazolidinedione wirken durch Aktivierung der Insulin-Rezeptor-Kinase und des Peroxisom Proliferator-activated Receptor gamma (PPAR gamma) › ***2010***[627] Zulassung für klinische Anwendung von Thiazolidinedionen wegen Nebenwirkungen entweder eingeschränkt oder zurückgenommen oder überprüft und wieder freigegeben
Sulfonyl-Harnstoffe (Ausschüttung von Insulin wird stimuliert)	
M Janbon (1942)[628] Entdeckung der antidiabetischen Wirkung von Sulfonamiden bei deren Prüfung auf Wirksamkeit gegen Typhus bei Hund und Mensch;	*A Loubatieres (1942–1946)*[629] Nachweis, dass Sulfonylharnstoffe die B/ß-Zellen in den Pankreasinseln stimulieren zur Ausschüttung von Insulin ***KJ Fuchs et al.*** *(1954–1958)*[630] Entdeckung und Entwicklung weitere antidiabetischer Sulfonylharnstoffe *C Cohn et al (1956), FR Brown et al (1956)*[631]***(K)*** Klinische antidiabetische Wirksamkeit von Sulfonylharnstoffen ***H Shinkai et al.*** *(1989);* ***Y Sato et al.*** *(1991);* ***A Bakkali-Nadi et al.*** *(1994)*[632] Phenylalanin-Derivate (Glinidine) mit antidiabetischer Wirksamkeit analog zu Sulfonylharnstoffen

624 Volhard J. J Prakt. Chem. 1874;9:6–30; Wheeler H, Barnes B. Am Chem. J. 1900;24:60–82; Wheeler H, Merriam WF. J. Am. Chem. Soc. 1901;23:283.

625 Sohda T, Mizuno K, Tawada H, Sugiyama Y, Fujita T, Kawamatsu Y. Studies on antidiabetic agents. I. Synthesis of 5-[4-(2-methyl-2-phenylpropoxy)-benzyl]thiazolidine-2,4-dione (AL-321) and related compounds. Chem Pharm Bull (Tokyo). 1982;30(10):3563–73; Sohda T, Mizuno K, Imamiya E, Sugiyama Y, Fujita T, Kawamatsu Y. Studies on antidiabetic agents. II. Synthesis of 5-[4-(1-methylcyclohexylmethoxy)-benzyl]thiazolidine-2,4-dione (ADD-3878) and its derivatives. Chem Pharm Bull (Tokyo). 1982;30(10):3580–600.

626 Kobayashi M, Iwanishi M, Egawa K, Shigeta Y. Pioglitazone increases insulin sensitivity by activating insulin receptor kinase. Diabetes. 1992;41(4):476–83; Lehmann JM, Moore LB, Smith-Oliver TA, Wilkison WO, Willson TM, Kliewer SA. An antidiabetic thiazolidinedione is a high affinity ligand for peroxisome proliferator-activated receptor gamma (PPAR gamma). J Biol Chem. 1995;270(22):12953–6.

627 www.huliq.com/3257/diabetes-drug-actos-sales-suspended-france-and-germany; www.nhs.uk/news/2010/09September/Pages/rosiglitazone-avandia-drug-suspended-heart-risk.aspx; www.fda.gov/NewsEvents/Newsroom/PressAnnouncements/ucm376516.htm.

628 Janbon M, Chapal J, Vedel A, Schaap J. Accidents hypoglycemiques graves par un sulfamidothiazol (le VK57 ou 2254RP), Montpellier med,1942;21/22:441; Loubatières-Mariani MM. The discovery of hypoglycemic sulfonamides. J Soc Biol. 2007;201(2):121–5.

629 Loubatières A. The discovery of hypoglycemic sulfonamides and particularly of their action mechanism. Acta Diabetol Lat. 1969;6 Suppl 1:20–56.

630 Fuchs KJ, Michel W, Förder HK. Sulfonamide determinations in diabetics receiving sulfonyl urea BZ 55. Medizinische. 1958;12(15):627–30.

631 Cohn C, Heinemann A, Levine R, Weinstein M. Clinical experience with carbutamide and tolbutamide. Metabolism. 1956;5(6 Part 2):972–7; Brown FR Jr, Friskey RW, Grindle L, Kinsell LW, Splitter S. Treatment of diabetic patients; observations on the use of carbutamide and tolbutamide. Calif Med. 1956;85(5):285–8.

kreative Leistungen	innovative Leistungen (α-Innovationen)
α-Glykosidase-Inhibitoren (Spaltung von Polysacchariden wird gehemmt)	
K Kubo et al (1994)[633] Entdeckung der antidiabetischen Wirkung des Klapperschwamms (Grifola frondosa/ Maitake).	*H Matsuur et al (2002)*[634]*(K)* Nachweis, dass die antidiabetische Wirkung von Maitake auf Trehalose beruht, welche die Alpha-glucosidase hemmt *> 2002*[635] Suche und Entwicklung weiterer α-Glykosidase-Inhibitoren für die Diabetes-Behandlung

kursiv fettgedruckte Namen: Autor(en) tätig an industriellen Forschungsinstituten
(G): Autor(en) auch Gründer eines pharmazeutischen Unternehmens
(K): Kooperation zwischen Autor(en) und pharmazeutischem Unternehmen

4.7 Therapie von Herz- und Kreislauferkrankungen

Tab. 4.16: Herzfunktion und Blutdruck.

kreative Leistungen	innovative Leistungen (α-Innovationen)
Fingerhut-Toxine	
W Withering; E Darwin (1785)[636] Ermittlung der Dosis-abhängigen Wirkung von Blatt-Aufgüssen des Fingerhuts auf Harn-ausscheidung und Herzfunktionen *D M'donald (1847)*[637] Digitalis zur Therapie des Anasarka/systemischen Oedems	*O Schmiedeberg (1875)*[638] Isolierung und Charakterisierung von Digitoxin *C Lundsgaard (1918)*[639] Unter Digitalis-Therapie nimmt die Sauerstoffsättigung im venösen Blut von Kreislauferkrankten zu.

632 Shinkai H, Nishikawa M, Sato Y, Toi K, Kumashiro I, Seto Y, Fukuma M, Dan K, Toyoshima S. N-(cyclohexylcarbonyl)-D-phenylalanines and related compounds. A new class of oral hypoglycemic agents. 2. J Med Chem. 1989;32(7):1436–41; Sato Y, Nishikawa M, Shinkai H, Sukegawa E. Possibility of ideal blood glucose control by a new oral hypoglycemic agent, N-[(trans-4-isopropylcyclohexyl)-carbonyl]-D-phenyl-alanine (A-4166), and its stimulatory effect on insulin secretion in animals. Diabetes Res Clin Pract. 1991;12(1):53–9. Bakkali-Nadi A, Malaisse-Lagae F, Malaisse WJ. Insulinotropic action of meglitinide analogs: concentration-response relationship and nutrient dependency. Diabetes Res. 1994;27(2):81–7.

633 Kubo K, Aoki H, Nanba H. Anti-diabetic activity present in the fruit body of Grifola frondosa (Maitake). I. Biol Pharm Bull. 1994;17(8):1106–10.

634 Matsuur H, Asakawa C, Kurimoto M, Mizutani J. Alpha-glucosidase inhibitor from the seeds of balsam pear (Momordica charantia) and the fruit bodies of Grifola frondosa. Biosci Biotechnol Biochem. 2002;66(7):1576–8.

635 Hakamata W, Kurihara M, Okuda H, Nishio T, Oku T. Design and screening strategies for alpha-glucosidase inhibitors based on enzymological information. Curr Top Med Chem. 2009;9(1):3–12.

636 Withering W. An account of the foxglove, and some of its medical uses; London, Swinney. 1785; Nach d. engl. Ausg. von 1785, ins Dt. übertr. von Fritz Johannessohn; Boehringer Mannheim 1984 http://d-nb.info/455719810; Darwin E, An Account of the Successful Use of Foxglove in Some Dropsies and in Pulmonary Consumption. Medical Transactions, College of Physicians London. 1785;3/XVI:255–286.

637 M'donald D. Case of General Anasarca: Treated by Digitalis, Gradually Increasing the Dose to the Fullest Extent. Prov Med Surg J. 1847;11(23):623–4.

kreative Leistungen	innovative Leistungen (α-Innovationen)
Nitroderivate	
T Brunton (1867)[640] Amylnitrit vermindert Herzkranzgefäßkrämpfe *W Murrel (1879)*[641] Trinitroglycerin erweitert Gefäße	*F Murad et al (1977)*[642] Nitroglycerin bewirkt Freisetzung von Nitrooxyd/NO/Stickstoffmonoxyd *RF Furchgott, JV Zawadzki (1980)*[643] Endothelzellen bilden den Endothelial cell Derived Relaxing Factor/EDRF *LJ Ignarro et al (1986/1987)*[644] EDRF stellt NO dar
Inhibitoren adrenerger Rezeptoren	
RP Ahlquist (1948)[645] Entdeckung von adrenergen α- und ß-Rezeptoren	***JW Black et al.** (1962–1964)*[646] Inhibitoren des adrenergen ß-Rezeptors senken den Blutdruck (Propranolol) ***H Staehle et al.** (1980)*[647] Inhibitoren des adrenergen α-Rezeptors führen zur Entspannung der glatten Muskulatur und zu Blutdrucksenkung

638 Koch-Weser J, Schechter PJ. Schmiedeberg in Strassburg 1872–1918: the making of modern pharmacology. Life Sci. 1978;22(13–15):1361–71; Schmiedeberg O. Grundriss der Arzneimittellehre, Tranlation: Dixson T, Elements of Pharmacology; YJ Pentland, Edinburgh 1887:69–76; https://archive.org/details/elementsofpharma00schm.

639 Lundsgaard C. Studies of oxygen in the venous: IV. Determinations on five patients with incompensated circulatory disturbances. J Exp Med. 1918;27(2):219–47.

640 Brunton TL. On the use of nitrite of amyl in angina pectoris. Lancet. 1867;2:97; Brunton TL. On the action of nitrite on amyl on the circulation. J Anat Physiol. 1871;5:92.

641 Murrell W. Nitro-glycerin as a remedy for angina pectoris. The Lancet. 1879;113,2894:225–227.

642 Arnold WP, Mittal CK, Katsuki S, Murad F. Nitric oxide activates guanylate cyclase and increases guanosine 3′:5′-cyclic monophosphate levels in various tissue preparations. Proc Natl Acad Sci U S A. 1977;74(8):3203–7; Katsuki S, Arnold W, Mittal C, Murad F; Stimulation of guanylate cyclase by sodium nitroprusside, nitroglycerin and nitric oxide in various tissue preparations and comparison to the effects of sodium azide and hydroxylamine. J Cyclic Nucleotide Res. 1977;3(1):23–35; Katsuki S, Arnold WP, Murad F. Effects of sodium nitroprusside, nitroglycerin, and sodium azide on levels of cyclic nucleotides and mechanical activity of various tissues. J Cyclic Nucleotide Res. 1977;3(4):239–47.

643 Furchgott RF, Zawadzki JV. The obligatory role of endothelial cells in the relaxation of arterial smooth muscle by acetylcholine. Nature. 1980;288(5789):373–6.

644 Ignarro LJ, Harbison RG, Wood KS, Kadowitz PJ. Dissimilarities between methylene blue and cyanide on relaxation and cyclic GMP formation in endothelium-intact intrapulmonary artery caused by nitrogen oxide-containing vasodilators and acetylcholine. J Pharmacol Exp Ther. 1986;236(1):30–6; Ignarro LJ, Buga GM, Wood KS, Byrns RE, Chaudhuri G. Endothelium-derived relaxing factor produced and released from artery and vein is nitric oxide. Proc Natl Acad Sci U S A. 1987;84(24):9265–9.

645 Ahlquist RP. A study of the adrenotropic receptors. Am J Physiol. 1948 Jun;153(3):586–600.

646 Black JW, Stephenson JS. Pharmacology of a new adrenergic beta-receptor-blocking compound (Nethalide). Lancet. 1962;2(7251):311–4; Black JW, Crowther AF, Shanks RG, Smith LH, Dornhorst AC. A new adrenergic ß-Receptor antagonist. Lancet. 1964;1(7342):1080–1.

647 Staehle H, Pook KH. Synthesen in der 2-Amino-imidazolin-Reihe, Europ J Organ Chem. 1971;751/1:159–167; Staehle H, Daniel H, Kobinger W, Lillie C, Pichler L. Chemistry, pharmacology, and structure-activity relationships with a new type of imidazolines exerting a specific bradycardic action at a cardiac site. J. Med. Chem. 1980;23(11):1217–1222.

Stähle H. Clonidine; Bindra JS & Lednicer D (eds). Chronicles of Drug Discovery, (New York: John Wiley & Sons). 1982;1:87–111.

kreative Leistungen	innovative Leistungen (α-Innovationen)
Calcium-(Ionen-Kanal-) Antagonisten	
P Fatt, B Katz, P Fatt et al.; *DH Jenkinson (1953–1957)*[648] Entdeckung und Charakterisierung des Ca^{++}Kanals *F Dengel (1959/1961)*[649] Synthese und Wirkung von D 365/ Verapamil als Vasodilatator	*A Fleckenstein et al (1964/1965)*[650] ***(K)*** Die Funktion des Ca^{++}Kanals und von Ca-Antagonisten am Herzmuskel *H Reuter (1967)*[651] Die Funktion des Ca^{++}Kanals bei Nervenfasern ***F Bossert, W Vater*** *(1967)*[652] Entdeckung und Charakterisierung der Dihydropyridine (z. B. Nifedipin) als Ca-Antagonisten und Vasodilatoren
ACE-Hemmer (Inhibitoren des Angiotensin-Converting Ezyme)	
LT Skeggs et al. (1954–1958)[653] Entdeckung, Analyse und Funktion des ACE-Systems *SH Ferreira (1965); MA Ondetti, EF Sabo (1971)*[654] das Gift der Schlange Bothrops Jararaca enthält ein Peptid, welches ACE inhibiert	***MA Ondetti, DW Cushman*** *(1976/77)*[655] Synthese und Charakterisierung von synthetischen, oral resorbierbaren ACE-Inhibitoren (z. B. Captopril) zur Blutdrucksenkung

kursiv fettgedruckte Namen: Autor(en) tätig an industriellen Forschungsinstituten
(G): Autor(en) auch Gründer eines pharmazeutischen Unternehmens
(K): Kooperation zwischen Autor(en) und pharmazeutischem Unternehmen

648 Fatt P, Katz B. The electrical properties of crustacean muscle fibres. J Physiol-London. 1953;120:171–204; del Castillo J, Katz B. The effect of magnesium on the activity of motor nerve endings. J Physiol-London. 1954;124:553–559; Fatt P, Ginsborg BL. The ionic requirements for the production of action potentials in crustacean muscle fibres. J Physiol-London. 1958;142:516–543; Jenkinson DH. The nature of the antagonism betwen calcium and magnesium ions at the neuromuscular junction. J Physiol-London. 1957;138:434–444.

649 Dengel F. Basically substituted phenyl acetonitrile compounds US 3261859 A; DE1154810 B; Prioritätsdatum: 01.04.1961.

650 Fleckenstein A. The importance of energy-rich phosphate for contractility an tonus of the myocardium, Verh Dtsch Ges Inn Med. 1964;70:81–99. Schildberg FW, Fleckenstein A, Klek J, The importance of extracellular calcium concentration for the splitting of energy-rich phosphate in resting and stimulated myocardial tissue. Pflugers Arch Gesamte Physiol Menschen Tiere. 1965;283:137–50.

651 Reuter H. The dependence of slow inward current in Purkinje fibres on the extracellular calcium-concentration. J Physiol-London. 1967;192:479–492.

652 Bossert F, Vater W. 4-aryl-1,4-dihydropyridines US 3485847 A, Priorität: 20.03.1967; Bossert F, Vater W. 1,4 Dihydropyridines – a basis for developing new drugs Med Res Rev. 1989;9/3:291–324.

653 Skeggs LT, Marsh WH, Kahn JR, Shumway NP. The existence of two forms of hypertensin. J Exp Med. 1954;99(3):275–82. Skeggs LT, Marsh WH, Kahn JR. Shumway The purification of hypertensin I. J Exp Med. 1954;100(4):363–70; Skeggs LT, Kahn JR, Shumway NP. The preparation and function of the hypertensin-converting enzyme. J Exp Med. 1956;103(3):295–9. Skeggs LT, Kahn JR, Shumway NP. The purification of hypertensin II. J Exp Med. 1956;103(3):301–7; Skeggs LT, Kahn JR. Renal pressor system in hypertension; evidence for circulating hypertensin in chronic renal hypertension; nature and activity of purified hypertensin. Circulation. 1958;17(4, Part 2):658–63.

654 Ferreira SH. A bradykinin-potentiating factor (bpf) present in the venom of bothrops jararaca. Br J Pharmacol Chemother. 1965;24(1):163–9; Ondetti MA, Sabo EF. Angiotensin-converting enzyme inhibitors from the venom of Bothrops jararaca. Isolation, elucidation of structure, and synthesis. Biochemistry. 1971;10(22):4033–4039.

655 Ondetti MA. Cushman DW Compounds for alleviating hypertension US 4199512 A; Priority: 10.05.1976; Ondetti MA, Rubin B, Cushman DW. Design of specific inhibitors of angiotensin-converting enzyme: new class of orally active antihypertensive agents. Science. 1977; 196 (4288): 441–444.

Tab. 4.17: Gefäßverschluss-Erkrankungen.

kreative Leistungen	innovative Leistungen (α-Innovationen)
Fibrinolytika	
WW Tillet; RL Garner (1933/34)[656] Entdeckung der fibrinolytischen Wirkung von Streptokokken; Charakterisierung des Fibrinolysins/Streptokinase	*LR Christensen (1945)*[657] *T Astrup, PM Permin (1948)*[658] Wirkungsmechanismus (Aktivierung von Plasminogen zu Plasmin) und biochemische Charakterisierung der Streptokinase
NO Kjeldgaard, J Ploug (1957)[659] Entdeckung, Isolierung und Charakterisierung der menschlichen Urokinase/uPA/Urokinase-Typ-Plasminogen-Aktivator aus Urin	***B Ratzkin et al.*** *(1981)*[660] Herstellung aktiver menschlicher Urokinase/uPA mit Hilfe der rekombinanten DNA-Technologie
T Astrup et al (1954–1966)[661] Entdeckung, Isolierung und Charakterisierung des menschlichen Gewebe-Plasmin-Aktivators/tPA/tissue Plasmin activator	*T Ny et al.; D Collen et al.; HK Gold et al.; F van de Werf et al (1984)*[662]***(K)*** Herstellung von aktivem menschlichen t PA mit Hilfe der rekombinanten DNA-Technologie

656 Tillett WS, Garner RL. The fibrinolytic activity of hemolytic streptococci. J Exp Med. 1933;58(4):485–502. Garner RL, Tillett WS. Biochemical studies on the fibrinolytic activity of hemolytic streptococci: I. Isolation and characterization of fibrinolysin. J Exp Med. 1934;60(2):239–54. Garner RL, Tillett WS. Biochemical studies on the fibrinolytic activity of hemolytic streptococci: II. Nature of the reaction. J Exp Med. 1934;60(2):255–67.

657 Christensen LR. Streptococcal fibrinolysis: a proteolytic reaction due to a serum enzyme activated by streptococcal fibrinolysin. J Gen Physiol. 1945;28(4):363–83.

658 Astrup T, Permin PM. Fibrinokinase and fibrinolytic enzymes. Nature. 1948;161(4096):689.

659 Ploug J, Kjeldgaard NO. Isolation of a plasminogen activator (urokinase) from urine. Arch Biochem Biophys. 1956;62(2):500–1; Ploug J, Kjeldgaard NO. Urokinase an activator of plasminogen from human urine. I. Isolation and properties. Biochim Biophys Acta. 1957;24(2):278–82; Kjeldgaard NO, Ploug J. Urokinase an activator of plasminogen from human urine. II. Mechanism of plasminogen activation. Biochim Biophys Acta. 1957;24(2):283–9.

660 Ratzkin B, Lee SG, Schrenk WJ, Roychoudhury R, Chen M, Hamilton TA, Hung PP. Expression in Escherichia coli of biologically active enzyme by a DNA sequence coding for the human plasminogen activator urokinase. Proc Natl Acad Sci U S A. 1981;78(6):3313–7.

661 Astrup T, Sterndorf I. The plasminogen activator in animal tissue. Acta Physiol Scand. 1956;36(3):250–5; Astrup T. Tissue activators of plasminogen. Fed Proc. 1966;25(1):42–51.

662 Ny T, Elgh F, L und B. The structure of the human tissue-type plasminogen activator gene: correlation of intron and exon structures to functional and structural domains. Proc Natl Acad Sci U S A. 1984;81(17):5355–9; Collen D, Stassen JM, Marafino BJ Jr, Builder S, De Cock F, Ogez J, Tajiri D, Pennica D, Bennett WF, Salwa J, et al. Biological properties of human tissue-type plasminogen activator obtained by expression of recombinant DNA in mammalian cells. J Pharmacol Exp Ther. 1984;231(1):146–52; Gold HK, Fallon JT, Yasuda T, Leinbach RC, Khaw BA, Newell JB, Guerrero JL, Vislosky FM, Hoyng CF, Grossbard E, et al. Coronary thrombolysis with recombinant human tissue-type plasminogen activator. Circulation. 1984;70(4):700–7. Van de Werf F, Bergmann SR, Fox KA, de Geest H, Hoyng CF, Sobel BE, Collen D. Coronary thrombolysis with intravenously administered human tissue-type plasminogen activator produced by recombinant DNA technology. Circulation. 1984 Mar;69(3):605–10.

kreative Leistungen	innovative Leistungen (α-Innovationen)
Inhibitoren der Thrombozytenaggregation	
AJ Quick (1948–1968)[663] Aspirin/N-acetylsalizylsäure/ASS inhibiert die Thrombozytenaggregation und die Blut-Gerinnung *AJ Gibson (1949)*[664] Aspirin könnte zur Behandlung von Gefäßerkankungen geeignet sein	*LL Craven (1950)*[665] *UK-TIA Study Group; NF Col et al (1988–1995)*[666] **(*K*)** Prophylaxe/Therapie der Koronaren Herzerkrankung mit ASS *LR Zacharski et al; EW Salzman et al.; MJ Stuart et al; E Genton et al (1971–1977)*[667] Prophylaxe/Therapie der Thrombose mit ASS
Inhibitoren der Thrombinbildung	
JO Barratt (1929)[668] Entdeckung und Wirkung von Antithrombin III	*WH Griffith (1952)*[669] Klinische Anwendung von Serum-Antithrombin III *SC Bock (1982)*[670] Klonierung und Expression von menschlichem Antithrombin III ***M Bröker, H Ragg, HE Karges*** *(1987)*[671] Expression von funktionsfähigem Antithrombin III in Hefe ***PK Yeung*** *(2000)*[672] Transgenes Antithrombin III aus Ziegenmilch

663 Quick AJ. Role of platelets in coagulation of blood evidence of an inhibitor of the platelet factor. Fed Proc. 1948;7(1 Pt):180.

Quick AJ, Shanberge JN, Stefanini M. The role of platelets in the coagulation of the blood. Am J Med Sci. 1949;217(2):198–205; Quick AJ, Clesceri L. Influence of acetylsalicylic acid and salicylaide on the coagulation of blood. J Pharmacol Exp Ther. 1960;128:95–8. Quick AJ. Salicylates and bleeding: the aspirin tolerance test. Am J Med Sci. 1966;252(3):265–9.

Quick AJ. Bleeding time after aspirin ingestion. Lancet. 1968;1(7532):50.

664 Gibson PC. Aspirin in the treatment of vascular diseases. Lancet. 1949;2(6591):1172–4.

665 Craven LL. Acetylsalicylic acid, possible preventive of coronary thrombosis, Ann West Med Surg. 1950;4(2):95.

666 UK-TIA Study Group. United Kingdom transient ischaemic attack (UK-TIA) aspirin trial: interim results. Br Med J (Clin Res Ed). 1988;296(6618):316–20. Col NF, Yarzbski J, Gore JM, Alpert JS, Goldberg RJ. Does aspirin consumption affect the presentation or severity of acute myocardial infarction? Arch Intern Med. 1995;155(13):1386–9.

667 Zacharski LR, Walworth C, McIntyre OR. Antiplatelet therapy for thrombotic thrombocytopenic purpura. N Engl J Med. 1971;285(7):408–9; Salzman EW, Harris WH, DeSanctis RW. Reduction in venous thromboembolism by agents affecting platelet function. N Engl J Med. 1971;284(23):1287–92; Stuart MJ, Murphy S, Oski FA, Evans AE, Donaldson MH, Gardner FH. Platelet function in recipients of platelets from donors ingesting aspirin. N Engl J Med. 1972;287(22):1105–9. Genton E, Gent M, Hirsh J, Harker LA. Platelet-inhibiting drugs in the prevention of clinical thrombotic disease (first of three parts). N Engl J Med. 1975;293(23):1174–8.

668 Barratt JO. The anticoagulant action of antithrombin. Biochem J. 1929;23(3):422–4.

669 Griffith WH. Plasma antithrombin in thrombosis, hemorrhage, and liver disease. J Lab Clin Med. 1952;40(3):367–73.

670 Bock SC, Wion KL, Vehar GA, Lawn RM. Cloning and expression of the cDNA for human antithrombin III. Nucleic Acids Res. 1982;10(24):8113–25.

671 Bröker M, Ragg H, Karges HE. Expression of human antithrombin III in Saccharomyces cerevisiae and Schizosaccharomyces pombe. Biochim Biophys Acta. 1987;908(3):203–13.

672 Yeung PK. Transgenic antithrombin III (Genzyme) I. Drugs. 2000;3(6):669–73.

kreative Leistungen	innovative Leistungen (α-Innovationen)
J MacLean, WH Howell (1916–1922)[673] Entdeckung und Isolierung von Heparin,	*E Jorpes (1935)*[674]*(**K**)* chemische Charakterisierung von Heparin *DW Murray et al (1936)*[675]*; T Astrup (1938)*[676] klinische antithrombotische Wirkung von Heparin
R Feissle (1946)[677] Entdeckung eines plasmatischen thrombo-plastischen Faktors *RL Rosenthal et al (1955)*[678] Entdeckung einer (erblichen) Hämophilie, bedingt durch Mangel an plasmatischem Thromboplastin	*KW Denson; C Hougie et al.; MH Hörder; F Bachmann (1957–1959)*[679] Identifizierung, Charakterisierung und Wirkungsweise von Faktor X/Thrombokinase/Thromboplastin *SP Leytus et al (1984)*[680] Herstellung von Faktor X durch rekombinante DNA *Seit (2008)*[681] Entwicklung und Marktzulassung einer Reihe von kleinmolekularen, oral wirksamen Inhibitoren von aktiviertem FX (FXa)
Inhibitoren der Synthese von Gerinnungsfaktoren	
FW Schofield (1924)[682] Entdeckung, dass silierter süsser Klee Blutungen bei Rindern verursachen kann	*KP Link et al (1941)*[683] Identifikation, Synthese und Wirkungsweise des Dicoumarols (Blockade der Vitamin-K-Epoxid-Reduktase) *IS Wright (1945)*[684] Prophylaxe des Verschlusses der Koronararterien durch Dicoumarol
kursiv fettgedruckte Namen: Autor(en) tätig an industriellen Forschungsinstituten (**G**): Autor(en) auch Gründer eines pharmazeutischen Unternehmens (**K**): Kooperation zwischen Autor(en) und pharmazeutischem Unternehmen	

673 Howell WH. Heparin, an anticoagulant. Am J Physiol. 1922;63:434–435.
674 Jorpes E. The chemistry of heparin. The Biochemical Journal. 1935;29(8):1817–30.
675 Murray DW, Jaques LB, Perrett TS, Best CH. Heparin and Vascular Occlusion. Can Med Assoc J. 1936;35(6):621–2.
676 Astrup T. Heparin and the inhibition of blood clotting. Science. 1939;90(2324):36.
677 Feissle R. Estimation de la thromboplastine plasmatique. Med Hyg (Geneve). 1946;4(87):10.
678 Rosenthal RL, Dreskin OH, Rosenthal N. Plasma thromboplastin antecedent (PTA) deficiency; clinical, coagulation, therapeutic and hereditary aspects of a new hemophilia-like disease. Blood. 1955;10(2):120–31.
679 Denson KW. Electrophoretic studies of the Prower factor; a blood coagulation factor which differs from factor VII. Brit. J. Haemat. 1957;4:313–325; Hougie C. The role of factor V in the formation of blood thromboplastin. J Lab Clin Med. 1957;50(1):61–8; Hougie C, Barrow EM, Graham JB. The Stuart factor: a hitherto unrecognized blood coagulation factor. Bibl Haematol. 1958;7:336–40; Bachmann F. Familienuntersuchungen beim kongenitalen Stuart-Prower-Factor Mangel. Arch. Klaus Stift. Vererbungsforsch. 1958;33:27–78; Hörder MH. Experimentelle und klinische Untersuchungen über den fünften Blutgerinnungsfaktor. Habilitationsschrift. Med. Fakultät Universität Freiburg,1959.
680 Leytus SP, Chung DW, Kisiel W, Kurachi K, Davie, EW. Characterization of a cDNA coding for human factor X. Proc. Nat. Acad. Sci. 1984;81:3699–3702.
681 https://de.wikipedia.org/wiki/Faktor-Xa-Inhibitor.
682 Schofield FW. Damaged sweet clover; the cause of a new disease in cattle simulating haemorrhagic septicemia and blackleg. J Am Vet Med Assoc. 1924;64:553–6.
683 Campbell HA, Link KP. Studies on the Hemorrhagic Sweet Clover Disease. IV. The Isolation and Crystallization of the Hemorrhagic Agent, *J. Biol. Chem.* 1941,138, 21–33; Stahmann MA, Huebner CF, Link KP. Studies on the hemorrhagic sweet clover disease. V. Identification and synthesis of the hemorrhagic agent; J Biol Chem. 1941;138(2):513–27; Overman RS, Stahmann MA, Huebner CF, Sullivan WR, Spero L, Doherty DG, Ikawa M, Graf L, Roseman S, Link KP. Studies on the Hemorrhagic Sweet Clover Disease. XIII. Anticoagulant Activity and Structure in the 4-Hydroxycoumarin Group; *J. Biol. Chem.*. 1944;153:5–24.

4.8 Behandlung der Hypercholesterinämie

Tab. 4.18: Die Rolle des Blutcholesterins.

kreative Leistungen	innovative Leistungen (α-Innovationen)
Ernährung und Arteriosklerose beim Tier	
A Ignatowski (1908)[685] die Fütterung von Milch, Eigelb, Fleisch bewirkt beim Kaninchen Arteriosklerose der Aorta	*SS Chalatow SS, N Achnikow (1912/1913)*[686] Bestätigung: Kaninchen erkranken nach Fütterung tierischer Nahrungsmittel (Speisefett; Cholesterin) an Arteriosklerose
Ernährung, Cholesterinspiegel und Arteriosklerose beim Menschen	
A Keys et al (1956/1965),[687] *DJ McNamara 1995/2000)*[688]*Jenkins et al (2003),*[689] *M Kratz (2005)*[690] Cholesterin im Blut wird nur gering durch Cholesterin, aber deutlich durch gesättigte Fettsäuren (im Besonderen ab einer Kettenlänge von 12 C-Atomen *(A Keys et al 1965)*[691] in der Nahrung erhöht. *S Goldberg et al (2014*[692]*); JK Virtanen et al (2016)*[693] Der regelmäßige Verzehr von Eiern/Cholesterin bewirkt kein höheres Risiko für eine Erkrankung der Koronararterien oder für einen Schlaganfall *HM Krumholz et al.; Corti et al (1994/1995)* [694] Bei Personen > 70 Jahren sind Erkrankung oder Tod an koronaren Herzerkrankungen nicht korreliert mit einem erhöhten Cholesterinspiegel, dagegen jedoch korreliert mit einem erniedrigten HDL-Spiegel.	*DM Hegsted (1986)*[695] diätetisches Cholesterin (Eigelb) führt zum linearen Anstieg des Cholesterins im Blut *RB Moore et al.; WE Connor et al (1968/1969)*[696] Ungesättigte Fettsäuren senken das Blutcholesterin und führen zu einer erhöhten enteralen Ausscheidung von Gallensäure und neutralen Sterolen *L Hooper et al (2015)*[697] Verminderung der gesättigten Fettsäuren reduziert das Risiko einer kardiovaskulären Erkrankung *A Astrup et al (2016)*[698] Milch und Milchprodukte erhöhen nicht das Risiko kardiovaskulärer Erkrankungen
	CE Ramsden et al (2016)[699] Ersatz gesättigter Fettsäuren durch ungesättigte Fettsäuren (i.e. Linolsäure) senkt zwar das Cholesterin im Blut, erniedrigt aber nicht das Risiko des Todes an einer koronaren Herzerkrankung oder an einer anderen Ursache.

kursiv fettgedruckte Namen: Autor(en) tätig an industriellen Forschungsinstituten
(**G**): Autor(en) auch Gründer eines pharmazeutischen Unternehmens
(**K**): Kooperation zwischen Autor(en) und pharmazeutischem Unternehmen

684 Wright IS. Experiences with dicumarol in the treatment of coronary thrombosis. Proc Am Fed Clin Res. 1945;2:101.

685 Ignatowski A. Wirkung der tierischen Nahrung auf den Kaninchenorganismus. Ber Milit Med Akad. 1908;16:154–76.

686 Chalatow SS. Über das Verhalten der Leber gegenüber den verschiedenen Arten von Speisefett, Virchows Arch Pathol Anat Physiol Klin Med. 1912;207:452–69; Anichkow N, Chalatow S. Über experimentelle Cholesterin-Steatose und ihre Bedeutung fur die Entstehung einiger pathologischer Prozesse. Zentralbl Allg Pathol Anat. 1913;24:1–9.

---

687 Keys A, Anderson JT, Grande F. Serum cholesterol response to changes in the diet: II. The effect of cholesterol in the diet. Metabolism. 1965;14(7):759–65; Keys A, Anderson JT, Grande F. Serum cholesterol response to changes in the diet: III. Differences among individuals. Metabolism. 1965;14(7):766–75.

688 McNamara DJ. Dietary cholesterol and the optimal diet for reducing risk of atherosclerosis. Can J Cardiol. 1995;11 Suppl G:123G-126G; McNamara DJ. Dietary cholesterol and atherosclerosis. Biochim Biophys Acta. 2000;1529(1–3):310–20.

689 Jenkins DJ, Kendall CW, Marchie A, Faulkner D, Vidgen E, Lapsley KG, Trautwein EA, Parker TL, Josse RG, Leiter LA, Connelly PW. The effect of combining plant sterols, soy protein, viscous fibers, and almonds in treating hypercholesterolemia. Metabolism. 2003;52(11):1478–83.

690 Kratz M. Dietary cholesterol, atherosclerosis and coronary heart disease. Handb Exp Pharmacol. 2005;(170):195–213.

691 Keys A, Anderson JT, Grande F. Serum cholesterol response to changes in the diet: IV. Particular saturated fatty acids in the diet. Metabolism. 1965;14(7):776–87.

692 Goldberg S, Gardener H, Tiozzo E, Ying Kuen C, Elkind MS, Sacco RL, Rundek T. Egg consumption and carotid atherosclerosis in the Northern Manhattan study. Atherosclerosis. 2014;235(2):273–80.

693 Virtanen JK, Mursu J, Virtanen HE, Fogelholm M, Salonen JT, Koskinen TT, Voutilainen S, Tuomainen TP. Associations of egg and cholesterol intakes with carotid intima-media thickness and risk of incident coronary artery disease according to apolipoprotein E phenotype in men: the Kuopio Ischaemic Heart Disease Risk Factor Study. Am J Clin Nutr. 2016;103(3):895–901.

694 Krumholz HM, Seeman TE, Merrill SS, Mendes de Leon CF, Vaccarino V, Silverman DI, Tsukahara R, Ostfeld AM, Berkman LF. Lack of association between cholesterol and coronary heart disease mortality and morbidity and all-cause mortality in persons older than 70 years. JAMA. 1994;272(17):1335–40. Corti MC, Guralnik JM, Salive ME, Harris T, Field TS, Wallace RB, Berkman LF, Seeman TE, Glynn RJ, Hennekens CH, et al. HDL cholesterol predicts coronary heart disease mortality in older persons. JAMA. 1995;274(7):539–44.

695 Hegsted DM. Serum-cholesterol response to dietary cholesterol: a re-evaluation. Am J Clin Nutr. 1986;44(2):299–305.

696 Moore RB, Anderson JT, Taylor HL, Keys A, Frantz ID Jr. Effect of dietary fat on the fecal excretion of cholesterol and its degradation products in man. J Clin Invest. 1968;47(7):1517–34; Connor WE, Witiak DT, Stone DB, Armstrong ML. Cholesterol balance and fecal neutral steroid and bile acid excretion in normal men fed dietary fats of different fatty acid composition. J Clin Invest. 1969;48(8):1363–75.

697 Hooper L, Martin N, Abdelhamid A, Davey Smith G. Reduction in saturated fat intake for cardiovascular disease. Cochrane Database Syst Rev. 2015;(6):CD011737.

698 Astrup A, Rice Bradley BH, Brenna JT, Delplanque B, Ferry M, Torres-Gonzalez M. Regular-Fat Dairy and Human Health: A Synopsis of Symposia Presented in Europe and North America (2014–2015). Nutrients. 2016;8(8). pii: E463.

699 Ramsden CE, Zamora D, Majchrzak-Hong S, Faurot KR, Broste SK, Frantz RP, Davis JM, Ringel A, Suchindran CM, Hibbeln JR. Re-evaluation of the traditional diet-heart hypothesis: analysis of recovered data from Minnesota Coronary Experiment (1968–73). BMJ. 2016;353:i1246.

Tab. 4.19: Die Findung der Statine.

kreative Leistungen	innovative Leistungen (α-Innovationen)
biologische Synthese von Cholesterin	
F Reinitzer (1888)[700] chemische Struktur von Cholesterin *K Bloch et al (1946)*[701] Cholesterin wird in der Leber synthetisiert *HO Wieland (1903–1947)*[702]*A Windaus (1923–1940)*[703] Syntheseweg über Triterpene zu den Sterinen (Sterole, Gallensäure, Cholesterin, Vitamin D) *K Bloch; F Lynen (1942–1969)*[704] Aufklärung der zellulären Synthese von Cholesterin, im Besonderen als limitierenden Schritt die Reduktion von HMG (β-Hydroxy-β-Methylglutaryl)-Coenzym-A durch die HMG-Coenzym-A-Reduktase zu Mevalonsäure;	*AF Wagner AF, K Folkers (1961)*[705] Charakterisierung der Mevalonsäure *DJ Shapiro, VW Rodwell (1969)*[706]. Die HMG-CoA Reduktase-Aktivität der Leber wird durch Cholesterin inhibiert (negative Rückkopplung) *J Burstein, CW Malm; AK Khachadurian (1964)*[707] die erbliche/familiäre Hypercholesterinämie geht einher mit Xanthomatose, Arteriosklerose und koronaren Herzerkrankungen, *MS Brown, JL Goldstein(1973–1974)*[708] bei kongenitaler Hypercholesterinämie ist die negative Rückkopplung durch Cholesterin defekt

700 Reinitzer F. Contributions to the knowledge of cholesterol. Mon. Chem. 1888;9:421–441.

701 Bloch K, Borek E, Rittenberg D. Synthesis of cholesterol in surviving liver. J Biol Chem. 1946;162:441–9;. 1085; Rittenberg D, Borek E, Bloch K. Synthesis of cholesterol in liver slices; Fed Proc. 1946;5(1 Pt 2):151.

702 Wieland H, Pasedach H, Ballauf A. Über die Nebensterine der Hefe. IV. Kryptosterin. Justus Liebigs Ann. Chem. 1937;529:68–83; Wieland H, Sonderhoff R. Uber den Mechanismus der Oxydationsvorgange. XXXII. Die enzymatische Oxydation von Essigsäure durch Hefe. Ann. deutsch. chem. Gesell, 1938,499, 213–228; Wieland H, Probst O and Crawford M. Zur Wirkungsweise der dehydrierenden Enzyme der Hefe. Über den Mechanismus der Oxydationsvorgänge, Justus Liebigs Ann.Chem. 1938;536:51–68; Wieland H, Rath F, Benend W. Über die Nebensterine der Hefe. VII. Zur Kenntnis des Zymosterins. Justus Liebigs Ann. Chem. 1941;548:19–33; Wieland H, Benend W. Einige Beobachtungen über die Hydrierung von Sterinen. Justus Liebigs Ann. Chem. 1943;554:1–8; Wieland H, Görnhardt L. Über die Umlagerung von Zymosterin- in Cholesterin-Derivate. Eine Richtigstellung. Über Nebensterine der Hefe XIII. Justus Liebigs Ann. Chem. 1947;557:248–251.

703 Windaus A, Bohne A. Über Hyo-glyko-desoxy-cholsäure und über Hyo-desoxy-cholsäure. Justus Liebigs Ann. Chem. 1923;433:278–287; Windaus A. Über die Konstitution der Hyo-desoxy-cholsäure. Justus Liebigs Ann. Chem. 1926;447:233–258; Windaus A, Auhagen E. Umlagerungsversuche am Ergosterin. Justus Liebigs Ann. Chem. 1929;472:185–194; Windaus A, Auhagen E, Bergmann W, Butte H. Über einige Umsetzungen des Dehydro-ergosterins und des Ergosterins. Justus Liebigs Ann. Chem. 1930;477:268–278; Windaus A, Dithmar K, Murke H, Suckfüll F. Weitere Untersuchungen über die Isomerisierung des Ergosterins und seiner Derivate. Justus Liebigs Ann. Chem. 1931;488:91–110; Windaus A, Naggatz J. Über das 7-Dehydro-epi-cholesterin. Justus Liebigs Ann. Chem. 1939;542:204–218; Windaus A, Dimroth K, Breywisch W. Über den photochemischen Vorgang bei der Bildung der Photo-pyro-calciferole. Justus Liebigs Ann. Chem. 1940;543:240–247; Windaus A, Deppe M, Roosen-Runge C. Über die Pyro-vitamine D_3 und ihre Dehydro-derivate. Justus Liebigs Ann. Chem. 1939;537:1–10.

704 Bloch K. The intermediary metabolism of cholesterol. Circulation. 1950;1(2):214–9; Clayton RB, Bloch K. The biological conversion of lanosterol to cholesterol. J Biol Chem. 1956;218(1):319–25; Bloch K. The biological synthesis of cholesterol. Vitam Horm. 1957;15:119–50; Bloch K. The biological synthesis of cholesterol. Science. 1965;150:19–28; Lynen F, Ochoa S. Enzymes of fatty acid metabolism. Biochim Biophys Acta. 1953;12(1–2):299–314; Lynen F. Functional group of coenzyme A and its metabolic relations, especially in the fatty acid cycle. Fed Proc. 1953;12(3):683–91; Bucher NL, Overath P, Lynen F. beta-Hydroxy-beta-methyl-glutaryl coenzyme A reductase, cleavage and condensing enzymes in relation to cholesterol formation in

kreative Leistungen	innovative Leistungen (α-Innovationen)
Inhibitoren der HMG-CoA- Reduktase	
SE Humphries et al. (1985)[709] Isolierung und Charakterisierung des Genes für die menschliche HMG-CoA-Reduktase	*A Endo et al (1976–1980)*[710]***(K)*** Inhibitoren der HMG-CoA-Reduktase (1. Podukt: Mevinacor/Lovastatin) senken das Cholesterin im Blut und wirken therapeutisch bei erblicher Hypercholesterinämie. *H Naci et al (2013)*[711] ***(K)*** *> 1980:* Markteinführung weiterer Statine (z. B. Fluvastatin, Pravastatin, Rosuvastatin, Atorvastin, Simvastatin) mit unterschiedlichem Wirkungsgrad bei primärer und sekundärer Prävention koronarer Gefäßerkrankungen und Mortalität

kursiv fettgedruckte Namen: Autor(en) tätig an industriellen Forschungsinstituten
(G): Autor(en) auch Gründer eines pharmazeutischen Unternehmens
(K): Kooperation zwischen Autor(en) und pharmazeutischem Unternehmen

---

rat liver. Biochim Biophys Acta. 1960;40:491–501; Lynen F. The biochemical basis of the biosynthesis of cholesterol and fatty acids. Wien Klin Wochenschr. 1966;78(27):489–97.Back P, Hamprecht B, Lynen F. Regulation of cholesterol biosynthesis in rat liver: diurnal changes of activity and influence of bile acids. Arch Biochem Biophys. 1969 Aug;133(1):11–21.

705 Wagner AF, Folkers K. Discovery and chemistry of mevalonic acid. Adv Enzymol Relat Subj Biochem. 1961;23:471–83; Wagner AF, Folkers K. The organic and biological chemistry of mevalonic acid. Endeavour. 1961;20:177–87.

706 Shapiro DJ, Rodwell VW. Diurnal variation and cholesterol regulation of hepatic HMG-CoA reductase activity. Biochem Biophys Res Commun. 1969;20:37(5):867–72.

707 Khachadurian AK. The inheritance of essential familial hypercholesterolemia, Am J Med. 1964;37:402–7. Burstein J, Malm CW. Familial hypercholesterolic xanthomatosis and coronary disease, Acta Med Scand. 1964;175:569–80.

708 Brown MS, Dana SE, Goldstein JL. Regulation of 3-hydroxy-3-methylglutaryl coenzyme A reductase activity in human fibroblasts by lipoproteins. Proc Natl Acad Sci U S A. 1973;70(7):2162–6; Goldstein JL, Brown MS. Familial hypercholesterolemia: identification of a defect in the regulation of 3-hydroxy-3-methylglutaryl coenzyme A reductase activity associated with overproduction of cholesterol. Proc Natl Acad Sci U S A. 1973;70(10):2804–8; Dietschy JM, Brown MS. Effect of alterations of the specific activity of the intracellular acetyl CoA pool on apparent rates of hepatic cholesterogenesis. J Lipid Res. 1974;15(5):508–16.

709 Humphries SE, Tata F, Henry I, Barichard F, Holm M, Junien C, Williamson R. The isolation, characterisation, and chromosomal assignment of the gene for human 3-hydroxy-3-methylglutaryl coenzyme A reductase, (HMG-CoA reductase). Hum Genet. 1985;71(3):254–8.

710 Endo A, Kuroda M, Tanzawa K. Competitive inhibition of 3-hydroxy-3-methylglutaryl coenzyme A reductase by ML-236A and ML-236B fungal metabolites, having hypocholesterolemic activity. FEBS Lett. 1976;72(2):323–6; Yamamoto A, Sudo H, Endo A. Therapeutic effects of ML-236B in primary hypercholesterolemia. Atherosclerosis. 1980;35(3):259–66.

711 Naci H, Brugts JJ, Fleurence R, Tsoi B, Toor H, Ades AE. Comparative benefits of statins in the primary and secondary prevention of major coronary events and all-cause mortality: a network meta-analysis of placebo-controlled and active-comparator trials. Eur J Prev Cardiol. 2013;20(4):641–57.

Tab. 4.20: Versuche zur Erweiterung des Indikationsgebietes von Statinen durch ß-Innovationen.

prophylaktisch/therapeutische Wirkung	
	Widersprüche, alternative Behandlungen oder Nebenwirkungen
Hypercholesterinämie	
genetisch-familiär (Typ I)	
JG Robinson (2013)[712]; *A Wiegmann et al (2015)*;[713] Blut-Cholesterin, Arteriosklerose und Mortalität werden reduziert	
erworben/diätetisch (Typ II)	
MD Shapiro, S Fazio (2016)[714] Satine stellen die wirksamste Arzneibehandlung dar zur Senkung des Risikos einer arteriosklerotischen kardiovaskulären Erkrankung *MG Silverman et al (2016)*[715] Reduktion des Blutcholesterinwertes (LDL-C) um 1-mmol/L (38.7-mg/dL) durch Statine senkt das relative Risiko eines schwerwiegenden (Infarkt, Tod) kardiovaskulären Ereignisses auf 0.77	
	DJ Jenkins et al (2005)[716] Diäten, arm an gesättigten Fettsäuren senken den Blut-Cholesterinspiegel etwa gleich wie Statine *MG Silverman et al (2016)*[717] Reduktion des Blutcholesterinwertes (LDL-C) um 1-mmol/L (38.7-mg/dL) durch Diäten senkt das relative Risiko eines schwerwiegenden (Infarkt, Hirnschlag, Tod) kardiovaskulären Ereignisses auf 0.75 *MJ Tikkanen et al (1978)*[718] Natürliches Oestrogen senkt das Blut-Cholesterin

712 Robinson JG. Management of familial hypercholesterolemia: a review of the recommendations from the National Lipid Association Expert Panel on Familial Hypercholesterolemia. J Manag Care Pharm. 2013;19(2):139–49.

713 Wiegman A, Gidding SS, Watts GF, Chapman MJ, Ginsberg HN, Cuchel M, Ose L, Averna M, Boileau C, Borén J, Bruckert E, Catapano AL, Defesche JC, Descamps OS, Hegele RA, Hovingh GK, Humphries SE, Kovanen PT, Kuivenhoven JA, Masana L, Nordestgaard BG, Pajukanta P, Parhofer KG, Raal FJ, Ray KK, Santos RD, Stalenhoef AF, Steinhagen-Thiessen E, Stroes ES, Taskinen MR, Tybjærg-Hansen A, Wiklund O. European Atherosclerosis Society Consensus Panel. Familial hypercholesterolaemia in children and adolescents: gaining decades of life by optimizing detection and treatment. Eur Heart J. 2015;36(36):2425–37.

714 Shapiro MD, Fazio S. From Lipids to Inflammation: New Approaches to Reducing Atherosclerotic Risk. Circ Res. 2016;118(4):732–49.

715 Silverman MG, Ference BA, Im K, Wiviott SD, Giugliano RP, Grundy SM, Braunwald E, Sabatine MS. Association Between Lowering LDL-C and Cardiovascular Risk Reduction Among Different Therapeutic Interventions: A Systematic Review and Meta-analysis. JAMA. 2016;316(12):1289–97.

716 Jenkins DJ, Kendall CW, Marchie A, Faulkner DA, Wong JM, de Souza R, Emam A, Parker TL, Vidgen E, Trautwein EA, Lapsley KG, Josse RG, Leiter LA, Singer W, Connelly PW. Direct comparison of a dietary portfolio of cholesterol-lowering foods with a statin in hypercholesterolemic participants. Am J Clin Nutr. 2005;81(2):380–7.

717 Silverman MG, Ference BA, Im K, Wiviott SD, Giugliano RP, Grundy SM, Braunwald E, Sabatine MS. Association Between Lowering LDL-C and Cardiovascular Risk Reduction Among Different Therapeutic Interventions: A Systematic Review and Meta-analysis. JAMA. 2016;316(12):1289–97.

718 Tikkanen MJ, Nikkila EA, Vartiainen E. Natural oestrogen as an effective treatment for type-II hyperlipoproteinaemia in postmenopausal women. Lancet. 1978;2(8088):490–1.

Herz-Kreislauf

Arteriosklerose/Herzinfarkt

A Tenenbaum et al (2008);[719] *NJ Stone et al (2016);*[720] *S Dandapat, JG Robinson (2016)* [721]
die klinischen Folgen der Arteriosklerose (kardiovaskuläre Todesfälle, Herzinfarkte, Schlaganfälle, akute koronare Syndrome, Herzschwäche, Revaskularisierung der Koronararterien, Mortalität) werden vermindert sowohl bei primärer als auch bei sekundärer Verabreichung

E Diamantis et al (2014)[722]
Veränderungen der Lebensgewohnheiten (körperliche Bewegung, reduzierter Konsum gesättigter Fettsäuren, Verbrauch-bilanzierte Nahrungsaufnahme, kein Nikotinkonsum etc.) beeinflussen primär oder sekundäre koronare Herzerkrankungen gleichermaßen wie Statine

Y Weinberger, BH Han (2015)[723]
Ältere Personen ohne kardiovaskuläre Erkrankungen oder ohne erhöhtes Risiko einer derartigen Erkrankung profitieren nicht von einer Statin-Therapie

M Banach et al (2015)[724]
Statine vermindern zwar das Volumen arteriosklerotischer Plaques, jedoch ohne das Gefäßvolumen zu verändern

R Puri et al (2015)[725]
kardiovaskulär erkrankte Männer profitieren von der Statin-Behandlung weniger als Frauen

YF Li et al (2015)[726]
Asiaten benötigen eine geringere Dosis von Statin zur Reduktion der Plaques als westliche Personen

Schlaganfall

JS McKinney, WJ Kostis (2012)[727]
Statine erhöhen nicht das Risiko eines hämorrhagischen Schlaganfalls

---

719 Tenenbaum A, Fisman EZ, Motro M, Adler Y. Optimal management of combined dyslipidemia: what have we behind statins monotherapy? Adv Cardiol. 2008;45:127–53.

720 Stone NJ, Turin A, Spitz JA, Valle CW, Kazmi S. Statin therapy across the lifespan: evidence in major age groups. Expert Rev Cardiovasc Ther. 2016;14(3):341–66.

721 Dandapat S, Robinson JG. Guidelines for Management of Hyperlipidemia: Implications for Treatment of Patients with Stroke Secondary to Atherosclerotic Disease. Curr Neurol Neurosci Rep. 2016;16(3):24.

722 Diamantis E, Troupis T, Mazarakis A, Kyriakos G, Troupis G, Skandalakis P. Primary and Secondary Prevention of Acute Coronary Syndromes: The Role of the Statins. Recent Adv Cardiovasc Drug Discov. 2014;9(2):97–105.

723 Weinberger Y, Han BH. Statin treatment for older adults: the impact of the 2013 ACC/AHA cholesterol guidelines. Drugs Aging. 2015;32(2):87–93.

724 Banach M, Serban C, Sahebkar A, Mikhailidis DP, Ursoniu S, Ray KK, Rysz J, Toth PP, Muntner P, Mosteoru S, García-García HM, Hovingh GK, Kastelein JJ, Serruys PW. Lipid and Blood Pressure Meta-analysis Collaboration (LBPMC) Group; Impact of statin therapy on coronary plaque composition: a systematic review and meta-analysis of virtual histology intravascular ultrasound studies. BMC Med. 2015;13:229.

725 Puri R, Nissen SE, Nicholls SJ. Statin-induced coronary artery disease regression rates differ in men and women. Curr Opin Lipidol. 2015;26(4):276–81.

726 Li YF, Feng QZ, Gao WQ, Zhang XJ, Huang Y, Chen YD. The difference between Asian and Western in the effect of LDL-C lowering therapy on coronary atherosclerotic plaque: a meta-analysis report. BMC Cardiovasc Disord. 2015;15:6.

727 McKinney JS, Kostis WJ. Statin therapy and the risk of intracerebral hemorrhage: a meta-analysis of 31 randomized controlled trials. Stroke. 2012;43(8):2149–56.

	A Sikora Newsome et al (2015)[728] Behandlung mit Statinen hat einen widersprüchlichen Effekt in Bezug auf Schlaganfall *R Collins et al (2016;)*[729] Behandlung mit Statinen kann selbst einen hämorrhagischen Schlaganfall auslösen (5–10 Fälle bei 10 000 Patienten, welche Statine über 5 Jahre einehmen)
Herzinsuffizienz	
KO Bonsu et al (2015, 2016)[730] lipophile Statine können die Mortalitätsrate vermindern, das Ejektionsvolumen der linken Herzkammer vergrößern und Entzündungsparameter (C-reaktives Protein; Interleukin 6) senken	
	L De Gennaro et al (2014) [731] Statine beeinflussen nicht die Mortalitätsrate, können jedoch das Ejektionsvolumen der linken Herzkammer vergrößern
Infektionen	
bakteriell	
Y Almog et al (2004), PP Dobesh et al (2009)[732] das Risiko einer schweren Sepsis wird vermindert	
	D Chua et al (2007)[733] *P Kopterides et al (2009)*[734] Die Wirkung der Statine auf die Sepsis ist widersprüchlich. Studien liegen vor, welche entweder ein Verminderung der Mortalität, keinen Einfluss oder eine Erhöhung der Mortalität belegen. *L Björkhem-Bergheim et al (2010)*[735] die therapeutische Wirkung von Statinen auf bakterielle Infektionen ist fraglich, eine Verschlimmerung scheint jedoch nicht stattzufinden

728 Sikora Newsome A, Casciere BC, Jordan JD, Rhoney DH, Sullivan KA, Morbitzer KA, Moore JD, Durr EA. The Role of Statin Therapy in Hemorrhagic Stroke. Pharmacotherapy. 2015;35(12):1152–63.

729 Collins R, Reith C, Emberson J, Armitage J, Baigent C, Blackwell L, Blumenthal R, Danesh J, Smith GD, DeMets D, Evans S, Law M, MacMahon S, Martin S, Neal B, Poulter N, Preiss D, Ridker P, Roberts I, Rodgers A, Sandercock P, Schulz K, Sever P, Simes J, Smeeth L, Wald N, Yusuf S, Peto R. Interpretation of the evidence for the efficacy and safety of statin therapy. Lancet. 2016. pii: S0140–6736(16)31357–5.

730 Bonsu KO, Reidpath DD, Kadirvelu A. Effects of Statin Treatment on Inflammation and Cardiac Function in Heart Failure: An Adjusted Indirect Comparison Meta-Analysis of Randomized Trials. Cardiovasc Ther. 2015;33(6):338–46; Bonsu KO, Reidpath DD, Kadirvelu A. Lipophilic Statin Versus Rosuvastatin (Hydrophilic) Treatment for Heart Failure: a Meta-Analysis and Adjusted Indirect Comparison of Randomised Trials. Cardiovasc Drugs Ther. 2016;30(2):177–88.

731 De Gennaro L, Brunetti ND, Correale M, Buquicchio F, Caldarola P, Di Biase M. Statin therapy in heart failure: for good, for bad, or indifferent? Curr Atheroscler Rep. 2014;16(1):377.

732 Almog Y, Shefer A, Novack V, Maimon N, Barski L, Eizinger M, Friger M, Zeller L, Danon A. Prior statin therapy is associated with a decreased rate of severe sepsis. Circulation. 2004;110(7):880–5; Dobesh PP, Klepser DG, McGuire TR, Morgan CW, Olsen KM. Reduction in mortality associated with statin therapy in patients with severe sepsis. Pharmacotherapy. 2009;29(6):621–30.

733 Chua D, Tsang RS, Kuo IF. The role of statin therapy in sepsis. Ann Pharmacother. 2007;41(4):647–52.

734 Kopterides P, Falagas ME. Statins for sepsis: a critical and updated review. Clin Microbiol Infect. 2009;15(4):325–34.

735 Björkhem-Bergman L, Bergman P, Andersson J, Lindh JD. Statin treatment and mortality in bacterial infections – a systematic review and meta-analysis. PLoS One. 2010;5(5):e10702.

viral

NT Oliver et al (2016)[736]
bei HIV/HCV Koinfektionen wird das Risiko der Progression zur Leberzhirrose vermindert
TG Simon et al (2016)[737]
Bei HCV-Infektionen vermindern Statine dosisabhängig das Ausmaß der Leberzhirrose und des Leberkarzinoms

> *A Shavakhi et al (2014)*[738]
> Statine vermindern nicht die HCV-RNA-Menge im Blut Infizierter

OL Bryan-Marrugo et al (2016)[739]
Die Replikation von Dengue-Virus wird durch Cholesterin-senkende Substanzen inhibiert

DS Fedson OM Rordam (2015)[740]
bei Ebola-Infektionen steigern Statine in Kombination mit Angiotensin-Rezeptor-Blocker das Überleben

> *SB Omer et al (2016)*[741]
> die Wirksamkeit von Influenzavakzinen wird beeinträchtigt
> *HQ McLean et al (2016)*[742]
> die Wirkung von Influenza A/H3N2-Vaccinen wird vermindert, nicht jedoch diejenige von Influenza A/H1N1 und Influenza B-Vakzinen

> *SD Chung et al (2014);*[743] *HH Chen et al (2015)*[744]
> Herpes Simplex Virus/HSV Infektionen werden gefördert

Stoffwechsel und Organfunktionen

Diabetes

R Collins et al (2016)[745]
Das Risiko eines Statin-induzierten Diabetes Typ 2 ist gering (50–100 Fälle bei 10 000 Patienten, welche Statin über 5 Jahre einehmen)

---

736 Oliver NT, Hartman CM, Kramer JR, Chiao EY. Statin drugs decrease progression to cirrhosis in HIV/hepatitis C virus coinfected individuals. AIDS. 2016;30(16):2469–2476.

737 Simon TG, Bonilla H, Yan P, Chung RT, Butt AA. Atorvastatin and fluvastatin are associated with dose-dependent reductions in cirrhosis and hepatocellular carcinoma, among patients with hepatitis C virus: Results from ERCHIVES. Hepatology. 2016;64(1):47–57.

738 Shavakhi A, Minakari M, Bighamian A, Sadeghian S, Shavakhi S, Khamisi N, Khodadustan M, Talebi M, Ataei B. Statin efficacy in the treatment of hepatitis C genotype I. J Res Med Sci. 2014;19(Suppl 1):S1–4.

739 Bryan-Marrugo OL, Arellanos-Soto D, Rojas-Martinez A, Barrera-Saldaña H, Ramos-Jimenez J, Vidaltamayo R, Rivas-Estilla AM. The antidengue virus properties of statins may be associated with alterations in the cellular antiviral profile expression. Mol Med Rep. 2016;14(3):2155–63.

740 Fedson DS, Rordam OM. Treating Ebola patients: a 'bottom up' approach using generic statins and angiotensin receptor blockers. Int J Infect Dis. 2015;36:80–4.

741 Omer SB, Phadke VK, Bednarczyk RA, Chamberlain AT, Brosseau JL, Orenstein WA. Impact of Statins on Influenza Vaccine Effectiveness Against Medically Attended Acute Respiratory Illness. J Infect Dis. 2016;213(8):1216–23.

742 McLean HQ, Chow BD, VanWormer JJ, King JP, Belongia EA. Effect of Statin Use on Influenza Vaccine Effectiveness. J Infect Dis. 2016;214(8):1150–8.

743 Chung SD, Tsai MC, Liu SP, Lin HC, Kang JH. Herpes zoster is associated with prior statin use: a population-based case-control study. PLoS One. 2014;9(10):e111268.

744 Chen HH, Lin CL, Yeh CJ, Yeh SY, Kao CH. Statins can increase the risk of herpes zoster infection in Asia. Eur J Clin Microbiol Infect Dis. 2015;34(7):1451–8.

745 Collins R, Reith C, Emberson J, Armitage J, Baigent C, Blackwell L, Blumenthal R, Danesh J, Smith GD, DeMets D, Evans S, Law M, MacMahon S, Martin S, Neal B, Poulter N, Preiss D, Ridker P, Roberts I, Rodgers A, Sandercock P, Schulz K, Sever P, Simes J, Smeeth L, Wald N, Yusuf S, Peto R. Interpretation of the evidence for the efficacy and safety of statin therapy. Lancet. 2016. pii: S0140–6736(16)31357–5.

	NA Sattar et al.; ZH Park et al (2014)[746] *JM Backes et al (2016)*[747] Risiko des de novo Auftretens von Diabetes Typ 2 wird erhöht, wenn Diabetes-Risikofaktoren vorliegen *KM Erlandsonet al.; KA Lichtenstein et al.; (2015)*[748] Bei HIV-Infizierten erhöhen Statine die Insulin-Resistenz und das Risiko des Auftretens von Typ 2 Diabetes
Leberfunktionen	
YH Yang et al (2015)[749] Statine vermindern das Risiko einer Leberzhirrose nach HCV-Infektionen	
	LY Wang et al (2016)[750] Hohe Statin-Dosen können schwerwiegende Leber-Intoxikationen bewirken
Lungenfunktionen	
	LK Huang et al (2016)[751] Das Risiko schwerwiegender Lungenfunktionsstörungen (Phospholipidosis; Fibrose) erhöht sich bei hohen Statin-Dosen
Muskelfunktionen	
R Collins et al (2016)[752] Das Risiko einer Statin-iduzierten Myopathie (Muskelschmerzen, Muskelschwäche und erhöhtes Creatinin) ist niedrig und liegt bei etwa 0,05 % (davon etwa 0,01 % mit Rhabdomyolyse) bei Einahme von Statin über 5 Jahre	

746 Sattar NA, Ginsberg H, Ray K, Chapman MJ, Arca M, Averna M, Betteridge DJ, Bhatnagar D, Bilianou E, Carmena R, Ceška R, Corsini A, Erbel R, Flynn PD, Garcia-Moll X, Gumprecht J, Ishibashi S, Jambart S, Kastelein JJ, Maher V, da Silva PM, Masana L, Odawara M, Pedersen TR, Rotella CM, Salti I, Teramoto T, Tokgozoglu L, Toth PP, Valensi P, Vergès B. The use of statins in people at risk of developing diabetes mellitus: evidence and guidance for clinical practice. Atheroscler Suppl. 2014;15(1):1–15; Park ZH, Juska A, Dyakov D, Patel RV. Statin-associated incident diabetes: a literature review. Consult Pharm. 2014;29(5):317–34.

747 Backes JM, Kostoff MD, Gibson CA, Ruisinger JF. Statin-Associated Diabetes Mellitus: Review and Clinical Guide. South Med J. 2016;109(3):167–73.

748 Erlandson KM, Jiang Y, Debanne SM, McComsey GA. Rosuvastatin Worsens Insulin Resistance in HIV-Infected Adults on Antiretroviral Therapy. Clin Infect Dis. 2015;61(10):1566–72; Lichtenstein KA, Hart RL, Wood KC, Bozzette S, Buchacz K, Brooks JT. HIV Outpatient Study Investigators. Statin Use Is Associated With Incident Diabetes Mellitus Among Patients in the HIV Outpatient Study. J Acquir Immune Defic Syndr. 2015;69(3):306–11.

749 Yang YH, Chen WC, Tsan YT, Chen MJ, Shih WT, Tsai YH, Chen PC. Statin use and the risk of cirrhosis development in patients with hepatitis C virus infection. J Hepatol. 2015;63(5):1111–7.

750 Wang LY, Huang YS, Perng CL, Huang B, Lin HC. Statin-induced liver injury in an area endemic for hepatitis B virus infection: risk factors and outcome analysis. Br J Clin Pharmacol. 2016;82(3):823–30.

751 Huang LK, Tsai MJ, Tsai HC, Chao HS, Lin FC, Chang SC. Statin-induced lung injury: diagnostic clue and outcome. Postgrad Med J. 2013;89(1047):14–9.

752 Collins R, Reith C, Emberson J, Armitage J, Baigent C, Blackwell L, Blumenthal R, Danesh J, Smith GD, DeMets D, Evans S, Law M, MacMahon S, Martin S, Neal B, Poulter N, Preiss D, Ridker P, Roberts I, Rodgers A, Sandercock P, Schulz K, Sever P, Simes J, Smeeth L, Wald N, Yusuf S, Peto R. Interpretation of the evidence for the efficacy and safety of statin therapy. Lancet. 2016. pii: S0140–6736(16)31357–5.

	ES Stroes et al (2015)[753] das Risiko von leichten Statin- (Standard-Dosis) induzierten Myopathien (Muskelschmerzen, Muskelschwäche und gering erhöhtes Creatinin) ist hoch und liegt bei etwa 7 %–29 %, von schweren Myopathien dagegen bei etwa 0,1 %–0,01 % der Patienten
	M Banach et al (2015),[754] *PD Thompson et al (2016)*[755] Die Häufigkeit von Statin-induzierten leichten Myopathien liegt bei etwa 10 %–15 % bzw. 5 %–10 % der Patienten
	AL Mammen et al (2011); P Mohassel, AL Mammen (2013);[756] *Hamman et al (2013);*[757] *C Lahaye (2014)*[758] Statine können eine autoimmune Myopathie bis hin zur nekrotisierender Myositis hervorrufen mit Antikörper gegen 3-Hydroxy-3-Methylglutaryl-Coenzyme A Reduktase (Bindestruktur für Statine)
Tumorerkrankungen	
Non Hodgkin-Lymphome/NHL	
SF Cho et al (2015)[759] das Risiko für das Auftreten von NHL wird vermindert	
Ovarkarzinome	
RG Elmore et al (2008)[760] das Tumorprogressions-freie Überleben wie auch das Gesamtüberleben wird verlängert	

753 Stroes ES, Thompson PD, Corsini A, Vladutiu GD, Raal FJ, Ray KK, Roden M, Stein E, Tokgözoğlu L, Nordestgaard BG, Bruckert E, De Backer G, Krauss RM, Laufs U, Santos RD, Hegele RA, Hovingh GK, Leiter LA, Mach F, März W, Newman CB, Wiklund O, Jacobson TA, Catapano AL, Chapman MJ, Ginsberg HN. European Atherosclerosis Society Consensus Panel, Statin-associated muscle symptoms: impact on statin therapy-European Atherosclerosis Society Consensus Panel Statement on Assessment, Aetiology and Management. Eur Heart J. 2015;36(17):1012–22.

754 Banach M, Rizzo M, Toth PP, Farnier M, Davidson MH, Al-Rasadi K, Aronow WS, Athyros V, Djuric DM, Ezhov MV, Greenfield RS, Hovingh GK, Kostner K, Serban C, Lighezan D, Fras Z, Moriarty PM, Muntner P, Goudev A, Ceska R, Nicholls SJ, Broncel M, Nikolic D, Pella D, Puri R, Rysz J, Wong ND, Bajnok L, Jones SR, Ray KK, Mikhailidis DP. Statin intolerance – an attempt at a unified definition. Position paper from an International Lipid Expert Panel. Expert Opin Drug Saf. 2015;14(6):935–55.

755 Thompson PD, Panza G, Zaleski A, Taylor B. Statin-Associated Side Effects. J Am Coll Cardiol. 2016;67(20):2395–410.

756 Mammen AL, Chung T, Christopher-Stine L, Rosen P, Rosen A, Doering KR, Casciola-Rosen LA. Autoantibodies against 3-hydroxy-3-methylglutaryl-coenzyme A reductase in patients with statin-associated autoimmune myopathy. Arthritis Rheum. 2011;63(3):713–21; Mohassel P, Mammen AL. Statin-associated autoimmune myopathy and anti-HMGCR autoantibodies. Muscle Nerve. 2013;48(4):477–83.

757 Hamann PD, Cooper RG, McHugh NJ, Chinoy H. Statin-induced necrotizing myositis – a discrete autoimmune entity within the „statin-induced myopathy spectrum". Autoimmun Rev. 2013;12(12):1177–81.

758 Lahaye C, Beaufrére AM, Boyer O, Drouot L, Soubrier M, Tournadre A. Immune-mediated myopathy related to anti 3-hydroxy-3-methylglutaryl-coenzyme A reductase antibodies as an emerging cause of necrotizing myopathy induced by statins. Joint Bone Spine. 2014;81(1):79–82.

759 Cho SF, Yang YH, Liu YC, Hsiao HH, Huang CT, Wu CH, Tsai YF, Wang HC, Liu TC. Previous Exposure to Statin May Reduce the Risk of Subsequent Non-Hodgkin Lymphoma. A Nationwide Population-Based Case-Control Study. PLoS One. 2015;10(10):e0139289.

760 Elmore RG, Ioffe Y, Scoles DR, Karlan BY, Li AJ. Impact of statin therapy on survival in epithelial ovarian cancer. Gynecol Oncol. 2008;111(1):102–5.

Mammakarzinome	
TP Ahern et al (2011)[761] Lipophile Statine vermindern das Risiko eines Tumorrezidivs *P Desai et al (2013)*[762] das Brustkrebsrisiko wird nicht erhöht *QJ Wu et al (2015)*[763] die Tumormortalität wird vermindert	
Schilddrüsen-Karzinome	
CY Wang et al (2003)[764] Apoptose und Differenzierung von anaplastischen Schildrüsenkarzinomzellen werden induziert	
	SH Hung et al (2015)[765] Bei Frauen ist Statin-Einnahme assoziert mit dem Auftreten von Schilddrüsenkarzinomen
Kolonkarzinome	
Y Ling et al (2015)[766] Statine vor oder nach der Tumordiagnose verabreicht reduzieren die Tumor-bedingte Mortalität *RT Gray et al (2016)*[767] Statine reduzieren die Tumor-bedingte Mortalität, falls vor der Tumordiagnose verabreicht	
	RT Gray et al (2016)[768] kein Einfluss auf die Tumor-bedingte Mortalität, falls Statine nach der Tumordiagnose verabreicht werden
	S Bonovas et al (2007); MH Cheng et al (2011)[769] das Risiko eines Kolonkarzinoms wird durch Statine nicht beeinflusst

761 Ahern TP, Pedersen L, Tarp M, Cronin-Fenton DP, Garne JP, Silliman RA, Sørensen HT, Lash TL. Statin prescriptions and breast cancer recurrence risk: a Danish nationwide prospective cohort study. J Natl Cancer Inst. 2011;103(19):1461–8.

762 Desai P, Chlebowski R, Cauley JA, Manson JE, Wu C, Martin LW, Jay A, Bock C, Cote M, Petrucelli N, Rosenberg CA, Peters U, Agalliu I, Budrys N, Abdul-Hussein M, Lane D, Luo J, Park HL, Thomas F, Wactawski-Wende J, Simon MS. Prospective analysis of association between statin use and breast cancer risk in the women's health initiative. Cancer Epidemiol Biomarkers Prev. 2013;22(10):1868–76.

763 Wu QJ, Tu C, Li YY, Zhu J, Qian KQ, Li WJ, Wu L. Statin use and breast cancer survival and risk: a systematic review and meta-analysis; Oncotarget. 2015;6(40):42988–3004.

764 Wang CY, Zhong WB, Chang TC, Lai SM, Tsai YF. Lovastatin, a 3-hydroxy-3-methylglutaryl coenzyme A reductase inhibitor, induces apoptosis and differentiation in human anaplastic thyroid carcinoma cells. J Clin Endocrinol Metab. 2003;88(7):3021–6.

765 Hung SH, Lin HC, Chung SD. Statin use and thyroid cancer: a population-based case-control study. Clin Endocrinol (Oxf). 2015;83(1):111–6.

766 Ling Y, Yang L, Huang H, Hu X, Zhao C, Huang H, Ying Y. Prognostic Significance of Statin Use in Colorectal Cancer: A Systematic Review and Meta-Analysis. Medicine (Baltimore). 2015;94(25):e908.

767 Gray RT, Coleman HG, Hughes C, Murray LJ, Cardwell CR. Statin use and survival in colorectal cancer: Results from a population-based cohort study and an updated systematic review and meta-analysis. Cancer Epidemiol. 2016;45:71–81.

768 Gray RT, Coleman HG, Hughes C, Murray LJ, Cardwell CR. Statin use and survival in colorectal cancer: Results from a population-based cohort study and an updated systematic review and meta-analysis. Cancer Epidemiol. 2016;45:71–81.

769 Bonovas S, Filioussi K, Flordellis CS, Sitaras NM. Statins and the risk of colorectal cancer: a meta-analysis of 18 studies involving more than 1.5 million patients. J Clin Oncol. 2007;25(23):3462–8; Cheng MH,

Prostatakarzinome	
EA Mostaghel et al (2012); I Armandari et al (2014); MT Schweizer et al (2016)[770] Statine vermindern das Blutcholesterin, welches Kastrations-resistente Prostatakarzinom-Zellen benötigen zur Synthese von Androgenen *MA Babcook et al (2016)*[771] Anhaltspunkte, dass das Wachstum von Prostatakarzinomen vermindert wird	
Leberkarzinome	
YT Tsan et al (2013); CI Chen et al (2015)[772] das Risiko eines Leberkarzinoms nach einer HCV- oder einer HBV-Infektion wird vermindert *JY Shao et al (2015)*[773] Statine verlängern das Überleben und vermindern die Mortalität beim HCV- wie auch beim HBV-positivem Leberkarzinom	
Nierenkarzinome	
	M Nayan et al (2016); BR Viers et al (2015)[774] weder das tumorfreie Überleben nach der Tumorexzision noch die Tumormortalität werden beeinflusst
Pankreaskarzinom	
	S Bonovas et al (2008); HF Chiu et al (2011)[775] das Risiko für ein Pankreaskarzinom wird nicht vermindert

Chiu HF, Ho SC, Tsai SS, Wu TN, Yang CY. Statin use and the risk of colorectal cancer: a population-based case-control study. World J Gastroenterol. 2011;17(47):5197–202.

770 Mostaghel EA, Solomon KR, Pelton K, Freeman MR, Montgomery RB. Impact of circulating cholesterol levels on growth and intratumoral androgen concentration of prostate tumors. PLoS One. 2012;7(1):e30062; Armandari I, Hamid AR, Verhaegh G, Schalken J. Intratumoral steroidogenesis in castration-resistant prostate cancer: a target for therapy. Prostate Int. 2014;2(3):105–13; Schweizer MT, Yu EY. Targeting intratumoral androgens: statins and beyond. Ther Adv Med Oncol. 2016;8(5):388–95.

771 Babcook MA, Joshi A, Montellano JA, Shankar E, Gupta S. Statin Use in Prostate Cancer: An Update. Nutr Metab Insights. 2016;9:43–50.

772 Tsan YT, Lee CH, Ho WC, Lin MH, Wang JD, Chen PC. Statins and the risk of hepatocellular carcinoma in patients with hepatitis C virus infection. J Clin Oncol. 2013;31(12):1514–21; Chen CI, Kuan CF, Fang YA, Liu SH, Liu JC, Wu LL, Chang CJ, Yang HC, Hwang J, Miser JS, Wu SY. Cancer risk in HBV patients with statin and metformin use: a population-based cohort study. Medicine (Baltimore). 2015;94(6):e462.

773 Shao JY, Lee FP, Chang CL, Wu SY. Statin-Based Palliative Therapy for Hepatocellular Carcinoma. Medicine (Baltimore). 2015;94(42):e1801.

774 Nayan M, Finelli A, Jewett MA, Juurlink DN, Austin PC, Kulkarni GS, Hamilton RJ. Statin use and kidney cancer outcomes: A propensity score analysis. Urol Oncol. 2016. pii: S1078–1439(16)30124–7. Viers BR, Houston Thompson R, Psutka SP, Lohse CM, Cheville JC, Leibovich BC, Tollefson MK, Boorjian SA. The association of statin therapy with clinicopathologic outcomes and survival among patients with localized renal cell carcinoma undergoing nephrectomy. Urol Oncol. 2015;33(9):388.e11–8.

775 Bonovas S, Filioussi K, Sitaras NM. Statins are not associated with a reduced risk of pancreatic cancer at the population level, when taken at low doses for managing hypercholesterolemia: evidence from a meta-analysis of 12 studies. Am J Gastroenterol. 2008;103(10):2646–51; Chiu HF, Chang CC, Ho SC, Wu TN, Yang CY. Statin use and the risk of pancreatic cancer: a population-based case-control study. Pancreas. 2011;40(5):669–72.

Melanome	
	S Bonavas et al (2010)[776] das Risiko für Melanome wird nicht vermindert
alle wesentlichen Tumortypen (Metaanalyse)	
S Bonovas et al (2006)[777] das Risiko einer Krebserkrankung wird weder positiv noch negativ beeinflusst	
Pharmaökonomische Bewertung der klinischen Studien (kardiovaskuläre Erkrankungen)	
	F Catalá-López et al (2013)[778] Die Bewertung der Wirksamkeit und Wirtschaftlichkeit von Statinen ist abhängig von der Finanzierung der Studien durch die Pharmaindustrie (+PI: finanziert; – PI: nicht finanziert von der Pharmaindustrie); ungünstige oder neutrale Bewertungen in %: – bei der primären Indikation: 0 % (+PI) versus 57,9 % (–PI) – bei der sekundären Indikation: 0 % (+PI) versus 12,5 % (–PI)

4.9 Behandlung der Erektilen Dysfunktion

Tab. 4.21: Arzneimittel zur Behebung der erektilen Dysfunktion.

kreative Leistungen	innovative Leistungen (α-Innovationen)
lokale Behandlung	
N Ishii et al (1986)[779] lokale Injektion von Prostaglandin E1 in den Bulbus cavernosus verstärkt Erektion	*H John et al (1996)*[780] Prostaglandin E1 in die Harnröhre verstärkt Erektion *JD Engel, KT; Engelhardt et al (1998)*[781] Suppositorien oder liposomale Formulierung für die Verabreichung von Prostaglandin E1 in die Harnröhre

776 Bonovas S, Nikolopoulos G, Filioussi K, Peponi E, Bagos P, Sitaras NM. Can statin therapy reduce the risk of melanoma? A meta-analysis of randomized controlled trials. Eur J Epidemiol. 2010;25(1):29–35.
777 Bonovas S, Filioussi K, Tsavaris N, Sitaras NM. Statins and cancer risk: a literature-based meta-analysis and meta-regression analysis of 35 randomized controlled trials. J Clin Oncol. 2006;24(30):4808–17.
778 Catalá-López F, Sanfélix-Gimeno G, Ridao M, Peiró S. When are statins cost-effective in cardiovascular prevention? A systematic review of sponsorship bias and conclusions in economic evaluations of statins. PLoS One. 2013;8(7):e69462.
779 Ishii N, Watanabe H, Irisawa C, Kikuchi Y, Kawamura S, Suzuki K, Chiba R, Tokiwa M, Shirai M. Studies on male sexual impotence. Report 18. Therapeutic trial with prostaglandin E1 for organic impotence. Nihon Hinyokika Gakkai Zasshi. 1986;77(6):954–62.
780 John H, Lehmann K, Hauri D. Intraurethral prostaglandin improves quality of vacuum erection therapy. Eur Urol. 1996;29(2):224–6.
781 Engel JD, McVary KT. Transurethral alprostadil as therapy for patients who withdrew from or failed prior intracavernous injection therapy. Urology. 1998 May;51(5):687–92; Engelhardt PF, Plas E, Hübner WA, Pflüger H. Comparison of intraurethral liposomal and intracavernosal prostaglandin-E1 in the management of erectile dysfunction. Br J Urol. 1998;81(3):441–4.

kreative Leistungen	innovative Leistungen (α-Innovationen)
systemische Behandlung	
P Ellis, NK Terrett *(1993)*[782] Pyrazolopyrimidinone (Typ 5 zyklische GMP-spezifische Phosphodiesterase-Inhibitoren) zur Behandlung der Impotenz/ erektilen Dysfunktion	*AS Bell,* ***D Brown, NK Terrett*** *(1990)*[783] Pyrazolopyrimidinone (Typ 5 zyklische GMP-spezifische Phosphodiesterase-Inhibitoren) zur Behandlung von Bluthochdruck und Herzinsuffizienz ***M Boolell et al.*** *(1996)*[784] Sildenafil (Viagra) behebt die erektile Dysfunktion

kursiv fettgedruckte Namen: Autor(en) tätig an industriellen Forschungsinstituten
(G): Autor(en) auch Gründer eines pharmazeutischen Unternehmens
(K): Kooperation zwischen Autor(en) und pharmazeutischem Unternehmen

4.10 Therapie von Schmerzen und Entzündungen

Tab. 4.22: Innovationsprozess zur Therapie von Schmerzen und Entzündungen.

kreative Leistungen	innovative Leistungen (α-Innovationen)
Salicylate	
E Stone (1763)[785] Schmerz- und Fiebersenkung nach Einnahme von Extrakten der Weidenrinde *CF Gerhardt (1853)*[786] Syntheseweg für Acetylsalizylsäure	*JA Bucher (1828)*[787] Isolierung von Salicin (Salicylalkohol-Glycosid) aus Weidenrinde *AWH Kolbe (1860)*[788] ***(K)*** Strukturaufklärung und Synthese von Salizylsäure ***F Hoffmann; H Dreser; A Eichengrün*** *(1895–1899)*[789] Rein-Synthese von Acetylsalizylsäure; Nachweis der höheren Magenverträglichkeit

782 Ellis P, Terrett NK. Pyrazolopyrimidinones for the treatment of impotence for (the manufacture of a medicament for the curative or prophylactic treatment of erectile dysfunction in a male animal, including man; a pharmaceutical composition for said treatment; and a method of said treatment of said male animal with said pharmaceutical composition or with said either entity). US 6469012 B1; priority date 06. 06. 1993.
783 Bell AS, Brown D, Terrett NK. Pyrazolopyrimidinone antianginal agents (selective cGMP PDE inhibitors useful in the treatment of cardiovascular disorders such as angina, hypertension, heart failure and atherosclerosis). US 5250534 A; Priority date 06.20,1990.
784 Boolell M, Allen MJ, Ballard SA, Gepi-Attee S, Muirhead GJ, Naylor AM, Osterloh IH, Gingell C. Sildenafil: an orally active type 5 cyclic GMP-specific phosphodiesterase inhibitor for the treatment of penile erectile dysfunction; Int. J. Impot. Res. 1996;8/2: 47–52.
785 Stone E. An Account of the Success of the Bark of the Willow in the Cure of Agues, Philosophical Transactions. 1763;53:195–200.
786 Gerhardt C. Annalen. 1853;87:149–179, zit. in Kuhnert N, 100 Jahre Aspirin®, die Geschichte des wohl erfolgreichsten Medikaments des letzten Jahrhunderts, Pharmazie in unserer Zeit. 2000;29/1:32–39.

kreative Leistungen	innovative Leistungen (α-Innovationen)
Cyclooxygenase-Inhibitoren	
HN Morse; A Can, P Hepp (1878–1886)[790] Entdeckung, Synthese und Charakterisierung von Paracetamol/Acetaminophen *US von Euler (1935–1939); MW Goldblatt (1935)*[791] Entdeckung und Charakterisierung der Prostaglandine *RJ Flower, JR Vane;* ***GJ Blackwell et al.*** *(1974/1975)*[792] Rolle der Cyclooxygenase bei der Prostaglandin-Synthese	***EW Horton et al., S Bergström et al.*** *(1963)*[793] Differenzierung und Wirksamkeitsspektrum der Prostaglandine ***JS Nicholson, SS Adams*** *(1961–1969)*[794] Entdeckung und Charakterisierung von Ibuprofen/2-(4-Isobutylphenyl) propionsäure. ***JG Lombardino et al.*** *(1966–1971)* [795] Entdeckung, Synthese und Wirkungsspektrum der Oxicame (z. B. Piroxicam) ***Ku et al.*** *(1975)*[796] Entdeckung und Characterisierung des Cyclooxygenase-Inhibitors Diclofenac *Loose et al.; Greaves et al (1973/1975)*[797] Prostglandine modulieren das Immunsystem *D Crook et al; C Deby et al.; GJ Roth et al.; Ziel R, Krupp P. (1975)*[798] nichtsteroidale antiinflammatorische Substanzen hemmen die Prostaglandinsynthese

787 Kallinich G. Buchner. Johann Andreas Neue Deutsche Biographie. 1955;2:706, www.deutsche-biographie.de/gnd116821663.html#ndbcontent.

788 Kolbe H. Annalen. 1860;113:125–127, zit in Kuhnert N, 100 Jahre Aspirin®, die Geschichte des wohl erfolgreichsten Medikaments des letzten Jahrhunderts, Pharmazie in unserer Zeit. 2000;29/1:32–39.

789 Eichengrün A. 50 Jahre Aspirin. Pharmazie. 1949;4:582–4; Witthauer K. Aspirin, eine neues Salicylpräparat. Die Heilkunde. 1899;3:396; Dreser H. Pharmakologisches über Aspirin (Acetylsalicylsäure) Pflugers Arch. 1899;76:306–318. Sneader W. The discovery of aspirin: a reappraisal, BMJ. 2000;321(7276):1591–1594. www.ncbi.nlm.nih. gov/pmc/articles/PMC1119266/.

790 Morse HN. Ueber eine neue Darstellungsmethode der Acetylamidophenole. Berichte der deutschen chemischen Gesellschaft. 1878;11(1):232–3; Can A, Hepp P. Das Antifebrin, ein neues Fiebermittel". Centralbl. Klin. Med. 1886;7:561–64.

791 Von Euler US. Über die spezifische blutdrucksenkende Substanz des menschlichen Prostata- und Samenblasensekrets, Wien Klin Wochenschr. 1935;14/33:1935:1182–3; von Euler US. On the specific vaso-dilating and plain muscle stimulating substances from accessory genital glands in man and certain animals (prostaglandin and vesiglandin). J Physiol. 1936;88(2):213–34. Von Euler US. Further studies of prostaglandin, the physically active substance of certain genital glands, Skand Arch Physiol. 1939;81:65–80. Goldblatt MW. Properties of human seminal plasma. J Physiol. 1935;84(2):208–18.

792 Flower RJ, Vane JR. Inhibition of prostaglandin biosynthesis. Biochem Pharmacol. 1974;23(10):1439–50; Blackwell GJ, Flower RJ, Parsons MF, Vane JR. Factors influencing the turnover of prostaglandin synthetase; Br J Pharmacol. 1975;53(3):467–468.

793 Horton EW, Main IH. A comparison of the biological activities of four prostaglandins, Br J Pharmacol Chemother. 1963;21:182–9; Bergstroem S, Eulerus V. The biological activity of prostaglandin E1, E2 and E3 Acta Physiol Scand. 1963;59:493–4.

794 Nicholson JS, Adams SS. Antiinflammatory agents GB971700 (A); Priorität 02.02. 1961; Adams SS, McCullough KF, Nicholson JS. The pharmacological properties of ibuprofen, an anti-inflammatory, analgesic and antipyretic agent. Arch Int Pharmacodyn Ther,1969;178(1):115–29.

795 Lombardino JG. Some 3-arylaminoquinoxaline-2-carboxylic acids. J Med Chem. 1966;9(5):770–1; Lombardino JG, Wiseman EH. Antiinflammatory 3,4-dihydro-2-alkyl-3-oxo-2H-1,2-benzothiazine-4-carboxamide 1,1-dioxides. J Med Chem. 1971;14(10):973–7; Lombardino JG, Lowe JA 3rd. The role of the medicinal chemist in drug discovery – then and now. Nat Rev Drug Discov. 2004;3(10):853–62.

kreative Leistungen	innovative Leistungen (α-Innovationen)
L Knorr, P Duden (1883)[799] Synthese und Wirksamkeit von Phenazon	***F Stolz,*** *L Knorr (1895)*[800] Synthese, Wirksamkeit, Verträglichkeit von Aminophenazon ***M Bockmühl, L Stein*** *(1934)*[801] Synthese und Wirksamkeit von Metamizol ***A von Auwers, F Dersch*** *(1928); (1932)*[802] Synthese und Wirksamkeit von Propyphenazon
Alkaloide	
Homer (ca. 850BC);[803] *Hippokrates (460–377BC)*[804] Mohnsaft in Wein („Nepenthe") zur Schmerzlinderung *FWA Sertürner (1804)*[805] Isolierung und Identifizierung des Morphiums und dessen schmerzlindernde Wirkung *A Niemann (1860)*[806] Isolierung und Charakterisierung von Kokain	*P Dioscorides (ca 60AC)*[807]*; A Galen (170AC)*[808] Mohnsaft zur Schmerzlinderung und als Schlafmittel *AB Al-Razi (865–923)*[809]*; AA Ibn Sina/Avicenna (980–1037)*[810] Mohnsaft zur Anaesthesie und Narkose *T. Sydenham (1676)*[811] Mohnsaft-Tinktur (Laudanum) zur Schmerzlinderung ***O Eisleb, O Schaumann*** *(1937)*[812] Synthese, Charakterisierung und Wirkung des Morphin-Derivates Pethidine ***M Bockmühl, G Ehrhart*** *(1937–1939)*[813] Synthese, Charakterisierung und Wirkung des Morphin-Derivates Methadon ***PA Jansen et al.*** *(1960–1963)*[814] Synthese, Charakterisierung und Wirkung von Fentanyl und dessen Derivaten

796 Ku EC, Wasvary JM, Cash WD. Diclofenac sodium (GP 45840, Voltaren), a potent inhibitor of prostaglandin synthetase. Biochem Pharmacol. 1975;24(5):641–3.

797 Loose LD, DiLuzio NR. Effect of prostaglandin E 1 on cellular and humoral immune responses. J Reticuloendothel Soc. 1973;13(1):70–7; Greaves MW, Kingston WP. Prostaglandins as mediators of sustained inflammation in the skin. Int J Dermatol. 1975;14(5):338–40.

798 Crook D, Collins A. Prostaglandin synthetase activity from human rheumatoid synovial tissue and its inhibition by non-steroidal anti-inflammatory drugs. Prostaglandins. 1975;9(6):857–65; Deby C, Descamps M, Binon F, Bacq ZM. Correlation between anti-inflammatory properties and inhibition of prostaglandin biosynthesis in vitro. Biochem Pharmacol. 1975;24(10):1089–92; Roth GJ, Stanford N, Majerus PW. Acetylation of prostaglandin synthase by aspirin. Proc Natl Acad Sci U S A. 1975;72(8):3073–6; Ziel R, Krupp P. The significance of inhibition of prostaglandin synthesis in the selection of non-steroidal anti-inflammatory agents. Int J Clin Pharmacol Biopharm. 1975;12(1–2):186–91.

799 Knorr L. Notiz über die Pyrazolinreaction, Berichte der Dtsch Chem Ges. 1983;26:100–103; Knorr L, Duden P. Pyrazolderivate aus ungesättigten Säuren und Hydrazinen, Ber. Berichte der Dtsch Chem Ges. 1893;26:103–108, 108–111, 111–116; Duden P. Pyrazolderivate aus ungesättigten Säuren und Hydrazinen; Ber. Berichte der Dtsch Chem Ges. 1893;26:117–122.

800 Stolz F. Zur Kenntniss der Antipyrinsynthese, Berichte der Dtsch Chem Ges. 1895;28:623–634; Stolz F. Ueber 1-p-Aethoxyphenyl-3-methyl-5-äthoxypyrazol, Berichte der Dtsch Chem Ges. 1895;28:635–639, Knorr L. Ueber Abkömmlinge der Phenolform des 1-Phenyl-3-methyl-5-pyrazolons, Berichte der Dtsch Chem Ges. 1895;28:706–714.

801 Bockmühl M, Stein L. Verfahren zur Darstellung von Ï-Methylsulfonsaeuren primaerer oder sekundaerer Pyrazolonamine, Patent DE DE617237 (C); Priorität: 1934.01.14 .

kreative Leistungen	innovative Leistungen (α-Innovationen)
J Hughes, HW Kosterlitz et al (1975/1977)[815] Nachweis endogener Opioid-Peptide (Enkephaline/ Endorphine) im zentralen und peripheren Nervensystem	*R Simantov, SH Snyder (1976)*[816] Nachweis der Wechselwirkung endogener Opioid-Peptide mit dem Opiat-Rezeptor

802 Auwers von A, Dersch F. J L Annalen der Chemie. 1928;462:126; D.R.P.565799 1932, Priorität 1931, 09.08 und DRP 558473 (Roche,1932).

803 Homer (ca 850 BC). Odyssee, X, 220–232; www.unodc.org/unodc/en/data-and-analysis/bulletin/bulletin_1967-01-01_3_page004.html#f006.

804 Astyrakaki E, Papaioannou A, Askitopoulou H. References to anesthesia, pain, and analgesia in the Hippocratic Collection. Anesth Analg. 2010;110(1):188–94.

805 Sertürner FWA. Darstellung der reinen Mohnsäure (Opiumsäure) nebst einer chemischen Untersuchung des Opiums. Journal der Pharmacie. 1806;14:47–93; Sertürner FWA. Über das Morphium, eine neue salzfähige Grundlage, und die Mekonsäure, als Hauptbestandteile des Opiums. Annalen der Physik. 1817;25:56–89.

806 Niemann A. Ueber eine neue organische Base in den Cocablättern. Archiv der Pharmazie. 1860;153(2):129–256.

807 Dioscorides P. (50–70), De materia medica, Buch IV, https://archive.org/stream/despedaniosdios00pedagoog/despedaniosdios00pedagoog_djvu.txt.

808 A Galen. De compositione medicamentorum, 170 AC; Mann J. Turn on and turn in Psychoedelics, narcotics and euphoriants, RSC Publishing 2009:26–37.

809 Tibi S. Al-Razi and Islamic medicine in the 9th century. JR Soc Med. 2006;99(4):206–207.

810 Heydari M, Hashempur MA, Zargaran A. Medicinal Aspects of opium as described in Avicenna's canon of medicine, Acta med-hist Adriat. 2013;11/1:101–112.

811 Mann J. Turn on and turn in Psychoedelics, narcotics and euphoriants, RSC Publishing 2009:26–37.

812 Eisleb O, Schaumann O. Dolantin, ein neuartiges Spasmolytikum und Analgetikum (Chemisches und Pharmakologisches). Dtsch. med. Wschr,1939,65,967–968.

813 Bockmühl M, Ehrhart G. Über eine neue Klasse von spasmolytisch und analgetisch wirkenden Verbindungen, I, Justus Liebigs Annalen der Chemie. 1949;561(1):52–86. Ehrhart G, Schaumann O, Polamidon, ein neues, stark wirkendes Analgetikum. Med Monatsschr. 1949;3(8):605.

814 Jansen PA. USP 3004977 A, Lower alkyl esters of 1-(2-benzoylethyl)-3-methyl-4-phenylpiperidine-4-carboxylic acid and 1-(3-hydroxy-3-phenylpropyl)-3-methyl-4-phenylpiperidine-4-carboxylic acid; Priorität: 29.04. 1960; Jansen PA, USP 3012030 A, Lower alkyl esters of 1-cinnamyl-3-methyl-4-phenylpiperidine-4-carboxylic acid; Priorität: 29. 04. 1960. Janssen PA, Niemegeers CJ, Dony JG. The inhibitory effect of fentanyl and other morphine-like analgesics on the warm water induced tail withdrawl reflex in rats. Arzneimittelforschung. 1963;13:502–7; Stanley TH. The history and development of the fentanyl series. J Pain Symptom Manage. 1992;7(3 Suppl):3–7.

815 Hughes J, Smith TW, Kosterlitz HW, Fothergill LA, Morgan BA, Morris HR. Identification of two related pentapeptides from the brain with potent opiate agonist activity. Nature. 1975;258(5536):577–80; Hughes J, Kosterlitz HW, Smith TW. The distribution of methionine-enkephalin and leucine-enkephalin in the brain and peripheral tissues. Br J Pharmacol. 1977;61(4):639–47; Kosterlitz HW, McKnight AT. Endorphins and enkephalins. Adv Intern Med. 1980;26:1–36.

816 Simantov R, Snyder SH. Morphine-like peptides in mammalian brain: isolation, structure elucidation, and interactions with the opiate receptor. Proc Natl Acad Sci U S A. 1976;73(7):2515–9.

kreative Leistungen	innovative Leistungen (α-Innovationen)
Narkotika	
V Cordus (1540) Synthese von Diethyl-Ether *Paracelsus/T von Hohenheim (ca. 1540)* Entdeckung der narkotischen Wirkung von Diethyl-Ether an Hühnern	*CW Long (1842)*[817] Chirurgische Eingriffe unter Ether-Narkose
J Priestley (1772)[818] Synthese und Entdeckung des Lachgases (Distickstoff-Monoxyd)	*H Wells (1844)*[819] Kurzzeitnarkose mit Distickstoff-Monoxyd für chirurgische Eingriffe (als erstes bei Zahn-extraktionen)
A von Baeyer (1864)[820] Synthese von Barbitursäure *E Fischer, J von Mering (1903)*[821]*(K)* Synthese von Barbital und Verwendung als Schlaf-mittel	***EH Volwiler, DL Tabern** (1930)*[822] 5,5-substituierte Barbitursäuren (Nembutal/Pento-barbital) ***DL Tabern, EH Volwiler** (1935)*[823] Schwefel-enthaltende Barbiturate als Schlafmittel (Thiopental)
JKP Moldenhawer; S Guthrie; Liebig J; E Soubeiran; JB Dumas (1830–1834)[824]*(G)* Synthese von Chloroform *RM Glover (1847)*[825] Verwendung von Chloroform zur Narkose	***HS Booth, EM Bixby** (1932)*[826] Fluor- Derivative von Chloroform. ***Suckling CW, Raventos J** (1954)*[827] Herstellung von Halothan und Verwendung als Narkosemittel ***RF Wallin et al.** (1971–75)*[828] Herstellung von Sevofluran und Verwendung als Narkosemittel

817 Long CW. An account of the first use of Sulphuric Ether by Inhalation as an Anaesthetic in Surgical Operations, Southern Medical and Surgical Journal. 1849;5:705–713; Hammonds WD, Steinhaus JE, Crawford W. Long: pioneer physician in anesthesia. J Clin Anesth. 1993;5(2):163–7.

818 Priestley J. Observations on different kinds of air, Phil.Trans. 1772;62:147–264.

819 Wells H. History of the discovery of the application of nitrous oxide gas, ether, and other vapors to surgical operations; Hatford JG. Wells corner Main and Asylum STS. 1847; https://books.google.de/books?id=exNtlBi8T4EC&printsec=frontcover&redir_esc=y&hl=de#v=onepage&q&f=false.

820 Von Baeyer A. Untersuchungen über die Harnsäuregruppe; Justus Liebigs Annalen der Chemie. 1864;131/3:291–302.

821 Fischer E, von Mering J. Über eine neue Klasse von Schlafmitteln, Therapie der Gegenwart. 1903;44:97–101.

822 Volwiler EH, Tabern DL. 5,5-substituted barbituric acids. Journal of the American Chemical Society. 1930;52(4):1676–1679.

823 Tabern DL, Volwiler EH. Sulfur-containing barbiturate hypnotics. Journal of the American Chemical Society. 1935;57(10):1961–3.

824 Moldenhawer JKP. Verfahren den Spiritus von dem Fuselöl auf leichte Weise zu befreien, Magazin für Pharmacie. 1830;8(31):222–227; Guthrie S. New mode of preparing a spirituous solution of chloric ether, The American Journal of Science and Arts. 1832;21:64–65; 405–408; Von Liebig J. Ueber die Zersetzung des Alkohols durch Chlor. Annalen der Physik und Chemie. 1831;99(11):444; Von Liebig J. Ueber die Verbindungen, welche durch die Einwirkung des Chlors auf Alkohol, Aether, ölbildendes Gas und Essiggeist entstehen. Annalen der Physik und Chemie. 1832;100(2):243; Soubeiran E. Recherches sur quelques combinaisons du

kreative Leistungen	innovative Leistungen (α-Innovationen)
J von Liebig (1832)[829] *(K)* Synthese von Chloralhydrat	*O Liebreich (1869)*[830] ***(K)*** Entdeckung der hypnotischen Wirkung von Chloralhydrat *H Meyer, F Baum F (1899–1901)*[831] Lipoid-Theorie (lipophiles Narkotikum/Lipidreiche Nervenzelle) der Narkose-Wirkung
A Saytzeff (1874)[832] Synthese von Buttersäure-Derivaten *T Hayashi; SW Kuffler, C Edwards; KF Killam (1958)*[833] Nachweis, dass GABA (gamma-Amino Buttersäure) ein inhibierender Transmitter im ZNS ist	*H Laborit et al (1960/1961)*[834]***(K)*** Verbreichung von Gamma-Hydroxy-Buttersäure (GHBA) vermindert Schmerzen und induziert Schlaf

chlore, Annales de Chemie et de Physique (série II). 1831;48:113–157; Dumas JB. Récherches rélative à l'action du chlore sur l'alcool. Annalen der Physik und Chemie. 1834;107(42):657.

825 Glover RM. Anaesthetic and other therapeutic effects of the inhalation of chloroform. Monthly Journal of Medical Sciences. 1847;8:415–7.

826 Booth HS, Bixby EM. Fluorine derivatives of chloroform. Industrial and Engineering Chemistry1932; 24: 637–641.

827 Suckling CW, Raventos J. Process fort he preparation of 1,1,1 Tri-fluoro-2 bromo-2chloro-ethane; US-Patent 2921098; Priorität: 20. 10. 1954 (GB).

828 Wallin RF, Napoli MD. Sevoflurane (fluoro-methyl- 1,1,1,3,3,3-hexafluro-2-propyl ether): a new inhalational anesthetic agent. Federated Proceedings,1971;30:442; Wallin RF, Regan BM, Napoli MD, Stern IJ. Sevoflurane: A new inhalational anesthetic agent. Anesthesia and Analgesia,1975;54:758–765.

829 Liebig J. Handbuch der Pharmacie, organische Chemie, 5. Auflage, CF Winter Verlagsbuchhandlung Wien 1843:768–769.

830 www.medicusbooks.com/2-Medizin/Narkose/Anesthesie/Liebreich-Oscar-Das-Chloralhydrat-ein-neues-Hypnoticum-u-Anaestheticum::18319.html.

831 Meyer H. Zur Theorie der Alkoholnarkose. Erste Mittheilung. Welche Eigenschaft der Anästhetica bedingt ihre narkotische Wirkung?. Archiv für experimentelle Pathologie und Pharmakologie 1899: 42:109–118.
Baum F, Zur Theorie der Alkoholnarkose. Zweite Mittheilung. Ein physikalisch-chemischer Beitrag zur Theorie der Narcotica. Archiv für experimentelle Pathologie und Pharmakologie 1899;42:119–137.
Meyer H, Zur Theorie der Alkoholnarkose. 3. Mittheilung. Der Einfluss wechselnder Temperatur auf Wirkungsstärke und Theilungscoeffizient der Narcotica. Archiv für experimentelle Pathologie und Pharmakologie 1901;46:338–346.

832 Saytzeff A. Ueber die Reduction des Succinylchlorids. Liebigs Annalen der Chemie. 1874;171:258–290.

833 Hayashi T. Inhibition and excitation due to gamma-aminobutyric acid in the central nervous system. Nature. 1958 Oct 18;182(4642):1076–7; Kuffler SW, Edwards C. Mechanism of gamma aminobutyric acid (GABA) action and its relation to synaptic inhibition. J Neurophysiol. 1958;21(6):589–610; Killam KF. Possible role of gammaaminobutyric acid as an inhibitory transmitter. Fed Proc. 1958;17(4):1018–24.

834 Laborit H, Jouany JM, Gerard J, Fabiani F. Generalities concerning the experimental study and clinical use of gamma hydroxybutyrate of Na. Agressologie. 1960;1:397–406; Laborit H, Buchard F, Laborit G, Kind A, Weber B. Use of sodium 4-hydroxybutyrate in anesthesia and resuscitation. Agressologie. 1960;1:549–60; Jouany JM, Gerard J, Laborit H. Comparison of the hypnogenic and protective actions of the sodium salts of butyric and 4-hydroxybutyric acids against certain convulsant agents. C R Seances Soc Biol Fil. 1960;154:1206–9; Jouany JM, Gerard J, Weber B, Laborit H. Interference of various pharmacological agents with the establishment and character of sleep induced by 4-hydroxybutyric acid. Agressologie. 1961;2:45–7.

kreative Leistungen	innovative Leistungen (α-Innovationen)
A Kotz, P Merkel *(1926)*[835]***A Greifenstein*** *(1958)*[836] Synthese und schmerzstillende Wirkung von Phencyclidin (PCP)	***CL Stevens****(1962)*[837]***; EF Domino, G Corssen*** *(1965)*[838] Synthese, schmerzstillende und hypnotische Wirkung von Ketamin
Lokalanästhetika	
K Koller (1884)[839] Verwendung von Kokain als Lokalanaesthetikum (primär am Auge)	*WS Halsted (1885)*[840] Leitungsanästhesie durch lokale Kokain-Verabreichung *JL Corning (1895),*[841] *A Bier(1899)*[842] Spinalanästhesie durch epidurale bzw subarachnoidale Injektion von Kokain
E Ritzert *(1890)*[843] Synthese und Wirkung von Benzocain/Anästhesin	***A Einhorn*** *(1900)*[844] Synthese und Wirkung von Procain/Novocain ***HG Runge, H Schmidt*** *(1931)*[845] Wirkung von Pantocain/Tetracain ***N Löfgren, B Lundquist*** *(1943)*[846] Synthese und Wirkung des Lidocains

kursiv fettgedruckte Namen: Autor(en) tätig an industriellen Forschungsinstituten
(G): Autor(en) auch Gründer eines pharmazeutischen Unternehmens
(K): Kooperation zwischen Autor(en) und pharmazeutischem Unternehmen

835 Kotz A, Merkel P. Zur Kenntnis hydroaromatischer Alkamine; J. Prakt. Chem. 1926;113:49.

836 Greifenstein FE. A study of a l-aryl cyclo hexyl amine for anesthesia; Anesth Analg. 1958;37(5):283–294.

837 Stevens CL. Aminoketones and methods for their production US 3254124 A, Priorität: 29. 06. 1962; Stevens CL, Elliott RD, Winch BL, Klundt IL. A new rearrangement of α-aminoketones; Journal of the American Chemical Society. 1962;84:2272–2274.

838 Domino EF, Chodoff P, Corssen G. Human Pharmacology of ci-581, a New Intravenous Agent Chemically Related to Phencyclidine. Fed. Proc. 1965;24:268; Domino EF, Chodoff P, Corssen G. Pharmacologic effects of CI-581, a new dissociative anesthetic, in man. Clin Pharmacol Ther. 1965;6:279–91.

839 Honegger H, Hessler H. Discovery of local anesthesia by Karl Koller; Klinische Monatsblätter für Augenheilkunde. 1970;157(3):428–38; Goerig M, Bacon D, van Zundert A. Carl Koller, cocaine, and local anesthesia: some less known and forgotten facts. Reg Anesth Pain Med. 2012;37(3):318–24.

840 Halsted W. Practical comments on the use and abuse of cocaine, New York Medical Journal. 1885;42:294–295.

841 Corning JL. Spinal anaesthesia and local medication of the cord, New York State Med J. 1885;42:483–485; Corning JL. A further contribution on local medication of the spinal cord, with cases, New York Medical Record: 1888:291–3.

842 Bier A. Versuche über die Cocainisierung des Rückenmarks, Dtsch Z Chirurgie, 1899;51:361–368.

843 Ritsert E. Über den Werdegang des Anästhesins, Pharmazeutische Zeitung. 1925;60:1006–1008; von Noorden C. Ueber para-Aminobenzoesäure-Ester als locales Anästhetikum, Klinische Wochenschrift. 1902;39:373–375.

844 Einhorn A. Über neue Arzneimittel; Justus Liebigs Annalen der Chemie, 1900;311/11:26–77.

845 Runge HG, Schmidt H. Pantocain, ein vollwertiger Kokainersatz. Arch f Ohren-Nasen und Kehlkopfheilkunde. 1931;128:232.

846 Schwedisches Institut: Schwedische Entdeckungen und Erfindungen, Februar. 2001; http://treffpunkt-schweden.com/assets/files/2009/Schwedische_Entdeckungen_und_Erfindungen.pdf.

4.11 Psychotrope Arzneimittel

Tab. 4.23: Der Innovationsprozess für psychotrope Arzneimittel.

<table>
<tr><th>kreative Leistungen</th><th>innovative Leistungen (α-Innovationen)</th></tr>
<tr><td colspan="2">Anxiolytika/Tranquilizer</td></tr>
<tr><td rowspan="2">FM Berger (1945/1946)[847]
Entdeckung, dass durch β-Dihydroxy-γ-(2-Methylphenoxy)-Propan (Myanesin/Mephenesin) bei Mäusen zentralnervös Muskelentspannung und Beruhigung ausgelöst wird</td><td>FM Berger; BJ Ludwig et al. (1950–1954)[848]
Synthese und Wirksamkeitsbeleg (Angstlösung, Entspannung, Beruhigung) von 2-Methyl-2-n-propyl-1,3-Propandiol dicarbamate (Miltown/Meprobamat)</td></tr>
<tr><td>LH Sternbach, L Randall (1957),[849]
RS Walzer et al., J Kinross-Wright et al. (1960)[850]
Synthese und pharmakologische Charakterisierung von Chlordiazepoxid (Librium); Beleg der klinischen Wirksamkeit von Librium
LH Sternbach et al. (1958–1962)[851]
Derivatisierung der Benzodiazepine zur Optimierung der Wirkung. Findung u. a. von 7-Chlor-1-methyl-5-phenyl-3-hydro-1,4-benzodiazepin-2-on (Diazepam/Valium)</td></tr>
</table>

847 Berger FM, Bradley W. Pharmacological properties of α: β dihydroxy-γ-(2-methylphenoxy)-propane (Myanesin); Brit J Pharm. 1946;1(4):265–272; Berger FM. Mode of Action of Myanesin. Br J Pharmacol. 1947;2(4):241–250.

848 Berger FM, Ludwig BJ. The anticonvulsant action of 2,2-diethyl 1,3-propanediol (DEP) and some of its homologues and esters. J Pharmacol Exp Ther. 1950;100(1):27–37;Ludwig BJ, Piech E. Some anticonvulsant agents derived from 1, 3-propanediol. J Am Chem Soc. 1951;73(12):5779–5781; Berger FM. The pharmacological properties of 2-methyl-2-n-propyl-1,3-proprandiol dicarbamate (Miltown), a new interneuronal blocking agent; Journal of Pharmacology and Experimental Therapeutics. 1954;112:413–423; Hendley CD, Lynes TE, Berger FM. Effect of 2-methyl, 2-n-propyl-1,3-propanediol dicarbamate (Miltown) on central nervous system. Proc Soc Exp Biol Med. 1954;87(3):608–10.

849 Sternbach LH. The discovery of librium. Agents Actions. 1972;2(4):193–6; Ramchandani D. The Librium Story, www.benzo.org.uk/librium.htm.

850 Walzer RS, Kurland ML, Braun M. Clinical trial of methaminodiazepoxide (Librium). Am J Psychiatry. 1960;117:456–7. Kinross-Wright J, Cohen IM, Knight JA, The management of neurotic and psychotic states with Ro 5–0690 (librium). Dis Nerv Syst. 1960; 21(3)Suppl:23–6.

851 Sternbach LH. 1,4-Benzodiazepines 4-Oxides. US-Pat 2,893,992, Priorität 15. 05. 1958; Reeder E, Sternbach LH. Benzodiazepine Compounds. U. S Pat. 3,051,701, Priorität 10. 12. 1959; Fryer RI, Schmidt RA, Sternbach LH. 5-Prydiyl-1,4-Benzodiazepine Compounds. US-Pat. 3,100,770, Priorität 11. 08. 1961; Reeder E, Sternbach LH. Amino Substituted Banzophenone Oximes and Derivatives Thereof. US-Pat. 3,136,815, Priorität 02. 11. 1961; Sternbach LH, Saucy G. 2-Methyl-7-Trifluoromethyl-4H-3,1 Benzoxazine-4-one. US-Pat. 3,120,521, Priorität 23.03. 1962; Keller O, Steiger N, Sternbach LH. Aminobenzodiazepines. US-Pat. 3,121,075, Priorität 28. 03. 1962; Keller O, Steiger N, Sternbach LH. Substituted-1,4-Benzodiazepine-5-one Compounds. US-Pat. 3,121,077, Priorität 28. 05. 1962.

kreative Leistungen	innovative Leistungen (α-Innovationen)
Neuroleptika/Antipsychotika	
AM Staub, D Bovet (1937)[852]*(K)* Synthese des ersten Antihistaminikums (Thymoxyethyl-diethylamin), zugleich Entdeckung von dessen sedierender, antipsychotischer Wirkung ***P Charpentier*** *(1947)* *H Laborit (1950)*[853]*(K)* Synthese und antiallergische und antipsychotische Wirksamkeit von Dimethylamino-propyl-N-Phenothiazin (Promethazin) ***PAL Jansen et al.*** *(1959/1960)*[854] Synthese und antipsychotische Wirkung von Butyrophenon-Derivaten (Haloperidol)	***BN Halpern, J Hamburger*** *(1948)*[855] Synthese des Phenothiazin-Abkömmlings Phenergan, Charakterisierung von dessen antiallergischer (und antipsychotischer) Wirkung ***P. Carpentier*** *(1951); H Laborit et al. (1952)*[856]*(K)* Synthese und antipsychotische Wirksamkeit von Dimethyl-amino-propyl-N-Chlorophenothiazine (Chlorpromazin) ***F Hunzigeret al.; J Schmutz et al.; E Eichenberger et al.*** *(1963–1971)*[857] Synthese und antipsychotische Wirksamkeit von trizyklischen Dibenzodiazepin-Derivaten (Clozapin)
KA Montagu (1957)[858] Nachweis von Katecholaminen inklusive Dopamin in Zellen des Gehirns *A Carlsson et al (1957)*[859] Nachweis, dass Reserpin in den Dopaminstoffwechsel eingreift *JM Rossum (1966),*[860] *SH Snyder et al (1971; 1976)*[861] Dopamin-Hypothese: dauerhaft erhöhtes Dopamin kann ursächlich an der Schizophrenie beteiligt sein	***T Kikuchi et al.*** *(1995);* ***S Jordan et al.*** *(2002)*[862] antipsychotisch wirkende Quinolinone (OPC-14597) mit präsynaptisch agonistischer und postsynaptisch antagonistischer Aktivität auf den Dopamin-Rezeptor und agonistischer Wirkung auf den Serotonin-Rezeptor (Aripiprazol)

852 Staub AM, Bovet D. Action protectrice des éthers phénoliques au cours de l'intoxication histaminique, C. r. séances Soc. biol. 1937;124:547–549, Staub AM, Bovet D. Action de la thymoxyéthyldiéthylamine (929 F) et des éthers phénoliques sur le choc anaphylactique du cobaye, C. r. séances Soc. biol. 1937;125:818–823.

853 Charpentier P. Sur la constitution d'une diméthylamino-propyl-N-phénothiazine; C R Hebd Seances Acad Sci. 1947;225(5):306–8; Laborit H. Phenothiazinyl-ethyldiethylamine in anesthesia. Anesth Anal. 1950;7(3):299–302.

854 Jansen PAJ. 1-aroylalkyl derivatives of arylhydroxypyrrolidines and arylhydroxy-piperidines, US-Pat. 3438991 A, Priorität: 18.11.1959; Jansen PA, van de Westeringh C, Jagenau AH, Demoen PJ, Hermans BK, van Daele GH, Schellekens KH, van der Eycken CA. Chemistry and pharmacology of CNS depressants related to 4-(4-hydroxy-phenylpiperidino) butyrophenone. I. Synthesis and screening data in mice. J Med Pharm Chem. 1959;1:281–97; Delay J, Pichot P, Lemperiere T, Elissalde B, Peigne F. A non-phenothiazine and non-reserpine major neuroleptic, haloperidol, in the treatment of psychoses. Ann Med Psychol (Paris). 1960;118(1):145–52.

855 Halpern BN, Hamburger J. A new synthetic anti-histamine substance derived from phenothiazine; phenergan, 3,277 R.P, Can Med Assoc J. 1948;59(4):322–6.

856 Charpentier P. Phenthiazine derivatives, U S Patent 2,645,640; Priorität 17.12.1951; Laborit H, Huguenard P, Alluaume R. A new vegetative stabilizer 4560 R.P, Presse Med. 1952;60(10):206–8.

857 Hunziger F, Lauener H, Schmutz J. [1,4]-diazepine derivatives with basic substitutions in position 10. 1. On 7-membered heterocylic compounds, Arzneimittelforschung. 1963;13:324–8; Schmutz J, Hunziger F. 11-basic substituted dibenzodiazepines and dibenzothiazepines, US-Pat 3539573; Priorität: 22.03.1967; Stille G, Lauener H, Eichenberger E. The pharmacology of 8-chloro-11-(4-methyl-1-piperazinyl)-5H-dibenzo(b, e)(1,4)diazepine (clozapine). Farmaco Prat. 1971;26(10):603–25.

kreative Leistungen	innovative Leistungen (α-Innovationen)
Verwendung von Rauwolfia serpentina in der indischen Volksmedizin u. a. zur Beruhigung[863] ***JM Müller et al.*** *(1952)*[864] Isolierung und Strukturaufklärung des Reserpins	***HJ Bein et al.***; *NS Kline; J Tripod et al (1952–1954)*[865]***(K)*** Charakterisierung und antipsychotische Wirkung des Reserpins *RB Woodward et al (1958)*[866] Synthese des Reserpins
Anti-Depressiva	
mit ungeklärtem Mechanismus	
JFJ Cade (1949)[867] Entdeckung, dass Lithiumsalze (z. B. Lithiumkarbonat) die Depression verringern	*HJ Manji et al (1994/95)*[868] Lithium beeinflusst über direkte Einwirkung auf die Signalübertragung (G-Protein, Adenylcyclase, Protein C) die Genexpression in Hirnzellen

858 Montagu KA. Catechol Compounds in Rat Tissues and in Brains of Different Animals. Nature. 1957;180:244 – 245.

859 Carlsson A, Lindquist M. Magnusson T, 3,4-Dihydroxyphenylalanine and 5-Hydroxytryptophan as Reserpine Antagonists. Nature. 1957;180:1200.

860 van Rossum JM. The significance of dopamine-receptor blockade for the mechanism of action of neuroleptic drugs. Arch Int Pharmacodyn Ther. 1966;160(2):492–4.

861 Horn AS, Snyder SH. Chlorpromazine and dopamine: conformational similarities that correlate with the antischizophrenic activity of phenothiazine drugs. Proc Natl Acad Sci U S A. 1971;68(10):2325–8.
Snyder SH The dopamine hypothesis of schizophrenia: focus on the dopamine receptor; Am J Psychiatry. 1976;133:197–202; Creese I, Burt DR, Snyder SH, Dopamine receptor binding predicts clinical and pharmacological potencies of antischizophrenic drugs. Science. 1976;192(4238):481–3.

862 Kikuchi T, Tottori K, Uwahodo Y, Hirose T, Miwa T, Oshiro Y, Morita S. 7-(4-[4-(2,3-Dichlorophenyl)-1-piperazinyl]butyloxy)-3,4-dihydro-2(1H)-quinolinone (OPC-14597), a new putative antipsychotic drug with both presynaptic dopamine autoreceptor agonistic activity and postsynaptic D2 receptor antagonistic activity. J Pharmacol Exp Ther. 1995;274(1):329–36; Jordan S, Koprivica V, Chen R, Tottori K, Kikuchi T, Altar CA. The antipsychotic aripiprazole is a potent, partial agonist at the human 5-HT1A receptor. Eur J Pharmacol. 2002;441(3):137–40.

863 Siddiqui SS, Siddiqui RH. The alkaloid of Rauwolfia serpentina, Benth, J. Indian Chem. Soc. 1931;8:667; Gupta JC, Ghosh S. A note on the hypnotic principle of Rauwolfia serpentina. J Am Pharm Assoc. 1947;36(12):416.

864 Müller JM, Schlittler E, Bein HJ. Reserpin, the sedative principle from Rauwolfia serpentina B, Experientia. 1952;8(9):338.

865 Bein HJ, Gross F, Tripod J, Meier R. Experimental studies on serpasil (reserpin) a new and very effective Rauwolfia alkaloid with analeptic effect. Schweiz Med Wochenschr. 1953;83(42):1007–12; Kline NS. Use of Rauwolfia serpentina Benth. in neuropsychiatric conditions. Ann N Y Acad Sci. 1954;59(1):107–32.
Tripod J, Bein HJ, Meier R, Characterization of central effects of serpasil (reserpin, a new alkaloid of Rauwolfia serpentina B.) and of their antagonistic reactions. Arch Int Pharmacodyn Ther. 1954;96(3–4):406–25.

866 Woodward RB, Bader FE, Bickel H, Frey AJ, Kierstead RW. The total synthesis of reserpine, Tetrahedron. 1958;2:1–57.

867 Cade J. FJ. Lithium salts in the treatment of psychotic excitement. Med. J. Austral. . 1949;36:349–352.

868 Manji HK, Lenox RH. Long-term action of lithium: a role for transcriptional and posttranscriptional factors regulated by protein kinase C. Synapse. 1994;16(1):11–28; Manji HK, Potter WZ, Lenox RH. Signal transduction pathways. Molecular targets for lithium's actions. Arch Gen Psychiatry. 1995;52(7):531–43.

kreative Leistungen	innovative Leistungen (α-Innovationen)
Inhibitoren der Monoamino-Oxydase/MAO	
RG Bloch et al (1953)[869] Das Tuberkulostatikum Iproniazid bewirkt Stimmungsaufhellung	*GE Crane et al (1956); RL Deverteuil, HE Lehmann (1958); P Dick (1959)*[870] Iproniazid (Marsilid) hemmt MAO-B und lindert Depressionen
Trizyklische Antidepressiva	
P Carpentier** (1951); H Laborit et al (1952)*[871](K)*** antipsychotische/antidepressive Wirksamkeit von Dimethylamino-propyl-N-Chloro-phenothiazine (Chlorpromazin) (siehe Antipsychotika) *R Kuhn (1957/58)*[872] ***(K)*** Antidepressive Wirkung von Imipramin	*W Schindler, F Haefliger (1949)*[873] Synthese von Iminodibenzyl-Derivaten (z. B. Imipramin/G 22355). *J Axelrod et al (1961/64); A Carlsson et al (1968); JP Green et al (1977); DC U'Prichard et al.*[874] Trizyklische Antidepressiva hemmen die zelluläre Aufnahme von Monoaminen
Inhibitoren der Wiederaufnahme von Monoaminen	
Monoamin-Hypothese der Depression	
J Axelrod (1957–1974)[875] Katecholamine sind beteiligt an der Funktion der Synapsen im Gehirn *JJ Schildkraut; WE Bunney, JM Davis (1965)*[876] Monoamine, – wie z. B. Katecholamine (Dopamin, Noradrenalin, Adrenalin), Serotonin und/oder Histamin – in den Hirn-Synapsen sind beteiligt an der Entstehung von Depressionen	*R Tissot (1975); GR Heninger et al (1996); RM Hirschfeld (2000)*[877] Revisionen der Monoamin-Hypothese als Ursache von Depressionen *N Diazgranados et al (2010)*[878] Ketamin wirkt mit schnellem Wirkungseintritt antidepressiv

869 Bloch RG, Donneief AS, Buchberg AS, Spellman S. The clinical effect of isoniazid and iproniazid in the treatment of pulmonary tuberculosis. Trans Annu Meet Natl Tuberc Assoc. 1953;49:177–8.

870 Crane GE. Further studies on iproniazid phosphate; isonicotinil-isopropyl-hydrazine phosphate marsilid. J Nerv Ment Dis. 1956;124(3):322–31; Deverteuil RL, Lehmann HE. Therapeutic trial of iproniazid (marsilid) in depressed and apathetic patients. Can Med Assoc J. 1958;78(2):131–3.

871 Charpentier P. Phenthiazine derivatives, U S Patent 2,645,640; Priorität 17. 12. 1951; Laborit H, Huguenard P, Alluaume R. A new vegetative stabilizer 4560 R.P, Presse Med. 1952;60(10):206–8.

872 Kuhn R. Treatment of depressive states with an iminodibenzyl derivative (G 22355). Schweiz Med Wochenschr. 1957;87(35–36):1135–40; Kuhn R. The treatment of depressive states with G 22355 (imipramine hydrochloride). Am J Psychiatry. 1958;115(5):459–64.

873 Schindler W, Haefliger F. Tertiary aminoalkyl-iminodibenzyls, US-Patent 2554736 A; Priorität: 22. 07. 1949; Schindler W, Haefliger F. Über Derivate des Iminodibenzyls, Helv. Chim Acta. 1954;37:472–483.

874 Axelrod J, Whitby LG, Hertting G. Effect of psychotropic drugs on the uptake of H3-norepinephrine by tissues. Science. 1961;133(3450):383–4; Glowinski J, Axelrod J. Inhibition of uptake of tritiated noradrenaline in intact rat brain by imipramine and related compounds. Nature. 1964;204:1318–1319; Carlsson A, Fuxe K, Ungerstedt U. The effect of imipramine on central 5-hydroxytryptamine neurons. J Pharm Pharmacol. 1968;20:150–151; Green JP, Maayani S. Tricyclic antidepressant drugs block histamine H_2 receptor in brain. Nature. 1977;269:163–165; U'Prichard DC, Greenberg DA, Sheehan PP, Snyder SH. Tricyclic antidepressants: therapeutic properties and affinity for α-noradrenergic receptor binding sites in the brain. Science. 1978;199:197–198.

kreative Leistungen	innovative Leistungen (α-Innovationen)
selektive Inhibitoren der Serotonin-Wiederaufnahme (SSRI)	
A Coppen et al (1967); A Carlsson et al (1968)[879] Hypothese, dass Serotonin-Mangel in den Synapsen wesentlich an einer Depression beteiligt sein kann *A Carlsson, M Lindqvist (1969)*[880]***(K)*** Strategie und Methoden zur Findung und Wirksamkeitsprüfung von selektiven Inhibitoren der Wiederaufnahme von Monoaminen im Gehirn	***SB Ross et al.****; O. Benkert et al (1976/77)*[881]***(K)*** Findung und Wirksamkeit von Zimelidine ***DT Wong et al.; RW Fuller et al.*** *(1974),* ***L Lemberger et al.*** *(1978);* ***JD Bremner*** *(1984)*[882] Findung und Wirksamkeit von Fluoxetin *J Bruinvels (1971);* ***BK Koe et al.*** *(1983);* ***MW Welch et al.*** *(1984); G Chouinard et al (1990);*[883] ***(K)*** Findung und Wirksamkeit von Sertralin

875 Axelrod J. O-methylation of epinephrine and other catechols in vitro and in vivo. Science. 1957;126(3270):400–1; Axelrod J Metabolism of epinephrine and other sympathomimetic amines. Physiol Rev. 1959;39:751–76; Axelrod J, Tomchick R. Increased Rate of Metabolism of Epinephrine and Norepinephrine by Sympathomimetic Amines. Journal of Pharmacology and Experimental Therapeutics. 1960;130/4:367–369; Axelrod J. Regulation of the Neurotransmitter Norepinephrine, The Neurosciences: Third Study Program. Massachusetts Institute of Technology Press 1974:863–876.

876 Schildkraut JJ. The catecholamine hypothesis of affective disorders: a review of supporting evidence. Am J Psychiatry. 1965;122(5):509–22; Bunney W E Jr, Davis JM. Norepinephrine in depressive reactions. Arch. Gen. Psychiatry. 1965;13:483–494.

877 Tissot R. The common pathophysiology of monaminergic psychoses: a new hypothesis. Neuropsychobiology. 1975;1(4):243–60; Heninger GR, Delgado PL, Charney DS. The revised monoamine theory of depression: a modulatory role for monoamines, based on new findings from monoamine depletion experiments in humans. Pharmacopsychiatry. 1996;29(1):2–11; Hirschfeld RM. History and evolution of the monoamine hypothesis of depression. J Clin Psychiatry. 2000;61 Suppl 6:4–6.

878 Diazgranados N, Ibrahim L, Brutsche NE, Newberg A, Kronstein P, Khalife S, Kammerer WA, Quezado Z, Luckenbaugh DA, Salvadore G, Machado-Vieira R, Manji HK, Zarate CA Jr. A randomized add-on trial of an N-methyl-D-aspartate antagonist in treatment-resistant bipolar depression. Arch Gen Psychiatry. 2010;67(8):793–802.

879 Coppen A, Shaw DM, Herzberg B, Maggs R. Tryptophan in the treatment of depression. Lancet. 1967;2(7527):1178–80. Carlsson A, Corrodi H, Fuxe K, Hökfelt T, Effect of antidepressant drugs on the depletion of intraneuronal brain 5-hydroxytryptamine stores caused by 4-methyl-alpha-ethyl-meta-tyramine. Eur J Pharmacol. 1969;5(4):357–66.

880 Carlsson A, Lindqvist M. Central and peripheral monoaminergic membrane-pump blockade by some addictive analgesics and antihistamines. J Pharm Pharmacol. 1969;21(7):460–4.

881 Ross SB, Ogren SO, Renyi AL. (Z)-dimethylamino-1-(4-bromophenyl)-1-(3-pyridyl) propene (h 102/09), a new selective inhibitor of the neuronal 5-hydroxytryptamine uptake. Acta Pharmacol Toxicol (Copenh). 1976;39(2):152–66; Benkert O, Laakmann G, Ott L, Strauss A, Zimmer R. Effect of zimelidine (H 102/09) in depressive patients. Arzneimittelforschung. 1977;27(12):2421–3.

882 Wong DT, Horng JS, Bymaster FP, Hauser KL, Molloy BB. A selective inhibitor of serotonin uptake: Lilly 110140, 3-(p-trifluoromethylphenoxy)-N-methyl-3-phenylpropylamine. Life Sci. 1974;15(3):471–9; Fuller RW, Perry KW, Molloy BB. Effect of an uptake inhibitor on serotonin metabolism in rat brain: studies with 3-(p-trifluoromethylphenoxy)-N-methyl-3-phenylpropylamine (Lilly 110140). Life Sci. 1974;15(6):1161–71, Lemberger L, Rowe H, Carmichael R, Oldham S, Horng JS, Bymaster FP, Wong DT. Pharmacologic effects in man of a specific serotonin-reuptake inhibitor. Science. 1978;199(4327):436–7; Bremner JD. Fluoxetine in depressed patients: a comparison with imipramine. J Clin Psychiatry. 1984;45(10):414–9.

883 Bruinvels J. Evidence for inhibition of the reuptake of 5-hydroxytryptamine and noradrenaline by tetrahydronaphthylamine in rat brain. Br J Pharmacol. 1971;42(2):281–6; Koe BK, Weissman A, Welch WM, Browne RG. Sertaline, 1S,4S-N-Methyl-4-(3,4-Dichlorophenyl)-1,2,3,4-Tetrahydro-1-Naphthylamine, a New Uptake Inhibitor with Selectivity for Serotonin, The Journal of Pharmacology and Experimental Therapeu-

kreative Leistungen	innovative Leistungen (α-Innovationen)
selektive Inhibitoren der Serotonin- und Noradrenalin-Wiederaufnahme (SSNRI)	
	***JT Haskins et al.** (1985/86); JM Zajecka et al (1990)*[884] Findung und Wirksamkeit von Venlafaxin ***C Moret et al.** (1985); **A Stenger et al.** (1987);* JP Macher et al (1989)[885] (*K*) Findung und Wirksamkeit von Midalcipran
Selektive Inhibitoren der Noradrenalin- und Dopamin-Wiederaufnahme	
	***FE Soroko et al.** (1977); **H Canning et al.** (1979); Stern et al (1980)*[886] **(K)** Findung und Wirksamkeit von Bupropion ***L Panizzon, M Hartmann** (1944); **R Rometsch** (1953);* ***R Meier; A Drassdo, M Schmidt** (1954)*[887] Findung und Wirksamkeit von Methylphenidat (Ritalin)

tics. 1983;226(3):686–700; Welch MW, Kraska AR, Sarges R, Koe BK. Nontricyclic antidepressant agents derived from cis- and trans-1-amino-4-aryltetralins, J. Med. Chem.1984, 27, 1508–1515. Chouinard G, Goodman W, Greist J, Jenike M, Rasmussen S, White K, Hackett E, Gaffney M, Bick PA, Results of a double-blind placebo controlled trial of a new serotonin uptake inhibitor, sertraline, in the treatment of obsessive-compulsive disorder. Psychopharmacol Bull. 1990;26(3):279–84.

884 Haskins JT, Moyer JA, Muth EA, Sigg EB. DMI, Wy-45,030, Wy-45,881 and ciramadol inhibit locus coeruleus neuronal activity. Eur J Pharmacol. 1985;115(2–3):139–46, Muth EA, Haskins JT, Moyer JA, Husbands GE, Nielsen ST, Sigg EB. Antidepressant biochemical profile of the novel bicyclic compound Wy-45,030, an ethyl cyclohexanol derivative. Biochem Pharmacol. 1986;35(24):4493–7; Zajecka JM, Fawcett J, Guy C. Coexisting major depression and obsessive-compulsive disorder treated with venlafaxine. J Clin Psychopharmacol. 1990;10(2):152–3.

885 Moret C, Charveron M, Finberg JP, Couzinier JP, Briley M. Biochemical profile of midalcipran (F 2207), 1-phenyl-1-diethyl-aminocarbonyl-2-aminomethyl-cyclopropane (Z) hydrochloride, a potential fourth generation antidepressant drug. Neuropharmacology. 1985;24(12):1211–9; Stenger A, Couzinier JP, Briley M. Psychopharmacology of midalcipran, 1-phenyl-1-diethyl-amino-carbonyl-2-aminomethylcyclopropane hydrochloride (F 2207), a new potential antidepressant, Psychopharmacology (Berl). 1987;91(2):147–53; Macher JP, Sichel JP, Serre C, Von Frenckell R, Huck JC, Demarez JP. Double-blind placebo-controlled study of milnacipran in hospitalized patients with major depressive disorders. Neuropsychobiology. 1989;22(2):77–82.

886 Soroko FE, Mehta NB, Maxwell RA, Ferris RM, Schroeder DH. Bupropion hydrochloride ((+/-) alpha-t-butylamino-3-chloropropiophenone HCl): a novel antidepressant agent; J Pharm Pharmacol. 1977;29(12):767–70; Canning H, Goff D, Leach MJ, Miller AA, Tateson JE, Wheatley PL. The involvement of dopamine in the central actions of bupropion, a new antidepressant, Br J Pharmacol. 1979;66(1):104P-105P; Stern WC, Harto-Truax N. Two multicenter studies of the antidepressant effects of bupropion HCl versus placebo. Psychopharmacol Bull. 1980;16(3):43–6.

887 Panizzon L, Hartmann M. Pyridine and piperidine compounds and process of making same, Patent US 2507631 A; Priorität: 19.01.1944; Rometsch R. Process for the conversion of stereoisomers, Patente US 2838519 A und US 2957880 A; Prioritäten 23.12.1953; Meier R, Gross F, Tripod J. Ritalin, a new synthetic compound with specific analeptic components. Klin Wochenschr. 1954;32(19–20):445–50; Drassdo A, Schmidt M. Ritalin, a central stimulant with a new chemical constitution. 2. Improvement of mental efficiency and psychic effects. Med Monatsschr. 1954;8(6):393–5.

kreative Leistungen	innovative Leistungen (α-Innovationen)
Psycho-Stimulanzien	
Stimulatoren der Ausschüttung von Noradrenalin und Dopamin	
N Nagai *(1885)*[888] Isolierung des Ephedrins (Phenylisopropylamin) aus Ephedra vulgaris	*RL Stehle (1925)*[889] Entdeckung der sympathomimetischen Wirkung des Ephedrins
L Edeleanu (1887)[890]*(G)* Synthese von alpha-Methylphen-ethylamin (Amphetamin) *G Barger, HH Dale (1910)*[891] Entdeckung der sympathomimetischen Wirkung des Amphetamins	***W Dobke, F Keil*** *(1937)*[892] vereinfachtes Verfahren zur Herstellung von Amphetaminen ***F Haustein****(1939/40)*[893] Metamphetamin/*N*-methyl-alpha-Methylphen-ethylamin (Pervitin) wirkt psychostimulierend *C Bradley (1950)*[894] Metamphetamine (Benzedrin und Dexedrin) beeinflussen das ADHS der Kinder *C Campbell et al (1971)*[895] Methylphenidat wirkt auf das Aufmerksamkeits-Defizit-Hyperaktivitäts-Syndrom/ADHS

kursiv fettgedruckte Namen: Autor(en) tätig an industriellen Forschungsinstituten
(G): Autor(en) auch Gründer eines pharmazeutischen Unternehmens
(K): Kooperation zwischen Autor(en) und pharmazeutischem Unternehmen

888 www.ds-pharma.com/rd/new_value/nagai_01.html; Lee MR. The history of Ephedra (ma-huang). J R Coll Physicians Edinb. 2011;41(1):78–84.

889 Stehle RL. Ephedrine-A New (?) Sympathomimetic Drug. Can Med Assoc J. 1925;15(11):1158–60.

890 Edeleanu L. Über einige Derivate der Phenylmetacrylsäure und der Phenylisobuttersäure; Dissertation Berlin 1987.

891 Barger G, Dale HH. Chemical structure and sympathomimetic action of amines, The Journal of Physiology. 1910;41:19–59.

892 Dobke W, Keil F. Verfahren zur Herstellung von Aminen DRPA 767186, Priorität: 31. 10. 1937.

893 Hauschild F. Zur Pharmakologie des 1-Phenyl-2-methylaminopropans (Pervitin), Naunyn-Schmiedebergs Archiv für experimentelle Pathologie und Pharmakologie 1939, 191/2–4 1939:465–481; Hauschild F. Zur Pharmakologie der Phenylalkylamine, Naunyn-Schmiedebergs Archiv für experimentelle Pathologie und Pharmakologie. 1940;195/6:647–680.

894 Bradley C. Benzedrine® and Dexedrine® in the Treatment of Children's Behavior Disorders, Pediatrics 1950 5/1 24–37.

895 Campbell SB, Douglas VI, Morgenstern G. Cognitive styles in hyperactive children and the effect of methylphenidate. J Child Psychol Psychiatry. 1971;12(1):55–67.

4.12 Nukleotidanaloga zur Therapie

Tab. 4.24: Der Innovationsprozess für Nukleotidanaloga.

kreative Leistungen	innovative Leistungen (α-Innovationen)
Nukleotidchemie	
GH Hitchings, GB Elion et al. *(1945–1993)*[896] Derivatisierung von Nukleotiden (Purinen und Pyrimidinen) für die zielgerichtete Suche nach neuen Inhibitoren der zellulären Nucleotidsynthese zur Verwendung als Arzneimittel	
Gicht	
GH Hitchings; DC Lorz *(1950–1966)*[897] Identifizierung der Xanthine-Oxydase als Zielstruktur zur Beeinflussung des Purinstoffwechsels und der Gicht *RK Robins (1956)*[898] Synthese von 1*H*-Pyrazolo [3,4-*d*] pyrimidin-4-on	*RW Rundles et al (1963);* ***GB Elion et al.*** *(1966), BT Emmerson et al (1967); RA Chalmers et al. (1968)*[899]***(K)*** 1*H*-Pyrazolo [3,4-*d*] pyrimidin-4-on (Allopurinol) inhibiert die Xanthin-Oxidase und wirkt therapeutisch bei Gicht
Leukämien/solide Tumore	
GH Hitchings, GB Elion, H Van der Werff *(1947)* ***JH Burchenal et al.*** *(1948)*[900] Nachweis, dass antagonistisch wirkende Nukleotidanaloga wie 7*H*-Purine-2,6-diamine (2–6 Diaminopurin) die Proliferation von Zellen, im Besonderen von Leukämiezellen, hemmen	***GH Hitchings et al.; K Sugiura et al.*** *(1949/1950);* *J Colsky et al (1955)*[901] ***(K)*** Synthese und Wirkung von 5-amino-2, 3-dihydrotriazolo[4,5-d]pyrimidin-7-on (8-Azathioprin)
	GB Elion et al (1959/1962)[902] Synthese und Wirksamkeit von 2-amino-1H-purine-6(7H)-thion (Thioguanin)
	GH Hitchings et al.; JH Burchenal et al. *(1953/1954)*[903] Synthese und Wirksamkeit von 7*H*-Purin-6-thiol (6-Mercaptopurin)

896 Hitchins GH, Elion GB, Falco EA, Russel PB, van der Werff H. Studies on analogs of purines and pyrimidines. Ann N Y Acad Sci. 1950;52(8):1318–35; Elion GB, Hitchings GH. Antagonists of nucleic acid derivatives. IV. Reversal studies with 2-aminopurine and 2,6-diaminopurine. J Biol Chem. 1950;187(2):511–22; Elion GB, Hitchings GH, Van der Werff H. Antagonists of nucleic acid derivatives. VI. Purines. J Biol Chem. 1951;192(2):505–18; Elion GB, Burgi E, Hitchings GH. Studies on condensed pyrimidine systems. XI. The synthesis of some 6-substituted purines; J Am Chem Soc;. 1952;14:411–414; Elion GB, Goodman I, Lange W, Hitchings GH. Condensed pyrimidine systems. XX. Purines related to 6-mercaptopurine and thioguanine, J. Am. Chem. Soc. 1959;81:1898; http://academictree.org/chemistry/publications.php?pid=92625.

897 Lorz DC, Hitchings GH. Specificity of xanthine oxydase, Fed. Proc. 1950;9:197; Hitchings GH. Effects of allopurinol in relation to purine biosynthesis. Ann Rheum Dis. 1966;25(6 Suppl):601–7.

898 Robins RK. Potential Purine Antagonists. I. Synthesis of Some 4,6-Substituted Pyrazolo [3,4-d] pyrimidines1, J. Amer. Chem. Soc. 1956;78(4):784–790.

kreative Leistungen	innovative Leistungen (α-Innovationen)
Immunsuppression	***GB Elion et al.*** *(1950–1967);* ***HC Nathan et al.*** *(1961),*[904] Synthese und Wirksamkeit von 6-[(1-methyl-4nitro-5-imidazolyl) thio]-purin (Azathioprin)
GH Hitchings, GB Elion et al. *(1963–1967)*[905] Immunsuppression durch antagonistisch wirkenden Nukleotidanaloga und deren Kombinationen	

899 Rundles RW, Wyngaarden JB, Hitchings GH, Elion GB, Silberman HR. Effects of a xanthine- oxidase inhibitor on clinical manifestations and purine metabolism in gout, Trans Assoc Am Physicians. 1963;76:126–140; Rundles RW, Silberman HR, Hitchings GH, Elion GB. Effects of xanthine-oxydase inhibitor on clinical manifestations and purine metabolism in gout, Ann Intern Med. 1964;60:717–718; Emmerson BT. The use of the xanthine oxidase inhibitor, allopurinol, in the control of hyperuricaemia, gout and uric acid calculi. Australas Ann Med. 1967;16(3):205–14; Chalmers RA, Krömer H, Scott JT, Watts RW. A comparative study of the xanthine oxidase inhibitors allopurinol and oxipurinol in man. Clin Sci. 1968 Oct;35(2):353–62.
900 Hitchings GH, Elion GB, Van der Werff H. 2-Aminopurine as a purine antagonist. Fed Proc. 1948;7(1 Pt 1):160. Burchenal JH, Bendich A, Brown GB, Elion GB, Hitchings GH, Rhoads CP, Stock CC, Preliminary studies on the effect of 2,6-diaminopurine on transplanted mouse leukemia. Cancer. 1949;2(1):119.
901 Hitchings GH, Russell PB. The preparation and reactions of 4-amino-2-(carboxymethylthio)pyrimidines Journal of the Chemical Society 1949:2454–2456; Russell PB, Elion GB, Falco EA, Hitchings GH. A synthesis of 4-amino-2-thiolpyrimidines Journal of the American Chemical Society. 1949;71:2279–2282; Russell PB, Elion GB, Hitchings GH. A new condensed pyrimidine system: Some p-oxazino[2,3-d]pyrimidines Journal of the American Chemical Society. 1949;71:474–478; Sugiura K, Hitchings GH, Cavalieri LF, Stock CC. The effect of 8-azaguanine on the growth of carcinoma, sarcoma, osteogenic sarcoma, lymphosarcoma and melanoma in animals. Cancer Res. 1950;10(3):178–85; Colsky J, Meiselas EL, Rosen JS, Schulman I. Response of patients with leukemia to 8-azaguanine. Blood. 1955;10(5):482–92.
902 Elion GB, Goodman I, Lange W, Hitchings GH. Condensed pyrimidine systems. XX. Purines related to 6-mercaptopurine and thioguanine, J. Am. Chem. Soc. 1959;81:1898; Elion EB, Callahan SW, Hitchings GW, Rundles RW, Laszlo J. Experimental, clinical, and metabolic studies of thiopurines. Cancer Chemother Rep. 1962 Feb;16:197–202.
903 Hitchings GH, Elion GB. Mercapto-Heterocycles, US-Pat. 2697709; Priorität: 11. 06. 1952; Hitchings GH, Rhoads CP, 6-mercaptopurine, Ann NY Acad Sci. 1954;60:183; Clarke DA, Philips FS, Sternberg SS, Stock CC, Elion GB, Hitchings GH. 6-Mercaptopurine: effects in mouse sarcoma 180 and in normal animals. Cancer Res. 1953;13(8):593–604; Burchenal JH, Murphy ML, Ellison RR, Sykes MP, Tan TC, Leone LA, Karnofsky DA, Craver LF, Dargeon HW, Rhoads CP. Clinical evaluation of a new antimetabolite, 6-mercaptopurine, in the treatment of leukemia and allied diseases. Blood. 1953 Nov;8(11):965–999.
904 Elion GB, Bieber S, Hitchings GH. A summary of investigations with 2-amino-6-[(1-methyl-4-nitro-5-imidazolyl)thio]purine (B.W. 57–323) in animals. Cancer Chemother Rep. 1960;8:36–43; Elion GB, Callahan S, Bieber S, Hitchings GH, Rundles RW, A summary of investigations with 6-[(1-methyl-4nitro-5-imidazolyl) thio]-purine (BW 57–322); Cancer Chemotherapy Reports. 1961;14:93–98; Nathan HC, Bieber S, Elion GB, Hitchings GH. Detection of agents which interfere with the immune response. Proc Soc Exp Biol Med. 1961;107:796–9; Elion GB. Symposium on immunosuppressive drugs. Biochemistry and pharmacology of purine analogues. Fed Proc. 1967;26(3):898–904.
905 Hitchings GH, Elion GB. Chemical suppression of the immune response. Pharmacol Rev. 1963;15:365–405; Bieber S, Elion GB, Hitchings GH, Hooper DC, Nathan HC. Suppression of the immune response by drugs in combination. Proc Soc Exp Biol Med. 1962;111:334–7; Elion GB. Symposium on immunosuppressive drugs. Biochemistry and pharmacology of purine analogues. Fed Proc. 1967;26(3):898–904.

kreative Leistungen	innovative Leistungen (α-Innovationen)
Virusinfektionen	
RL Thompson et al. *(1949)*[906] Erste Versuche zur Hemmung von Vaccinia-Viren durch Nukleotide *DJ Purifoy; J Hay et al.; KW Knopf (1975–1979)*[907] Identifizierung und Charakterisierung der HSV-spezifischen DNA-Polymerasen; (siehe Tab. 4.9)	*WW Lee et al (1960); EJ Reist et al (1962), M PrivatdeGarilhe, J De Rudder, (1964), AW Johnson et al (1964)*[908] Synthese und Wirksamkeit von 9-ß-D-arabinofuranosyladenine (Vidarabin) gegen HSV und VZV-Infektionen
	GB Elion et al., HJ Schaeffer et al. *(1977–1982)*[909] Synthese und Wirksamkeit des HSV-DNA-Polymerase-Inhibitors Acyclovir als Therapeutikum für HSV und VZV-Infektionen (siehe Tab. 4.9)
	Field et al.; KK Biron et al.; Felsenstein et al. *(1984/85)*[910] Synthese und Wirksamkeit des HSV-DNA-Polymerase-Inhibitors Ganciclovir als Therapeutikum bei CMV-Infektionen (siehe Tab. 4.9)

906 Thompson RL, Wilkin ML, Hitchings GH, Elion GB, Falco EA and Russell PB. The effects of antagonists on the multiplication of vaccinia virus in vitro. Science. 1949;110:454.

907 Purifoy DJ. Comparison of DNA polymerase activities induced by herpes simplex virus types 1 and 2. Intervirology. 1975–1976;6(6):356–66. Hay J, Moss H, Jamieson AT, Timbury MC. Herpesvirus proteins: DNA polymerase and pyrimidine deoxynucleoside kinase activities in temperature-sensitive mutants of herpes simplex virus type 2. J Gen Virol. 1976 Apr;31(1):65–73. Knopf KW. Properties of herpes simplex virus DNA polymerase and characterization of its associated exonuclease activity. Eur J Biochem. 1979;98(1):231–44.

908 Lee WW, Benitez A, Goodman L, Baker BR. Potential anticancer agents. XL. Synthesis of the ß-anaomer of 9-(D-arabinofuranosyl)-adenine, J. Am. Chem. Soc. 1960;82(10):2648–2649; Reist EJ, Benitez A, Goodman L, Baker BR, Lee WW. Potential anticancer agents LXXVI. Synthesis of purine nucleosides of ß-D-arabinofuranose. J Org Chem. 1962;27:3274; PrivatdeGarilhe M, De Rudder J. Effect of 2 arabinose nucleosides on the multiplication of herpes virus and vaccine in cell culture, C R Hebd Seances Acad Sci. 1964;259:2725–8; Johnson AW, Jervey ED. Adenine- arabinoside and 5-mercaptouracil in herpes keratitis. Arch Ophthalmol. 1964 Dec;72:826–8.

909 Elion GB, Furman PA, Fyfe JA, de Miranda P, Beauchamp L, Schaeffer HJ. The selectivity of action of an antiherpetic agent, 9-(2-hydroxyethoxymethyl) guanine. Proc. Natl. Acad. Sci. USA. 1977;74:5716–5720; Schaeffer HJ, Beauchamp L, de Miranda P, Elion GB, Bauer DJ, Collins P. 9-(2-hydroxyethoxymethyl) guanine activity against viruses of the herpes group. Nature. 1978;272(5654):583–5; Derse D, Cheng YC, Furman PA, St Clair MH, Elion GB. Inhibition of purified human and herpes simplex virus-induced DNA polymerases by 9-(2-hydroxyethoxymethyl)guanine triphosphate. Effects on primer-template function. J Biol Chem. 1981;256(22):11447–51. Schaeffer HJ, Acyclovir chemistry and spectrum of activity, Am. J. Med. 1982;73:4–6; Elion GB. Mechanism of action and selectivity of Acyclovir, Am. J. Med. 1982;73:7–13.

910 Field AK, Davies ME, DeWitt C, Perry HC, Liou R, Germershausen J, Karkas JD, Ashton WT, Johnston DB, Tolman RL. 9-([2-hydroxy-1 (hydroxymethyl)ethoxy]methyl)guanine: a selective inhibitor of herpes group virus replication. Proc Natl Acad Sci U S A. 1983;80(13):4139–43; Biron KK, Stanat SC, Sorrell JB, Fyfe JA, Keller PM, Lambe CU, Nelson DJ. Metabolic activation of the nucleoside analog 9-[(2-hydroxy-1-(hydroxymethyl)ethoxy]methyl)guanine in human diploid fibroblasts infected with human cytomegalovi-

kreative Leistungen	innovative Leistungen (α-Innovationen)
D Baltimore, HM Temin, S Mizutani (1970)[911] Entdeckung und Charakterisierung der viralen Reverse-Transkriptase (siehe Tab. 4.9)	*Horwitz et al (1970)*[912]*; HK Mitsuya et al (1985)*[913]*(K)* NRTI/Nukleosidische Inhibitoren der HIV-Reverse-Transkriptase (z. B. Azidothymidin/AZT) (siehe Tab. 4.9)
SE Behrens et al (1966)[914] Identifizierung und Charakterisierung der HCV-RNA-abhängigen RNA-Polymerase NS5B	***MJ Sofia et al.*** *(2010),*[915] ***KV Kowdley et al.; E Lawitz et al.*** *(2013)*[916] Entdeckung, Charakterisierung und klinische Wirksamkeit des HCV-NS5B-Inhibitors β-d-2′-deoxy-2′-α-fluoro-2′-β-C-methyluridin-Nucleotid Prodrug /PSI-7977 (Sofosbuvir) siehe Tab. 4.9

kursiv fettgedruckte Namen: Autor(en) tätig an industriellen Forschungsinstituten
(G): Autor(en) auch Gründer eines pharmazeutischen Unternehmens
(K): Kooperation zwischen Autor(en) und pharmazeutischem Unternehmen

rus. Proc Natl Acad Sci U S A. 1985;82(8):2473–7; Felsenstein D, D'Amico DJ, Hirsch MS, Neumeyer DA, Cederberg DM, de Miranda P, Schooley RT. Treatment of cytomegalovirus retinitis with 9-[2-hydroxy-1-(hydroxymethyl)ethoxymethyl]guanine. Ann Intern Med. 1985;103(3):377–80.

911 Baltimore D. Viral RNA-dependent DNA polymerase. Nature. 1970;226:1209–1211. Temin HM. Mizutani S, RNA-dependent DNA polymerase in virions of Rous carcinoma virus. Nature. 1970;226:1211–1213.

912 Horwitz JR, Chua J, Da Rooge MA, Noel M, Klundt IL. Nucleosides. IX. The formation of 2′,2′-unsaturated pyrimidine nucleosides via a novel beta-elimination reaction. J Org Chem. 1966;31(1):205–11.

913 Mitsuya HK, Weinhold W, Lehrman SN, Gallo RC, Bolognesi D, Barry DW, Broder S. 3′-Azido-3′deoxythymidine(BWA509U). An agent that inhibits the infectivity and cytopathic effect of human T lymphotropic virus type III/lymphadenopathy-associated virus in vitro. Proc. Natl. Acad. Sci. USA. 1985;82:7096–7100.

914 Behrens SE, Tomei L, De Francesco R. Identification and properties of the RNA-dependent RNA polymerase of hepatitis C virus. EMBO J. 1996;15(1):12–22.

915 Sofia MJ, Bao D, Chang W, Du J, Nagarathnam D, Rachakonda S, Reddy PG, Ross BS, Wang P, Zhang HR, Bansal S, Espiritu C, Keilman M, Lam AM, Steuer HM, Niu C, Otto MJ, Furman PA. Discovery of a β-d-2′-deoxy-2′-α-fluoro-2′-β-C-methyluridine nucleotide prodrug (PSI-7977) for the treatment of hepatitis C virus. J Med Chem. 2010;53(19):7202–18.

916 Kowdley KV, Lawitz E, Crespo I, Hassanein T, Davis MN, DeMicco M, Bernstein DE, Afdhal N, Vierling JM, Gordon SC, Anderson JK, Hyland RH, Dvory-Sobol H, An D, Hindes RG, Albanis E, Symonds WT, Berrey MM, Nelson DR, Jacobson IM. Sofosbuvir with pegylated interferon alfa-2a and ribavirin for treatment-naive patients with hepatitis C genotype-1 infection (ATOMIC): an open-label, randomised, multicentre phase 2 trial. Lancet. 2013;381(9883):2100–7; Lawitz E, Lalezari JP, Hassanein T, Kowdley KV, Poordad FF, Sheikh AM, Afdhal NH, Bernstein DE, Dejesus E, Freilich B, Nelson DR, Dieterich DT, Jacobson IM, Jensen D, Abrams GA, Darling JM, Rodriguez-Torres M, Reddy KR, Sulkowski MS, Bzowej NH, Hyland RH, Mo H, Lin M, Mader M, Hindes R, Albanis E, Symonds WT, Berrey MM, Muir A. Sofosbuvir in combination with peginterferon alfa-2a and ribavirin for non-cirrhotic, treatment-naive patients with genotypes 1, 2, and 3 hepatitis C infection: a randomised, double-blind, phase 2 trial. Lancet Infect Dis. 2013;13(5):401–8.

4.13 Tumortherapeutika

Tab. 4.25: Zytostatika.

kreative Leistungen	innovative Leistungen (α-Innovationen)
Alkylantien	
LS Goodman et al.; LO Jacobsen et al.; A Gilman et al (1946)[917] Stickstoff-Lost wirkt therapeutisch bei Leukämien und Tumoren des Blutbildenden Systems ***TG Millward** (1950), DA Galton; A Haddow, GM* *WP Anslow, DA Karnovsky (1948)*[918]***(K)*** Derivate von Stickstoff-Lost mit geringerer Toxizität ***N Brock et al.** (1956–1958)*[919] zyklische Stickstoff-Lost-Phosphamid-Ester (z. B. Cyclophosphamid) als Prodrugs für Stickstoff-Lost	***E Kuh et al.** (1952); Sykes et al (1953)*[920]***(K)*** Triethylen-Phosphoramide (Thiotepa) *JL Everett (1949/1953)*[921] Aryl-2-Halogenoalkylamine (Chlorambucil). *F Bergel, JA Stock (1954–1955)*[922] Amino-Phenylalanin-Derivate von Stickstoff-Lost (Melphalan) *W Ozegowski, D Krebs (1963)*[923]*;* Benzimidazolyl-(2)]-Propion- bzw. -Buttersäure-Stickstoff-Lost-Derivate (Bendamustin) *GM Timmis (1953)*[924]***(K)*** Alkylsulfonate als Tumortherapeutika (z. B. Busulfan) JL + PA Boivin (1951)[925] Nitrosoharnstoff – Derivate als Zytostatika *(> 1960)*[926] Nitrosoharnstoff-Derivate wie ACNU/BCNU/CCNU *E Lunt et al (1981)*[927]***(K)*** Tetrazin-Derivate (Temozolomid)

917 Goodman LS, Wintrobe MM, et al. Nitrogen mustard therapy; use of methyl-bis (beta-chloroethyl) amine hydrochloride and tris (beta-chloroethyl) amine hydrochloride for Hodgkin's disease, lymphosarcoma, leukemia and certain allied and miscellaneous disorders. J Am Med Assoc. 1946;132:126–32; Jacobson LO, Spurr CL, et al. Nitrogen mustard therapy; studies on the effect of methyl-bis (beta-chloroethyl) amine hydrochloride on neoplastic diseases and allied disorders of the hemopoietic system. J Am Med Assoc. 1946 Oct 5;132:263–71; Gilman A, Philips FS. The biological actions and therapeutic application of the β-chloroethyl amines and sulfides. Science. 1946;103:409–415.

918 Anslow WP, Karnovsky DA. The intravenous, subcutaneous and cutaneous toxicity of bis (beta-chloroethyl) sulfide (mustard gas) and of various derivatives. J Pharmacol Exp Ther. 1948;93(1):1–9.

919 Brock N. Transformation of transport form into active form as chemotherapeutic principle in antitumor therapy, G Ital Chemioter. 1956;3(3–4):152–65; Brock N. The form of transport and action as a chemotherapeutic principle in the treatment of tumors. Z Krebsforsch. 1957;62(1):9–24, Brock N. Pharmacological characterization of cyclic nitrogen mustard phosphamide esters as cancer therapeutic agents; Arzneimittelforschung. 1958;8(1):1–9; Brock N, Wilmanns H. Effect of a cyclic nitrogen mustard-phosphamidester on experimentally induced tumors in rats; chemotherapeutic effect and pharmacological properties of B 518 ASTA; Dtsch Med Wochenschr. 1958;83(12):453–8; Arnold H, Bourseaux F, Brock N. Chemotherapeutic action of a cyclic nitrogen mustard phosphamide ester (B 518-ASTA) in experimental tumours of the rat. Nature. 1958;181(4613):931.

920 Kuh E, Seeger DR. Thiophosphoric acid derivatives and method of preparing the same, US-Patent 2670347 A; Priorität: 8.01.1952; Sykes MP, Karnofsky DA, Philips FS, Burchenal JH. Clinical studies on triethylene-phosphoramide and diethylenephosphoramide, compounds with nitrogen mustard like activity. Cancer. 1953;6(1); 142–48.

kreative Leistungen	innovative Leistungen (α-Innovationen)
W Bollag et al. *(1961); P Obrecht et al (1964/65)*[928] ***(K)*** Methylhydrazine (Procarbazin);	*TL Loo et al.; Gerulath et al (1968/1972)*[929] Dacarbazin (Prodrug, wird in das Alkylans gespalten)
Platin-Derivate	
B Rosenberg et al (1965–1969)[930] Entdeckung der zytostatischer Platin-Verbindung Diammindichloridoplatin(II) (Cisplatin)	*Connors et al (1972);* ***PC Hydes et al.*** *(1977);* ***CFJ Barnard; DR Alston et al.*** *(1984)*[931] Synthese und Wirksamkeit von Diammin-platin(II) – cyclobutan-1,1-dicarboxylat (Carboplatin); (> 1985)[932] weitere Platinverbindungen (z. B. Oxaliplatin, Satraplatin)

---

921 Everett JL, Ross WCJ. Aryl-2-halogeno-alkylamines, Part II. J. Chem. Soc 1949:1972–1983; Everett JL, Roberts JJ, Ross WCJ. Aryl-2-halogenoalkylamines. Part XII. Some carboxylic derivatives of *NN*-di-2-chloroethylaniline. J. Chem. Soc 1953:2386–2392.

922 Bergel F, Stock JA. p-bis-(2-chloroethyl) aminophenylalanine and the process for the production thereof; US-Patent 3032584 A; Priorität: 17. 03. 1953; Bergel F, Stock JA. Cyto-active amino-acid and peptide derivatives. Part I. Substituted phenylalanines, J. Chem. Soc. 1954:2409–2417; Bergel F, Burnop VCE, Stock JA. Cyto-active amino-acids and peptides. Part II. Resolution of para-substituted phenylalanines and synthesis of *p*-di-(2-chloroethyl)amino-DL-phenyl[β-^{14}C]alanine. J. Chem. Soc. 1955:1223–1230.

923 Ozegowski W, Krebs D. ω-[Bis-(β-chloräthyl)-amino-benzimidazolyl-(2)]-propion- bzw. -buttersäuren als potentielle Cytostatika. J Prakt Chem.1963, 20/3–4,178–186.

924 Millward TG. Improvements in or relating to aliphatic sulphonic acid esters of therapeutic value, GB-Patent 700677 (A); Priorität 9. 05. 1950; Galton DA. Myleran in chronic myeloid leukaemia; results of treatment. Lancet. 1953;264:208–213; Haddow A, Timmis GM. Myleran in chronic myeloid leukaemia; chemical constitution and biological action. Lancet. 1953;264:207–208.

925 Boivin JL, Boivin PA. Preparation of N-substituted ureas from nitrosomethylureas. Can J Chem. 1951;29(6):478–81.

926 Carter SK, Newman JW. Nitrosoureas: 1,3-bis(2-chloroethyl)-1-nitrosourea (NSC-409962; BCNU) and 1-(2-chloroethyl)-3-cyclohexyl-1-nitrosourea (NSC-79037; CCNU) – clinical brochure. Cancer Chemother Rep 3. 1968;1(1):115–51. Nakao H, Arakawa M, Fukushima M, Nitrosourea derivative 1-(2-Chloroethyl)-1-nitroso-3-[(2-methyl-4-aminopyrimidine-5-yl)methyl]urea; US-Patent 4,003,901; Priorität 20. 11. 1971; Carter SK, Schabel FM Jr, Broder LE, Johnston TP. 1,3-bis(2-chloroethyl)-1-nitrosourea (bcnu) and other nitrosoureas in cancer treatment: a review. Adv Cancer Res. 1972;16:273–332.

927 Lunt E, Stevens MFG, Stone R, Wooldridge KRH, Newlands ES. Tetrazine derivatives US-Patent 5260291 A; Priorität: 24. 08. 1981.

928 Obrecht P, Strickstrock KH, Woenckhaus JW. Zur Frage der biochemischen Wirkung eines neuen Zytostatikum, Ro 4–6467, aus der Klasse der Methylhydrazinderivate, Chemotherapia1964;8:106–113.
Begemann H, Blum KU, Fellmer KE, Foelsch E, Gerhartz H, Grunze H, Hausmann K, Hennes R, Jüngling W, Kleibel F, Koertge P, Maring H, Martin H, Obrecht P, Osten W, Papst HW, Poliwoda H, Schubert JC, Seidl S, Spechter HJ, Strickstrock KH, Witte S, Drews J, Results of clinical tests of a new cytostatic substance from the methylhydrazine series (Natulan), Med Klin. 1965;60:960–4; Kummer H, Bucher U. Experiences with a new cytostatic of the methylhydrazine series (Natulan). With special reference to hematological side-effects, Schweiz Med Wochenschr;. 1965;95(37):1233–40.

929 Loo TL, Luce JK, Jardine JH, Frei E 3rd. Pharmacologic studies of the antitumor agent 5-(dimethyltriazeno)imidazole-4-carboxamide. Cancer Res. 1968;28(12):2448–53; Gerulath AH, Loo TL. Mechanism of action of 5-(3,3-dimethyl-1-triazeno)imidazole-4-carboxamide in mammalian cells in culture. Biochem Pharmacol. 1972;21(17):2335–43.

930 Rosenberg B, van Camp L, Krigas T. Inhibition of Cell Division in Escherichia coli by Electrolysis Products from a Platinum Electrode. Nature. 1965;205:698–699; Rosenberg B, Van Camp L, Grimley EB, Thomson AJ. The inhibition of growth or cell division in Escherichia coli by different ionic species of platinum(IV)

kreative Leistungen	innovative Leistungen (α-Innovationen)
interkalierende Antibiotika	
CE Dalgliesch et al (1949); Katz et al.; CT Tan et al (1959)[933] Entdeckung, Charakterisierung und antitumorale Wirkung von Actinomycin D	*H Umezawa et al (1965/71)*[934] ***(K)*** Entdeckung, Charakterisierung und antitumorale Wirkung von Bleomycin *T Yamamoto et al., T Hata et al., H Kanamori (1953/57)*[935]***(K)*** Entdeckung, Charakterisierung und antitumorale Wirkung von Mitomycin C
***Ritter L** (1954)*[936] Entdeckung der Tetracyclin-Komplexe ***A di Marco et al.** (1963/64); C Tan et al (1967);(K)* ***D Mancy et al.** (1968)*[937] Entdeckung und antitumorale Wirksamkeit von Daunomycin	***F Arcamone et al., A di Marco et al.** (1967/69); G Bonnadonna et al (1969)*[938]***(K)*** Entdeckung des 14-Hydroxy-Daunomycins (Adriamycin/Doxorubicin), seiner Derivate und seiner antitumoralen Wirkung ***F Arcamone et al.** (1968/1974)*[939] Entdeckung des Epi-Doxorubicins (Epirubicin)

complexes. J Biol Chem. 1967;242(6):1347–52; Rosenberg B, VanCamp L, Trosko JE, Mansour VH. Platinum compounds: a new class of potent antitumour agents. Nature. 1969;222(5191):385–6.

931 Research Corp. Malonato-platinum anti-tumour compounds, UK Patent 1380228-A Priorität: 8.01.1975; Hydes PC, Malerbi BW. Compositions containing platinum, US-Patent 4203912 A; Priorität: 19.10.1977; Barnard CFJ. Anti-tumor compounds of platinum; US-Patent 4687780 A; Priorität: 22.06.1984; Alston DR, Stoddart JF. Solubilised platinum compounds, EP 0181166 A2; Priorität: 2.11.1984.

932 Monneret C. Platinum anticancer drugs. From serendipity to rational design. Ann Pharm Fr. 2011;69(6):286–95.

933 Dalgliesch CE, Todd AR. Actinomycin. Nature. 1949 Nov 12;164(4176):820; Katz E, Goss WA. Controlled biosynthesis of actinomycin with sarcosine. Biochem J. 1959 Nov;73:458–465; Tan CT, D'Argeon HW, Burchenal JH. The effect of actinomycin D on cancer in childhood. Pediatrics. 1959;24:544–61.

934 Maeda K, Kosaka H, Yagishita K, Umezawa H. A new antibiotic, phleomycin. Journal of Antibiotics, Series A. 1956;9/2:82–85; Umezawa H. Bleomycin and other antitumor antibiotics of high molecular weight. Antimicrob Agents Chemother (Bethesda). 1965;5:1079–85. Umezawa H, Maeda K, Fujii A, Shimada N, Takita T, Nakayama Y, Chimura H. Novel process for producing antibiotics bleomycin, US-Patent 3846400 A; Priorität: 15.02.1969; Umezawa H, Nakayama Y, Kunishima M, Matsubara M. Bleomycins and processes for their preparation, DE Patent 2220766 A1; Priorität: 28.04.1971.

935 Yamamoto T, Yamaoka S, Umezawa H, Takeuchi T, Nitta K. Effects of mitomycin and some other substances produced by streptomyces upon Yoshida sarcoma. Gan. 1953;44(2–3):357–9; Hata T, Hoshi T, Kanamori T, Matsumae A, Sano Y, Shima T, Sugawara R. Mitomycin, a new antibiotic from Streptomyces. I. J Antibiot (Tokyo). 1956;9(4):141–6; Kanamori H, Shima T, Morita C, Hata T. Studies on antitumor activity of mitomycin. J Antibiot (Tokyo). 1957;10(3):120–7; Hata T, Kamada H, Wakaki S, Kudo S, Tomioka K, Marumo H, Kato E, Shimizu M. Mitomycin c; US-Patent 3660578 A; Priorität: 6.04.1957.

936 Ritter L. Complexes of tetracycline antibiotics and preparation of same, US-Patent 2736725 A; Priorität: 11.03.1954.

937 di Marco A, Gaetani, M, Doriglotti L, Soldati M, Bellini O. Experimental Studies of the antineoplastic activity of a new antibiotic, daunomycin, Tumori. 1963;49:203–17; di Marco A, Gaetani M, Orezzi P, Scarpinato BM, Silvestrini R, Soldati M, Dasdia T, Valentini L. 'Daunomycin', a New Antibiotic of the Rhodomycin Group Nature. 1964, ;201:706–7. Tan C, Tasaka H, Yu KP, Murphy ML, Karnofsky DA. Daunomycin, an antitumor antibiotic, in the treatment of neoplastic disease. Clinical evaluation with special reference to childhood leukemia. Cancer. 1967;20(3):333–53. Mancy D, Florent J, PreudHomme J, Process for the preparation of daunorubicin, US-Patent 3875010 A; Priorität: 18.11.1968.

kreative Leistungen	innovative Leistungen (α-Innovationen)
Mitosehemmer	
P Geiger (1833); M Hübler (1865), J Schreiber et al (1959)[940] Entdeckung, Charakterisierung und Synthese des Colchicins *CT Beer et al (1958);* ***M Gormann et al.*** *(1959); JH Cutts et al (1960)*[941]***(K)*** Entdeckung und Charakterisierung von Vinblastin	***GH Svoboda*** *(1961),* *Costa et al (1962); Mathe et al (1962)****(K)*** Entdeckung und Charakterisierung von Vincristine *JP Kutney (1975); N Langlois et al (1978); R Maral et al (1984)*[942]***(K)*** Entdeckung und Charakterisierung von Vinelbine
E Graf (1957), MC Wani et al.[943] ***(K)*** Isolierung und Charakterisierung der Taxane und des Taxols (Paclitaxel) *I Ojima et al ()*[944]***(K)*** Partialsynthese von Taxol und seiner Derivate	*M Colin et al (1986)*[945]***(K)*** Synthese und antitumorale Wirksamkeit von Taxol-Derivaten (Docetaxel) *(> 2000)*[946] ***(K)*** weitere Taxolderivate/Formulierungen (Cabazitaxel; Abraxane)

938 Arcamone F, Cassinelli G, Di Marco A, Gaetani M. Adriamycin derivatives US-Patent 3590028 A; Priorität: 18. 04. 1967.

Arcamone F, Cassinelli G, Fantini G, Grein A, Orezzi P, Pol C, Spalla C, Adriamycin, 14-hydroxydaunomycin, a new antitumor antibiotic from S. peucetius var. caesius. Biotechnol Bioeng. 1969;11(6):1101–10; Di Marco A, Gaetani M, Scarpinato B. Adriamycin (NSC-123,127): a new antibiotic with antitumor activity. Cancer Chemother Rep. 1969 Feb;53(1):33–7; Bonadonna G, Monfardini S, De Lena M, Fossati-Bellani F. Clinical evaluation of adriamycin, a new antitumour antibiotic. Br Med J. 1969;3(5669):503–6.

939 Arcamone F, Franceschi G, Penco S. Process for the preparation of adriamycin and adriamycinone and adriamycin derivatives, US-Patent 3803124 A, Priorität: 12. 04. 1968; Arcamone F, Bargiotti A, Cassinelli G, DIMarco A. 4′-Epi-6′-hydroxyadriamycin and method of use, US-Patent US 4025623 A; Priorität: 29. 10. 1974; Arcamone F, Bargiotti A, Di Marco A, Penco S. Epi-daunomycin and epi-adriamycin compounds and method of use; US-Patent: 4112076 A; Priorität: 30. 04. 1975.

940 Geiger P. Ueber einige neue giftige organische Alkalien. Annalen der Pharmacie. 1833;7:269–279; Hübler M. Ueber Colchicin. Arch. Pharm. 1865;171:193–216; Schreiber J, Leimgruber W, Pesaro M, Schudel P, Eschenmoser A. Synthese des Colchicins, Angew. Chem. 1959;71/20:637–640.

941 Beer CT, Cutts JH, Noble RL. Vincaleukoblastine, US-Patent 3097137 A; Priorität: 19. 05. 1960, auf Basis von US-Patent application 777,627, Priorität: 2. 12. 1958, ; Gormann M, Svoboda GH, Barnes AJ Jr, Cone NJ. A note on the alkaloids of Vinca rosea Linn. (Catharanthus roseus G. Don.). II. Catharanthine, lochnericine, vindolinine, and vindoline. J Am Pharm Assoc. 1959;48(4):256–7; Gorman M, Neuss N, Svoboda GH. Vinca alkaloids. IV. Structural Features of Leurosine and Vincaleuko blastine. J. Am. Chem. Soc. 1959;81:4745–46; Johnson IS, Wright HF, Svoboda GH, Vlantis J. Antitumor principles derived from Vinca rosea Linn. I. Vincaleukoblastine and leurosine. Cancer Res. 1960;20:1016–22.

Cutts JH, Beer CT, Noble RL, Biological properties of Vincaleukoblastine, an alkaloid in Vinca rosea Linn, with reference to its antitumor action. Cancer Res. 1960;20:1023–31.

942 Kutney JP. Synthetic vinblastine and vincristine derivatives US-Patent 4144237 A, Priorität: 30. 05. 1975; Langlois N, Langlois Y, Andriamialisoa RZ, Potieo P, Mangeney P. Nor bis-indole compounds usable as medicaments; US-Patent 4307100 A; Priorität: 24. 08. 1978; Maral R, Bourut C, Chenu E, Mathé G. Experimental antitumor activity of 5′-nor-anhydrovinblastine navelbine. Cancer Lett. 1984;22(1):49–54.

943 Graf E, Bertholdt H. Amorphous taxine & crystalline taxine A; Taxus alkaloids. II. Pharm Zentralhalle Dtschl. 1957;96(8–9):385–95; Wani MC, Taylor HL, Wall ME, Coggon P, McPhail AT. Plant antitumor agents. VI. The isolation and structure of taxol, a novel antileukemic and antitumor agent from Taxus brevifolia. J Am Chem Soc. 1971;93(9):2325–7.

944 Ojima I, Park YH, Sun CM, Fenoglio I, Appendino G, Pera P, Bernacki RJ. Structure-Activity Relationships of New Taxoids Derived from 14. beta.-Hydroxy-10-deacetylbaccatin III; Journal of medicinal chemistry 1994/5, 37/10 1408–1410; Ojima I, Zucco M, Duclos O, Kuduk SD, Sun CM, Park YH. N-Acyl-3-hydroxy-β-lactams as Key Intermediates for Taxotère and Its Analogs, Bioorganic & Medicinal Chemistry Letters,

kreative Leistungen	innovative Leistungen (α-Innovationen)
Topoisomerase-Hemmer	
I Wall et al (1966)[947] Isolierung und antitumorale Wirksamkeit von Camptothecin *YH Hsiang et al (1985)*[948] Camptothecin hemmt die Topoisomerase I	*CR Hutchison et al (1979)*[949] Biosynthese von Camptothecin *(> 1990)*[950] Derivate von Campothecin (Topotecan, Irinotecan, Belotecan)
W Borsche et al (1933); JL Hartwell et al. (1951); A Lassus (1987)[951]***(K)*** Findung, Reinigung, Struktur von Podophyllotoxin und dessen Verwendung zur lokalen Therapie von Warzen ***A von Wartburg et al.*** *(1957)*[952] Isolierung von Podophyllotoxin-β-D-glucosiden *GL Chen et al.; W Ross et al (1984)*[953] (Epi-) Podophyllotoxine hemmen Topoisomerase II	***C Keller-Juslen et al.*** *(1965);* ***M Kuhn, A von Wartburg*** *(1968), Felix et al (1975)*[954]***(K)*** Synthese und antitumorale Wirksamkeit des Epipodophyllotoxin-ß-D-glykosids (Etoposid) ***M Kuhn, A von Wartburg*** *(1968);* *G Rivera et al (1975); De Jong et al (1993)*[955]***(K)*** Synthese und antitumorale Wirksamkeit des Epipodophyllotoxin-β-D-glucopyranosids (Teniposid)

kursiv fettgedruckte Namen: Autor(en) tätig an industriellen Forschungsinstituten
(G): Autor(en) auch Gründer eines pharmazeutischen Unternehmens
(K): Kooperation zwischen Autor(en) und pharmazeutischem Unternehmen

1993;3/11:2479–2482; Ojima I, Sun CM, Zucco M, Park YH, Duclos O, Kuduk S. A highly efficient route to taxotere by the β-lactam synthon method, Tetrahedron letters. 1993;34/26:4149–4152.

945 Colin M, Guenard D, Gueritte-Voegelein F, Potier P. Taxol derivatives, their preparation and pharmaceutical compositions containing them; US-Patent 4814470 A: Priorität: 17. 07. 1986.

946 Ojima I, Lichtenthal B, Lee S, Wang C, Wang X. Taxane anticancer agents: a patent perspective. Expert Opin Ther Pat. 2016;26(1):1–20.

947 Wall ME, Wani MC, Cook CE, Palmer KH, McPhail AI, Sim GA. Plant antitumor agents. I. The isolation and structure of camptothecin, a novel alkaloidal leukemia and tumor inhibitor from camptotheca acuminate. J. Am. Chem. Soc. 1966;88:3888–3890.

948 Hsiang YH, Hertzberg R, Hecht S, Liu LF. Camptothecin induces protein-linked DNA breaks via mammalian DNA topoisomerase I. J Biol Chem 1985, 260, 14873–14878.

949 Hutchinson CR, Heckendorf AH, Straughn JL, Daddona PE, Cane DE. Biosynthesis of camptothecin: III. Definition of strictosamide as the penultimate biosynthetic precursor assisted by carbon-13 and deuterium NMR spectroscopy. J Am Chem Soc 1979, 101, 3358–3369.

950 Liu YQ, Li WQ, Morris-Natschke SL, Qian K, Yang L, Zhu GX, Wu XB, Chen AL, Zhang SY, Nan X, Lee KH. Perspectives on biologically active camptothecin derivatives. Med Res Rev. 2015;35(4):753–89.

951 Borsche W, Niemann J. Über Podophyllin, Justus Liebigs Ann. Chem. 1932;494:126–142; Hartwell JL, Schrecker AW. Components of Podophyllin. V. The Constitution of Podophyllotoxin. Journal of the American Chemical Society. 1951;73(6):2909–2916; Lassus A. Comparison of podophyllotoxin and podophyllin in treatment of genital warts. Lancet. 1987;2:512–13.

952 Von Wartburg A, Angliker E, Renz J. Lignanglucoside aus Podophyllum peltatum L. 7. Mitteilung über mitosehemmende Naturstoffe; Helv. Chim. Acta. 1957;40/5:1331–1357.

953 Chen GL, Yang L, Rowe TC, Halligan BD, Tewey KM, Liu LF. Nonintercalative antitumor drugs interfere with the breakage-reunion reaction of mammalian DNA topoisomerase II. J Biol Chem. 1984;259(21):13560–6, Ross W, Rowe T, Glisson B, Yalowich J, Liu L. Role of topoisomerase II in mediating epipodophyllotoxin-induced DNA cleavage. Cancer Res. 1984;44:5857–60.

954 Keller-Juslen C, Kuhn M, Renz J, Von Wartburg A. Epipodophyllotoxin glucoside derivatives, US-Patent 3524844 A, Priorität: 21. 09. 1965; Kuhn M, von Wartburg A. Abspaltung von Acyl-Schutzgruppen bei alkaliempfindlichen Glucosiden. – Synthese von Podophyllotoxin-β-D-glucosid. 20. Mitteilung über mitosehemmende Naturstoffe [1]; Helv. Chim. Acta. 1968;51:163–168; Felix W, Senn HJ. Clinical study of the new podophyllotoxin derivative, 4′-demethylepipodophyllotoxin 9-(4,6-o-ethylidene- beta-D-glucopyranoside) (NSC-141540; VP-16–213), in solid tumors. Cancer Chemother Rep. 1975;59(4):737–42.

Tab. 4.26: Antimetabolite.

kreative Leistungen	innovative Leistungen (α-Innovationen)
Folsäure-Antagonisten	
RB Angier et al.; PA Little et al.; *RW Heinle et al.; S Farber et al.; LM Meyer et al (1948)*[956] *(K) MC Li et al (1956);*[957] Synthese und antileukämische Wirksamkeit der Folsäure-Antagonisten Aminopterin und Amethopterin (Methotrexat) und antitumorale Wirksamkeit von Methotrexat (Choriocarcinoma) durch Hemmung der Dihydrofolin-Reduktase (*MJ Osborn et al.; 1958)*[958]	*EB Schönbach et al (1950)*[959] Folinsäure als Antidot für Folsäure-Antagonisten (Citrovorum-Faktor/Leukoverin) *EC Taylor et al (1989–92); JJ Rusthoven et al (1999)*[960]***(K)*** Synthese und antitumorale Wirksamkeit von „multitargeted antifolat (MTA)" Analoga der Folsäure (Pemetrexed)

955 Kuhn M, von Wartburg A. Über ein neues Glykosidierungsverfahren Synthese von Epipodophyllotoxin-β-D-glucopyranosid. 21. Mitt. Über mitosehemmende Naturstoffe [1], Helv. Chim. Acta. 1968;51:1631–1641.

Rivera G, Avery T, Pratt C. 4′-demethylepipodophyllotoxin 9-(4,6-o-2-thenylidene-beta-D-glucopyranoside) (NSC-122819; VM-26) and 4′-demethylepipodophyllotoxin 9-(4.6–0-ethylidene-beta-D-glucopyranoside) (NSC-141540; VP-16-213) in childhood cancer: preliminary observations. Cancer Chemother Rep. 1975;59(4):743–9; De Jong S, Kooistra AJ, De Vries EG, Mulder NH, Zijlstra JG. Topoisomerase II as a target of VM-26 and 4′-(9-acridinylamino)methanesulfon-m-aniside in atypical multidrug resistant human small cell lung carcinoma cells, Cancer research. 1993;53(5):1064–71.

956 Angier RB, Stokstad ELR, Mowat JH, Hutchings BL, Boothe JH, Waller CW, Semb J, SubbaRow Y, Cosulich DB, Fahrenbach MJ, Hultquist ME, Kuh E, Northey EH, Seeger DR, Sickels JP, Smith JM. Synthesis of pteroylglutamic acid. III. Journal of the American Chemical Society. 1948;70(1):25–26; Little PA, Sampath A, SubbaRow Y. The use of antagonists of pteroylglutamic acid in controlling Rous chicken sarcoma, The Journal of Laboratory and Clinical Medicine. 1948;33(9):1144–1149; Heinle RW, Welch AD. Experiments with pteroylglutamic acid and pteroylglutamic acid deficiency in human leukemia. Journal of Clinical Investigation. 1948;27:539; Farber S, Diamond LK, Mercer RD. Temporary remissions in acute leukemia in children produced by folic acid antagonist, 4-aminopteroyl-glutamic acid (aminopterin) N Engl J Med. 1948;238:787–93; Meyer LM, Miller FR, Rowen MJ, Bock G, Rutzky J. Treatment of acute leukemia with amethopterin (4-amino, 10-methyl pteroyl glutamic acid). Acta Haematol. 1950;4(3):157–67.

957 Li MC, Hertz R, Spencer DB. Effect of methotrexate therapy upon choriocarcinoma and chorioadenoma. Proc Soc Exp Biol Med. 1956;93(2):361–366.

958 Osborn MJ, Freeman M, Huennekens FM. Inhibition of dihydrofolic reductase by aminopterin and amethopterin. Proceedings of the Society for Experimental Biology and Medicine. 1958;97:429–31.

959 Schoenbach EB, Greenspan EM, Colsky J. Reversal of aminopterin and amethopterin toxicity by citrovorum factor. J Am Med Assoc. 1950;144(18):1558–60.

960 Taylor EC. N-(pyrrolo(2,3-d)pyrimidin-3-ylacyl)-glutamic acid derivatives, US-Patent 5344932 A; Priorität: 11.12.1989; Taylor EC, Kuhnt D, Shih C, Rinzel SM, Grindey GB, Barredo J, Jannatipour M, Moran RG. A dideazatetrahydrofolate analogue lacking a chiral center at C-6, N-[4-[2-(2-amino-3,4-dihydro-4-oxo-7H-pyrrolo[2,3-d]pyrimidin-5- yl)ethyl]benzoyl]-L-glutamic acid, is an inhibitor of thymidylate synthase. J Med Chem. 1992;35(23):4450–4.

Taylor EC, Design and synthesis of inhibitors of folate-dependent enzymes as antitumor agents. Adv Exp Med Biol. 1993;338:387–408; Rusthoven JJ, Eisenhauer E, Butts C, Gregg R, Dancey J, Fisher B, Iglesias J. Multitargeted antifolate LY231514 as first-line chemotherapy for patients with advanced non-small-cell lung cancer: A phase II study. National Cancer Institute of Canada Clinical Trials Group. J Clin Oncol. 1999;17(4):1194.

kreative Leistungen	innovative Leistungen (α-Innovationen)
Pyrimidin-Analoga	
C Heidelberger et al (1957)[961] ***(K)*** Synthese und antitumorale Wirkung von fluorinierten Pyrimidinen (5 Fluoruracil/5-FU)	***M Arasaki et al.*** *(1992);* ***KC Hattori et al.****; R Pazduret al (1998)*[962]***(K)*** Prodrugs von 5-FU (Capecitabin)
	JH Hunter*(1960/61;* ***JS Evans et al.*** *(1961); RR Ellison (1968)*[963] ***(K)*** Synthese und antitumorale Wirkung von 1-beta-D-arabinofuranosylcytosin (Cytarabin)
	F Sorm et al (1964);[964] *J Vesely, A Cihak (1979/80)*[965]***(K)*** Synthese und antileukämische Wirkung von 5-Azacytidin und 5-Aza-2′-deoxycytidin (Decitabin)
	LW Hertel et al. *(1983/1990); DF Moore et al (1992); HA Burris et al (1997)*[966] ***(K)*** Synthese und antitumorale Wirkung von 2′,2′-Difluordesoxycytidin (Gemcitabin)

961 Heidelberger C, Chaudhuri NK, Danneberg P, Mooren D, Griesbach L, Duschinsky R, Schnitzler RJ, Pleven E, Scheiner J. Fluorinated pyrimidines, a new class of tumour-inhibitory compounds. Nature. 1957;179(4561), 663–666; Duschinsky R, Pleven E, Heidelberger C. The Synthesis of 5-Fluoropyrimidines. J. Am. Chem. Soc. 1957;79:4559–4560.

962 Arazaki M, Ishitsuka H, Kuruma I, Miwa M, Murasaki C, Shimma N, Umeda I. N-Oxycarbonyl Substituted 5-Deoxy-5 fluorocytidines. EP 92121538.A; Priorität: 18.12.1992; Hattori KC, Ishikawa T, Ishitsuka H, Kohchi Y, Oikawa N, Shimma N, Suda H. 5′ Deoxycytidin-Derivate, EP 1060183 B1, Priorität: 6.02.1998; Pazdur R, Hoff PM, Medgyesy D, Royce M, Brito R. The oral fluorouracil prodrugs. Oncology (Williston Park). 1998;12(10 Suppl 7):48–51.

963 Evans JS, Musser EA, Mengel GD, Forsblad KR, Hunter JH. Antitumor activity of 1-beta-D-arabinofuranosylcytosine hydrochloride. Proc Soc Exp Biol Med. 1961;106:350–3; Ellison RR, Holland JF, Weil M, Jacquillat C, Boiron M, Bernard J, Sawitsky A, Rosner F, Gussoff B, Silver RT, Karanas A, Cuttner J, Spurr CL, Hayes DM, Blom J, Leone LA, Haurani F, Kyle R, Hutchinson JL, Forcier RJ, Moon JH. Arabinosyl cytosine: a useful agent in the treatment of acute leukemia in adults. Blood. 1968;32(4):507–523.

964 Sorm F, Pískala A, Cihák A, Veselý J. 5-Azacytidine, a new, highly effective cancerostatic. Experientia. 1964;20(4):202–3. Sorm F, Vesely J, The activity of a new antimetabolite, 5-azacytidine, against lymphoid leukaemia in ak mice, Neoplasma. 1964;11:123–30.

965 Cihák A, Veselý J. Effects of 5-aza-2′-deoxycytidine on DNA synthesis in mouse lymphatic tissues. Neoplasma. 1978;25(4):385–93; Veselý J, Cihák A. 5-Aza-2′-deoxycytidine: preclinical studies in mice. Neoplasma. 1980;27(2):113–9.

966 Hertel LW. Difluoro antivirals and intermediate therefor, US-Patent 4526988 A, Priorität: 10.03.1983; Hertel LW, Boder GB, Kroin JS, Rinzel SM, Poore GA, Todd GC, Grindey GB. Evaluation of the antitumor activity of gemcitabine (2′,2′-difluoro-2′-deoxycytidine). Cancer Res. 1990;50(14): 4417–22; Moore DF Jr, Pazdur R, Daugherty K, Tarassoff P, Abbruzzese JL. Phase II study of gemcitabine in advanced colorectal adenocarcinoma, Invest New Drugs. 1992;10(4):323–5; Burris HA 3rd, Moore MJ, Andersen J, Green MR, Rothenberg ML, Modiano MR, Cripps MC, Portenoy RK, Storniolo AM, Tarassoff P, Nelson R, Dorr FA, Stephens CD, Von Hoff DD. Improvements in survival and clinical benefit with gemcitabine as first-line therapy for patients with advanced pancreas cancer: a randomized trial. J Clin Oncol. 1997;15(6):2403–13.

<table>
<tr><th>kreative Leistungen</th><th>innovative Leistungen (α-Innovationen)</th></tr>
<tr><td colspan="2">Purin-Analoga (siehe auch Tab. 4.24)</td></tr>
<tr><td rowspan="4">***GH Hitchings, GB Elion, H Van der Werff*** *(1947)*
JH Burchenal et al. *(1948)*[967]
antagonistisch wirkende Nukleotidanaloga wie 7*H*-Purine-2,6-diamine (2–6 Diaminopurin) hemmen die Proliferation von Zellen, im Besonderen von Leukämiezellen</td><td>***GH Hitchings et al.; Sugiura et al.*** *(1949/1950); J Colsky et al (1955)*[968] ***(K)***
Synthese und Wirkung von 5-amino-2,3-dihydro-triazolo[4,5-d]pyrimidin-7-on (8-Azathioprin)</td></tr>
<tr><td>***GB Elion et al.*** *(1959/1962)*[969]
Synthese und Wirksamkeit von 2-amino-1H-purine-6(7H)-thion (Thioguanin)</td></tr>
<tr><td>***GH Hitchings et al.; Burchenal et al.*** *(1953/1954)*[970]
Synthese und Wirksamkeit von 7*H*-Purin-6-thiol (6-Mercaptopurin)</td></tr>
<tr><td>***GB Elion et al.*** *(1950–1967);* ***HC Nathan et al.*** *(1961),*[971]
Synthese und Wirksamkeit von 6-[(1-methyl-4nitro-5-imidazolyl)thio]-purin (Azathioprin)</td></tr>
<tr><td colspan="2">***kursiv fett gedruckte Namen:*** Autor(en) tätig an industriellen Forschungsinstituten
(G): Autor(en) auch Gründer eines pharmazeutischen Unternehmens
(K): Kooperation zwischen Autor(en) und pharmazeutischem Unternehmen</td></tr>
</table>

967 Hitchings GH, Elion GB, Van der Werff H. 2-Aminopurine as a purine antagonist. Fed Proc. 1948;7(1 Pt 1):160. Burchenal JH, Bendich A, Brown GB, Elion GB, Hitchings GH, Rhoads CP, Stock CC, Preliminary studies on the effect of 2,6-diaminopurine on transplanted mouse leukemia. Cancer. 1949;2(1):119.

968 Hitchings GH, Russell PB. The preparation and reactions of 4-amino-2-(carboxymethylthio)pyrimidines Journal of the Chemical Society 1949:2454–2456; Russell PB, Elion GB, Falco EA, Hitchings GH. A synthesis of 4-amino-2-thiolpyrimidines Journal of the American Chemical Society. 1949;71:2279–2282; Russell PB, Elion GB, Hitchings GH. A new condensed pyrimidine system: Some p-oxazino[2,3-d]pyrimidines Journal of the American Chemical Society. 1949;71:474–478; Sugiura K, Hitchings GH, Cavalieri LF, Stock CC. The effect of 8-azaguanine on the growth of carcinoma, sarcoma, osteogenic sarcoma, lymphosarcoma and melanoma in animals. Cancer Res. 1950;10(3):178–85; Colsky J, Meiselas EL, Rosen JS, Schulman I. Response of patients with leukemia to 8-azaguanine. Blood. 1955;10(5):482–92.

969 Elion GB, Goodman I, Lange W, Hitchings GH. Condensed pyrimidine systems. XX. Purines related to 6-mercaptopurine and thioguanine, J. Am. Chem. Soc. 1959;81:1898; Elion EB, Callahan SW, Hitchings GW, Rundles RW, Laszlo J. Experimental, clinical, and metabolic studies of thiopurines. Cancer Chemother Rep. 1962 Feb;16:197–202.

970 Hitchings GH, Elion GB. Mercapto-Heterocycles, US-Pat. 2697709; Priorität: 11. 06. 1952; Hitchings GH, Rhoads CP, 6-mercaptopurine, Ann NY Acad Sci. 1954;60:183; Clarke DA, Philips FS, Sternberg SS, Stock CC, Elion GB, Hitchings GH. 6-Mercaptopurine: effects in mouse sarcoma 180 and in normal animals. Cancer Res. 1953;13(8):593–604; Burchenal JH, Murphy ML, Ellison RR, Sykes MP, Tan TC, Leone LA, Karnofsky DA, Craver LF, Dargeon HW, Rhoads CP. Clinical evaluation of a new antimetabolite, 6-mercaptopurine, in the treatment of leukemia and allied diseases. Blood 1953 Nov;8(11):965–999.

971 Elion GB, Bieber S, Hitchings GH. A summary of investigations with 2-amino-6-[(1-methyl-4-nitro-5-imidazolyl)thio]purine (B.W. 57–323) in animals. Cancer Chemother Rep. 1960;8:36–43; Elion GB, Callahan S, Bieber S, Hitchings GH, Rundles RW. A summary of investigations with 6-[(1-methyl-4nitro-5-imidazolyl) thio]-purine (BW 57–322); Cancer Chemotherapy Reports. 1961;14:93–98; Nathan HC, Bieber S, Elion GB, Hitchings GH. Detection of agents which interfere with the immune response. Proc Soc Exp Biol Med. 1961;107:796–9; Elion GB. Symposium on immunosuppressive drugs. Biochemistry and pharmacology of purine analogues. Fed Proc. 1967;26(3):898–904.

Tab. 4.27: Inhibitoren von Rezeptoren und Onkogenprodukten.

kreative Leistungen	innovative Leistungen (α-Innovationen)
Hormonantagonisten	
AA Loeser (1941)[972] Behandlung des Mammakarzinoms mit Androgenen und Progesteron *EV Jensen et al (1967)*[973]*; GG Kuiper et al (1996)* [974] Nachweis des Oestrogenrezeptors α und des Oestrogenrezeptors ß *L Terenius; HM Lemon; R Hähnel et al (1968–1970)*[975] Nachweis von Oestrogen-Rezeptoren auf Mammakarzinomen	RA Allen ***et al.*** *(1957)* DE *Holtkamp et al (1960); RH* Wyss et al (1968)[976] ***(K)*** Synthese und periphere und zentrale antioestrogene Wirkung von Clomiphen ***MK Harper et al.*** *(1962,1966), HW Ward (1972)*[977]***(K)*** Synthese, antioestrogene und antitumorale Wirkung des Antioestrogens Tamoxifen
C Huggins, CV Hodges (1941)[978] Beeinflussung des metastasierenden Prostatakarzinoms durch Kastration, Oestrogen und Androgen-Injektionen *J Asselin et al.; PC Walsh et al (1976/1977)*[979] Nachweis von Androgen-Rezeptoren auf normalen und malignen Prostata-Zellen	***R Wiechert*** *(1961),* ***F Neumann et al*** *(1966); D Nehme-Haily et al.; J Geller et al (1968)*[980]***(K)*** Synthese, Entdeckung und Wirkung (hormonelle Kastration; Therapie des Prostatakarzinoms) von Progesteronoiden mit antiandrogener Wirkung (Cyproteronacetat) ***RO Neri, JG Topliss*** *(1966–1980,* ***EA Peets et al.*** *(1974), Irwin et al.; G Sufrin et al (1974/1976)*[981]***(K)*** Synthese und Wirksamkeit von nichtsteroidalen Antiandrogenen (Flutamid)

972 Loeser AA. Mammary carcinoma: Response to implantation of male hormone and progesterone. Lancet. 1941;2:698–700.

973 Jensen EV, Desombre ER, Hurst DJ, Kawashima T, Jungblut PW. Estrogen-receptor interactions in target tissues. Arch Anat Microsc Morphol Exp. 1967;56(3):547–69.

974 Kuiper GG, Enmark E, Pelto-Huikko M, Nilsson S, Gustafsson JA. Cloning of a novel receptor expressed in rat prostate and ovary. Proc Natl Acad Sci U S A. 1996;93(12):5925–30.

975 Terenius L. Selective retention of estrogen isomers in estrogen-dependent breast tumors of rats demonstrated by in vitro methods. Cancer Res. 1968;28(2):328–37; Lemon HM. Abnormal estrogen metabolism and tissue estrogen receptor proteins in breast cancer. Cancer. 1970;25(2):423–35. Hahnel R, Twaddle E, Estrogen receptors in human breast cancer. 1. Methodology and characterization of receptors. Steroids. 1971 Dec;18(6):653–80; Hähnel R, Twaddle E, Vivian AB. Estrogen receptors in human breast cancer. 2. In vitro binding of estradiol by benign and malignant tumors. Steroids. 1971;18(6):681–708.

976 Allen RA, Van Campen MG, Palopoli FP, Schumann EL. Therapeutic composition, US-Patent 2914563 A; Priorität: 6.08.1957; Holtkamp DE, Greslin JG, Root CA, Lerner LJ. Gonadotrophin inhibiting and antifecundity effects of chloramiphene, Proc. Soc. Exp. Biol. Med. 1960;105:197–201. Wyss RH, Karsznia R, Heinrichs WL, Herrmann WL, Inhibition of uterine receptor binding to estradiol by antiestrogens (clomiphene and CL-868). J Clin Endocrinol. 1968;28:1824.

977 Harper MK, Richardson DN, Walpole AL. Alkene derivatives, US-Patent 4536516 A; Priorität: 13.09.1962; Harper MJ, Walpole AL. Contrasting endocrine activities of cis and trans isomers in a series of substituted triphenylethylenes. Nature. 1966;212(5057):87. Ward HW. Anti-oestrogen therapy for breast cancer: a trial of tamoxifen at two dose levels. Br Med J. 1973;1(5844):13–4.

978 Huggins C, Hodges CV. Studies on prostatic cancer I. The effect of castration, of estrogen and of androgen injection on serum phosphatase in metastatic carcinoma of the prostate. Cancer Res. 1941;1:293–297.

kreative Leistungen	innovative Leistungen (α-Innovationen)
RP Smilo et al.; RN Dexter et al.; MP Cohen; R Cash et al.; Lipner et al.; K Motlik et al.; PS Schein; CT Griffiths et al (1967–1973)[982] ***(K)*** Entdeckung, dass Aminoglutethimid (Antikonvulsivum Elipten) die Steroidsynthese (Corticosteroid, Androgen, Oestrogen) inhibiert und antitumoral wirkt *C Beyer et al (1976), HA Sahalnik; RJ Santen et al.; MacIndoe et al (1982)*[983] Aminoglutethimid inhibiert die Aromatase (CYP19A1) und damit die Synthese von Estrogenen aus Androgenen	*K Toda et al (1993)*[984] Klonierung und Expression der Aromatase *(> **1968**)*[985] Synthese und Wirksamkeitsprüfung weiterer Aromatase-inhibitoren (Formestan, Fadrozol, Letrozol, Anastrozol, Vorozol, Exemestan)

---

979 Asselin J, Labrie F, Gourdeau Y, Bonne C, Raynaud JP. Binding of [3H] methyltrienolone (R 1881) in rat prostate and human benign prostatic hypertrophy (BPH). Steroids. 1976;28(4):449–59; Walsh PC, Greco JM, Tananis CE, Hicks LL, McLoughlin MG, Menon M. The binding of a potent synthetic androgen – methyltrienolone (R 1881) – to cytosol preparations of human prostatic cancer. Trans Am Assoc Genitourin Surg. 1977;69:78–80.

980 Wiechert R. 6-chloro-1, 2alpha-methylene-delta6–17alpha-hydroxyprogesterone compounds and compositions; US-Patent 3234093 A; Priority: 29.04.1961; Neumann F, Berswordt-Wallrabe R. Effects of the androgen antagonist cyproterone acetate on the testicular structure, spermatogenesis and accessory sexual glands of testosterone-treated adult hypophysectomized rats. J Endocrinol. 1966;35(4):363–71. Nehme-Haily D, Osorio DG, Veenema RJ, Markewitz M. Preliminary results on the use of cyproterone (S H-714) acetate in advanced prostatic carcinoma. Rev Venez Urol. 1968;20(1):19–26; Geller J, Vazakas G, Fruchtman B, Newman H, Nakao K, Loh A. The effect of cyproterone acetate on advanced carcinoma of the prostate. Surg Gynecol Obstet. 1968;127(4):748–58.

981 Neri RO, Topliss JG. Antiandrogenic agents and methods for the treatment of androgen dependent disease states US-Patent 4161540 A (US-Patent 573,836) Priorität: 22.08.1966 und US-Patent 3995060 A; Priorität: 20.06.1972 und Pharmaceutical preparations comprising flutamide, US-Patent 4474813 A; Priorität: 24.10.1980; Irwin RJ, Prout GR Jr. A new antiprostatic agent for treatment of prostatic carcinoma. Surg Forum. 1973;24:536–7; Peets EA, Henson MF, Neri R. On the mechanism of the anti-androgenic action of flutamide (alpha-alpha-alpha-trifluoro-2-methyl-4′-nitro-m-propionotoluidide) in the rat. Endocrinology. 1974;94(2):532–40, Sufrin G, Coffey DS. Flutamide. Mechanism of action of a new nonsteroidal antiandrogen. Invest Urol. 1976;13(6):429–34.

982 Smilo RP, Earll JM, Forsham PH. Suppression of tumorous adrenal hyperfunction by aminoglutethimide. Metabolism. 1967;16(4):374–7; Dexter RN, Fishman LM, Ney RL, Liddle GW. Inhibition of adrenal corticosteroid synthesis by aminoglutethimide: studies of the mechanism of action. J Clin Endocrinol Metab. 1967;27(4):473–80; Cohen MP. Aminoglutethimide inhibition of adrenal desmolase activity. Proc Soc Exp Biol Med. 1968;127(4):1086–90; Cash R, Petrini MA, Brough AJ. Ovarian dysfunction associated with an anticonvulsant drug. JAMA. 1969,19;208(7):1149–52.

Lipner H, Greep RO, Inhibition of steroidogenesis at various sites in the biosynthetic pathway in relation to induced ovulation. Endocrinology. 1971;88(3):602–7; Motlík K, Silha V, Marek J. Adrenocortical, ovarian and thyroid changes in rats following peroral aminoglutethimide (Elipten, Ciba). Acta Univ Carol Med (Praha). 1972;18(7–8):295–333.

Schein PS, Chemotherapeutic management of the hormone-secreting endocrine malignancies. Cancer. 1972;30(6):1616–26; Griffiths CT, Hall TC, Saba Z, Barlow JJ, Nevinny HB. Preliminary trial of aminoglutethimide in breast cancer. Cancer. 1973;32(1):31–7.

983 Beyer C, Moralí G, Naftolin F, Larsson K. Pérez-palacios; Effect of some antiestrogens and aromatase inhibitors on androgen induced sexual behavior in castrated male rats. Horm Behav. 1976 Sep;7(3):353–63, Salhanick HA. Basic studies on aminoglutethimide. Cancer Res. 1982;42(8 Suppl):3315s-3321s; Santen RJ,

kreative Leistungen	innovative Leistungen (α-Innovationen)
Protein-Kinase-Inhibitoren	
V Ellerman; O Bang (1908)[986] Nachweis eines azellulären Erregers (aviäres Leukose-RNA-Virus/ALV) der Hühner (B-Zell-) Leukämie *R Rous (1911)*[987] Nachweis eines azellulären Erregers (Rous Sarkom-RNA-Virus/RSV) des „Rous“-Sarkoms *RJ Huebner, GJ Todaro (1969)*[988] C-Typ- RNA-Viren enthalten Onkogene *PH Duesberg et al.; MS Collett, RL Erikson; AD Levinson et al., (1976–1978)*[989] Onkogen des RSV ist eine Proteinkinase, kodiert vom src-Gen; *Bishop et al.; Hughes SH; Courtneidge SA et al.; Stehelin et al.; Varmus HE et al (1975–1981)*[990] das src-Gen der Retroviren stellt ein ursprünglich zelluläres Gen dar, kodierend für eine Zellmembran-assoziierte Proteinkinase, mit Hilfe deren Retroviren das Zellwachstum stimulieren.	*ab ~ **1980***: Nachweis und Charakterisierung von etwa 300 Onkogenen (etwa 1 % der kodierenden Gene), wobei ein Großteil bei der zellulären Signalübertragung als Tyrosin-Kinase oder Serin/Threonin-Kinase wirkt[991] ***AK Tandon et al., BM Fendly et al., HM Shepard et al.*** *(1989–1991)*[992] Trastuzumab: humanisierter Monoklonaler Antikörper, der über die spezifische Hemmung des EGF-Rezeptors Her2/neu das Metastasenwachstum von Her2/neu positiven Tumoren i.e. Brustkarzinomen inhibiert ***HH Sedlacek et al.*** *(1991–2001)*[993] Flavopiridol (L868275/Alvocidib) inhibiert Tyrosin- wie auch Serin-Phosphokinasen (EGF-Rezeptor; CDK 1,2,4,6,7,9; pp60Src, PKC, Erk-), den Transkription Elongation Faktor (PTEFb) und das Wachstum von Humantumoren (Lunge, Kolon, Magen, Mamma, Glioblastom) in vitro/in vivo (in Nacktmäusen) Orphan Designation zur Behandlung von chronischen Leukämien (B-CLL und prolymphozytische Leukämie aus CLL[994] und der akuten myeloischen Leukämie/AML[995]) ***Buchdunger et al., Druker et al.*** *(1996–2001)*[996] Imatinib (ein 2-Phenyl-aminopyrimidin-Derivat) inhibiert die Tyrosin-Phosphokinasen der Onkogene bcr-abl (Wirkung bei der AML), c-Kit (Wirkung bei Gastrointestinalen Stromatumoren/GIST), desweiteren[997] des PDGFR/platelet-derived growth factor receptor-Gen-Rearrangements (Wirkung bei der Dermatofibrosarcoma protuberans, der myelodysplastischen/myeloproliferativen Erkrankung), der D816V c-Kit Mutation, bzw. ungeklärter c-Kit Mutationen (Wirkung bei der aggressiven systemischen Mastozytose), der FIP1L1-PDGFRα Fusions-Kinase (Wirkung beim hypereosinophilen Syndroms / der chronischen eosinophilen Leukämie) und der Philadelphia-Chromosom positiven Acuten lymphozytären Leukämie ***(> 2000)***[998]: zahlreiche weitere monoklonale Antikörper gegen Rezeptoren von Wachstumsfaktoren und zahlreiche weitere kleinmolekulare Inhibitoren von Proteinkinasen

kursiv fett gedruckte Namen: Autor(en) tätig an industriellen Forschungsinstituten
(G): Autor(en) auch Gründer eines pharmazeutischen Unternehmens
(K): Kooperation zwischen Autor(en) und pharmazeutischem Unternehmen

---

Santner SJ, Tilsen-Mallett N, Rosen HR, Samojlik E, Veldhuis JD. In vivo and in vitro pharmacological studies of aminoglutethimide as an aromatase inhibitor. Cancer Res. 1982;42(8 Suppl):3353s-3359s; MacIndoe JH, Woods GR, Etre LA, Covey DF. Comparative studies of aromatase inhibitors in cultured human breast cancer cells. Cancer Res. 1982;42(8 Suppl):3378s-3381s.

984 Toda K, Shizuta Y. Molecular cloning of a cDNA showing alternative splicing of the 5′-untranslated sequence of mRNA for human aromatase P-450, Eur. J. Biochem. 1993;213(1):383–9.

985 Carlini P, Bria E, Giannarelli D, Ferretti G, Papaldo P, Fabi A, Ruggeri E, Milella M, Terzoli E, Cognetti F. New aromatase inhibitors (AIs) as 2nd-line endocrine therapy (ET) in metastatic breast cancer (MBC): A comprehensive review of 5832 women from 14 phase III trials. J Clin Oncol. 2004;22(14_suppl):629.

986 Ellermann V, Bang O. Experimentelle Leukämie bei Hühnern. Zentralbl. Bakteriol. Parasitenkd. Infectionskr. Hyg. Abt. Orig. 1908;46:595–609.
987 Rous P. A sarcoma of the fowl transmissible by an agent separable from the tumor cells. J Exp Med. 1911;13(4):397–411.
988 Huebner RJ, Todaro GJ. Oncogenes of RNA tumor viruses as determinants of cancer. Proc Natl Acad Sci U S A. 1969;64(3):1087–94.
989 Duesberg PH, Wang LH, Beemon K, Kawai S, Hanafusa H. Sequences and functions of Rous sarcoma virus RNA. Hamatol Bluttransfus. 1976;19:327–40; Collett MS, Erikson RL. Protein kinase activity associated with the avian sarcoma virus src gene product. Proc Natl Acad Sci U S A. 1978;75(4):2021–4; Levinson AD, Oppermann H, Levintow L, Varmus HE, Bishop JM. Evidence that the transforming gene of avian sarcoma virus encodes a protein kinase associated with a phosphoprotein. Cell. 1978;15(2):561–72.
990 Bishop JM, Deng CT, Faras AJ, Goodman HM, Guntaka RR, Levinson WE, Cordell-Stewart B, Taylor JM, Varmus HE. Transcription of the Rous sarcoma virus genome in vitro and in vivo. Bibl Haematol. 1975;(40):517–23; Levinson AD, Oppermann H, Levintow L, Varmus HE, Bishop JM. Evidence that the transforming gene of avian sarcoma virus encodes a protein kinase associated with a phosphoprotein. Cell. 1978;15(2):561–72; Hughes SH, Mutschler A, Bishop JM, Varmus HE. A Rous sarcoma virus provirus is flanked by short direct repeats of a cellular DNA sequence present in only one copy prior to integration. Proc Natl Acad Sci U S A. 1981;78(7):4299–303; Stehelin D, Guntaka RV, Varmus HE, Bishop JM. Purification of DNA complementary to nucleotide sequences required for neoplastic transformation of fibroblasts by avian sarcoma viruses. J. Mol. Biol. 1976;101:349–365; Stehelin D. Varmus HE, Bishop JM, Vogt P. DNA related to the transforming gene(s) of avian sarcoma virus is present in normal avian DNA. Nature. 1976;260:170–73; Courtneidge SA, Levinson AD, Bishop JM. The protein encoded by the transforming gene of avian sarcoma virus (pp60src) and a homologous protein in normal cells (pp60proto-src) are associated with the plasma membrane. Proc Natl Acad Sci U S A. 1980;77(7):3783–7; Varmus HE, Quintrell N, Ortiz S. Retroviruses as mutagens: insertion and excision of a nontransforming provirus alter expression of a resident transforming provirus. Cell. 1981;25(1):23–36.
991 Übersicht: Sedlacek HH. Onkologie – Die Tumorerkrankungen des Menschen. Kap. 4.3 Krebsgene; de Gruyter Verlag Berlin Boston 2013:211–228.
992 Tandon AK, Clark GM, Chamness GC, Ullrich A, McGuire WL. HER-2/neu oncogene protein and prognosis in breast cancer. J Clin Oncol. 1989 Aug;7(8):1120–8; Fendly BM, Winget M, Hudziak RM, Lipari MT, Napier MA, Ullrich A. Characterization of murine monoclonal antibodies reactive to either the human epidermal growth factor receptor or HER2/neu gene product. Cancer Res. 1990 Mar 1;50(5):1550–8; Shepard HM, Lewis GD, Sarup JC, Fendly BM, Maneval D, Mordenti J, Figari I, Kotts CE, Palladino MA Jr, Ullrich A, et al. Monoclonal antibody therapy of human cancer: takingthe HER2 protooncogene to the clinic. J Clin Immunol. 1991 May;11(3):117–27. Maneval D, Mordenti J, Figari I, Kotts CE, Palladino MA Jr, Ullrich A, et al. Monoclonal antibody therapy of human cancer: taking the HER2 protooncogene to the clinic. J Clin Immunol. 1991 May;11(3):117–27.
993 Sedlacek HH, Hoffmann D, Czech J, Kolar C, Seemann G, Güssow D, Bosslet K. The change in research for the therapy of tumors; Chimia. 1991;45:311–316; Czech J, Hoffmann D, Naik R, Sedlacek H. Antitumoral activity of flavone L-86–8275. Int J Oncol. 1995;6(1):31–6; Sedlacek H, Czech J, Naik R, Kaur G, Worland P, Losiewicz M, Parker B, Carlson B, Smith A, Senderowicz A, Sausville E. Flavopiridol (L86. 8275; NSC 649890), a new kinase inhibitor for tumor therapy. Int J Oncol. 1996;9(6):1143–68; Sedlacek HH. Mechanisms of action of flavopiridol. Crit Rev Oncol Hematol. 2001;38(2):139–70; Wang LM, Ren DM. Flavopiridol, the first cyclin-dependent kinase Inhibitor: Recent advances in combination chemotherapy. Mini-Reviews in Medicinal Chemistry. 2010;10:1058–1070.
994 www.accessdata.fda.gov/scripts/opdlisting/oopd/listResult.cfm; www.ema.europa.eu/ema/index.jsp?curl=pages/medicines/human/orphans/2009/11/human_orphan_000254.jsp&mid=WC0b01ac058001d12b; Wiernik PH. Alvocidib (flavopiridol) for the treatment of chronic lymphocytic leukemia. Expert Opin Investig Drugs. 2016;25(6):729–34.
995 www.accessdata.fda.gov/scripts/opdlisting/oopd/listResult.cfm; Zeidner JF, Foster MC, Blackford AL, Litzow MR, Morris LE, Strickland SA. Lancet JE, Bose P, Levy MY, Tibes R, Gojo I, Gocke CD, Rosner GL, Little RF, Wright JJ, Doyle LA, Smith BD, Karp JE. Randomized multicenter phase II study of flavopiridol

4.14 Immunmediatoren und Immuntherapeutika

Tab. 4.28: Antiallergika.

Antihistaminika	
kreative Leistungen	**innovative Leistungen (α-Innovationen)**
HH Dale et al (1910/1911) physiologische Wirkung von Histamin *D Bovet, AM Staub (1937/1939)*[999] *(K)* Entdeckung des ersten synthetischen Histamin-Antagonisten (F929)	***BN Halpern*** *(1942/1949)*[1000] Synthese und Wirksamkeit der ersten therapeutisch einsetzbaren Antihistaminika (Antergan, Phenbenzamin, Phénergan) *JV Jones (1952);*[1001] *AS Ash, HO Schild (1966); M Mitsuchashi et al (1986);* ***De Baker et al.*** *(1993)*[1002] biochemische und molekularbiologische Charakterisierung des H1-Rezeptors *I Gantz et al (1991)*[1003] Molekularbiologische Charakterisierung des H2-Rezeptors
JW Black et al. *(1958–1976)*[1005] Entdeckung des H2-Rezeptors; Findung und Entwicklung von H2-Antagonisten (Cimetidin)	*(>* ***1980)***[1004] Synthese und Wirksamkeit weiterer H1-Antagonisten (Loratadin, Cetirizin, Fexofenadin, Doxylamin, Diphenhydramin) und H2-Antagonisten (Famotidin, Ranitidin, Roxatidin)

(alvocidib), cytarabine, and mitoxantrone (FLAM) versus cytarabine/daunorubicin (7+3) in newly diagnosed acute myeloid leukemia; Haematologica 2015 100: 1172–1179.

996 Buchdunger E, Zimmermann J, Mett H, Meyer T, Müller M, Druker BJ, Lydon NB. Inhibition of the Abl protein-tyrosine kinase in vitro and in vivo by a 2-phenylaminopyrimidine derivative. Cancer Res. 1996;56(1):100–4. Druker BJ, Talpaz M, Resta DJ, Peng B, Buchdunger E, Ford JM, Lydon NB, Kantarjian H, Capdeville R, Ohno-Jones S, Sawyers CL. Efficacy and safety of a specific inhibitor of the BCR-ABL tyrosine kinase in chronic myeloid leukemia. N Engl J Med. 2001;344(14):1031–7. Deininger MW, Druker BJ, Specific targeted therapy of chronic myelogenous leukemia with imatinib. Pharmacol. Rev. 2003;55(3):401–23.

997 www.fda.gov/AboutFDA/CentersOffices/OfficeofMedicalProductsandTobacco/CDER/ucm094941.htm.

998 Übersicht: Sedlacek HH. Onkologie – Die Tumorerkrankungen des Menschen. Kap. 7.6 und 7.7; de Gruyter Verlag Berlin Boston 2013, 524 – 543.

999 Bovet D, Staub AM. Action protectrice des éthers phénoliques au cours de l'intoxication histaminique, C R Seances Soc Biol Fil 1937,124, 547–549; Staub AM, Bovet D. Action de la thymoxyéthyldiéthylamine (929 F) et des éthers phénoliques sur le choc anaphylactique du cobaye, C R Seances Soc Biol Fil. 1937;125:818–821; Staub AM. Recherches sur quelques bases synthétiques antagonistes de l'histamine, Annales de l'Institut Pasteur. 1939;63:400–436.

1000 Halpern BN. Les antihistaminiques de synthèse, essais de chimiothérapie des états allergiques. Arch. Intern. Pharmacodyn. 1942;68:339–408; Halpern BN. Recherches sur une nouvelle série chimique de corps doués de propriétés antihistaminiques et antianaphylactiques; les dérivés de la thiodiphénylamine. Bull Soc Chim Biol (Paris). 1947;29(1–3):309–18; Halpern BN. Sur le méchanisme d'action des antihistaminiques de synthèse, Presse Méd. 1949;57:949–952.

1001 Jones JV. The nature of the pulmonary receptors excited by antihistamines. Br J Pharmacol Chemother. 1952;7(3):450–4.

1002 Ash AS, Schild HO. Receptors mediating some actions of histamine. Br J Pharmacol Chemother. 1966;27(2):427–39. Mitsuchashi M, Payan DG, Molecular and cellular analysis of histamine H1 receptors on cultured smooth muscle cells. Journal of Cellular Biochemistry. 1989;40(2):183–92; De Backer MD, Gommeren W, Moereels H, Nobels G, Van Gompel P, Leysen JE, Luyten WH. Genomic cloning, heterologous expression and pharmacological characterization of a human histamine H1 receptor. Biochemical and Biophysical Research Communications. 1993;197(3):1601–8.

Antihistaminika	
kreative Leistungen	**innovative Leistungen (α-Innovationen)**
Allergen-spezifische Desensibilisierung	
L Noon, J Freeman(1911)[1006] Desensibilisierung von Allergikern durch intradermale (Pollen) Allergen-Injektion, *K von Arx (1957)*[1007] Desensibilisierung von Pollenallergikern durch orale Gabe von Honig	*RC Lowdermilk (1914)*[1008] Desensibilisierung von Allergikern durch intradermale Injektion von Mischungen aus (Pollen) Allergen und Bakterien-Extrakt *K Saarinen et al (2011)*[1009] Sublinguale Verabreichung von naturbelassenem Honig desensibilisiert Pollen-spezifische Allergiker *MG Tari et al (1990)*[1010] Densibilisierung durch sublinguale Verabreichung von Hausstaub-Milben-Antigen

kursiv fett gedruckte Namen: Autor(en) tätig an industriellen Forschungsinstituten
(G): Autor(en) auch Gründer eines pharmazeutischen Unternehmens
(K): Kooperation zwischen Autor(en) und pharmazeutischem Unternehmen

---

1003 Gantz I, Munzert G, Tashiro T, Schäffer M, Wang L, DelValle J, Yamada T. Molecular cloning of the human histamine H2 receptor. Biochemical and Biophysical Research Communications. 1991;178(3):1386–92.

1004 Jones AW. Perspectives in Drug Development and Clinical Pharmacology: The Discovery of Histamine H1 and H2 Antagonists. Clin Pharmacol Drug Dev. 2016;5(1):5–12.

1005 Black JW, Fisher EW, Smith AN. Factors affecting histamine-stimulated gastric secretion in anaesthetized dogs. J Physiol. 1958;141(1):22–6; Black JW, Duncan WA, Durant CJ, Ganellin CR, Parsons EM. Definition and antagonism of histamine H 2 -receptors. Nature. 1972;236(5347):385–90; Black JW, Duncan WA, Emmett JC, Ganellin CR, Hesselbo T, Parsons ME, Wyllie JH. Metiamide – an orally active histamine H2-receptor antagonist. Agents Actions. 1973;3(3):133–7; Brimblecombe RW, Duncan WA, Durant GJ, Ganellin CR, Parsons ME, Black JW. The pharmacology of cimetidine, a new histamine H2-receptor antagonist. Br J Pharmacol. 1975;53(3):435–436; Black JW. Histamine H2-receptor antagonists and gastric acid secretion – a progress report. Klin Wochenschr. 1976;54(19):911–4.

1006 Noon L. Prophylactic inoculation against hay fever. Lancet. 1911;1:1572–1573; Freeman J, Noon L. Further observation on the treatment of hay-fever by hypodermic inoculation of pollen vaccine. Lancet. 1911;2:814–817.

1007 Von Arx K. Resultant therapeutic method variations in pollen allergy with special consideration of oral desensitizing of pollen allergic children with honey. Praxis. 1957;46(33):717–21.

1008 Lowdermilk RC, Hayfever J. Am Med Ass 1914,63, 141–142.

1009 Saarinen K, Jantunen J, Haahtela T. Birch pollen honey for birch pollen allergy – a randomized controlled pilot study. Int Arch Allergy Immunol. 2011;155(2):160–6.

1010 Tari MG, Mancino M, Monti G. Efficacy of sublingual immunotherapy in patients with rhinitis and asthma due to house dust mite. A double-blind study. Allergol Immunopathol. 1990;18(5):277–84.

Tab. 4.29: Immunsuppressiva.

kreative Leistungen	innovative Leistungen (α-Innovationen)
JF Borel et al.; A Ruegger et al. *(1976); RY Calne et al (1978); TE Starzl et al (1981)* ***(K)***[1011] Findung, Charakterisierung und Wirkung von Ciclosporin *RE Handschuhmacher et al (1984);*[1012] *PM Colombani et al (1985/86)*[1013] ***(K)*** Aufklärung der Wirkung: Ciclosporin bindet an den Subtyp Cyclophilin der Immunophiline (wodurch das Calmodulin-abhängige Calcineurin in (T-) Lymphozyten gehemmt wird;	***T Kino et al.; T Goto et al.*** *(1987)*[1014] Entdeckung, Charakterisierung und Wirkung von FK506/Tacrolimus *C Vezina et al.; SN Sehgal et al (1975); RR Martel et al (1977)*[1015] Entdeckung, Charakterisierung und Wirkung von Rapamycin/Sirolimus *BE Bierer et al (1990); A Galat (1993); EJ Brown et al.; MI Chiu et al (1994)*[1016] **(K)** Entdeckung der Unterschiede in den Wirkungsweisen/den Zielmolekülen: Ciclosporin/Cyclophilin und FK506/ FKBP12 hemmen Calcineurin; Rapamycin/FKBP12 hemmt mTOR
Immunsuppressive polyvalente und monoklonale Antikörper: siehe Tab. 4.3 und Tab. 4.5	
Immunsuppressive Nukleotidanaloga: siehe Tab. 4.24	

kursiv fett gedruckte Namen: Autor(en) tätig an industriellen Forschungsinstituten
(G): Autor(en) auch Gründer eines pharmazeutischen Unternehmens
(K): Kooperation zwischen Autor(en) und pharmazeutischem Unternehmen

---

1011 Borel JF, Feurer C, Gubler HU, Stähelin H. Biological effects of cyclosporin A: a new antilymphocytic agent, Agents and Actions. 1976;6/4:468–75; Rüegger A, Kuhn M, Lichti H, Loosli HR, Huguenin R, Quiquerez C, von Wartburg A, Cyclosporin A. A Peptide Metabolite from Trichoderma polysporum Rifai, with a remarkable immunosuppressive activity, Helvetica Chimica Acta. 1976;59/4:1075–92; Calne RY, White DJ, Thiru S, Evans DB, McMaster P, Dunn DC, Craddock GN, Pentlow BD, Rolles K. Cyclosporin A in patients receiving renal allografts from cadaver donors". Lancet. 1978, 2 (8104–5) 1323–7; Starzl TE, Klintmalm GB, Porter KA, Iwatsuki S, Schröter GP. Liver transplantation with use of cyclosporin a and prednisone, The New England Journal of Medicine. 1981;305/5:266–9.

1012 Handschumacher RE, Harding MW, Rice J, Drugge RJ, Speicher DW. Cyclophilin: a specific cytosolic binding protein for cyclosporin A. Science. 1984;226/4674:544–7.

1013 Colombani PM, Robb A, Hess AD. Cyclosporin A binding to calmodulin: a possible site of action on T lymphocytes. Science. 1985;228(4697):337–9; Hess AD, Colombani PM. Mechanism of action of cyclosporine: role of calmodulin, cyclophilin, and other cyclosporine-binding proteins. Transplant Proc. 1986;18(6 Suppl 5):219–37.

1014 Kino T, Hatanaka H, Hashimoto M, Nishiyama M, Goto T, Okuhara M, Kohsaka M, Aoki H, Imanaka H. FK-506, a novel immunosuppressant isolated from a Streptomyces. I. Fermentation, isolation, and physico-chemical and biological characteristics. J Antibiot (Tokyo). 1987;40(9):1249–55; Goto T, Kino T, Hatanaka H, Nishiyama M, Okuhara M, Kohsaka M, Aoki H, Imanaka H. Discovery of FK-506, a novel immunosuppressant isolated from Streptomyces tsukubaensis. Transplant Proc. 1987;19(5 Suppl 6):4–8.

1015 Vézina C, Kudelski A, Sehgal SN. Rapamycin (AY-22,989), a new antifungal antibiotic. I. Taxonomy of the producing streptomycete and isolation of the active principle. J Antibiot (Tokyo). 1975;28(10):721–6; Sehgal SN, Baker H, Vézina C. Rapamycin (AY-22,989), a new antifungal antibiotic. II. Fermentation, isolation and characterization. J Antibiot (Tokyo). 1975 Oct;28(10):727–32; Martel RR, Klicius J, Galet S. Inhibition of the immune response by rapamycin, a new antifungal antibiotic. Can J Physiol Pharmacol. 1977;55(1):48–51.

Tab. 4.30: Wachstumsfaktoren und Zytokine.

kreative Leistungen	innovative Leistungen (für α-Innovationen)
Erythropoietin, G-CSF, GM-CSF	
AJ Erslev (1954–1959)[1017] Entdeckung des erythropoietischen Serumfaktors *LO Jacobson et al (1956/59), F Stohlmann (1959); Goldwasser et al (1962–1971)*[1018] Nachweis, Reinigung und Charakterisierung von Erythropoietin	***F Lin et al.*** *(1983/84)*[1019] Klonierung und Expression des Gens für humanes Erythropoietin *CG Winearls et al (1986); J Bommer et al (1987)*[1020] ***(K)*** Klinische Wirksamkeit von rekombinantem Erythropoietin
RK Shadduck et al (1971); D Metcalf et al (1972–1980); Welte et al (1985)[1021] Findung, Isolierung und Charakterisierung des Granulozyten- Kolonie-stimulierenden Faktors/G-CSF	***LM Souza et al.***; *D Metcalf et al (1986)*[1022] Klonierung, Expression des Gens für G-CSF und Wirksamkeit des rekombinanten G-CSF

1016 Bierer BE, Mattila PS, Standaert RF, Herzenberg LA, Burakoff SJ, Crabtree G, Schreiber SL. Two distinct signal transmission pathways in T lymphocytes are inhibited by complexes formed between an immunophilin and either FK506 or rapamycin. Proc Natl Acad Sci U S A. 1990;87(23):9231–5; Galat A. Peptidylproline cis-trans-isomerases: immunophilins. Eur J Biochem. 1993;216(3):689–707; Brown EJ, Albers MW, Shin TB, Ichikawa K, Keith CT, Lane WS, Schreiber SL. A mammalian protein targeted by G1-arresting rapamycin-receptor complex. Nature. 1994;369(6483):756–8. Chiu MI, Katz H, Berlin V, RAPT1, a mammalian homolog of yeast Tor, interacts with the FKBP12/rapamycin complex. Proc Natl Acad Sci U S A. 1994;91(26):12574–8.
1017 Erslev AJ, Lavietes PH. Observations on the nature of the erythropoietic serum factor. Blood. 1954;9(11):1055–61. Erslev AJ, Erythropoietic factor in the control of red cell production. Ann N Y Acad Sci. 1959;77:627–37.
1018 Jacobson LO, Plazak L, Fried W, Goldwasser E. Plasma factor(s) influencing red cell production. Nature. 1956;177(4522):1240; Jacobson LO, Goldwasser E, Gurney CW, Fried W, Plzal L. Studies of erythropoietin: the hormone regulating red cell production. Ann N Y Acad Sci. 1959;77:551–73; Stohlmann F. Observations on the physiology of erythropoietin and its role in the regulation of red cell production. Ann N Y Acad Sci. 1959;77:710–24; Goldwasser E, White WF, Taylor KB. Further purification of sheep plasma erythropoietin. Biochim Biophys Acta. 1962;64:487–96; Goldwasser E, Kung CK. Progress in the purfication of erythropoietin. Ann N Y Acad Sci. 1968;149(1):49–53; Goldwasser E, Kung CK. Purification of erythropoietin. Proc Natl Acad Sci U S A. 1971;68(4):697–8. Miyake T, Kung CK, Goldwasser E, Purification of human erythropoietin. J Biol Chem. 1977;252(15):5558–64.
1019 Lin FK. DNA sequences encoding erythropoietin, US-Patent 4,703,008. Priorität: 13.12.1983; Lin FK, Suggs S, Lin CH, Browne JK, Smalling R, Egrie JC, Chen KK, Fox GM, Martin F, Stabinsky Z. Cloning and expression of the human erythropoietin gene. Proc Natl Acad Sci U S A. 1985;82(22):7580–4.
1020 Winearls CG, Oliver DO, Pippard MJ, Reid C, Downing MR, Cotes PM. Effect of human erythropoietin derived from recombinant DNA on the anaemia of patients maintained by chronic haemodialysis. Lancet. 1986;2(8517):1175–8; Bommer J, Alexiou C, Müller-Bühl U, Eifert J, Ritz E. Recombinant human erythropoietin therapy in haemodialysis patients – dose determination and clinical experience. Nephrol Dial Transplant. 1987;2(4):238–42.
1021 Shadduck RK, Nunna NG, Krebs J. Granulocyte colony-stimulating factor. II. Relationship to in vivo granulopoiesis. J Lab Clin Med. 1971;78(1):53–60; Metcalf D. The colony stimulating factor (CSF). Aust J Exp Biol Med Sci. 1972;50(5):547–57. Metcalf D, MacDonald HR, Chester HM, Metcalf D, MacDonald HR, Chester HM. Serum potentiation of granulocyte and macrophage colony formation in vitro. Exp Hematol. 1975;3(4):261–73. Burgess AW, Metcalf D. Characterization of a serum factor stimulating the differentiation of myelomonocytic leukemic cells. Int J Cancer. 1980;26(5):647–54; Welte K, Platzer E, Lu L, Gabrilove JL,

kreative Leistungen	innovative Leistungen (für α-Innovationen)
A Trudgett et al (1973); GR Johnson et al., D Metcalf et al., NA Nicola et al (1978–1980)[1023] Entdeckung, Reinigung und Charakterisierung des Granulozyten-Makrophagen-Kolonie stimulierenden Faktors	***GG Wong et al.***; ***MA Cantrell et al.*** *(1985)*; ***KM Zsabo et al.***; *D Metcalf et al (1986)*[1024] ***(K)*** Klonierung des Gens für GM-CSF und Wirksamkeitsnachweis des exprimierten GM-CSF
Interferon-α, -ß, -γ	
Interferon α: Entdeckung und antivirale Aktivität siehe Tab. 4.9	
J Vilcek (1960); KH Fantes (1967); E Knight et al (1976/ 81); YH Tan et al.; W Berthold et al (1977/ 78); J Desmyter et al.; D Neumann-Haefelin et al (1976/1977)[1025]***(K)*** Identifizierung, Reinigung, Charakterisierung und antivirale Wirkung von ß- (Fibroblasten-) Interferon	*A Billiau et al (1979)*[1026] Produktion von ß-Interferon in Zellkulturen für klinische Studien *R Derynck et al.; T Taniguchi et al (1980); Y Mory et al (1981), W Fiers et al (1982)*[1027] Klonierung und Expression des Gens für ß-Interferon in unterschiedlichen Zellsystemen *C Billard et al (1986); A Noronha et al (1990–1993); HS Panitch (1992); RL Knobler et al (1993); L La Mantia et al.; G Filippini et al (2012/ 13)*[1028]***(K)*** ß-Interferon stimuliert Suppressor-Funktionen im Immunsystem und kann das Risiko von Progressionen und Rückfällen bei der multiplen Sklerose verringern

---

Levi E, Mertelsmann R, Moore MA. Purification and biochemical characterization of human pluripotent hematopoietic colony-stimulating factor. Proc Natl Acad Sci U S A. 1985;82(5):1526–30.

1022 Souza LM, Boone TC, Gabrilove J, Lai PH, Zsebo KM, Murdock DC, Chazin VR, Bruszewski J, Lu H, Chen KK. Recombinant human granulocyte colony-stimulating factor: effects on normal and leukemic myeloid cells. Science. 1986;232(4746):61–5; Metcalf D, Burgess AW, Johnson GR, Nicola NA, Nice EC, DeLamarter J, Thatcher DR, Mermod JJ. In vitro actions on hemopoietic cells of recombinant murine GM-CSF purified after production in Escherichia coli: comparison with purified native GM-CSF. J Cell Physiol. 1986;128(3):421–31.

1023 Trudgett A, McNeill TA, Killen M. Granulocyte-macrophage precursor cell and colony-stimulating factor responses of mice infected with Salmonella typhimurium. Infect Immun. 1973;8(3):450–5; Johnson GR, Metcalf D. Sources and nature of granulocyte-macrophage colony stimulating factor in fetal mice. Exp Hematol. 1978;6(3):327–35; Metcalf D, Johnson GR. Interactions between purified GM-CSF, purified erythropoietin and spleen conditioned medium on hemopoietic colony formation in vitro. J Cell Physiol. 1979;99(2):159–74. Nicola NA, Metcalf D, Johnson GR, Burgess AW, Separation of functionally distinct human granulocyte-macrophage colony-stimulating factors. Blood. 1979;54(3):614–27; Metcalf D, Johnson GR, Burgess AW. Direct stimulation by purified GM-CSF of the proliferation of multipotential and erythroid precursor cells. Blood. 1980;55(1):138–47; Metcalf D. Clonal analysis of proliferation and differentiation of paired daughter cells: action of granulocyte-macrophage colony-stimulating factor on granulocyte-macrophage precursors. Proc Natl Acad Sci U S A. 1980;77(9):5327–30.

1024 Wong GG, Witek JS, Temple PA, Wilkens KM, Leary AC, Luxenberg DP, Jones SS, Brown EL, Kay RM, Orr EC. Human GM-CSF: molecular cloning of the complementary DNA and purification of the natural and recombinant proteins. Science. 1985;228(4701):810–5; Cantrell MA, Anderson D, Cerretti DP, Price V, McKereghan K, Tushinski RJ, Mochizuki DY, Larsen A, Grabstein K, Gillis S. Cloning, sequence, and expression of a human granulocyte/macrophage colony-stimulating factor. Proc Natl Acad Sci U S A. 1985;82(18):6250–4; Zsebo KM, Cohen AM, Murdock DC, Boone TC, Inoue H, Chazin VR, Hines D, Souza LM. Recombinant

kreative Leistungen	innovative Leistungen (für α-Innovationen)
KH Fantes (1974); EA Havell et al (1978), B Perussia et al.; F Marcucci et al (1980/81)[1029] Identifizierung, Reinigung, Charakterisierung und antivirale Wirkung von γ- (Lymphozyten-) Interferon	*PW Gray et al (1982); S Cohen et al (1985); J Le et al.; M Lotz et al (1983/1985)*[1030] Klonierung und Expression des Gens für γ-Interferon und Nachweis dessen immunstimulierender und antiviraler (EBV) Wirkung

human granulocyte colony stimulating factor: molecular and biological characterization. Immunobiology. 1986;172(3–5):175–84; Metcalf D, Begley CG, Johnson GR, Nicola NA, Vadas MA, Lopez AF, Williamson DJ, Wong GG, Clark SC, Wang EA. Biologic properties in vitro of a recombinant human granulocyte-macrophage colony-stimulating factor, Blood. 1986;67(1):37–45. Mazur EM, Cohen JL, Wong GG, Clark SC, Modest stimulatory effect of recombinant human GM-CSF on colony growth from peripheral blood human megakaryocyte progenitor cells. Exp Hematol. 1987;15(11):1128–33.

1025 Vilcek J. An interferon-like substance released from tickborne encephalitis virus-infected chick embryo fibroblast cells. Nature. 1960;187:73–4; Fantes KH. Purification of interferon from chick embryonic allantoic fluids and fibroblast tissue infected with influenza virus. J Gen Virol. 1967;1(3):257–67; Knight E Jr; Interferon: purification and initial characterization from human diploid cells. Proc Natl Acad Sci U S A. 1976;73(2):520–523; Knight E Jr, Fahey D. Human fibroblast interferon. An improved purification. J Biol Chem. 1981;256(8):3609–11; Tan YH, Berthold W. A mechanism for the induction and regulation of human fibroblastoid interferon genetic expression. J Gen Virol. 1977;34(3):401–11; Berthold W, Tan C, Tan YH. Purification and in vitro labeling of interferon from a human fibroblastoid cell line. J Biol Chem. 1978;253(14):5206–12; Desmyter J, De Groote J, Desmet VJ, Billiau A, Ray MB, Bradburne AF, Edy VG, De Somer P. Administration of human fibroblast interferon in chronic hepatitis-B infection. Lancet. 1976;2(7987):645–7; Neumann-Haefelin D, Sundmacher R, Skoda R, Cantell K. Comparative evaluation of human leukocyte and fibroblast interferon in the prevention of herpes simplex virus keratitis in a monkey model. Infect Immun. 1977;17(2):468–70.

1026 Billiau A, Damme JV, Leuven FV, Edy VG, De Ley M, Cassiman JJ, Van de Berghe H, De Somer P. Human fibroblast interferon for clinical trials: production, partial purification, and characterization. Antimicrob Agents Chemother. 1979;16(1):49–55.

1027 Derynck R, Content J, DeClercq E, Volckaert G, Tavernier J, Devos R, Fiers W. Isolation and structure of a human fibroblast interferon gene. Nature. 1980;285(5766):542–7; Derynck R, Remaut E, Saman E, Stanssens P, De Clercq E, Content J, Fiers W. Expression of human fibroblast interferon gene in Escherichia coli. Nature. 1980;287(5779):193–7. Taniguchi T, Guarente L, Roberts TM, Kimelman D, Douhan J 3rd, Ptashne M, Expression of the human fibroblast interferon gene in Escherichia coli. Proc Natl Acad Sci U S A. 1980;77(9):5230–3; Mory Y, Chernajovsky Y, Feinstein SI, Chen L, Nir U, Weissenbach J, Malpiece Y, Tiollais P, Marks D, Ladner M, Colby C, Revel M. Synthesis of human interferon beta 1 in Escherichia coli infected by a lambda phage recombinant containing a human genomic fragment. Eur J Biochem. 1981;120(1):197–202; Fiers W, Remaut E, Devos R, Cheroutre H, Contreras R, Gheysen D, Degrave W, Stanssens P, Tavernier J, Taya Y, Content J. The human fibroblast and human immune interferon genes and their expression in homologous and heterologous cells. Philos Trans R Soc Lond B Biol Sci. 1982;299(1094):29–38.

1028 Billard C, Ferbus D, Kolb JP, Rosa F, Perrot JY, Merlin G, Janiaud P, Raynaud N, Thang MN, Fellous M. Qualitative differences in effects of recombinant alpha-, beta- and gamma-interferons on human peripheral blood leukocytes in vitro. Ann Inst Pasteur Immunol. 1986 May-Jun;137C(3):259–72; Noronha A, Toscas A, Jensen MA. Interferon beta augments suppressor cell function in multiple sclerosis. Ann Neurol. 1990;27(2):207–10; Noronha A, Toscas A, Jensen MA. Contrasting effects of alpha, beta, and gamma interferons on nonspecific suppressor function in multiple sclerosis. Ann Neurol. 1992;31(1):103–6; Noronha A, Toscas A, Jensen MA. Interferon beta decreases T cell activation and interferon gamma production in multiple sclerosis. J Neuroimmunol. 1993;46(1–2):145–53; Panitch HS. Interferons in multiple sclerosis. A review of the evidence. Drugs. 1992 Dec;44(6):946–62; Knobler RL, Greenstein JI, Johnson KP, Lublin FD, Panitch HS, Conway K, Grant-Gorsen SV, Muldoon J, Marcus SG, Wallenberg JC. Systemic recombinant human inter-

kreative Leistungen	innovative Leistungen (für α-Innovationen)
Interleukin-2; Interleukin-1 Rezeptor-Antagonist	
S Kasakura et al.; Gordon et al (1965)[1031] *JJ Farrar et al.; S* ***Gillis et al.; DY Mochizuki et al.*** *(1980)*[1032] Entdeckung, Charakterisierung und Reinigung von Interleukin-2/IL-2	*T Fujita et al.; R Devos et al (1980); SA Rosenberg et al.;* ***JD Lifson et al.*** *(1984); SA Rosenberg et al (1985)* ***(K)***[1033] Klonierung und Expression des Gens für IL-2 und Nachweis dessen immunstimulierender und antitumoraler Wirkung

feron-beta treatment of relapsing-remitting multiple sclerosis: pilot study analysis and six-year follow-up. J Interferon Res. 1993 Oct;13(5):333–40; La Mantia L, Vacchi L, Di Pietrantonj C, Ebers G, Rovaris M, Fredrikson S, Filippini G. Interferon beta for secondary progressive multiple sclerosis. Cochrane Database Syst Rev. 2012;1:CD005181; Filippini G, Del Giovane C, Vacchi L, D'Amico R, Di Pietrantonj C, Beecher D, Salanti G. Immunomodulators and immunosuppressants for multiple sclerosis: a network meta-analysis. Cochrane Database Syst Rev. 2013;(6):CD008933.

1029 Fantes KH. Human leucocyte interferon: properties and purification. In Vitro Monogr. 1974;(3):48; Havell EA, Yip YK, Vilcek J. Characteristics of human lymphoblastoid (Namalva) interferon. J Gen Virol. 1978;38(1):51–9; Perussia B, Mangoni L, Engers HD, Trinchieri G. Interferon production by human and murine lymphocytes in response to alloantigens. J Immunol. 1980;125(4):1589–95; Marcucci F, Waller M, Kirchner H, Krammer P. Production of immune interferon by murine T-cell clones from long-term cultures. Nature. 1981;291(5810):79–81.

1030 Gray PW, Goeddel DV. Structure of the human immune interferon gene. Nature. 1982;298(5877):859–63; Cohen S, Velan B, Shafferman A. Genetic engineering of human interferons from lymphoblastoid cells: I. Cloning of interferon species expressed in Sendai-induced Namalva cells. Adv Biotechnol Processes. 1985;4:1–23; Le J, Prensky W, Yip YK, Chang Z, Hoffman T, Stevenson HC, Balazs I, Sadlik JR, Vilcek J. Activation of human monocyte cytotoxicity by natural and recombinant immune interferon. J Immunol. 1983 Dec;131(6):2821–6; Lotz M, Tsoukas CD, Fong S, Carson DA, Vaughan JH. Regulation of Epstein-Barr virus infection by recombinant interferons. Selected sensitivity to interferon-gamma. Eur J Immunol. 1985 May;15(5):520–5.

1031 Kasakura S, Lowenstein L. A factor stimulating DNA synthesis derived from the medium of leukocyte cultures. Nature. 1965;208(5012):794–5; Gordon J, MacLean LD. A lymphocyte-stimulating factor produced in vitro. Nature. 1965;208(5012):795–6.

1032 Farrar JJ, Mizel SB, Fuller-Farrar J, Farrar WL, Hilfiker ML. Macrophage-independent activation of helper T cells. I. Production of Interleukin 2. J Immunol. 1980;125(2):793–8; Gillis S, Smith KA, Watson J. Biochemical characterization of lymphocyte regulatory molecules. II. Purification of a class of rat and human lymphokines. J Immunol. 1980;124(4):1954–62; Mochizuki DY, Watson J, Gillis S. Biochemical separation of interleukin 2. J Immunol Methods. 1980;39(3):185–201.

1033 Fujita T, Takaoka C, Matsui H, Taniguchi T. Structure of the human interleukin 2 gene. Proc Natl Acad Sci U S A. 1983;80(24):7437–41; Devos R, Plaetinck G, Cheroutre H, Simons G, Degrave W, Tavernier J, Remaut E, Fiers W. Molecular cloning of human interleukin 2 cDNA and its expression in E. coli. Nucleic Acids Res. 1983;11(13):4307–23; Rosenberg SA, Grimm EA, McGrogan M, Doyle M, Kawasaki E, Koths K, Mark DF. Biological activity of recombinant human interleukin-2 produced in Escherichia coli. Science. 1984;223(4643):1412–4; Lifson JD, Benike CJ, Mark DF, Koths K, Engleman EG. Human recombinant interleukin-2 partly reconstitutes deficient in-vitro immune responses of lymphocytes from patients with AIDS. Lancet. 1984;1(8379):698–702; Rosenberg SA, Lotze MT, Muul LM, Leitman S, Chang AE, Ettinghausen SE, Matory YL, Skibber JM, Shiloni E, Vetto JT. Observations on the systemic administration of autologous lymphokine-activated killer cells and recombinant interleukin-2 to patients with metastatic cancer. N Engl J Med. 1985;313(23):1485–92.

kreative Leistungen	innovative Leistungen (für α-Innovationen)
Z Liao et al (1984); P Seckinger et al (1987); MD Dayer-Metroz et al (1989); K Ohlsson et al.; ***CH Hannum et al.; WP Arend*** *(1990)*[1034] Entdeckung, Charakterisierung und Reinigung eines IL-1-Rezeptor-Antagonisten (IL-1RA) aus Monozyten/ Makrophagen	***SP Eisenberg et al.; DB Carter et al., WP Arend et al.,*** *P Seckinger et al (1990);* ***RJ Smith et al.*** *(1991); SB Cohen et al 2004*[1035]***(K)*** Klonierung und Expression des Gens für IL-RA und Nachweis von dessen antientzündlicher und antiarthritischer Wirkung (Anakinra)

kursiv fett gedruckte Namen: Autor(en) tätig an industriellen Forschungsinstituten
(G): Autor(en) auch Gründer eines pharmazeutischen Unternehmens
(K): Kooperation zwischen Autor(en) und pharmazeutischem Unternehmen

1034 Liao Z, Grimshaw RS, Rosenstreich DL. Identification of a specific interleukin 1 inhibitor in the urine of febrile patients. J Exp Med. 1984;159(1):126–36; Seckinger P, Williamson K, Balavoine JF, Mach B, Mazzei G, Shaw A, Dayer JM. A urine inhibitor of interleukin 1 activity affects both interleukin 1 alpha and 1 beta but not tumor necrosis factor alpha. J Immunol. 1987;139(5):1541–5; Dayer-Métroz MD, Wollheim CB, Seckinger P, Dayer JM. A natural interleukin 1 (IL-1) inhibitor counteracts the inhibitory effect of IL-1 on insulin production in cultured rat pancreatic islets. J Autoimmun. 1989;2(2):163–71; Hannum CH, Wilcox CJ, Arend WP, Joslin FG, Dripps DJ, Heimdal PL, Armes LG, Sommer A, Eisenberg SP, Thompson RC. Interleukin-1 receptor antagonist activity of a human interleukin-1 inhibitor. Nature. 1990;343(6256):336–40; Arend WP. Interleukin-1 receptor antagonist: discovery, structure and properties. Prog Growth Factor Res. 1990;2(4):193–205; Ohlsson K, Björk P, Bergenfeldt M, Hageman R, Thompson RC. Interleukin-1 receptor antagonist reduces mortality from endotoxin shock. Nature. 1990;348(6301):550–2.

1035 Eisenberg SP, Evans RJ, Arend WP, Verderber E, Brewer MT, Hannum CH, Thompson RC. Primary structure and functional expression from complementary DNA of a human interleukin-1 receptor antagonist. Nature. 1990;343(6256):341–6; Carter DB, Deibel MR Jr, Dunn CJ, Tomich CS, Laborde AL, Slightom JL, Berger AE, Bienkowski MJ, Sun FF, McEwan RN. Purification, cloning, expression and biological characterization of an interleukin-1 receptor antagonist protein. Nature. 1990;344(6267):633–8; Arend WP, Welgus HG, Thompson RC, Eisenberg SP. Biological properties of recombinant human monocyte-derived interleukin 1 receptor antagonist. J Clin Invest. 1990;85(5):1694–7; Seckinger P, Klein-Nulend J, Alander C, Thompson RC, Dayer JM, Raisz LG. Natural and recombinant human IL-1 receptor antagonists block the effects of IL-1 on bone resorption and prostaglandin production. J Immunol. 1990;145(12):4181–4; Smith RJ, Chin JE, Sam LM, Justen JM. Biologic effects of an interleukin-1 receptor antagonist protein on interleukin-1-stimulated cartilage erosion and chondrocyte responsiveness. Arthritis Rheum. 1991;34(1):78–83; Cohen SB, Moreland LW, Cush JJ, Greenwald MW, Block S, Shergy WJ, Hanrahan PS, Kraishi MM, Patel A, Sun G, Bear MB. 990145 Study Group, A multicentre, double blind, randomised, placebo controlled trial of anakinra (Kineret), a recombinant interleukin 1 receptor antagonist, in patients with rheumatoid arthritis treated with background methotrexate. Ann Rheum Dis. 2004;63(9):1062–8.

5 Die wesentlichen Folgerungen aus den aufgeführten kreativen und innovativen Leistungen

Aus der Analyse der wissenschaftlichen Veröffentlichungen und Patentanmeldungen zu den wichtigsten **α-Innovationen** in der Medizintechnik und in der Arzneimittelforschung (siehe Tab. 4.1 bis 4.30), lassen sich folgende Schlussfolgerungen ziehen (siehe Tab. 5.1):

Tab. 5.1: Anteile der direkten staatlichen bzw. industriellen Forschung an der Ausarbeitung von α-Innovationen.

Gruppierung der wichtigsten medizinischen α-Innovationen			Leistungs-Beiträge	
Bereich	Tabelle	Techniken/Themen/Indikationen	kreativ	innovativ
Medizin-techniken	4.1	Desinfektion und Sterilisation		
	4.2	nichtinvasive bildgebende Verfahren		
Proteine für die Prophylaxe und Therapie	4.3	Serumproteine von Tier und Mensch		
	4.4	gentechnisch hergestellte Proteine		
	4.5	Antikörper, Fragmente, Fusions-proteine		
Impfstoffe	4.6	gegen Bakterien und Viren		
Therapeutika gegen Infektions-erkrankungen	4.7	Malaria		
	4.8	bakterielle Infektionen		
	4.9	Virus-Infektionen		
Vitamine	4.10			
Hormon-therapie	4.11	Schildrüsenhormone		
	4.12	Hormone des Hypophysensystems		
	4.13	Steroidhormone der Nebenniere		
	4.14	Sexualhormone/Kontrazeption		
Therapie des Diabetes mellitus	4.15			
Herz- und Kreislauf-erkrankungen	4.16	Herzerkrankungen/erhöhter Blutdruck		
	4.17	Gefäßverschlusserkrankungen		
erhöhtes Blutcholes-terin und Arterioskle-rose	4.18	Pathophysiologische des Blutcholesterins		
	4.19	Findung der Statine		
	4.20	Indikationsgebiete für Statine		
Erektile Dysfunktion	4.21			

https://doi.org/10.1515/9783110478266-005

Gruppierung der wichtigsten medizinischen α-Innovationen			Leistungs-Beiträge	
Bereich	Tabelle	Techniken/Themen/Indikationen	kreativ	innovativ
Schmerzen und Entzündungen	4.22			
psychotrope Arzneimittel	4.23			
Nukleotid-analoga	4.24	Gicht, Viren, Tumore, Immunsuppression		
Tumor-therapeutika	4.25	Zytostatika		
	4.26	Antimetabolite		
	4.27	Inhibitoren Rezeptoren/Onkogenprodukte		
Immun-therapeutika	4.28	Antiallergika		
	4.29	Immunsuppressiva		
	4.30	Wachstumsfaktoren und Zytokine		
			100 %	100 %
Anteil der direkten akademischen/staatlichen Forschung	an kreativen Leistungen:		an innovativen Leistungen:	
Anteil der direkten industriellen Forschung	an kreativen bzw. innovativen Leistungen:			
Schätzung der Anteile entsprechend dem %-Anteil der in den Tabellen aufgeführten Literaturzitate (pro Kästchen ~ 16 %)				

- Einzelne Forscher oder Gruppen in akademisch-universitären oder anderen staatlichen und öffentlich-rechtlichen Forschungseinrichtungen (in früheren Jahren daneben auch Privatgelehrte)
  – erbrachten zu einem weit überwiegenden Teil die kreativen wie auch die innovativen Leistungen, welche letztlich zu α-Innovationen führten (siehe Tab. 5.1) und
  – trieben zu einem beträchtlichen Teil die Entwicklung „ihrer“ α-Innovationen voran, zumindest bis zum „klinischen Beweis des Prinzips“ (siehe Tab. 4.1 bis 4.30),
    - indem sie eng mit pharmazeutischen Firmen zusammenarbeiteten oder
    - indem sie eigens für diesen Zweck Firmen gründeten;
- die industriellen Beteiligungen an medizinischen α-Innovationen beinhalteten
  – in den weitaus meisten Fällen die technische Verwirklichung von kreativen Ideen und daraus entwickelten Leitsubstanzen aus staatlichen und öffentlich-rechtlichen Forschungsinstituten zu anwendungs- und vermarktungsfähigen Arzneimitteln
    - nach Lizenznahme und im Zuge der patentrechtlichen Durchsetzung der Verwertungsrechte an den jeweiligen, in den staatlichen oder öffentlich-rechtlichen Institutionen entstandenen erfolgsträchtigen Erfindungen,

    - durch enge Kooperation mit den Wissenschaftlern bzw. Erfindern und klinisch tätigen Ärzten,
    - durch die eigenständige präklinische und klinische Prüfung und Entwicklung der Innovationen und
    - durch die schlussendliche Zulassung, Produktion und Vermarktung der innovativen Produkte.
  - in deutlich weniger Fällen die Findung und Entwicklung von α-Innovationen durch eigenständige kreative und innovative Forschungsarbeiten,
    - erbracht durch überragende Wissenschaftler in den eigenen Reihen (siehe Tab. 4.1 bis 4.30).

Eine weitere innovative (nicht in den Tabellen 4.1 bis 4.30 dargestellte) Leistung der Pharmafirmen ist die Findung und Entwicklung einer Vielzahl der im Markt befindlichen ß-Innovationen gewesen,

- entweder durch chemisch-strukturelle oder galenische Verbesserungen bereits erfolgreicher α-Innovationen,
  - um das Wirkungs- und Anwendungsspektrum zu verbreitern und/oder die Nebenwirkungsrate zu vermindern und/oder
  - um am Markt erfolgreicher α-Innovationen teilhaben zu können,
- oder durch Prüfung und Entwicklung von neuen Indikationen für α-Innovationen,
  - wie schwierig, aufwendig und widersprüchlich die Suche und Prüfung neuer Indikationsgebiete sein kann, wird deutlich am Beispiel der Indikationserweiterung für Statine (siehe Tab. 4.20).

Pharmafirmen, welche α-Innovationen hervorgebracht haben, sind im Markt überdurchschnittlich erfolgreich gewesen. Strukturell zeichneten sich diese Pharmafirmen dadurch aus,

- dass sie eine wissenschaftliche Exzellenz aufwiesen, die ihnen ermöglichte, eng mit den kreativen Forschungseinheiten in nichtkommerziellen Instituten zusammenzuarbeiten;
- dass sie ihren fähigen Wissenschaftlern Umfeld und Freiheit gewährten,
  - kreative Ideen von Forschungspartnern in nichtkommerziellen Instituten frühzeitig kennen zu lernen, zu prüfen und in Lizenz zu nehmen und zu α-Innovationen zu entwickeln wie auch
  - eigene kreative Ideen zu prüfen und ggfs. zu α-Innovationen oder ß-Innovationen zu führen,
- dass firmeneigene Wissenschaftler, welche ihre Fähigkeit durch Schaffung von Arzneimittel-Innovationen bewiesen hatten,
  - mit der Leitung der Forschung betraut oder sogar in die Geschäftsführung berufen wurden,
  - die gesamte Struktur, Kultur und Ausrichtung „ihrer" Pharmafirma hin zu weiteren kreativen und innovativen Leistungen prägen konnten. Beispiele hierfür sind
    - *MR Hillman*, welcher bei Merck & Co maßgeblich die Forschung und Entwicklung noch heute aktueller Virusimpfstoffe (siehe Tab. 4.6) betrieben und geleitet hat;

- *G Schwick*, unter dessen Leitung bei den Behringwerken des ehemaligen Hoechst Konzerns eine große Palette von Plasmaproteinen, im Besonderen funktionsfähige Gerinnungspräparate (siehe Tab. 4.3) gereinigt und in den Markt gebracht wurden;
- *GH Hitchings*, welcher bei Burroughs-Wellcome Nukleotidanaloga für die Behandlung der Gicht, zur Therapie von Tumoren, als Virostatika und als Immunsuppressiva synthetisierte und entwickelte (siehe Tab. 4.24),
- *C Djerassi*, welcher bei Syntex maßgeblich die pharmakologische Grundlage der hormonalen Kontrazeption entwickelte (siehe Tab. 4.14),
- *JF Borel*, welcher bei Sandoz einen entscheidenden Anteil hatte an der Findung und Entwicklung des Immunsuppressivum Ciclosporin (siehe Tab. 4.29),
- *FK Lin*, unter dessen Federführung bei Amgen das Gen für Erythropoietin kloniert und exprimiert und Erythropoietin entwickelt wurde (siehe Tab. 4.30).

In einigen Pharmafirmen entstanden α-Innovationen aber auch im Widerspruch zu Entscheidungen der jeweiligen Geschäftsleitung. Dieses gilt beispielsweise

- für das Arbeitsgebiet der psychotropen Benzodiazepine, wo der maßgebliche Erfinder (*L Sternbach*, siehe Tab. 4.23) trotz der Anweisung, seine Arbeiten an den Benzodiazepinen einzustellen, „inoffiziell" an diesem Projekt weiterarbeitete[1036] und schließlich mit einer Reihe von Arzneimitteln, unter ihnen Librium und Valium, zum weltweiten Erfolg führen konnte,
- für das Arbeitsgebiet der Tyrosinphospho-Kinase/TPK-Inhibitoren für die Tumortherapie und mit Flavopiridol als erstem antitumoral wirkenden Inhibitor,
  - dessen Entwicklung mitsamt dem gesamten Forschungsprojekt von der Geschäftsleitung der betroffenen Pharmafirma eingestellt worden war,
  - der jedoch trotzdem von einigen Erfindern (*HH Sedlacek* et al.; siehe Tab. 4.27) und mit Unterstützung durch das National Cancer Institut in USA weiterentwickelt wurde,
  - wodurch die Ausgangsbasis erarbeitet wurde für die bislang mehr als 20 unterschiedlichen TPK-Inhibitoren,[1037] die nachfolgend andere Pharmafirmen entwickelt und welche die therapeutischen Möglichkeiten in der Tumortherapie drastisch erweitert haben;
- für die Forschung auf dem Gebiet des Histamin-Rezeptors Typ 2 (H2-Rezeptor) und der Suche nach H2-Rezeptor-Inhibitoren (siehe Tab. 4.28)
  - welche dem maßgeblich beteiligten Forscher *J W Black* von der Geschäftsführung der ihn beschäftigenden Pharmafirma untersagt wurde,
  - sodass *JW Black* zu einer anderen Pharmafirma wechselte und dort in enger kollegialer Zusammenarbeit seine Forschung an H2-Rezeptor-Inhibitoren weiterführen und mit der Findung, Charakterisierung und Entwicklung des weltweit erfolgreichen Produktes Cimetidin krönen konnte (siehe Tab. 4.28).[1038]

1036 www.benzo.org.uk/librium.htm.

1037 https://de.wikipedia.org/wiki/Tyrosinkinase-Inhibitor.

1038 www.acs.org/content/acs/en/education/whatischemistry/landmarks/cimetidinetagamet.html.

Aus den wissenschaftlichen Veröffentlichungen (siehe die zitierte Literatur in den Tab. 4.1 bis 4.30) sind auch die treibenden Kräfte des bislang erzielten Fortschritts herauszulesen. Zu diesen gehören:

- kreative Einzelkämpfer, die Neues gedacht und geprüft haben,
  - teils unabhängig, teils sogar im Widerspruch zur akademischen Lehre ihrer Zeit,
  - als „Frontkämpfer" in der medizinisch-biochemischen, chemisch-pharmazeutischen, molekularbologischen und/oder klinischen Forschung,
  - welche in staatlichen Forschungseinheiten ihre Ideen verwirklichten, indem sie
    - die Zusammenarbeit mit pharmazeutischen Unternehmen suchten oder
    - hierzu selbst Firmen gründeten, oder
  - welche in Pharmafirmen in der Lage waren,
    - deren strategische Ziele aus der normativen Kraft des faktischen Erfolges zu beeinflussen, oder
    - deren Forschungskultur und Forschungsziele durch Berufung in die Geschäftsführung zu bestimmen, oder
    - als „U-Boot-Fahrer" entgegen den Maßgaben und Anordnungen der Unternehmensleitung ihre kreativen Ideen zu verwirklichen,
- kreative Gruppen in staatlichen, akademischen oder industriellen Forschungsinstituten;
  - so hat parallel zum wissenschaftlichen Erkenntnisfortschritt und im Zuge der Zunahme der Komplexität wissenschaftlicher Fragestellungen die Zahl der Wissenschaftler und die Zahl der unterschiedlichen Gruppen, welche eine Idee wissenschaftlich bearbeiteten, deutlich zugenommen,
  - ablesbar ist diese Zunahme an der Anzahl
    - wissenschaftlicher Veröffentlichungen, in welchen Teilbereiche der Prüfung von kreativen Ideen und Innovationen beschrieben wurden und welche erst in der Gesamtschau die zugrunde liegenden kreativen und innovativen Leistungen verdeutlichen und
    - der Autoren, Arbeitsgruppen und kooperierenden Institute, die für die einzelnen wissenschaftlichen Veröffentlichungen verantwortlich zeichnen,
- Personen, welche innerhalb von Gruppen
  - durch die wiederholt hervorgehobene Position in der Autorenreihenfolge der Veröffentlichungen als treibende Kräfte wahrgenommen werden können,
  - die entweder die kreativen Köpfe für die neuen Ideen innerhalb der Gruppen darstellen und/oder
  - die in der Lage gewesen sind,
    - in den kreativen Ideen anderer innerhalb oder außerhalb der Gruppe die neuen Produkte und deren Anwendungen für Bereiche mit hohem medizinischen Bedarf „zu wittern" und/oder
    - die Prüfung und Umsetzung dieser Ideen bis hin zu anwendbaren α-Innovationen voranzutreiben;
- Leitungsebenen in den staatlichen und universitären Instituten, Kliniken wie auch in Pharmafirmen, welche dank ihrer Fachkompetenz, Risikobereitschaft und Führungskompetenz fähig waren

- kreative Einzelkämpfer und innovative Wissenschaftler
  - mit ausreichendem Bewegungs- und Entscheidungsspielraum zu versehen, damit kreative Ideen entstehen, in dem notwendigen Iterationsprozess geprüft, verwirklicht, patentiert und veröffentlicht werden konnten,
  - zu Gruppen zusammenzuführen, um Synergien aus der Zusammenarbeit zu schöpfen,
- die Kooperationen zwischen Forschungsinstituten, Pharmafirmen und Kliniken zu fördern, um die „kritische Masse" für die Prüfung und Bewertung kreativer Ideen und deren Entwicklung zu Innovationen zu erhöhen und hierdurch
- die schöpferische Leistung von kreativen Ideen und deren Verwirklichung zu Innovationen anzutreiben;

■ Förderer in den staatlichen Verwaltungen, welche so weitsichtig waren, dass sie kreative Personen und Prozesse erkannt und gezielt und anhaltend mit finanziellen und organisatorischen Mitteln unterstützt haben, ablesbar
- an den Entscheidungen der politisch Verantwortlichen früherer Zeiten, welche explizit wissenschaftliche Arbeiten förderten, so z. B.[1039]
  - *König Georg I* (England, siehe Tab. 4.6), *Friedrich der Große* (Preußen) und *Kaiserin Maria Theresia* (Österreich)
    - die Entwicklung eines Pockenimpfstoffes und die Einführung der Pockenimpfung,
  - *Kaiser Wilhelm I.* und *Geheimrat Struck* (kaiserliches Gesundheitsamt, Preußen)
    - die Arbeiten zur Tuberkulose von *R. Koch* (siehe Tab. 4.1 und 4.8)
  - *F Althoff*, Leiter im preußischem Unterrichtsministerium gemeinsam mit *A Laubenheimer* (Vorstand der Farbwerke Hoechst AG, vorm. Meister Lucius & Brüning)
    - die Arbeiten zur Therapie von Infektionserkrankungen von E. Behring und P Ehrlich in Deutschland (siehe Tab. 4.3),
  - *Kaiser Napoleon III.* und die französische Akademie der Wissenschaften
    - die Arbeiten zu Infektionserkrankungen von *L Pasteur* in Frankreich (siehe Tab. 4.1 und 4.6),
  - das amerikanische Verteidigungsministerium gemeinsam mit der Fa. Merck & Co
    - die Arbeiten zu Penicillin von *EB Chain* (siehe Tab. 4.8),
  - der „National Research Council" in den USA
    - die Arbeiten zu Nebennierenhormonen, im Besonderen der Stresshormone (Glucocorticosteroide) von *EC Kendall* (siehe Tab. 4.13);
- ablesbar aber auch an den in den wissenschaftlichen Veröffentlichungen aufgeführten Finanzhilfen,
  - welche aus den staatlichen oder gemeinnützigen Fördertöpfen in den jeweiligen Ländern für die jeweiligen Forschungsarbeiten gewährt wurden und/oder
  - welche die Pharmaindustrie der akademischen Forschung zur Verfügung stellte entweder direkt im Rahmen von Kooperationen oder indirekt über Industrie-Stiftungen.

1039 Bäumler E. Die großen Medikamente, G. Lübbe Verlag 1992.

Dem Rückblick kann aber auch entnommen werden, welchen Einfluss Parteien, Regierungen und Gesellschaftsstrukturen auf innovative Leistungen in der medizinischen Forschung besitzen. Recht auskunftsreich ist es, Veröffentlichungen der vergangenen Jahrzehnte (siehe Tab. 4.1 bis 4.30) zu sichten mit der Fragestellung

- Aus welchen Ländern entstammen die kreativen und innovativen Leistungen?
- In welchen dieser Länder
  - ist über die vergangenen Jahre hinweg die Innovationskraft gewachsen,
  - ist eine ehemalige hohe Innovationskraft schnell oder langsam versiegt und
  - können für ein Versiegen der Innovationskraft parteipolitische Ideologien verantwortlich gemacht werden, die das Ziel und die Möglichkeit hatten, die heimische Arzneimittelforschung einzuschränken und zu zerstören?

Rückblickend haben solche Länder die Führungsrolle in der medizinischen Forschung und in der Entwicklung innovativer Arzneimittel übernommen, welche die gesetzlichen, rechtlichen und finanziellen Rahmenbedingungen im Gesundheitssystem derartig gestaltet haben,

- dass deren Universitäten Dank überragender Exzellenz, Finanzausstattung, dezentraler Forschungsstruktur und Forschungfreiheit die besten Köpfe, die kreativsten Wissenschaftler im Bereich der biologischen und medizinischen Forschung an sich ziehen konnten,
- dass dem Innovationsprozess in der Forschung und Entwicklung keine unsachlichen, rein ideologisch begründeten Hindernisse in den Weg gestellt wurden,
- dass sich die hohen finanziellen Aufwendungen für die Entwicklung von Innovationen durch eine angemessene Preisgestaltung des schlussendlichen innovativen Arzneimittels lohnten und
- dass die gesetzlichen Rahmenbedingungen eine derart strenge Kontrolle der Arzneimittelzulassung und Vermarktung ermöglichten,
  - dass Volksvermögen nicht in unwissenschaftliche oder wissenschaftlich nicht belegte Behandlungs-Substanzen und Verfahren verschwendet wurde und
  - dass die Patienten weitgehend geschützt wurden vor
    - unlauterer Arzneimittelwerbung,
    - unzulänglich auf Wirksamkeit und Nebenwirkungen geprüften Arzneimitteln oder alternativen Behandlungsmethoden und
    - Kurpfuscherei und Scharlatanerie.

Wie stark die Arzneimittelforschung beeinträchtigt wird durch staatliche Regularien, beispielsweise zur Förderung der Alternativmedizin, kann herausgelesen werden aus der Betrachtung derjenigen Länder,[1040]

1040 Davis MA, Martin BI, Coulter ID, Weeks WB. US Spending On Complementary And Alternative Medicine During 2002–08 Plateaued, Suggesting Role In Reformed Health System. Health Aff (Millwood), 2013;32(1):45–52; Spielberg P. Schul- und Komplementärmedizin: Miteinander statt nebeneinander Dtsch Arztebl,2007;104(46):A-3148/B-2770/C-2672; Nahin RL, Barnes PM, Stussman BJ. Expenditures on Complementary Health Approaches: United States 2012. Natl Health Stat Report. 2016;(95):1–11; Maxion-Bergemann S, Wolf M, Bornhöft G, Matthiessen PF, Wolf U. Complementary and alternative medicine costs – a systematic literature review. Forsch Komplementmed. 2006;13 Suppl 2:42–5.

- in denen die Innovationskraft für neue, innovative Arzneimittel deutlich gesunken ist,
  - während gleichzeitig deren Krankenkassen die Kosten für die sogenannten „alternativen Behandlungsverfahren“ tragen, wie z. B. in Italien zu 100 %, in Frankreich zu etwa 30 %, in Deutschland zu etwa 45 %;
- in denen die Innovationskraft für neue innovative Arzneimittel sich überdurchschnittlich stark entwickelt hat und
  - deren Krankenkassen keine Kosten für alternative Behandlungsverfahren tragen, wie z. B. Großbritannien, Schweden und USA (vergl. Tab. 5.2).

Tab. 5.2: Wesentliche Voraussetzungen zur Förderung von Innovationen.

Gesellschaft (*gebildet, kritisch, hinterfragend, frei*)		
▼		
Parteien, Parlament, Regierung (*gebildet, wissenschaftlich orientiert, kritisch, ohne ideologische Vorurteile, proinnovativ eingestellt*)		
▼		
proinnovative Rahmenbedingungen (*ethisch, gesetzlich, finanziell, verwaltungstechnisch*)		
▼		
proinnovative Forschungsförderung (*staatlich, privatrechtlich, industriell*)		**proinnovative Gesetze** (*Arzneimittel, Medizintechniken*)
▼		▼
akademische, öffentlich-rechtliche, klinische Forschung (*Streben nach Exzellenz durch Leitung und Wissenschaftler*)		**innovative Pharmafirmen** (*Streben nach Innovationen durch Leitung, Strategie, Struktur und Mitarbeiter*)
▼		▼
medizinischer Bedarf		
▼		
α-Innovationen		

kreative Leistungen	►	kreative und innovative Wissen-schaftler/ Gruppen	►	Produktideen und Prüfungen, Patentanmel-dungen, Veröffentlichungen	► ◄	Kooperationen; Bewertungen Lizenznahmen	◄	kreative und innovative Wissen-schaftler/ Gruppen
innovative Leistung						▼		
technische Verwirklichung				Erfindung/ Entwicklung von Methoden	►	Produkt-entwicklung	◄	technische Experten

▼▲

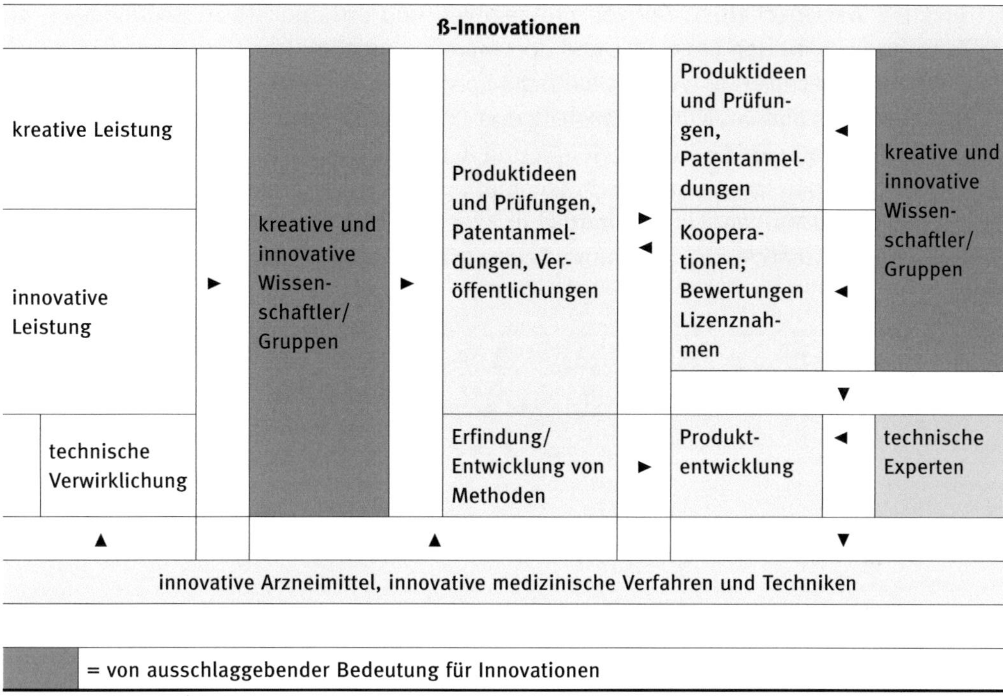

Insgesamt wird aus diesen Erfahrungen deutlich, dass zur Stärkung der Innovationskraft in der medizinischen Forschung vier Faktoren von ausschlaggebender Bedeutung sind (siehe Tab. 5.2):

- eine Gesellschaft, welche ausreichend gebildet, kritisch, hinterfragend und frei ist,
  - Innovationen zur wirksamen Erfüllung eines medizinischen Bedarfes zu fordern,
  - solche Parteien zu wählen, welche in ihrem Programm die Förderung von medizinischen Innovationen als wichtiges Ziel festgelegt haben und
  - Parteien abzuwählen, deren Regierungen in Hinblick auf Innovationsförderungen versagt haben;
- ein Parlament und eine Regierung, welche ausreichend informiert, verantwortungsvoll und letztlich auch entscheidungsfähig sind, durch Gesetze und Verwaltung
  - die Schaffung von medizinischen Innovationen zu fördern
    - durch bestmögliche Bildungseinrichtungen,
    - durch steuerliche Vorteile von und ausreichende finanzielle Zuwendungen für Forschungsvorhaben an staatlichen, öffentlich-rechtlichen und klinischen Forschungseinrichtungen,
    - durch Preisvorteile für innovative Arzneimittel für bislang nicht oder nur unzulänglich behandelbare schwere Erkrankungen,
  - die Marktzulassung von Substanzen und Verfahren, deren prophylaktische oder therapeutische Wirkung nicht wissenschaftlich belegt werden kann, zu verbieten;
- nichtindustrielle und industrielle Forschungsinstitute, welche ihre Zukunft in Innovationen sehen und hierfür leistungsbezogene Leitungsstrukturen, Arbeitsbedingungen und Motivations-Förderungen entwickeln,

- kreative Wissenschaftler, die von prokreativen und proinnovativen Bedingungen an Forschungsinstituten angelockt und dort angeregt werden,
  - selbst überragende wissenschaftliche Leistungen zu erbringen,
  - ein hohes Maß an Kritikkompetenz und Synergie zu entwickeln, indem intra- und interdisziplinäre Gruppen gebildet und der Wissensaustausch und Kooperationen mit Gruppen in anderen Instituten gepflegt werden und hierdurch
  - ein hohes Maß an wissenschaftlicher Exzellenz aufzubauen als Voraussetzung für jegliche kreative und innovative Leistung in der medizinischen Forschung.

6 Die kreative Gruppe als Ort der Zusammenarbeit, Kritik und Entscheidung

Das Ausmaß, die Mannigfaltigkeit und die Vielfalt unseres Wissen nimmt mit exponentieller Geschwindigkeit zu. Jede einzelne Erkenntnis führt zu einer Reihe von neuen Fragen, deren Beantwortung wiederum weitere neue Fragen weckt.

Wie bereits dargestellt (siehe Kap. 5) zeigt die bisherige Erfahrung in der medizinischen Forschung, dass wegen der wachsenden Komplexizität des wissenschaftlichen Hintergrundes kreative Ideen nur noch dann eine Chance haben, verwirklicht zu werden, wenn alle hierzu notwendigen Fachdisziplinen zusammenarbeiten.

6.1 Zusammensetzung, Aufbau, Leitung

Zusammensetzung

Das Ziel der Schaffung eines Produktes zur Erfüllung eines bestimmten medizinischen Bedarfes kann somit nur mit dem Wissen, den Fragen, den Antworten, und den Erkenntnissen aus den Blickwinkeln unterschiedlichen Fachwissens und der fachspezifisch unterschiedlichen Herangehensweise erreicht werden:

- ein klinisch tätiger Mediziner wird ein allgemein formuliertes, medizinisch als notwendig erachtetes Ziel herunterbrechen können auf konkrete Wirkungsweisen, welche ein neues Produkt oder ein neues Verfahren für die klinische Bedarfsdeckung erfüllen muss,
- Biochemiker, Physiologen, Molekularbiologen, Pharmakologen, Techniker und Mediziner können neue Wege aufzeigen und neue Methoden aufbauen, wie solch ein neues Produkt möglicherweise gefunden und experimentell, präklinisch und klinisch auf Eignung geprüft werden könnte und
- pharmazeutische Chemiker, Molekularbiologen, Proteinchemiker und/oder Techniker können versuchen, neue medizinische Verfahren zu entwickeln und/oder neue Substanzen für diese Eignungsprüfung möglichst gezielt herzustellen.

Die Förderung von Innovationen muss diesem Tatbestand Rechnung tragen, indem Gruppen von unterschiedlich spezialisierten Wissenschaftlern gebildet werden, in welchen jeder für sich Verantwortung übernimmt wie auch alle sich gemeinsam verantwortlich fühlen,

- zur Lösung eines gegebenen Problems neue Ideen zu entwickeln oder neue Ideen, die intern oder extern der Gruppe entstanden sind, zu suchen und aufzugreifen,
- die gesammelten Ideen auf die Möglichkeit ihrer Verwirklichung hin zu überprüfen,
- solche Ideen auszuwählen, welche machbar sein könnten und von welchen zu erwarten ist, dass sie am besten das gegebene Problem lösen und
- Strategien, Methoden und Maßnahmenkataloge zu entwickeln, um die ausgewählten Ideen zu testen, zu bewerten und die bestgeeignete Idee schließlich zu verwirklichen.

https://doi.org/10.1515/9783110478266-006

Die fachliche Zusammensetzung solch einer Gruppe muss dem zu lösenden Problem entsprechen. Somit bestimmt das zu erreichende Ziel den Bedarf an Qualifikationen und Größe.

Aufbau

Zur Gründung einer Forschungsgruppe für die Lösung eines medizinischen Problems muss daher als Vorausetzung gelten,

- dass zuerst die wissenschaftliche Grundlage des Problems so genau wie möglich erarbeitet wird,
  - dieses gelingt nur, wenn alle Fachdisziplinen vertreten sind, welche mit ihrer Expertise zur wissenschaftlichen, methodischen und technischen Lösung des Problems beitragen können,
  - falls intern diese Fachkompetenz nicht verfügbar ist, muss sie von extern zumindest zeitweise (über Kooperationen oder Beratungsvereinbarungen) eingeworben werden;
- dass nur diejenigen, welche die Einzelheiten der wissenschaftlichen Grundlagen des Problems wie auch die notwendigen Methoden und Techniken für denkbare Lösungswege kennen und verstehen, die Entscheidungen treffen dürfen
  - über die fachliche Zusammensetzung und die minimale Größe der Gruppen, die notwendig sind, um die Idee zum Ziel, zur Innovation zu führen,
  - über die Voraussetzungen, die jedes Mitglied der Gruppe mit sich bringen muss. Hierzu gehören zumindest:
    - fachliche Exzellenz (siehe Kap. 2), welche relativ leicht und weitgehend objektiv überprüft werden kann an Hand eines wissenschaftlichen Diskurses, ggfs. ergänzt durch die Darlegung der wissenschaftlichen Veröffentlichungen eines Kandidaten,
    - Kreativität, welche ein Kandidat entweder durch seinen konkreten Beitrag zu einer Innovation bereits unter Beweis gestellt hat oder welche zumindest in groben Zügen mit etablierten Prüfverfahren (siehe Kap. 2.2) erfasst werden kann an Hand von Eigenschaften und Verhaltensweisen, welche mit Kreativität verbunden sind (siehe Kap. 2.3 bis 2.6) und
    - Kritikkompetenz (siehe Kap. 6.2) wie auch Kommunikationsfähigkeit (siehe Kap. 6.3);
- dass die personellen, technischen und finanziellen Kapazitäten (siehe Kap. 6.5), erforderlich für jede der benötigten Fachdisziplinen, in zumindest ausreichendem Maße und auf längere Dauer gewährleistet sind.

Eine ideale Ausgangslage ist gegeben, wenn ein erwiesenermaßen kreativer Wissenschaftler, der nunmehr eine weitere neue Idee zur Lösung eines medizinischen Problems entwickelt hat, in die Lage versetzt wird, „seine“ Gruppe zur Verwirklichung „seiner“ neuen Idee zusammenzustellen. Die bisherige Erfahrung lehrt, dass dieser Weg den größtmöglichen Erfolg verspricht (siehe Kap. 5).

Diese Vorgehensweise

- stellt in akademischen und öffentlich-rechtlichen Forschungsinstituten die allgemeine Praxis dar, kann jedoch beeinträchtigt sein
  - durch Ängste der Mitglieder einer Berufungskommission, dass bei der Besetzung einer Leitungsfunktion durch einen hervorragenden Kandidaten
    - ihnen ein wissenschaftlich überlegener Konkurrent erwächst und/oder
    - sie einen größeren Teil der mehr oder weniger begrenzten finanziellen und technischen Mittel und Räumlichkeiten an den Kandidaten abtreten werden müssen,
  - durch gesetzliche Regelungen des Arbeitnehmer- und Kündigungsschutzes für Wissenschaftler, welche bereits im Forschungsinstitut beschäftigt sind und übernommen werden müssen;
- ist in industriellen Forschungsbereichen zwar nur relativ selten anzutreffen, doch Pharmafirmen, welche diesen Weg eingeschlagen hatten, entwickelten entsprechend der bisherigen Erfahrung eine überdurchschnittliche Innovationsleistung (siehe Kap. 5).

Sollte ein solcher kreativer Wissenschaftler nicht zur Verfügung stehen, stellt die Beauftragung einer kleinen Zahl von erfahrenen Wissenschaftlern aus dem eigenen Hause, in Pharmafirmen die sogenannten „Senior-Scientists", die zweitbeste Möglichkeit dar, da diese

- die notwendige Breite an Erfahrung besitzen, um die Möglichkeiten und den Aufwand zur wissenschaftlichen Bearbeitung und Lösung eines Problems abzuschätzen und daher in dieser Hinsicht deutlich überlegen sind,
  - jungen, noch relativ unerfahrenen Wissenschaftlern gleich ob im eigenen Hause, von extern oder
  - Mitarbeitern einer von der Geschäftsleitung beauftragten Beratungsfirma, da diese
    - meist nicht über die notwendige wissenschaftliche Qualifikation und Erfahrung verfügen, um den qualitativen und quantitativen Aufwand zur Verwirklichung einer Idee objektiv abschätzen zu können,
    - bei ihrer Tätigkeit und in ihrem Denken nicht frei, sondern an ihren Auftrag gebunden sind und für dessen Erledigung im Sinne der Vorgaben des Auftraggebers bezahlt werden;
- die Besonderheiten der Forschung, Verwaltung und Leitung im eigenen Haus kennen,
- eine größtmögliche Objektivität versprechen, da sie durch ihr Alter meist relativ unabhängig sind und sich widerstrebenden Interessenslagen nicht unterwerfen müssen, gegeben beispielsweise
  - durch Karrierestreben oder
  - durch destruktive Einflussnahmen z. B.,
    - durch eine Geschäftsführung, wenn deren Ziel nur der kurzfristige Gewinn ist und/oder
    - durch eine Leitung, wenn diese autoritär bis ins Mikromanagement hinein ihre Ziele durchzusetzen versucht.

Gleich, welcher Weg zum Aufbau einer Forscher-Gruppe eingeschlagen wird, zu erarbeiten sind von dieser[1041]

- die Festlegung des Zieles, d. h. des zu lösenden Problems und die machbaren Strategien und Lösungsweg/e einschließlich
  - der hierfür erforderlichen fachlichen, personellen, technischen und finanziellen Kapazitäten,
  - des minimal notwendigen Zeitbedarfs und
  - der wesentlichen, durch die wissenschaftliche Zielsetzung gegebenen Risiken,
- die Chancen der Gruppe, das Ziel zu erreichen mit der objektiven Erfassung
  - der vorhandenen Stärken und Schwächen aber auch
  - der sich bietenden Möglichkeiten, die Schwächen zu beheben und die drohenden Gefahren zu umgehen;
- die Meilensteine, Methoden und Zeitpunkte einer wissenschaftlichen Erfolgskontrolle, welche beinhalten sollte
  - k.-o.-Kriterien für die Einstellung des Projektes,
  - Kriterien für einen Strategiewechsel oder Neuanfang und
  - Kriterien für die Fortsetzung des Projektes.

All diese Aufgaben können nur von den beteiligten, fachkompetenten Wissenschaftlern geleistet werden. Jede fachfremde Einmischung zum Beispiel durch Verwaltung oder durch Kaufleute trägt die Gefahr in sich, dass aus Unkenntnis oder durch gegenläufige Interessen das Ergebnis verfälscht wird.

Andererseits hat die Verwaltung, hat der kaufmännische Bereich die Aufgabe, in Kenntnis der Vorgaben der Forschungsgruppe

- bei der Kostenschätzung mitzuhelfen,
- den finanziellen Rahmen abzustecken und die Finanzierung zu ermöglichen und
- eine finanztechnische Kontrolle des Projektverlaufes einzurichten und durchzuführen.

Je strukturierter und kompetenter die Bildung einer Forschungsgruppe geplant wird, umso produktiver können alle ihre Entwicklungsphasen durchschritten werden. Zu diesen gehören[1042]

- die **Bildungsphase** („Forming Phase") charakterisiert
  - als Einstiegs-, Findungs- und erste Testphase,
- die **Streitphase** („Storming Phase") mit Auseinandersetzungen über
  - unterschiedliche und konkurrierende Zielvorstellungen, Meinungen, Interessenslagen, Arbeitsweisen,
  - sachbezogene und/oder gefühlsbegründete offene und/oder versteckte Konfliktursachen und über eine zukünftige Konfliktstruktur,

1041 Sedlacek HH. Arzneimittelforschung Durch Innovationen zum Markterfolg De Gruyter 2015:17–99.

1042 Bonebright DA. 40 years of storming: a historical review of Tuckman's model of small group development. Journal Human Resource Development International. 2010;13/1:111–120.

- die **Gestaltungsphase** („Norming Phase"), in welcher
  - die Gruppen-Mitglieder sich einigen, festlegen und/oder sich abfinden müssen und
  - die Regeln, Rollen, Aufgaben, Ziele und Maßnahmen der künftigen Arbeit festgelegt werden, wobei gewährleistet sein sollte,
    - dass im Konsens jeder seine konkreten Aufgaben und Pflichten zugeteilt bekommt,
    - dass die zugeteilten Aufgaben und Ziele gleichermaßen anspruchsvoll sind,
    - dass jeder sich motiviert fühlt zur bestmöglichen Einzelleistung,
    - dass die Urheber- und Erfinder-Rechte jedes Einzelnen geschützt sind,
    - dass ein wechselseitiges Vertrauen herrscht und
    - dass ein reger Informationsaustausch stattfindet,
- die **Arbeits- und Leistungsphase**, in welcher die Gruppenmitglieder
  - sich konzentrieren auf ihre Arbeit und die gemeinsamen Ziele,
  - sich einbringen und profilieren können und
  - im Stande sind, gemeinsam eine deutlich größere Leistung zu erbringen als alleine.

Besondere **Gefahren** innerhalb der Gruppe sind gegeben durch[1043]
- mangelnde Konsensbereitschaft und Identifikation mit dem Gruppenziel,
- mangelnde Möglichkeiten der Selbstidentifikation und Selbstverwirklichung des einzelnen Gruppenmitglieds, wodurch ansteigen
  - die Risiken des **„sozialen Bummelns"**, auch **„soziales Faulenzen"** genannt,[1044, 1045] verbunden mit einem drastischen Leistungsabfall[1046, 1047, 1048] und/oder
  - die Risiken der inneren und/oder der faktischen Kündigung gerade der fähigsten Gruppenmitglieder,
- mangelnde wechselseitige Kontrolle von Daten
  - mit der Gefahr, dass aus unterschiedlichen Gründen heraus Daten unterschlagen oder gefälscht werden,
- übersteigertes Konkurrenzdenken mit unangemessenem gegenseitigen Leistungsdruck, der zur Folge haben kann
  - dass vermehrt Fehler sich einschleichen,
  - dass Ängste zu Leistungsabfall und/oder Fehlleistungen führen,

---

1043 Baumeister RF, Ainsworth SE, Vohs KD. Are groups more or less than the sum of their members? The moderating role of individual identification. Behav Brain Sci. 2016;39:e137. doi: 10.1017/S0140525X15000618.
1044 Czyż SH, Szmajke A, Kruger A, Kübler M. Participation in Team Sports Can Eliminate the Effect of Social Loafing. Percept Mot Skills. 2016;123(3):754–768.
1045 Leitl M. Social Loafing? Harvard Business Manager 5/2007, www.harvardbusinessmanager.de/heft/artikel/a-622728.html.
1046 Kravitz DA, Martin B. Ringelmann rediscovered: The original article. Journal of Personality and Social Psychology. 1986;50:936–941.
1047 Ingham AG, Levinger G, Graves J, Peckham V. The Ringelmann Effect: Studies of group size and group performance. Journal of Experimental Social Psychology. 1974;10:371–384.
1048 von der Oelsnitz D, Busch MW. Social Loafing. Leistungsminderung in Teams. Personalführung. 2006;39/9:64–75.

  - dass der freie Informationsaustausch ins Stocken gerät,
  - dass weder Zeit noch innere Freiheit für kreatives Denken verbleibt,
- mangelnde Informationsbereitschaft
  - sodass der Informationspool für die Gruppenmitglieder lückenhaft und Beurteilungen fehlerhaft werden.

Leitung

Von besonderer Bedeutung ist die Benennung des Leiters der Forschungsgruppe, gleich welche Größe die Gruppe einnimmt. Zu den Aufgaben der Gruppenleitung sollten gehören:[1049]

- die Initiative zur und die Moderation und Überprüfung des Konsenses bei der Ausarbeitung und Festlegung von
  - Forschungszielen, Forschungsstrategien und Maßnahmenkatalogen,
  - Arbeitsabschnitten für die einzelnen Mitarbeiter,
  - Kapazitäten und Kosten für Forschungsprojekte,
  - Bewertungen von Forschungsergebnissen und Produkten,
- die Motivation jedes einzelnen Mitarbeiters durch
  - Sicherung seiner Möglichkeit zur Selbstidentifikation und Selbstverwirklichung im Rahmen der Bearbeitung des ihm im Konsens zugeteilten anteiligen Forschungsprojektes,
  - Stärkung von Selbständigkeit, Kommunikationsfähigkeit, Kritikkompetenz,
  - Leistungsanreize wie z. B.
    - Besuche wissenschaftlicher Kongresse, Profilierung/Veröffentlichung der eigenen Forschungsergebnisse,
    - Delegation von Verantwortung,
    - Würdigungen, Prämien oder geldwerte Vorteile,
  - Sicherung und Weiterentwicklung der technischen und finanziellen Forschungsbedingungen,
  - Schutz vor unverhältnismäßigen bzw. ungerechtfertigten Einflussnahmen
    - durch die Öffentlichkeit, durch Medien,
    - durch die Verwaltung, bei Firmen ggfs. auch durch die Geschäftsführung,
- die Beherrschung und Beseitigung von Konflikten innerhalb der Gruppe und zwischen der Gruppe und Kooperationspartnern,
- die Kontrolle von
  - persönlichen Leistungen und Erfolgen und
  - Projektfortschritten,
- das Anstoßen und/oder die Moderation von Kooperationen mit externen Forschungsgruppen,
- die firmeninterne und ggfs. auch öffentliche Darlegung und Begründung von Bewertungen, Entscheidungen und Beschlüssen der Forschungsgruppen.

1049 Sedlacek HH. Arzneimittelforschung Durch Innovationen zum Markterfolg De Gruyter 2015:105–149.

Idealerweise übernimmt diese Leitungsfunktion derjenige (erwiesenermaßen kreative) Wissenschaftler, welcher „seine" Gruppe zur Verwirklichug „seiner" Idee zur Lösung eines definierten medizinischen Problems zusammengestellt hat (s. o.). Auch hier lehrt die bisherige Erfahrung, dass dieser Weg den größtmöglichen Erfolg verspricht. Akademische und öffentlich-rechtliche Forschungsinstitute sind genau wegen dieser Art der Gruppenbildung so erfolgreich in ihrer kreativen und innovativen Leistung (siehe Kap. 4 und 5).

Kann dieser Weg nicht begangen werden (so wie häufig in industriellen Forschungseinheiten), sollten die Wissenschaftler in der Gruppe ihren Gruppenleiter mehrheitlich auswählen können. Hierdurch wird im hohen Maße gewährleistet, dass dieser Leiter

- das Forschungs-Ziel der Gruppe als sein eigenes Ziel ansieht und nicht gegenläufige Ziele verfolgt, wie z. B. vorrangig seine eigene Karriere im Auge hat,
- von der Gruppe akzeptiert wird in Bezug auf
  - seine wissenschaftliche Exzellenz und Kreativität,
  - seine Fähigkeiten zur zielorientierten Kommunikation, Koordination, Moderation und/oder
  - seine Sozial- und Konfliktkompetenz,
- bei nachlassender oder fehlender Leistungsfähigkeit von der Gruppe schnell als ungeeignet erkannt und falls möglich, seines Amtes enthoben werden kann.

Probleme entstehen, wenn der Gruppenleiter von forschungsfernen hierarchischen Ebenen ausgewählt wird, in der Industrie beispielsweise von der Geschäftsführung. Auch wenn in der Geschäftsführung naturwissenschaftlich und/oder medizinisch ausgebildete Mitglieder vorhanden sein mögen, ihnen fehlt in aller Regel der notwendige Einblick und die Sachkompetenz,

- um beurteilen zu können, ob eine von ihnen ausgewählte Person für das Erreichen der vorgegebenen Innovationsziele
  - über die notwendige Fachkompetenz wie auch Führungskompetenz verfügt,
  - von den Mitgliedern der Gruppe als Ansporn wahrgenommen wird oder eher als Motivationsbremse wirkt,
  - sich als geeignet erweisen könnte oder überfordert ist;
- um eine, von den forschenden Wissenschaftlern als ungeeignet für die Gruppenleitung angesehene Person
  - trotz eines möglicherweise sicheren Auftretens schnell genug zu erkennen und
  - zügig ihrer Funktionen zu entheben, um Schäden bei der Sacharbeit und eine Demotivation der Forschungsgruppe zu begrenzen.

Die Geschichte von Pharmaunternehmen ist voller eindrucksvoller Beispiele,[1050]

- in denen die Geschäftsführung Personen zur Leitung von Forschungseinheiten berufen hat,

1050 Sedlacek HH. Arzneimittelforschung Durch Innovationen zum Markterfolg, De Gruyter 2015:157–181.

  - welche in ihrer akademischen Laufbahn wegen mangelnder wissenschaftlicher Leistung in einer Sackgasse gelandet sind und sich daher für eine Tätigkeit in der Industrie entschieden hatten oder
  - die ohne jemals eine kreative Leistung in Form einer Innovation hervorgebracht zu haben, ausgewählt wurden für den „Goldfischteich“ des Unternehmens, um sich hier durch diensteifrige Zuarbeit für die Geschäftsführung zu bewähren, oder
  - welche von der Geschäftsführung anderer Firmen weggelobt wurden, obwohl beim näheren Hinsehen ihre Leistungschwäche oder ihr Unvermögen hätte erkannt werden können;
- in denen bereits durch einen einzigen, meist jedoch durch eine Reihe von unfähigen Forschungsleitern
  - die Kreativität und Innovationskraft des Unternehmens absackte und neue innovative Produkte als Umsatz- und Renditeträger fehlten,
  - der kaufmännische Bereich die Führung des Unternehmens übernehmen musste,
  - durch radikale Kürzungen der Kosten, im Besonderen bei der Forschung, die Innovationskraft noch weiter geschwächt wurde und letztlich
  - das Unternehmen durch Kauf oder Fusion seine Eigenständigkeit verlor und vom Markt verschwand.

Die Geschichte der Pharmaunternehmen zeigt aber auch viele gegenteilige und beeindruckende Beispiele (siehe Kap. 4)

- in denen kreative Forscher auf Grund ihrer überragenden Erfolge bei der Schaffung von Innovationen in die Forschungs- und Geschäftsleitung berufen wurden und dort
  - mit ihrer wissenschaftlichen und menschlichen Erfahrung
    - zielgerichtet kreative, leistungsstarke Wissenschaftler mit den Aufgaben der Forschung, Findung und Entwicklung innovativer Arzneimittel beauftragten,
    - Struktur, Strategie, Personalauswahl und Unternehmenskultur maßgeblich auf Innovationsförderung hin ausrichteten und
    - ihren Leistungsanspruch dauerhaft durchzusetzen verstanden und sich nicht beirren ließen von fachunkundigen Einflussnahmen, z. B. im Gewande des „selbstsicheren Auftretens bei totaler Ahnungslosigkeit (SABTA)“[1051] (siehe hierzu Kap. 8.4) und hierdurch
  - weitere Innovationen ermöglichten,
- in denen die Innovationsstärke das Überleben der forschenden Firma sicherte,
  - entweder als selbständiges, wachsendes, für Investoren hoch attraktives Unternehmen oder
  - ggfs. nach Kauf als attraktive, fortlaufend Innovationen liefernde „stolze“ Tochter eines noch größeren Unternehmens.

1051 www.spiegel.de/karriere/meetings-sechs-tipps-mit-denen-sie-jeder-fuer-kompetent-haelt-a-1128731.html.

Tab. 6.1: Die Synergie der Gruppe bei Lösung komplexer Fragestellungen zur Schaffung einer Innovation.

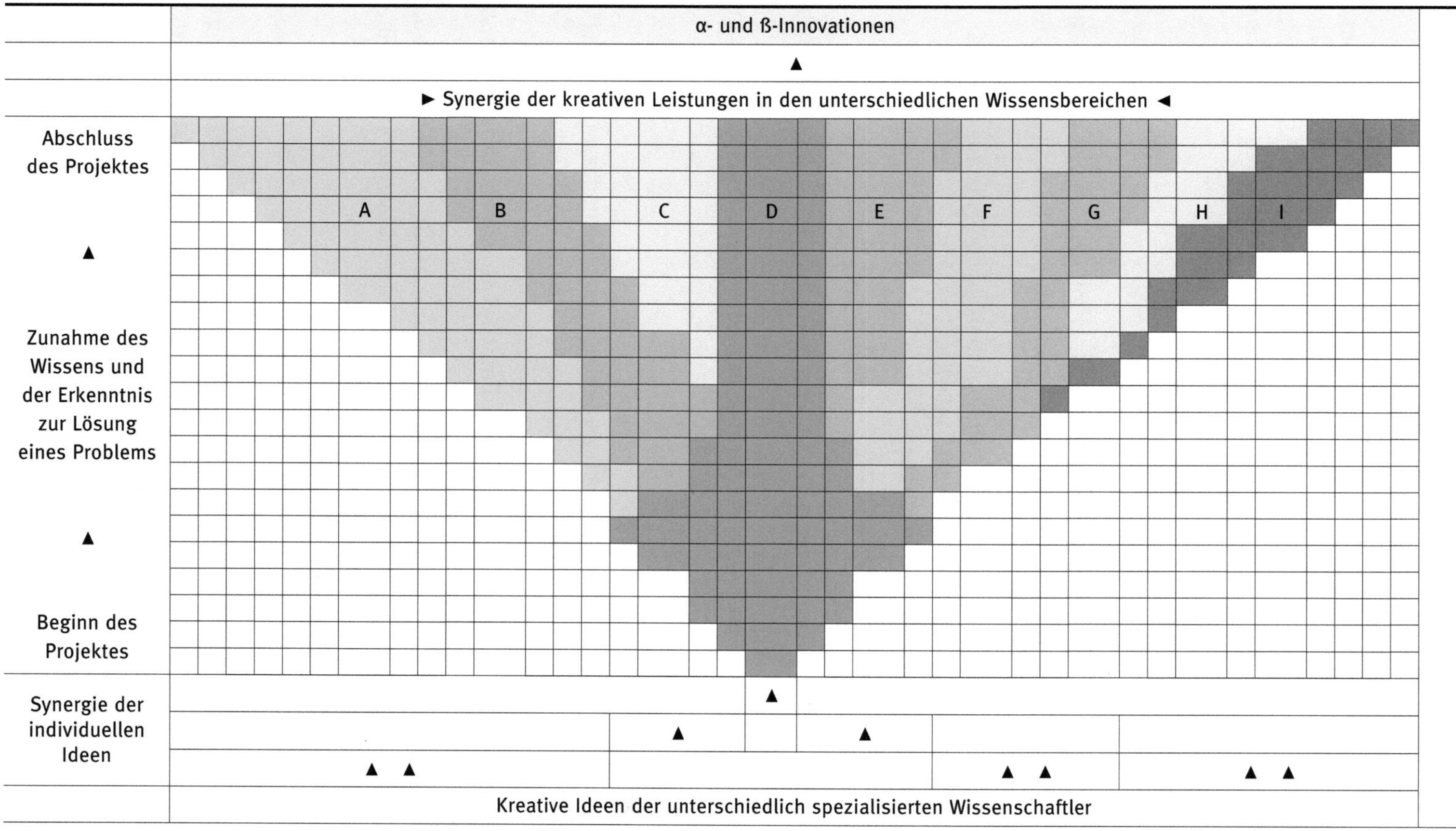

= symbolhaft für die Fachgebiete A bis I, welche an der Entwicklung einer medizinischen Innovation beteiligt sind

die Zahl der Kästchen symbolisiert die Wissenszunahme

6.2 Autonomie, Kritikkompetenz, Fachkompetenz, Exzellenz

Autonomie

Selbständigkeit und Nonkonformität sind hervorstechende Merkmale kreativer Personen (siehe Kap. 2.6). Beide Merkmale gilt es gerade auch in einer kreativen Gruppe zu bewahren.

Hierzu muss jedes einzelne Gruppenmitglied das Recht, die Möglichkeit und die Pflicht besitzen, zur Lösung eines anstehenden wissenschaftlichen Problems

- sich sein „eigenes Bild“ von dem Problem zu erarbeiten,
  - durch gleichberechtigte Teilhabe an allen nicht öffentlich zugänglichen Informationen zu dem Problem,
  - durch Literatursuche, Kongressbesuche, Kontakt mit externen Wissenschaftlern,
- seine Meinung, seine Bewertung, sein Urteil, seine Idee in die Gruppen-Diskussion einzubringen und hierbei
  - seine Gedanken und Vorschläge der wissenschaftlichen Kritik auszusetzen,
  - die Ideenbildung aller Beteiligten zu fördern,
  - am Entscheidungsprozess teilzuhaben,
  - das Problem lösen zu helfen,
- den eigenen Lösungsansatz
  - eigenständig zu prüfen, falls keine wissenschaftlichen Daten eindeutig dagegen sprechen und
  - erst dann aufzugeben, wenn die Prüfungsergebnisse eine Fortsetzung als unsinnig erscheinen lassen.

Innerhalb einer kreativen Gruppe dürfte Nonkonformität

- mehr oder weniger bei allen Mitgliedern ausgeprägt sein. Sie umfasst (siehe Kap. 2.6)
  - das sich Stemmen gegen Konventionen, gegen vorherrschende Meinungen, Vorurteile, gegen Pauschalierungen,
  - das Querdenken, die Lust Neues, Ungewöhnliches zu wagen, zu kombinieren, in neuer Weise zu handeln,
  - das Vermögen, Gegensätzliches und sich widersprechende Extreme in sich aufzunehmen und aus dieser Polarität neue Gedanken, neue Ideen zu entwickeln,
  - ein hohes Maß an Unangepasstheit im sozialen Verhalten;
- das Gefühl der Zusammengehörigkeit stärken
  - durch ähnliches Verhalten, ähnliche Denkart, Unabhängigkeit, Leistungsfähigkeit, – aber auch
- die Gefahr beinhalten, dass durch Eitelkeit, Überheblichkeit und Abgrenzung vom wissenschaftlichen und sozialen Umfeld sich die Gruppe vom Umfeld isoliert, was wiederum zur Folge haben kann, dass die Gruppenmitglieder
  - ihre eigene Kreativität, Innovations- und Leistungsfähigkeit, die eigene Arbeitsleistung und die Bedeutung des bearbeiteten Projektes überschätzen,
  - die Selbstkritik unterdrücken, Resistenzen entwickeln und taub werden gegenüber wissenschaftlicher und sozialer Kritik innerhalb und außerhalb der Gruppe,

  - abrutschen in die Unfähigkeit, Fehler und Sackgassen in der eigenen wissenschaftlichen Arbeit und bei der Projektentwicklung zu erkennen und
  - Fehlentwicklungen nicht wahrhaben wollen und stur am Projekt festhalten bis zu dessen endgültigem Scheitern.

Naheliegend, dass das Streben nach und der Anspruch auf Autonomie der Gruppenmitglieder im deutlichen Widerspruch steht zu der Weisungsbefugnis des/der Vorgesetzten. Die Folgen eines solchen Widerspruches sind abhängig von dem Ausmaß der Führungskompetenz. Beispielsweise ergibt sich

- bei mangelnder Führung
  - Ziellosigkeit, chaotische Planungen, Bewertungen und Entscheidungen,
  - eine Verpuffung des kreativen und innovativen Leistungspotentials und damit
  - eine Schwächung der Innovationskraft;
- bei autoritärer Führung
  - die Gefahr von willkürlichen, unsachlichen Planungen, Bewertungen und Entscheidungen,
  - eine Demotivation der Gruppenmitglieder und hierdurch
  - eine Zerstörung des kreativen und innovativen Leistungspotentials,
- bei kooperativ-kritischer Führung
  - durch eine Kooperation auf Augenhöhe
    - die Motivation jedes einzelnen Gruppenmitgliedes und
    - die Stärkung des individuellen kreativen und innovativen Leistungspotentials,
  - durch eine beidseitige Kritikkompetenz, d. h., Toleranz wie auch Empfänglichkeit für Sachkritik,
    - ein Lerneffekt auf beiden Seiten,
    - eine sachbezogene, für jedermann nachvollziehbare Grundlage für weiterführende Entscheidungen,
    - eine Verminderung von Fehlentwicklungen.

Kritikkompetenz

Kritik, welche auf Vernunft und allgemein gültigen Maßstäben fußt, stellt einen Weg dar, um das Richtige, das Wahre, das Berechtigte, das Zielführende zu finden.[1052]

Zu unterscheiden ist die Selbstkritik von der Objektkritik.

Durch Selbstkritik wird das eigene Handeln überprüft. Die Maßstäbe hierfür sind entweder in einem inneren Reifungs- und Lernprozess gewachsen und/oder wurden anerzogen. Missbrauch dieser Erziehung z. B. in Form der Gehirnwäsche spielt eine maßgebliche Rol-

1052 Sedlacek HH. Arzneimittelforschung Durch Innovationen zum Markterfolg De Gruyter 2015:177–180.

le, um Individuen zu kontrollieren, ihre Eigenständigkeit zu brechen und ihr Denken und Fühlen entsprechend der gesetzten bzw. gelehrten Maßstäbe umzuformen.[1053]

Mit der Objektkritik wird eine Sachlage beurteilt, wobei die Kritik die Sache selbst wie auch die mit der Sache befassten Personen treffen kann. Im Regelfall bestimmt die Zielsetzung die Wahl der Maßstäbe zur kritischen Beurteilung der Sachlage.

In der medizinischen Forschung gelten als wesentliche Maßstäbe der Kritik
- der Stand des Wissens und der Erkenntnis,
- die technischen und methodischen Gegebenheiten und Möglichkeiten und
- die ethischen und gesetzlichen Rahmenbedingungen.

Mit diesen Maßstäben dient die Kritik der Aufklärung eines Sachverhaltes mit der Absicht,
- die Sachdienlichkeit der Arbeit zum Erreichen des Zieles zu bestätigen oder
- Veränderungen zu planen und durchzuführen, sodass das Forschungsziel besser, schneller oder überhaupt erreicht werden kann,

Der Erfolg einer kritischen Auseinandersetzung mit einem Sachverhalt wird begrenzt
- durch das Ausmaß und die individualspezifischen Unterschiede[1054, 1055]
  - im Wissen, Erkennen und Empfinden,
  - in der Fähigkeit und Erfahrung in der kritischen Analyse eines Sachverhaltes,
- durch subjektive oder emotionale Beeinflussung und Fälschung der eigenen Erinnerungen an einen Sachverhalt[1056];
- durch das Erscheinungsbild des Sachverhaltes, welches objektiv erkennbar ist und/ oder subjektiv empfunden wird.

In Anbetracht der individualspezifischen Grenzen von Wissen, Erkennen und Empfinden ist es nachvollziehbar, dass Kritik dann die bestmögliche Zielführung bewirkt,
- wenn eine Sachlage zumindest von all denjenigen Gruppenmitgliedern beurteilt wird, die zur Erarbeitung der Sachlage beigetragen haben, wobei
  - die Sehweisen, die Ausgangspunkte, die Fachperspektiven der Beteiligten so unterschiedlich wie möglich sein sollten,

1053 Erren L. Selbstkritik und Schuldbekenntnis, Kommunikation und Herrschaft unter Stalin (1917–1953), Oldenbourg Wissenschaftsverlag München 2008:17–19.

1054 Fothergill A, Lipp A. A guide to critiquing a research paper on clinical supervision: enhancing skills for practice. J Psychiatr Ment Health Nurs. 2014;21(9):834–40.

1055 Wakefield A. Searching and critiquing the research literature. Nurs Stand. 2014;28(39):49–57.

1056 Ward CL, Wilson AE. Implicit Theories of Change and Stability Moderate Effects of Subjective Distance on the Remembered Self. Pers Soc Psychol Bull. 2015;41(9):1167–79; Neuroimage. 2016;148:103–114; Laney C, Loftus EF. Emotional content of true and false memories. Memory. 2008;16(5):500–16; Porter S, Taylor K, Ten Brinke L. Memory for media: investigation of false memories for negatively and positively charged public events. Memory. 2008;16(6):658–66; Smeets T, Merckelbach H, Horselenberg R, Jelicic M. Trying to recollect past events: confidence, beliefs, and memories. Clin Psychol Rev. 2005;25(7):917–34.

  - externer Sachverstand, beispielsweise im Rahmen von Kooperationen helfen kann,
    - die notwendigen Fachperspektiven zur Planung, Durchführung, Auswertung und Beurteilung von Experimenten zu ergänzen,
    - falsche Erinnerungen im individuellen Gedächtnis zu korrigieren,
    - wissenschaftliche Literaturangaben auf Aussagefähigkeit zu überprüfen,
- wenn die letztendlich kritische Bewertung einer Sachlage im Konsens aller fachkompetenten Gruppenmitglieder erfolgt.

Die derartige Erarbeitung eines bestmöglichen kritischen Urteils ähnelt derjenigen der „Wahrheitsfindung", für deren methodischen Weg die „Konsensustheorie" entwickelt wurde.[1057, 1058]

Die **Konsensustheorie** besagt, dass eine Aussage dann als wahr, als richtig zu gelten hat, wenn sie Anerkennung von allen vernünftigen Gesprächspartnern verdient und über sie ein grundsätzlich unbegrenzter Konsens hergestellt werden konnte. Als Voraussetzung zur Erfüllung dieser Bedingungen gilt,
- dass die Verständlichkeit und die Wahrhaftigkeit des Sprechers nicht angezweifelt wird und
- dass die Wahrheit und die Richtigkeit der Aussage in der kritischen Diskussion erarbeitet wurde.

In diesem Sinne dient Kritik der Überprüfung jeglicher wissenschaftlichen Aussage, jeder wissenschaftlichen Theorie.

Kritik ist somit Antrieb und Wegweiser zur Findung des richtigen Weges, gerade auch bei Fragestellungen in solchen komplexen Situationen wie der medizinischen Forschung.

Um diese Funktionen der Kritik nutzen zu können, bedarf es der Wechselwirkung zwischen (siehe Tab. 6.2)[1059]
- der **aktiven Kritikfähigkeit** des Kritikers, welche umfasst
  - ein ausreichendes Beurteilungsvermögen, gewährleistet
    - durch Fachkompetenz, d. h. durch einen sachlichen Maßstab,
    - durch ethische Kompetenz, d. h. durch den ethischen Maßstab, und
    - durch das eigenständige, vernünftige Denken d. h. durch die Vernunft als Maßstab,

---

1057 Habermas J. Wahrheitstheorien. Helmut Fahrenbach (Hrsg.): Wirklichkeit und Reflexion. Neske, Pfullingen 1973:211–265.

1058 Habermas J. Moralbewußtsein und kommunikatives Handeln. Suhrkamp, 1983. http://de.wikipedia.org/wiki/Wahrheit.

1059 Bruce A. Kritikkompetenz im Management, Der Einfluss der Kritikkompetenz auf den beruflichen Erfolg von Führungskräften; Dissertation Universität Köln 2006 www.google.de/url?ub.unikoeln.de%2F1930%2F1%2F Kritikkompetenz_im_Management_Annette_Bruce_060707.pdf.

Tab. 6.2: Kritikkompetenz umfasst die aktive und passive Kritikfähigkeit.[1060]

Kritikgeber			Kritikempfänger
Aktive Kritikfähigkeit			Passive Kritikfähigkeit
Beurteilungsvermögen			Beurteilungsvermögen
Sachlicher Maßstab			Sachlicher Maßstab
Fachkompetenz	►	◄	Fachkompetenz
Ethische Kompetenz			Ethische Kompetenz
Eigenständiges vernünftiges Denken			Eigenständiges vernünftiges Denken
Mitteilungsvermögen		◄	Hineinversetzen in die Lage des Kritikgebers
Selbstwertgefühl			Verstehen, Prüf- und Bewertungsvermögen
Konfliktfähigkeit			Selbstbeherrschung
Konfliktbereitschaft	►		Hemmung ablehnender Gefühle
Einfühlungsvermögen		◄	Einsichtige Vernunft
			Bereitwillige Aufnahme
Vertrauenswürdigkeit	►	◄	Vertrauensbereitschaft

  - ein hinreichendes Mitteilungsvermögen mit
    - dem notwendigen Selbstwertgefühl,
    - einer ausreichenden Konfliktfähigkeit und Konfliktbereitschaft und
    - einem guten Einfühlungsvermögen in den Kritikempfänger;
- der **passiven Kritikfähigkeit** des Kritikempfängers. Zu dieser sind notwendig
  - Selbstbeherrschung zur
    - Hemmung der ablehnenden Gefühle gegen Kritik,
    - Förderung der einsichtigen Vernunft,
    - bereitwilligen Aufnahme von Kritik;
  - ein ausreichendes Beurteilungsvermögen,
    - ähnlich dem des Kritikers durch Fachkompetenz, ethische Kompetenz und eigenständiges vernünftiges Denken,
    - zusätzlich die Fähigkeit, sich in die Sehweise des Kritikers hineinversetzen zu können,
    - um die Kritik prüfen, verstehen und verwerten zu können,
  - Vertrauen in den Kritiker mit der grundsätzlichen Bereitschaft,
    - gemäß der Kritik Veränderungen herbeizuführen,
    - mit dem Kritiker zu kooperieren.

Das Ausmaß der aktiven wie auch passiven Kritikfähigkeit einer Person bestimmt deren Kritikkompetenz. Je höher die Kritikkompetenz,

1060 Sedlacek HH. Arzneimittelforschung Durch Innovationen zum Markterfolg De Gruyter 2015:177–180.

- umso weniger sind Sachentscheidungen mit Fehlern behaftet,
- umso besser entwickelt sich das soziale Verhalten,
- umso konstruktiver wird die Mitwirkung an bestmöglichen Sachentscheidungen,
- umso höher ist
  - die Erfolgsrate in Forschung und Entwicklung,
  - die äußere Wahrnehmung und Anerkennung der eigenen Führungskompetenz und damit auch
  - die Wahrscheinlichkeit eines Zuwachses an Verantwortung, so z. B. durch einen Aufstieg in der Karriereleiter.[1061]

Im Bereich der Arzneimitteltherapie verdeutlicht die begrenzte Zahl der bisherigen medizinischen α-Innovationen im Vergleich zur Höhe des geleisteten finanziellen Aufwands (siehe Kap. 1, 4 und 5),

- dass das technische und wissenschaftliche Risiko in der Arzneimittelforschung erheblich ist[1062]
  - im Stadium der explorativen präklinischen Forschung liegt das Risiko des Scheiterns zwischen ca. 75 % (für konkrete biotechnologische Produkte) und mehr als 95 %,
  - im Stadium der klinischen Prüfung liegt dieses Risiko immer noch zwischen 20 % und 50 %,
- dass aber auch die Risiken von Fehlentscheidungen und hierdurch bedingte Fehlentwicklungen (siehe Kap. 1) in den mehr als 10 Jahren, benötigt für die Findung und Entwicklung eines innovativen Arzneimittels, beträchtlich sind.

Da das Risiko einer Fehlentscheidung direkt beeinflusst wird von dem Ausmaß der Kritikkompetenz aller Beteiligten, darf grundsätzlich gefolgert werden:

- dass die Risiken für Fehlentscheidungen um so größer und die Erfolgswahrscheinlichkeiten um so geringer sind, je geringer die Kritikkompetenz ausgeprägt ist,
- dass mangelnde Kritikkompetenz
  - in der Forschungsgruppe und/oder in den Leitungsebenen (Institutsleitung, Forschungsleitung, Geschäftsführung)
  - eine entscheidende Ursache darstellen kann
    - für die Innovationsunfähigkeit der Forschungseinheit und damit
    - für das Scheitern einer forschenden Pharmafirma.

Mangelt es an Kritikkompetenz in den Leitungsebenen, sinken die Erfolgschancen eines jeden Innovationsprozesses, weil

---

1061 Bruce A. Kritikkompetenz im Management, Der Einfluss der Kritikkompetenz auf den beruflichen Erfolg von Führungskräften; Dissertation Universität Köln 2006 www.google.de/url?ub.unikoeln.de%2F1930%2F1%2F Kritikkompetenz_im_Management_Annette_Bruce_060707.pdf.

1062 Sedlacek HH, Sapienza AM, Eid V. Ways to successful strategies in drug research and development, VCH Wiley 1996:67–68; Sedlacek HH. Arzneimittelforschung, Durch Innovationen zum Markterfolg, de Gruyter 2015:211–216.

- bei den Untergebenen, den Mitarbeitern, den Gruppenmitgliedern
  - sich die Überzeugung breit macht, dass
    - jede noch so empathisch vorgetragene Sachkritik ins Leere läuft und
    - Sachkritik ungeliebt, mit persönlichen Nachteilen verbunden und daher karriereschädlich ist,
  - Vertrauen, Motivation und Leistungsbereitschaft zerstört werden,
  - die Versuchung ansteigt, Ergebnisse und Beurteilungen entsprechend der Erwartungshaltung der Leitung zu trimmen und
- bei den Leitungspersonen
  - jegliche noch so berechtigte Sachkritik der Mitarbeiter die Gefahr in sich trägt,
    - als Unverschämtheit, als Verletzung der Person oder des Amtes missverstanden zu werden, oder
    - ungeprüft als vermeintlich unsachlich abgelehnt zu werden,
    - mit persönlichen Nachteilen des Kritisierenden geahndet zu werden,
  - letztlich der Bezug zur Wirklichkeit weitgehend verloren geht und
  - Fehlentscheidungen in der Leitung und Geschäftsführung vorprogrammiert sind.

In der medizinischen Forschung sollte daher Sorge getragen werden,
- dass der Erwerb von Kritikkompetenz ein erklärtes Ziel für alle Beteiligten darstellt – vom wissenschaftlichen Mitarbeiter im Labor bis hin zum Mitglied der Forschungsleitung, Institutsleitung und der Geschäftsführung,
- dass Kritikkompetenz die gemeinsame Grundlage darstellt für offene und kritische Sachdiskussionen, um bestmögliche Sach-Entscheidungen zu treffen,
- dass Personen, welche keine ausreichende Kritikkompetenz besitzen oder entwickeln wollen, keine Bewertungs,- Entscheidungs-, und schon gar keine Führungsaufgaben übertragen bekommen.

Fachkompetenz und Exzellenz

Für eine kreative und innovative Leistung ist Fachkompetenz eine notwendige (siehe Kap. 2.3), aber nicht hinreichende Voraussetzung. Benötigt wird zudem Exzellenz. Unter Exzellenz wird im Allgemeinen die erwiesene Fähigkeit zu Spitzenleistung gesehen. Voraussetzung für solcherart Fähigkeit ist
- ein überdurchschnittlicher Erfahrungschatz,[1063, 1064, 1065, 1066] gespeichert in Form
  - des **expliziten** Wissens,
    - gesammelt durch eine überdurchschnittliche Lernfähigkeit und eine aktive, dauerhafte bewusste Lernleistung,

1063 Kimble C. Kowledge management, codification and tacit knowledge; IR-information Research 2013, 18/2, paper 577; www.informationr.net/ir/18-2/paper577.html.

1064 Frost J. Wissensmanagement; http://wirtschaftslexikon.gabler.de/Definition/wissensmanagement.html.

1065 Lischka A. Einteilung der Wissensarten; www.fbi.fh-koeln.de/institut/personen/.../Skript Arten von WM.

1066 Holton G. Michael Polanyi and the History of Science; Springer Verlag. 1992; http://link.springer.com/chapter/10.1007 %2F978–94–017–2658–0_11.

  - geformt, bereinigt und angereichert durch ein hohes Maß an Kritikkompetenz, Kommunikations- und Kooperationsfähigkeit,[1067]
  - bewusst abrufbar, vermittelbar und reproduzierbar über gebahnte Wege und nach geprägten Mustern,
- des **stillen** Wissens,
  - welches sich „automatisch“ sammelt,
  - das jederzeit abrufbar und formulierbar ist,
  - welches individuell unterschiedlich im geringeren oder vermehrtem Maße gespeichert ist;
- des **impliziten** Wissens,
  - welches unbewusst in einem schlummert,
  - welches meist nur in Ruhe, im Müßiggang abrufbar ist, wenn nicht gezielt nachgedacht wird,
  - das als sogenannter Geistesblitz einem besonders bewusst wird;

- auf der Grundlage des Erfahrungsschatzes
  - ein herausragender Fachverstand wie auch „gesunder Menschenverstand“,
  - ein angemessenes, problemorientiertes Verhalten und
- Kompetenz,
  - welche sich aus dem Erfahrungsschatz und dem Verhalten ergibt und
  - welche die Grundlage für eine Urteilsfähigkeit bietet.[1068]

6.3 Kommunikation, Kooperation, Konfliktkompetenz

Kommunikation

Grundlage jeglicher Zusammenarbeit ist die Kommunikation. Kommunikationen, verstanden als Austausch von Informationen wie Daten, Wissen, Erfahrungen, Erkenntnisse, Schlussfolgerungen, Gedanken, Ideen und Meinungen, stellen auf dem Gebiet der Wissenschaft ein wesentliches Mittel dar, um auf den Gegenüber die eigene Information zu übertragen und vom Gegenüber dessen Information zu erhalten, wobei

- der Informationsweg vielgestaltig sein kann, wie z. B.
  - sprachlich durch Inhalt, Tonfall, Rhythmus einerseits und andererseits durch Hören, Antworten, Schweigen,[1069]
  - schriftlich durch Inhalt, Schriftzug, Bilder einerseits und andererseits durch Lesen, Anschauen, Beobachten[1070]

1067 Gillespie BM, Harbeck E, Kang E, Steel C, Fairweather N, Chaboyer W. Correlates of non-technical skills in surgery: a prospective study. BMJ Open. 2017 30;7(1):e014480; Gjeraa K, Spanager L, Konge L, Petersen RH, Østergaard D. Non-technical skills in minimally invasive surgery teams: a systematic review. Surg Endosc. 2016;30(12):5185–5199.

1068 Sedlacek HH. Arzneimittelforschung Durch Innovationen zum Markterfolg De Gruyter 2015:99–104.

1069 Zhang Z. Mechanics of human voice production and control. J Acoust Soc Am. 2016;140(4):2614.

1070 Pedwell RK, Hardy JA, Rowland SL. Effective visual design and communication practices for research posters: Exemplars based on the theory and practice of multimedia learning and rhetoric. Biochem Mol Biol Educ. 2016. doi: 10.1002/bmb.21034.

  - elektronisch durch Austausch digital gespeicherter mündlicher, schriftlicher oder bildlicher Informationen,[1071]
  - körperlich durch Körperhaltung, Gestik, Mimik,
- als Informationsziel eine Verständigung im Vordergrund steht, welche wiederum ermöglicht
  - die Vermehrung, Prüfung und Bewertung der Informationen zur Lösung eines Sachproblems,
  - die Erweiterung der eigenen Fachkompetenz,
  - die Entscheidung zur Verstetigung und Intensivierung der Kommunikation im Rahmen einer Kooperation und
  - die Vermeidung und Lösung von Konflikten,
- als Voraussetzung zur Verständigung erfüllt sein müssen
  - eine gemeinsame Sprache und ein inhaltlich gleicher Wortgebrauch,
  - beidseitige Aufmerksamkeit und Konzentrationsfähigkeit,
  - die Bereitschaft, die Informationen des Gegenüber aufzunehmen, zu verstehen und das Verstandene mit dem eigenen Wissen zu vergleichen und zu bewerten.

Ist der Gegenüber untergeordnet, so kann die Kommunikation eingeschränkt sein auf das Ziel
- eine Anordnung zu übertragen,
- ein Verständnis zu überprüfen und Missverständnisse zu beheben,
- den Vollzug der Anordnung zu überprüfen.

Eine derartig eingeschränkte Kommunikation ist häufig Teil einer Ausbildung oder Alltag in hierarchischen Systemen und hat zum Zweck,
- einseitig im Untergeordneten einen spezifischen Lernprozess auszulösen,
- den Erfolg des ausgelösten Lernprozesses zu kontrollieren.

In der wissenschaftlichen Kommunikation zwischen gleich qualifizierten und kreativen Wissenschaftlern ist eine eingeschränkte Kommunikation jedoch kontraproduktiv, weil sie
- vom Gegenüber als „Anordnung“ verstanden wird und daher
  - wenig überzeugend wirkt, eher demotiviert,
  - das Wechselspiel zwischen Geben und Nehmen blockiert und somit
  - das wissenschaftliche Kommunikationsziel verfehlt,
- die aus mehreren fachlichen Perspektiven notwendige, kritische Erarbeitung einer besten Sachlösung für ein Problem behindert.

1071 Garavand A, Mohseni M, Asadi H, Etemadi M, Moradi-Joo M, Moosavi A. Factors influencing the adoption of health information technologies: a systematic review. Electron Physician. 2016;8(8):2713–2718; Koops van 't Jagt R, de Winter AF, Reijneveld SA, Hoeks JC, Jansen CJ. Development of a Communication Intervention for Older Adults With Limited Health Literacy: Photo Stories to Support Doctor-Patient Communication. J Health Commun. 2016;21(sup2):69–82.

Kooperation

Kreative Wissenschaftler bedürfen eines hohen Maßes an Kooperationsfähigkeit, um trotz ihres Strebens nach Autonomie, trotz ihrer Selbständigkeit und Nonkonformität (siehe Kap. 2.6) in einer Forschungsgruppe ein gemeinsames Ziel verfolgen zu können.
Die Notwendigkeit von Kooperationen für den Erfolg der medizinischen Forschung wird besonders deutlich an dem Befund (siehe Kap. 5), dass medizinische α-Innovationen

- größtenteils entstanden sind aus der Zusammenarbeit von einzelnen kreativen Forschern innerhalb von Forschungsgruppen und
- mit Zunahme der Schwierigkeit und Komplexizität des zu lösenden Problems Kooperationen zwischen unterschiedlichen Forschungsgruppen bedurften.

Grundsätzlich haben Kooperationen den Zweck, dass beide Seiten kommunizieren mit dem Ziel,[1072]

- die Perspektiven der einen Seite dynamisch zu integrieren mit den Perspektiven der anderen Seite, um aus dieser Integration einen eigenen Vorteil zu schöpfen und diesen zu maximieren und/oder
- die Perpektiven der Gegenseite zu übernehmen und
- auf jeden Fall langfristig und erfolgreich zu gewinnen.

Kooperationen können additive oder synergistische Nutzen bringen

- bei der Suche nach neuen Ideen zur Lösung eines gegebenen Problems,
- bei wissenschaftlichen Diskussionen im Rahmen von Zusammenarbeiten, denn diese sind häufig genug
  - der Stimulus für den Geistesblitz, welcher in einem der Beteiligten die problemlösende Idee auslöste oder
  - Anlass und Grundlage für Neubewertungen und Neuausrichtungen von Forschungsthemen,
- durch Ergänzung und Stärkung der Fachkompetenz und der Forschungskapazität bei der Findung von Forschungszielen, Forschungsstrategien, Entwicklung von Prüfmethoden und bei der Erfassung, Auswertung und Bewertung von Ergebnissen.
- im technischen Bereich bei dem Erwerb, dem Gebrauch oder der eigenen Neuentwicklung von unterschiedlichen Geräten und Methoden.[1073]

Die Entstehung neuer Ideen innerhalb einer Zusammenarbeit in der Gruppe und/oder zwischen Gruppen kann recht unterschiedlich vonstattengehen,

- rein wissenschaftlich-rational auf Grund der wissenschaftlichen Ausgangslage,

1072 Melloni M, Billeke P, Baez S, Hesse E, de la Fuente L, Forno G, Birba A, García-Cordero I, Serrano C, Plastino A, Slachevsky A, Huepe D, Sigman M, Manes F, García AM, Sedeño L, Ibáñez A. Your perspective and my benefit: multiple lesion models of self-other integration strategies during social bargaining. Brain. 2016. pii: aww231.

1073 Walters SJ, Stern C, Robertson-Malt S. The measurement of collaboration within healthcare settings: a systematic review of measurement properties of instruments. JBI Database System Rev Implement Rep. 2016;14(4):138–97.

  - bereichert um den Geistesblitz und/oder um die Entdeckung und/oder Erfindung des einen oder anderen kreativen Mitglieds der Gruppe,
  - auf dem Wege der **„Bionik“**,[1074] welche beinhaltet,
    - ein gegebenes Problem zu analysieren, zu definieren und nachfolgend
    - nach analogen Problemen und deren Lösungen in physiologischen Abläufen in der Natur zu suchen und schlussendlich
    - die Problemlösung der Natur zu übertragen auf die Lösung des gegebenen Problems;
  - eine Reihe von Medizintechniken wurden mit Hilfe von Vorlagen der Natur entworfen, so z. B.
    - die Entdeckung von Antibiotika,
    - die Findung der schmerzlindernden Wirkung von Salizylsäure und von Aspirin oder
    - die Schutzwirkung von monoklonalen Antikörpern;
- durch Erkennen des glücklichen Zufalls bei der Suche nach der Lösung für ein anderes Problem,
  - viele der in unseren heutigen Arzneimitteln enthaltenen pharmakologischen Wirkstoffe verdanken ihre Entdeckung dem reinen Zufall (**„Serendipity“**),[1075, 1076] und
  - eine beträchtliche Anzahl dieser Zufallsentdeckungen (siehe Tab. 6.3 und auch Tab. 4.1 bis 4.30) entpuppten sich als α-Innovationen und waren Ausgangssubstanzen gewesen für zahlreiche beta-Innovationen;
- weitestgehend **assoziativ**, wobei der Prozess unterstützt werden kann durch mehrere Kreativitätstechniken. Zu diesen gehören
  - **Denkrunden** („Brain-storming“),[1077, 1078, 1079] bei denen
    - wegen des grundsätzlichen Verbots von Kritik die Qualität der meist spontan und wenig überlegt vorgeschlagenen Ideen meist fraglich ist und
    - kreative Vorschläge häufig (wegen des Problems des Nachweises der Urheberschaft) zurückgehalten werden;
  - **Schreibrunden** („Brain writing“)[1080], bei denen
    - überlegte Ideen ohne Einschränkungen schriftlich vorgetragen und gesammelt werden und

1074 Guenther T, Lovell NH, Suaning GJ. Bionic vision: system architectures: a review. Expert Rev Med Devices. 2012;9(1):33–48.

1075 Walpole H. The Letters of Horace Walpole, Earl of Orford: First published from the original manuscripts in four volumes, VOL. 2. 1749–75 www.gutenberg.org/cache/epub/4610/pg4610.html.

1076 Boyle R. Serendipity. How the vogue Word became Vague 2014, http://livingheritage.org/serendipity.htm.

1077 Osborne AE. Applied Imagination, Principles and Procedures of Creative Problem Solving, Charles Scriber's Sons, New York 1966.

1078 Stroebe W, Nijstadt BA. Warum Brainstorming in Gruppen Kreativität vermindert. Psychologische Rundschau 2004:55(1):2–10.

1079 Schulz M. Brainstorming is Bullshit, www.zeit.de/campus/2012/06/kreativitaet-ideen-tipps.

1080 www.orghandbuch.de/OHB/DE/Organisationshandbuch/6_MethodenTechniken/64_Kreativtechniken/642_Brainwriting/brainwriting-node.html.

Tab. 6.3: Durch Zufall entdeckte α-Innovationen in der Arzneimittelforschung.[1081]

Indikation	Substanz	Wirksamkeit		Ursprung
Herz-Kreislauf	Dichloroiso-proterenol	ß-Blocker	partieller Agonist und Antagonist β_1-adrenergischer und β_2-adrenergischer Rezeptoren	**Kreislauf-Forschung (Pharma-Industrie)**
	Teprotid (Nonapeptid)	ACE-Inhibitor (Angiotensin converting enzyme inhibitor)	hemmt die Konversion von Angiotensin I zu Angiotensin II	**Schlangengift-Forschung**
Psychosen	Chlorpromazin	Neuroleptikum	hemmt den D_2-Subtyp der Dopamin-Rezeptoren	**Malaria-Forschung**
	Haloperidol	Neuroleptikum		**Opiat-Forschung (Pharma-Industrie)**
	Promethazin	Sedativum Antiallergikum	Antagonist des H_1 (Histamin-) Rezeptors und des muscarinischen Acetylcholin-Rezeptors	**Schmerzmittel-Forschung**
	Iproniazid	Antidepressivum	Inhibitor der Monoamino-oxidase (MAO-Hemmer)	**Tuberkulose-Forschung**
	Lithium	Antidepressivum	Stimulation der Serotonin-Ausschüttung; Hemmung dopaminerger Rezeptoren	**Gicht und Rheuma-Forschung**
Rheuma	Quinacrin	Antirheumatikum	Hemmung der Histamine N-Methyltransferase	**Malaria-Forschung**
Tumor	Cisplatin	Zytostatikum	Querverknüpfungen von DNS-Strängen	**Bakterien-Biologie**
Infektionen	Penicillin	ß-Lactam Antibiotikum	Inhibition der bakteriellen D-Alanin-Transpeptidase; Blockade der Quervernetzung der Peptidoglykane in gram(+) Bakterien	**Bakterien-Biologie**
Erektile Dysfunktion	Sildenafil (Viagra®)	Potenzmittel	Hemmung der Phosphodiesterase-5 (PDE5)	**Kreislauf-Forschung, Lungenfibrose-Forschung (Pharma-Industrie)**

1081 Sedlacek HH. Arzneimittelforschung Durch Innovationen zum Markterfolg De Gruyter 2015:99–104.

    - nachfolgend eine kritische Prüfung und Bewertung dieser Ideen auf Eignung erfolgt,
- **Sammeln von Analogien aus anderen Wissensgebieten** („Synektik"),[1082, 1083, 1084] bei welchem
    - das Problem in seine Bestandteile zerlegt wird und kritiklos für jedes Bestandteil direkte, symbolische und/oder fantastische Analogien aus anderen Wissensgebieten gesucht werden,
    - durch Assoziationen aus diesen Analogien Ideen zur Problemlösung gesucht werden,
- **Neukombinationen der Bestandteile eines Problems** („morphologische Analyse"),[1085] was zum Inhalt hat
    - ein Problem eingehend so zu analysieren, dass dessen Bestandteile entsprechend ihrer Charakteristika unterschiedlichen Gruppen zugeordnet werden können,
    - eine definierte Zahl von Bestandteilen verschiedener Gruppen frei zu kombinieren, um neue Ideenvorlagen zu konstruieren und
    - diese Ideenvorlagen auf ihre Eignung zur Lösung des Problems zu prüfen und zu bewerten.

Zweifel bestehen, ob assoziative Kreativitätstechniken in der medizinischen Forschung helfen könnten, eine nennenswerte kreative Leistung zu erbringen, da diese Techniken
- kaum einen Ideenschub stimulieren, da sie nur wenig Wissens- und Erkenntnisgewinne liefern,
- kaum einen Motivationsschub auslösen, neue Ideen einzubringen, auch deswegen, weil deren Urheberschaft bei einem Teil der Techniken zumindest verwässert wird und
- kaum eine konkrete Lösung für ein konkretes Problem in die Wege leiten.

Konfliktkompetenz

Bei jeder Zusammenarbeit von Menschen besteht die Gefahr, dass Konflikte entstehen, z. B. aus Ungleichbehandlungen, aus Konkurrenzgründen und/oder aus allgemeinen Gründen zwischen Mitarbeitern untereinander und in deren Beziehung zu Vorgesetzten. Sind Konflikte entstanden, beschädigen sie die Zusammenarbeit, weil durch das Konfliktgeschehen
- Gedanken und Gefühle gebunden, Motivationen zerstört und Arbeitzeit zweckentfremdet werden und

1082 www.uni-duesseldorf.de/muendlichkeit/Projekt-Netz/synektik.htm.
1083 www.wirtschaftslexikon24.com/d/synektik/synektik.htm.
1084 www.sdi-research.at/lexikon/synektik.html.
1085 Ritchey T. General Morphological Analysis, A general method for non-quantified modeling Adapted from the paper „Fritz Zwicky, Morphologie and Policy Analysis", presented at the 16th EURO Conference on Operational Analysis, Brussels 1998. ©Tom Ritchey 2002–2013.www.swemorph.com/pdf/gma.pdf.

- die geistige Leistungsfähigkeit abgelenkt wird weg von der eigentlichen Zielsetzung und hin auf Ideen und Maßnahmen zur Verbesserung der eigenen Konfliktposition.

Konservative Schätzungen[1086] gehen davon aus,

- dass etwa 10–15 % der durchschnittlichen Arbeitszeit zur Konfliktbewältigung verbraucht wird und
- dass Führungskräfte etwa 30–50 % ihrer Arbeitszeit damit verwenden müssen, Konflikte und Konfliktfolgen zu beheben. Zu den Konfliktfolgen gehören im Besonderen
  - bei den Konfliktparteien:
    - innere und äußere Kündigungen, vermehrte Krankmeldungen, vermehrte Fehlzeiten, kontraproduktive Verhaltensweisen,
  - in der Gruppe:
    - mangelhafte Projektbearbeitung, vermehrte Fehlleistungen und Fehlentscheidungen.

Ziel eines jeden Mitglieds in einer Forschungsgruppe muss es also sein, Konflikte zu vermeiden oder bereits im Enstehungsprozess zu lösen.

Strategien zu Vermeidung von Konflikten sollten bereits bei der Planung und dem Aufbau einer Forschungsgruppe bzw. einer Kooperation zu Anwendung kommen durch

- eine beidseitig offene Darstellung aller Informationen, welche für die konkrete Zusammenarbeit bedeutsam sein könnten. Zu diesen Informationen gehören kritische Beschreibungen
  - der eigenen Lage,
  - der technischen, personellen und finanziellen Zwänge und Einschränkungen
  - der wissenschaftlichen Stärken und Schwächen,
  - der eigenen Zielvostellungen, Pläne, Strategien, Maßnahmen;
- eine klare Darstellung der geplanten Zusammenarbeit in Bezug auf
  - Gründe, gemeinsame Ziele und die erhofften Ergebnisse,
  - Strategien, Maßnahmen, Arbeitsteilung, zu erbringende Leistungen, Kosten, Zeitbedarf,
  - Kontrollen von Leistungen und Zeit (Meilensteinplan) und den Finanzen,
  - Kriterien für eine Weiterführung, ein Anhalten oder eine Beendigung,
  - Maßnahmen bei einem Anhalten und alternative Projekte bei einer Beendigung;
- ein regelmäßiger Austausch über die Ergebnisse, ungeplante Ereignisse und über neue wissenschaftliche Erkenntnisse mit Festlegung
  - der Bestätigung oder Veränderung der Strategie und des Maßnahmenkatalogs,
  - der Verwertung der Ergebnisse durch
    - Patentanmeldungen mit Erfindermeldungen;
    - Veröffentlichungen mit Autorenreihenfolgen.

1086 KPMG 2012, in Bruns K, Konfliktkompetenz – ein Muss im Führungsalltag, Arbeitsbericht Nr. 12, Lehrstuhl für Produktionswirtschaft, Ruhr Universität Bochum. 2013; http://prowi.rub.de/mam/content/konflikt kompetenz ein muss im führungsalltag.pdf.

Tab. 6.4: Voraussetzungen und Ziele der Konfliktkompetenz.[1087]

selbst							Ziel beim Partner
Selbstwahrnehmung	von Gefühlen, Wünschen				Empathie	►	Erfassung seiner Gefühle und Wünsche
Selbssteuerung	von Äußerungen, Handlungen	►	Sozialkompetenz	►	angemessene Einwirkungen	►	Beeinflussung seiner Gefühle und Wünsche
Selbstmotivation	zur Leistung						Steigerung seiner Motivation

Ist ein Konflikt entstanden, bedarf es zur Lösung eines ausreichenden Maßes an Konfliktkompetenz von beiden Seiten.

Wesentliche Voraussetzung für diese Konfliktkompetenz sind eine ausreichende

- Erkenntnisfähigkeit (siehe Kap. 2.3),
- Selbstwahrnehmung der eigenen Gefühle und Wünsche,
  - sodass die Gefühle und Wünsche des Anderen auch wahrgenommen und verstanden werden können,
- Selbststeuerung der eigenen Äußerungen von Gefühlen, Wünschen und Handlungen,
  - sodass auf die Gefühle und Wünsche des anderen Einfluss genommen werden kann,
- Selbstmotivation zur erhöhten Leistungsbereitschaft
  - sodass die Motivation des anderen verstärkt werden kann.

Eine Übersicht über Voraussetzungen und Ziele der Konfliktkompetenz gibt Tab. 6.4.

Je besser und je schneller ein entstandener Konflikt aus eigener Kraft und im beidseitigen Einvernehmen zwischen den Konfliktparteien gelöst werden kann, um so konstruktiver wirkt sich diese Erfahrung aus

- auf die Vermeidung, Beherrschung und/oder Bewältigung weiterer zukünftiger Konflikte und
- auf das Selbstwertgefühl und die kreative und innovative Leistungsfähigkeit aller Beteiligten.

Probleme bei der Bewältigung von Konflikten „aus eigener Kraft" liegen jedoch meist in den Wahrnehmungen und Haltungen, welche zum Konfliktgegner eingenommen wurden (siehe Tab. 6.5).

1087 Bruns K. Konfliktkompetenz – ein Muss im Führungsalltag, Arbeitsbericht Nr. 12, Lehrstuhl für Produktionswirtschaft, Ruhr Universität Bochum. 2013; http://prowi.rub.de/mam/content/konfliktkompetenz_____ein_muss_im_f__hrungsalltag.pdf.

Tab. 6.5: Beispiele für die Haltung zum Konfliktgegner.[1088]

Selbsteinschätzung		Haltung zum Konfliktgegner
autoritär		
das eigene Verhalten wird nicht in Frage gestellt	►	Wünsche und Vorstellungen werden aufgezwungen
		Tonfall ist befehlend, aggressiv
		Konfliktgegner wird für schuldig gehalten
vermeidend		
das eigene Verhalten wird ausgeblendet	►	klare Fragen werden nicht oder ausweichend beantwortet
		die eigenen Kommentare sind bedeutungslos
harmoniesüchtig		
kein eigener Standpunkt	►	Differenzen werden zu glätten versucht
		dem Konfliktgegner wird erhöhte Aufmerksamkeit geschenkt
		Konfliktgegner wird beschützt und verteidigt
rational		
Primat von Vernunft und Logik	►	Auf allgemein gültige Regeln wird hingewiesen
		Konflikt wird mit Vernunft und Logik zerlegt

Als methodische Hilfestellung für Konfliktlösungen könnte folgende Vorgehensweise dienen

- jede Konfliktpartei stellt schriftlich ihre Ansichten zusammen über
  - die Fehler bzw. den Beitrag der Gegenpartei zur Entstehung des Konfliktes:
    - falls Sachprobleme als Ursache angesehen werden:
      die Zielvorstellungen, strategische Vorstellungen, Maßnahmen, Auffassungen, Meinungen, Methoden, Beurteilungen, Entscheidungen, Informationen,
    - falls Verhaltensprobleme als Ursache gelten:
      missliebige Verhaltensweisen, Verletzungen, Verleumdungen, Vertrauensbrüche, Fälschungen, Vernachlässigung, Herabsetzungen;
  - die eigenen Fehler, den eigenen Beitrag bei der Entstehung des Konfliktes;
- beide Konfliktparteien legen Ihre Ansichten zusammen und sortieren sie nach
  - Übereinstimmungen und
  - Widersprüchen;
- beide Konfliktparteien versuchen aus den Widersprüchen insoweit zu lernen, dass eine Kompromisslinie gefunden wird

1088 Bruns K. Konfliktkompetenz – ein Muss im Führungsalltag, Arbeitsbericht Nr. 12, Lehrstuhl für Produktionswirtschaft, Ruhr Universität Bochum. 2013; http://prowi.rub.de/mam/content/konfliktkompetenz_____ein_muss_im_f__hrungsalltag.pdf

  - bei den Sachproblemen
  - bei den Verhaltensproblemen.
- falls aus eigener Kraft keine Kompromisslinie gefunden werden kann, wird beidseitig ein Schlichter hinzugezogen,
  - die Kompromisslinie des/der Schlichter/s sollte beidseitig angenommen werden.

6.4 Zielstrebigkeit, Führungskompetenz

Zielstrebigkeit

In einer kreativen Forschungsgruppe wird von allen Mitgliedern ein hohes Maß an Zielstrebigkeit benötigt, denn ohne diese Fähigkeit
- wären kreative Leistungen nur zufällig ausgerichtet auf die gemeinsame Erarbeitung der Lösung eines gegebenen Problems und
- könnte die innovative Leistung, d. h. die Arbeiten zur Entwicklung einer Innovation nicht bestmöglich erbracht werden.

Zielstrebigkeit ist daher von den Mitarbeitern zu fordern, aber auch von der Forschungsleitung selbst zu erbringen. Diese Zielstrebigkeit darf jedoch nicht derart beherrschend sein, dass die Aufmerksamkeit für auftretende Probleme und die kritische Analyse jeder Stufe des Innovationsprozesses darunter leiden und hierdurch verhindert wird,
- Fehlentwicklungen bei der Zielverfolgung zu erkennen,
- ein einmal gefasstes Ziel auf Grund neuer Erkenntnisse zu verändern oder ganz fallen zu lassen,
- vollkommen neue, ungeplante Erkenntnisse (Serendipity, siehe oben) bei der Zielverfolgung zu erfassen und deren Bedeutung für eine unvorhergesehene Innovation abzuschätzen.

Die Zielstrebigkeit in der Forschung muss somit von einem gehörigen Maß an Kritikfähigkeit begleitet sein, um zum Erfolg, zur Innovation führen zu können!
Für eine solche **„kritische Zielstrebigkeit"** bedarf es daher eines hohen Maßes an Fachkompetenz und an Kritikkompetenz.
Forschungsleiter müssen zusätzlich zu dieser kritischen Zielstrebigkeit, zusätzlich zur Fachkompetenz und Kritikkompetenz auch noch die notwendige Führungskompetenz besitzen, sonst sind sie fehl am Platze.

Führungskompetenz

Führungskompetenz in der medizinischen Forschung beinhaltet die Fähigkeit, hochintelligente, eigenwillige, kritische und unterschiedlich begabte, geprägte und geschulte wissenschaftliche Mitarbeiter so zu fördern, zu fordern und zu kontrollieren (siehe auch Kap. 7.2)

- dass gemeinschaftlich das Ziel erreicht wird, kreative Ideen zu entwickeln, zu prüfen und mit Hilfe eines Forschungs- und Entwicklungsprozesses zu einer Innovation zu verwirklichen, was bedeutet,
- dass die über einen meist 10 oder mehr Jahre dauernden Entwicklungsprozess ständig auftretenden Fehlentwicklungen durch einen fortlaufenden **„kritischen Iterationsprozess“** erkannt und korrigiert werden.

Führungskompetenz in der Forschergruppe ist im Wesentlichen mit folgenden Aufgaben verbunden (Einzelheiten hierzu siehe[1089]):

- Wissenschaftler zusammenzuführen
  - zur Entwicklung von Ideen, Forschungszielen, Forschungsstrategien, Maßnahmenkatalogen, Methoden und Auswerteverfahren,
  - zur sinnvollen Aufteilung der Versuchsarbeiten und kritischen Bewertung der Ergebnisse,
  - zur wechselseitigen Motivation,
- Wissenschaftler von der Notwendigkeit zu überzeugen,
  - Spielregeln für die Zusammenarbeit zu entwickeln und einzuhalten,
  - Fehlentwicklungen durch Schulung der Kritikkompetenz, Konfliktkompetenz und einer ausgeprägten Fehlerkultur zu minimieren und
  - die wirtschaftliche Verwertung der Erfindungen der Mitarbeiter durch die Anmeldung und Durchsetzung von Schutzrechten/Patentrechten zu sichern,
- Wissenschaftler angemessen und in motivierender Weise zu kontrollieren,
  - durch Leistungsvereinbarungen und durch ein sachkundiges und engmaschiges Projektmanagement,
  - durch kritische Überprüfung der Ergebnisse und der Schlussfolgerungen,
  - durch sorgfältige Verwaltung der Finanzmittel und der Ausgaben;
- selbst eine Vorbildfunktion für die Mitarbeiter auszuüben durch
  - ein weitgehend uneigennütziges Handeln,
  - ein überdurchschnittliches Maß an Fachkompetenz und Kritikkompetenz
  - eine dominierende soziale Kompetenz und Konfliktkompetenz, sichtbar durch die Fähigkeit
    - zuhören und verstehen zu können, die richtigen Fragen zu stellen, Konflikte zu erkennen und zu lösen,
    - Leistungen zu würdigen, Leistungsschwächen zu analysieren und konstruktiv zu beheben,
  - eine Vertrauen weckende ethische Kompetenz
    - als Grundlage für die Beziehung zu den Mitarbeitern,
    - für die innere und ggfs. auch die äußere gesellschaftliche Akzeptanz der Forschungsergebnisse,
  - einen hohen persönlichen Einsatz und eine mutige Verantwortungsbereitschaft,
    - zur Unterstützung der Mitarbeiter,
    - als Motor für zielbewusstes Arbeiten,

1089 Sedlacek HH. Arzneimittelforschung Durch Innovationen zum Markterfolg; de Gruyter 2015:112–121.

- ein wirksames Durchsetzungs- und Durchhaltevermögen,
  - um den Mitarbeitern den Rücken zu stärken für den bei Arzneimitteln mehr als 10 Jahre dauernden Innovationsprozess,
  - um kreative Ideen nicht durch Hürden und Rückschläge scheitern zu lassen.

Welcher Führungsstil hierbei zur Anwendung kommt, dürfte abhängig sein
- von den Persönlichkeitsmerkmalen und den Erfahrungen der Führungskraft und
- von der Struktur und Kultur der Organisation, in welcher die Forschungsgruppe sich befindet. Bekannt sind
  - der mitreißend-leidenschaftliche Stil in Erfinder-geführten Gesellschaften,
  - der patriarchalische Stil in Eigentümergesellschaften,
  - ein hierarchisch geprägter Stil in Aktiengesellschaften,
  - der bürokratische Stil in staatlichen Organisationen.

Gesondert vom Führungsstil sind die Führungsmethoden zu betrachten. Zu unterscheiden sind (siehe Tab. 6.6)
- die situative Führung, in welcher
  - die Nutznießung hauptsächlich dem Führenden zugute kommt und
  - das Leistungspotential beim Geführten eingeschränkt ist;
- die transaktionale Führung, in welcher
  - die Nutznießung hauptsächlich dem Führendem zu gute kommt,
  - der Geführte jedoch an der Nutznießung Teil hat und
  - das Leistungspotential beim Geführten mittel bis hoch sein kann;

Tab. 6.6: Die wesentlichen Führungsmethoden.

<table>
<tr><th>situative Führungsmethode[1090, 1091, 1092]</th><th></th><th>Vorausetzungen; Ziele</th><th>Ergebnisse</th></tr>
<tr><td>Führungsstile</td><td rowspan="4">▶</td><td rowspan="4">Wahl abhängig vom Reifegrad des Geführten</td><td rowspan="4">Leistungs-potential ist beim Geführten eingeschränkt</td></tr>
<tr><td>autokratisch-hierarchisch,</td></tr>
<tr><td>demokratisch-kooperativ</td></tr>
<tr><td>locker im Sinne von „laissez faire“ (Eingriffe nur, wenn Korrekturen notwendig)</td></tr>
<tr><td>Ausübung/Techniken</td><td rowspan="3">▶</td><td rowspan="3">Wahl abhängig von Aufgaben und Ausbildungsstand des Geführten</td><td rowspan="3">Nutznießung liegt beim Führenden</td></tr>
<tr><td>Unterweisung und Überzeugung</td></tr>
<tr><td>Delegation oder Teilhabe</td></tr>
</table>

1090 Hersey P. Blanchard KH, LaMonica EL. A look at your supervisory style. Superv Nurse. 1976 Jun;7(6):27–31, 34–6, 38–40.

1091 Ketchum SM. Overcoming the four toughest management challenges. Increase your effectiveness by using situational leadership. Clin Lab Manage Rev. 1991 Jul-Aug;5(4):246–7, 250–1, 254–5.

1092 Bing-You R. Wiltshire W, Skolfield J. Leadership development for program directors. J Grad Med Educ. 2010 Dec;2(4):502–4.

transaktionale Führungsmethode[1093, 1094, 1095]			
Führungsstil	▶◀	erwartet werden Leistungen des Geführten	Leistungspotential ist beim Geführten mittel bis hoch Nutznießung liegt hauptsächlich beim Führenden (gering auch beim Geführten)
Austauschverhältnis zwischen Führungskraft und Mitarbeiter			
Ausübung/Techniken	▶		
Klärung von Zielen und Aufgaben			
Delegation von Verantwortung			
Kontrolle, Bewertung, Würdigung	▶		
Belohnung mit materiellen + immateriellen Vorteilen			
Tadel mit Kritik und materiellen + immateriellen Nachteilen			
die transformationale Führungsmethode[1096, 1097, 1098, 1099]			
Führungsstil:	▶◀	abhängig von der Einstellung und dem Verhalten des Mitarbeiters	Leistungspotential ist beim Geführten hoch bis sehr hoch Nutznießung liegt beim Führenden aber auch beim Geführten
aktive, auf beidseitigem Vertrauen beruhende Beeinflussung			
Ausübung/Techniken	▶◀		
Erarbeitung eines Vertrauenverhältnisses „*idealized influence*“		Vertrauen und Wertschätzung zwischen Führungsperson und Mitarbeiter	
einfallsreiche Anregungen „*inspirational motivation*“	▶	Mitarbeiter soll klar definierte, anspruchsvolle Ziele anstreben	
intellektuelle Anregungen „*intellectual stimulation*“		Förderung der geistigen Fähigkeiten und des selbständigen Handelns des Mitarbeiters	
persönliche Beratung und Betreuung „*individual consideration*“,			

1093 Larsen J. Leadership, nurses and the 1980s. J Adv Nurs. 1983 Sep;8(5):429–35.
1094 Molero F. Moriano JA, Shaver PR, The influence of leadership style on subordinates' attachment to the leader. Span J Psychol. 2013 Jan;16:E62.
1095 Eagly AH. Johannesen-Schmidt MC, van Engen ML. Transformational, transactional, and laissez-faire leadership styles: a meta-analysis comparing women and men. Psychol Bull. 2003 Jul;129(4):569–91.
1096 Woodard DA. Transformational leaders. Ten practices to help executives meet the challenges of the 1990s. Health Prog. 1992 Nov;73(9):40–4.
1097 Kearney E. Gebert D. Managing diversity and enhancing team outcomes: the promise of transformational leadership. J Appl Psychol. 2009 Jan;94(1):77–89.
1098 Bass BM, Avolio BJ, Jung DI, Berson Y. Predicting unit performance by assessing transformational and transactional leadership. J Appl Psychol. 2003 Apr;88(2):207–18.
1099 Wang D, Waldman DA, Zhang Z. A meta-analysis of shared leadership and team effectiveness. J Appl Psychol. 2014 Mar;99(2):181–98.

- die transformationale Führung, in welcher
  - die Nutznießung sowohl dem Führenden wie auch dem Geführten zugute kommt und
  - das Leistungspotential beim Geführten hoch bis sehr hoch sein kann.

Je nach Anforderung können mehrere Führungsmethoden kombiniert werden und/oder miteinander wechseln, wobei die transformationale Führung wohl als die anspruchsvollste und erfolgreichste Führungsmethode angesehen wird.[1100]

Letztendlich zählt nur das Ergebnis der Führung. In der medizinischen Forschung ist das angestrebte Ergebnis eine Innovation zur Erfüllung eines bislang nicht oder nur unzulänglich zu erfüllenden medizinischen Bedarfes. Und wie bekannt benötigen Arzneimittelinnovationen einen Zeitbedarf von mindestens 10 Jahren und ist dieser Weg mit erheblichen Risiken (siehe Kap. 6.5) belastet.

Erfolgreiche Führung in der medizinischen Forschung heißt somit,
- über einen langen Zeitraum hinweg die Mitarbeiter so motivieren zu können, dass sie geschlossen mit ihrer gesamten Fachkompetenz, mit ihrer Kritikkompetenz und mit aller Kraft versuchen, das festgelegte Ziel zu erreichen,
- aus Fehlern und Enttäuschungen im Rahmen der Projektbearbeitung die Lehren für Verbesserungen, Neuausrichtungen oder sogar einen Neuanfang zu ziehen und
- die Hoffnung und Zuversicht, das Ziel einer Innovation erreichen zu können, nicht zu verlieren.

Dieses gelingt jedoch nur, wenn die Forschungsleitung allen Mitarbeitern das überzeugende Gefühl vermittelt, dass jeder sich als integrierter und zugleich auch vorbildlicher Teil der Forschungseinheit empfinden kann. Grundlage hierfür sind[1101]
- eine Kultur des Miteinanders, welche auf gegenseitige Wertschätzung und auf Vertrauen beruht, spürbar
  - am Verhalten, gekennzeichnet
    - durch Redlichkeit und Wahrhaftigkeit, Mäßigung und Selbstbeherrschung, Gerechtigkeit und Fairness,
    - gegenseitige Loyalität und Solidarität, Offenheit und Transparenz,
    - durch den „guten Willen", erkennbar bei jeglicher Handlung,
  - an den gemeinsamen und tagtäglich praktizierten Wertvorstellungen wie z. B.
    - durch Einhaltung wissenschaftlicher und ethischer Standards bei der Planung, Durchführung von Versuchen und der Bewertung und Veröffentlichung von Versuchsergebnissen,
    - durch Respekt vor den Urheberrechten an Ideen, Plänen und Versuchs-Ergebnissen der Mitarbeiter,

---

1100 Pelz W. Transformationale Führung, interview Magazin 4/2012:42–44; http://management-innovation.8nbcom/download/Transformationale-Fuehrung.pdf.

1101 Sedlacek HH. Arzneimittelforschung Durch Innovationen zum Markterfolg; de Gruyter 2015:112–121.

  - durch Einhaltung der Regeln der Höflichkeit und Menschlichkeit und
  - durch Achtung der Menschenwürde bei jeglicher Kommunikation, auch bei Kritik und Tadel und bei der Lösung von Konflikten;
- Mut und Beharrlichkeit z. B. bei der Durchsetzung von berechtigten Forderungen der Mitarbeiter, falls diese bei der Instituts- oder Unternehmensleitung kein Gehör finden sollten.

Zwar kann das **Charisma** einer Führungskraft eine transformationale Führung über den Weg der Gefühlsbindungen noch verstärken. Jedoch stellt die charismatische Führung zumindest in der medizinischen Forschung dann eine Gefahr dar,[1102]
- wenn weniger auf der Grundlage der Vernunft als des Gefühls entschieden wird und hierdurch
  - die Fachkompetenz in den Hintergrund tritt,
  - Sachentscheidungen und Bewertungen leiden,
  - solche Mitarbeiter, welche eher der Vernunft folgen, diskriminiert werden;
- wenn andersartige Gefühle von Mitarbeitern nichts gelten und hierdurch
  - Gefahren und Fehlermöglichkeiten, erahnt auf Grund von Erfahrung, nicht zur Kenntnis genommen werden und
  - Mitarbeiter ausgegrenzt und demotiviert werden.

Die Gefahren des Charismas der Führungskraft für eine Forschungsgruppe werden durch eine hohe Führungskompetenz aufgehoben, weil diese eine Gewähr dafür ist,[1103] dass
- alle Mitarbeiter ihre wissenschaftlichen und privaten Interessen weitestgehend gewahrt sehen,
- alle Mitarbeiter aus ihren unterschiedlichen Blickwinkeln das gemeinsame Forschungsziel als sinnvoll und erstrebenswert ansehen,
- alle Mitarbeiter an einem Strang ziehen und
- dauerhaft zunehmen
  - Leistungsbereitschaft,
  - Ideenreichtum und schöpferische Schaffensfreude,
  - Bereitschaft zur Zusammenarbeit und die
  - Arbeitszufriedenheit.

6.5 Technische und finanzielle Möglichkeiten

Kreative und innovative Arbeiten in der medizinischen Forschung kosten viel Geld. Dieses Geld gilt es einzuwerben, gleich, ob für nichtindustrielle oder industrielle Forschungsvor-

1102 Sedlacek HH. Arzneimittelforschung Durch Innovationen zum Markterfolg; de Gruyter 2015:112–121.
1103 Moschner A. Die Kunst der Mitarbeiterführung; Masterarbeit; FH Stuttgart. 2003; http://opus.bsz-bw.de/hdms/volltexte/2004/350/pdf/Master-arbeit-05082003.pdf.

haben. Verantwortlich für die Einwerbung sind die Wissenschaftler, die Forscher, gleich in welchem Institut.

Forschungsarbeiten in staatlichen und öffentlich-rechtlichen Instituten sind meist mischfinanziert durch einen staatlichen Grundbetrag und projektbezogene zeitlich befristete Beträge aus öffentlichen Geldern, auf Antrag zugeteilt von Forschungsstiftungen oder von öffentlich-rechtlichen Institutionen zur Forschungsförderung (z. B. von der Deutschen Forschungsgemeinschaft/DFG oder von der „National Science Foundation" der USA). Wissenschaftler an staatlichen und öffentlich-rechtlichen Forschungs-Instituten lernen es früh, Gelder über derartige Anträge zur Finanzierung ihrer Forschungsprojekte einzuwerben.

- Begutachtet und bewertet werden diese Finanzierungs-Anträge durch ehrenamtlich tätige akademische Wissenschaftler, meist aus dem gleichen Forschungsgebiet wie der Antragsteller.
- Durch die Verfolgung des Prinzips: „Gute Forschung ist das, was gute Forscher (mehrheitlich) für gut halten" kann eine Autonomie gewahrt werden, welche hilft, die Bewertung von Forschungsvorhaben vor politischer, religiöser oder ideologischer Einflussnahme zu schützen und damit die Unabhängigkeit, die Freiheit von Forschung zu sichern.
- Zu den weiteren Vorteilen dieses Systems gehört das Prinzip, dass derjenige, welcher gute Forschungs-Ideen vorweisen kann, auch gute Chancen besitzt, eine Finanzierung zur experimentellen Prüfung und Verwirklichung seiner Ideen zu erhalten. Vom Grundsatz her werden mit diesem Verfahren somit kreative Forschungsleistungen gefördert und belohnt.

Gefahren ergeben sich jedoch,[1104, 1105]

- wenn die anonymen Gutachter befangen sind, im Besonderen befreundete wissenschaftliche Kooperationspartner oder aber Konkurrenten des Antragstellers darstellen, selbst Finanzierungsanträge stellen und in diesem Interessenkonflikt,
  - Anträge unsachlich befürworten,
  - Anträge willkürlich ablehnen, um damit die Chance der Finanzierung ihrer eigenen Anträge oder der Anträge von Freunden zu erhöhen und/oder
  - Ideen aus den Anträgen für ihre eigenen Anträge entwenden,
- wenn keine neutrale Kontrollinstanz vorhanden ist, die einen Missbrauch der Gutachtertätigkeit verhindern oder aufdecken kann,
- wenn die ausgesuchten Gutachter fachlich nicht geeignet sind oder nur oberflächlich begutachten und

1104 Lübbert D. Die Deutsche Forschungsgemeinschaft Strukturen, Verfahren, Reformbedarf; WD8–176/06; http://webarchiv.bundestag.de/archive/2006/1206/bic/analysen/2006/Die_Deutsche_Forschungsgemeinschaft__DFG.pdf.

1105 Reuß R, Rieble V. Die freie Wissenschaft ist bedroht. FAZ, 18.10. 2011. www.faz.net/aktuell/feuilleton/forschung-und-lehre/kritik-an-der-dfg-die-freie-wissenschaft-ist-bedroht-11497511.html#Drucken.

- wenn keine Transparenz gegeben ist, somit die Antragsteller keine Rechte besitzen, Einblick zu nehmen in die Gutachten, die Gutachter anonym bleiben und nur das Endergebnis eines Gutachtens dem Antragsteller mitgeteilt wird.

Dem Gefahrenpotential von Interessenskonflikten wurde in der DFG durch personelle Trennung zwischen Begutachtung, Bewertung, und Entscheidung bereits entgegengewirkt.[1106]

Ob jedoch eine Aufhebung der Anonymität von Gutachtern und Gutachten mehr Vorteile als Nachteile mit sich bringen würde, ist fraglich, da bei Verlust dieser Anonymität ein erhebliches Konfliktpotential zwischen Wissenschaftlern entstehen könnte.

Im industriellen Bereich des Gesundheitssystems gehören Forschung und Entwicklung zu den wesentlichen treibenden Kräften für Gewinn und langfristiges Überleben. Es ist die Pflicht der Forschungsleitung, dieses Verständnis im Unternehmen zu vermitteln, d. h.

- die wissenschaftlichen Mitarbeiter müssen wissen,
  - dass die Forschungs- und Entwicklungskosten von den derzeitigen Marktprodukten erwirtschaftet werden müssen,
  - dass die betriebswirtschaftlichen Kennzahlen wie Kosten, Zeitbedarf, Umsatzpotentiale und Risiken eines Forschungsprojektes für die zukünftige Finanzierung der Forschung von entscheidender Bedeutung sind und
  - dass daher diese Kennzahlen von ihnen bestmöglich ausgearbeitet, der laufenden Entwicklung angepasst und mit der Unternehmensleitung abgestimmt werden müssen,
- der Unternehmensleitung muss andererseits bewusst sein,
  - dass allein die wissenschaftlichen Mitarbeiter über die Fachkompetenz verfügen, Forschungsziele, Forschungsstrategien, Forschungs-Kooperationen, Lizenznahmen und Entwicklungssubstanzen und entstehende Innovationen zu bewerten,
  - dass die Unternehmensleitung diese Fachkompetenz nutzen muss, wenn sie Innovationen als Firmenziel anstrebt und dass dieses Firmenziel nur erfolgreich sein kann,
    - wenn eine kritische Größe an wissenschaftlicher und technischer Forschungskapazität dauerhaft vorhanden ist,
    - wenn auf der Grundlage dieser Forschungskapazität Forschungsziele über einen Zeitraum von mindestens 10 Jahren finanziert werden,
  - dass jede Unterbrechung der Finanzierung der Innovationsprozesse
    - die betroffene Innovation zerstört und damit die Zukunft der Firma beschädigt und
    - eine Vernichtung des bislang in Forschung und Innovationen investierten Kapitals darstellt.

1106 Lübbert D. Die Deutsche Forschungsgemeinschaft Strukturen, Verfahren, Reformbedarf; WD8–176/06; http://webarchiv.bundestag.de/archive/2006/1206/bic/analysen/2006/Die_Deutsche_Forschungsgemeinschaft__DFG.pdf.

Die kaufmännische Leitung eines auf Innovationen ausgerichteten Unternehmens im Gesundheitssystem sollte daher

- die Finanzierung der Forschung und Entwicklung als einen dauerhaften Kostenfaktor sehen, dessen Rentabilität
  - über Jahrzehnte hinweg immer wieder neu berechnet werden muss,
  - ein beträchtliches Verlustrisiko aufweist, z. B. bei Einstellung eines Projektes wegen mangelnder Wirksamkeit bzw. unzureichender Marktfähigkeit und
  - erst bei der Markteinführung einer angestrebten Innovation real kalkulierbar wird;
- ein „**unidirektionales** Denken", welches einseitig ausgerichtet ist auf Erhöhung des kurzfristig geglaubten Profits durch den Verkauf greifbarer Produkte, nicht zum alleinigen Credo für den Erfolg machen, weil dieses Denken
  - zwar verführerisch ist durch ein hohes Maß an unmittelbarer Selbsterfüllung,
  - mental jedoch wenig anspruchsvoll ist und durch diese Unterforderung die geistige Entwicklung und Flexibilität der Beteiligten verarmen lässt und
  - dem Unternehmen über die Lebensdauer der bestehenden Produkte hinweg keine Perspektive gibt,
- dem „**multidirektionalen** Denken" stattdessen weitaus mehr Raum geben
  - indem weitsichtig unterschiedliche Chancen in Abwägung bekannter wie auch vermuteter Risiken wahrgenommen werden,
  - was mental zwar erheblich anspruchvoller ist, aber durch die hierdurch bewirkte Förderung der geistigen Weiterentwicklung die intellektuelle Grundlage bietet,
  - durch eine fortlaufende Minimierung der Risiken und Optimierung der Chancen die Innovationsprozesse so zu unterstützen, dass hierdurch die Zukunft des Unternehmens langfristig gesichert werden kann.

Wie kaufmännisch erfolgreich dieses multidirektionale Denken langfristig sein kann, zeigen im Pharmabereich (siehe Kap. 4)

- die Markterfolge der α-Innovationen und
- die stimulierende Wirkung dieser Markterfolge auf Forschung und Entwicklung attraktiver ß-Innovationen.

Voraussetzung für den Erfolg dieses multidirektionalen Denkens im wirtschaftlichen Bereich ist das Vertrauen der Kaufleute in die Aussagen der forschenden Wissenschaftler. Diese haben die Verpflichtung, diejenigen „Hausaufgaben" bestmöglich erledigen, welche die Kaufleute in der Unternehmensleitung bei der Geschäftsführung und Zukunftsplanung berücksichtigen müssen.

Zu diesen **Hausaufgaben** gehört, in regelmäßigen Abständen zu erarbeiten

- eine nüchterne, objektive Bewertung der Erfolgswahrscheinlichkeit von Forschungs-Zielen, Forschungs-Strategien, Forschungs-Projekten und Entwicklungskandidaten in Bezug zu den Aktivitäten der Konkurrenz und zu der eigenen Konkurrenzfähigkeit,
- eine umfassende Darstellung der Risiken, welche mit der Verfolgung der Forschungs-Ziele bzw. der Forschungs-Projekte verbunden sind und eine redliche Einschätzung,

  - wie diese Risiken minimiert werden können,
  - welche Ausweichmöglichkeiten bestehen,
  - welche Folgen zu erwarten sind, wenn die Risiken eintreten,
- eine wirklichkeitstreue Darstellung der Chancen, welche das Forschungs-Ziel bzw. Forschungs-Projekt bietet, verbunden mit der Angabe
  - mit welchen Maßnahmen diese Chancen zu sichern oder zu erhöhen sind und
  - welche Ergebnisse zu erwarten sind, wenn die Chancen wie geplant verwirklicht werden können,
- eine bestmögliche Schätzung der Kosten, des Zeitbedarfs und des Umsatzpotentials der Projekte.

Allen Beteiligten muss dabei klar sein,[1107]
- dass die Qualität des Ergebnisses dieser Bewertungen
  - direkt abhängt von der fachlichen Qualifikation der Beteiligten und
  - nur so gut sein kann wie die schlechteste Fachkompetenz unter den Beteiligten,
- dass jegliche Schönfärberei der Chancen, der Risiken, der Kosten, des Umsatzpotentials oder des Zeitbedarfs bei der Bewertung dem gesamten Unternehmen einen erheblichen Schaden zufügt,
  - weil über kurz oder lang das Vertrauen in dessen Forschung schwindet,
    - spätestens dann, wenn die Wirklichkeit die Schönfärberei eingeholt hat,
  - wenn zusätzliche bislang verschwiegene Kosten und Verzögerungen bei den Forschungs- und Entwicklungstätigkeiten
    - „zu bösen Überraschungen" in der Bilanz führen,
    - welche die weitere Entwicklung des Projektes gefährden können,
  - weil geplante Umsätze für das Unternehmen entfallen oder in die weitere Zukunft hinein verschoben werden müssen und damit die Zukunftsperspektive des gesamten Unternehmens beeinträchtigt wird.

Um eine bestmögliche Objektivität zu erreichen,
- haben sich alle Mitglieder der Forschung an der Erarbeitung der Beurteilung zu beteiligen,
- ist jeglicher Beitrag kritisch zu hinterfragen und
- dürfen Bewertungen
  - nur auf der Grundlage der wissenschaftlichen Fakten erfolgen,
  - nur im fachlichen Konsens aller Beteiligten verabschiedet werden und als verwertbar gelten.

Hierdurch kann zumindest im hohen Maße verhindert werden, dass auf die Bewertung unsachlich Einfluss genommen wird, z. B.
- indem einzelne Mitglieder der Forschung versuchen, das Ergebnis des Bewertungsprozesses zu manipulieren,

1107 Sedlacek HH. Sapienza AM, Eid V, Ways to successful strategies in drug research an devopment, VCH Weinheim, NY 1996:49–90.

  - weil sie sich als alleinig fachkompetente und entscheidende Instanz ansehen,
  - weil sie persönliche Ziele verfolgen, z. B. die Weiterverfolgung eines kritisch bewerteten Projektes empfehlen, da sie als dessen Erfinder sich eigene finanzielle Zuwendungen aus der Patentverwertung erhoffen, oder
  - weil sie sich von Interessensgruppen innerhalb oder außerhalb der Forschungsgruppe hierzu missbrauchen lassen,
- indem forschungsfremde Firmen- oder Instituts-politische Interessen zum Tragen kommen.

7 Die kreative Organisation zur Schaffung von medizinischen Innovationen

Forschungsgruppen können nur dann kreativ und innovativ tätig sein, wenn sie in prokreativen und proinnovativen Organisationen eingebettet sind.
Andererseits gilt auch, dass derjenige,

- welcher Innovationen schaffen will, so wie mancher Staat es als seine Pflicht und die Pharmaindustrie es als ihr Ziel ansehen sollten,
- auch bereit sein muss, in Organisationsstrukturen zu investieren, welche die Entstehung von medizinischen Innovationen ermöglichen.

7.1 Zielsetzung, Strukturen und Entscheidungswege

Prokreative und proinnovative Organisationsstrukturen in der medizinischen Forschung haben zur Voraussetzung

- Labor- und Verwaltungsstrukturen, die es erlauben,
  - kreativ neue Ideen für Innovationen zu entwickeln,
    - durch entsprechend begabte Wissenschaftler (siehe Kap. 2),
    - indem der hierzu notwendige geistige und wissenschaftliche Freiraum und die bestmöglichen technischen Möglichkeiten gewährt werden,
    - mit Hilfe eines ausreichenden Finanzvolumens;
      als Faustzahl mag gelten, dass ein Labor etwa 1,2 bis 1,5 Mio €/Jahr kostet; für 5 Labore sind somit etwa 6–7,5 Mio €/Jahr notwendig;
  - neue Ideen auf Machbarkeit zu prüfen, zu bewerten und die attraktivsten Ideen auszuwählen,
    - durch Wissenschaftler, welche in kreativen Ideen Innovationen wittern können und
    - mit den notwendigen technischen und finanziellen Möglichkeiten; auch hier gilt bei 5 Laboren die Faustzahl von etwa 6–7,5 Mio €/Jahr;
  - ausgewählte, attraktive Ideen zu einer Innovation zu entwickeln
    - im Pharmabereich liegen die Kosten/Projekt in einer Größenordnung zwischen 400 Mio € und 800 Mio € über einen Zeitraum von etwa 10–12 Jahren.[1108]
- ein kreatives und innovatives Arbeitsumfeld, was bedeutet
  - dass in der Forschung und Entwicklung
    - ein überdurchschnittliches Leistungsniveau vorliegen muss,
    - Querdenken und Kritik elementare Bestandteile der Alltagsarbeit darstellen,
    - der wissenschaftliche Austausch mit anderen nationalen und internationalen Forschergruppen selbstverständlich ist,

---

1108 Sedlacek HH. Arzneimittelforschung Durch Innovationen zum Markterfolg, de Gruyter 2015:1–17.

https://doi.org/10.1515/9783110478266-007

    - Gehalt und Sozialleistungen in einem ausgewogenen Verhältnis zu den Leistungsforderungen und der Arbeitsleistung liegen müssen und
    - die Bindung an „Formen und Konventionen“ im Alltag nur wenig Bedeutung besitzt.
  - dass unsachliche, hierarchische und/oder politische Einflussnahmen auf Sachentscheidungen verpönt sind und unterbunden werden,
  - dass der Verwaltungsaufwand auf das Notwendige beschränkt bleibt und von Verwaltungsfachleuten selbst erledigt wird und nicht von diesen den Wissenschaftlern aufgebürdet werden darf;
- eine Anziehungskraft zur langfristigen Bindung von kreativen und innovativen „exzellenten“ Wissenschaftlern, welche sich dadurch auszeichnen,
  - dass sie eng vernetzt sind mit den Spitzen der Wissenschaftler ihres Fachgebietes an anderen Institutionen und dass sie diese Kontakte pflegen und ausbauen können,
  - dass sie ein hohes Maß an Autonomie fordern und Nonkonformität leben (siehe Kap. 2.6), die beide in der Organisation gewährt bzw. toleriert werden müssen,
  - dass sie eine langfristige finanzielle Sicherheit für ihre Arbeit anstreben, um Innovationsprozesse erfolgreich anstoßen und zum Abschluss bringen zu können,

In staatlichen und öffentlich-rechtlichen Forschungseinheiten sind diese Voraussetzungen mehr oder weniger erfüllt. Nicht von ungefähr sind diese Forschungsinstitute die wesentliche Quelle z. B. von medizinischen α-Innovationen gewesen (siehe Kap. 4 und 5).

Anders stellt sich Lage in der Pharmaindustrie dar. Häufig steht hier das Selbstverständnis einer hierarchisch-autoritär ausgerichteten Geschäftsführung im Widerspruch zu den aufgeführten strukturellen und personellen Erfordernissen zur Förderung von Kreativität und Innovationen. Daher ist eine strategische Ausrichtung eines Pharmaunternehmens hin zu Innovationen abhängig von verschiedenen Voraussetzungen, welche die Geschäftsführung erfüllen muss. Zu denen gehören

- **proinnovative Rahmenbedingungen** für kreative und innovative Leistungen:
  - für Forschungsarbeiten sollten ausnahmlos kreative Personen, erkennbar an ihren bisherigen Leistungen oder zumindest an ihren Persönlichkeitsmerkmalen und an ihrem Verhalten (siehe Kap. 2.2 und Kap. 3) ausgewählt werden,
  - Forschungsgruppen müssen so gestaltet und geführt werden, dass sich kreatives Denken und Innovationen entwickeln können (siehe Kap. 6),
- ein **proinnovatives kaufmännisches Denken**:
  - ein unidirektional auf kurzfristigen Profit ausgerichtetes Denken sieht die Kosten für Innovationen angesichts der Risiken eines Scheiterns als untragbar hoch an;
  - das multidirektionale Denken ermöglicht dagegen, den unterschiedlichen Chancen in Abwägung bekannter wie auch nur vermuteter Risiken einen höheren Stellenwert bei der Entscheidung zuzubilligen;
- eine **anpassungsfähige Beständigkeit**
  - jeder Innovationsprozess bedarf über die Zeit hinweg einer fortlaufenden kritischen Analyse der jeweils erarbeiteten Ergebnisse, um mit dieser neu gewonne-

  nen Erfahrung die Zielvorstellungen, die Strategie und die Maßnahmen zu überprüfen und ggfs. den gewonnenen Fakten entsprechend anzupassen;
  - ein stures Festhalten an einmal definierten Meilensteinen dürfte dagegen der Tod eines jeden Innovationsprozesses sein, weil dieser
    - unberechenbar variieren kann und daher bei aller Beständigkeit
    - die Fähigkeit erfordert, alle strategischen Festlegungungen und alle Maßnahmen immer wieder neu auf das gesetzte Ziel hin zu justieren,
- eine **Offenheit für Überraschungen**
  - im Regelfall werden Innovationen für ein definiertes Marktsegment geplant, in welchem das Unternehmen seine Stärke verortet;
  - Innovationen können jedoch auch entstehen als überraschendes Ergebnis und für ein Anwendungsgebiet vollkommen unterschiedlich von der Zielsetzung der planmäßig durchgeführten Forschungsarbeit (sogenannte **Serendipity**),
  - derartige überraschende Innovationen in den Markt einzuführen ist eine kreative und innovative Leistung
    - kennzeichnend für ein innovatives Unternehmen, im Besonderen
    - seiner Forschung durch das Erkennen, Prüfen und Bewerten der überraschenden Innovation und
    - seiner kaufmännischen Geschäftsführung durch die Bereitschaft, etwas Neues anzunehmen und zu vermarkten;
    - die jedoch kaum erbracht wird, wenn das kaufmännische Denken (unidirektional) auf die Vermarktung des Bestehenden eingeschränkt ist und wenn diese kognitive Einschränkung verhindert zu erkennen, dass die Vorteile einer greifbaren Innovation weit überlegen sind den Kosten und den Risiken, welche der Innovationsprozess und das Betreten neuer Märkte mit sich bringen;
- einen **sachbezogenen Entscheidungsweg**,
  - welcher sich deutlich unterscheidet von einem eher hierarchischen Entscheidungsweg kaufmännisch orientierter Unternehmen und
  - welcher beinhaltet
    - dass Sachargumente bei jeder Entscheidung dominieren,
    - dass Sachentscheidungen nur auf der Ebene des größtmöglichen Fachwissens gefällt werden und
    - dass eine hierarchische und unternehmenspolitische Entscheidungskompetenz sich den Sachargumenten zu beugen hat.

Durchsetzbar ist solch ein sachbezogener Entscheidungsweg nur dann, wenn vom wissenschaftlichen Mitarbeiter bis zur Instituts- bzw. Unternehmensleitung die Verpflichtung gilt,

- dass jeder sein Fachwissen, notwendig für das Verständnis einer Sachdiskussion, fortlaufend auf den Stand der Erkenntnis zu bringen hat,
- dass Entscheidungsvorlagen zwar inhaltlich umfassend, aber so sachlich, präzise und kurz wie möglich zu erarbeiten sind, sodass
  - jeder in der Lage sein sollte, sich umfassend zu informieren und zugleich
  - auf Sinn-verkürzende „fünf-Zeilen"-Kurzfassungen für sich überlastet oder unter Zeitdruck fühlende Leitungsebenen verzichtet wird,

- dass Sachkritik als wichtigster Motor für eine bestmögliche Entscheidungsfindung zu verstehen ist und daher
  - jeder seine Sachkritik ohne Beschränkung einbringen kann und
  - jede auch noch so abwegig erscheinende Sachkritik nur mit Sachargumenten entkräftet werden darf;
- dass sachlich begründete Entscheidungen nur durch neue Sachargumente zu Fall gebracht werden dürfen.

Diese Vorgehensweise würde verhindern, dass alleine aus einem hierarchischen Machtanspruch heraus Sachentscheidungen auf die nächsthöhere, weniger sachkompetente Ebene hochgezogen werden. Letzteres birgt nämlich die Gefahr in sich,

- dass Vorbereitungen von Entscheidungen
  - den Händen der sachkompetenten wissenschaftlichen Mitarbeiter entzogen werden und stattdessen
  - von wenig mit dem Sachproblem, dafür aber mehr mit der Firmenpolitik vertrauten Stabsmitarbeitern erarbeitet werden, welche
    - alleine schon durch ihre Loyalität zur Geschäftsführung Sachprobleme im Sinne der Geschäftsführung bewerten,
    - aus persönlichem Karriere-Interesse kaum bereit sein dürften, den Sachargumenten Vorrang zu geben, wenn diese im Widerspruch stehen zur Meinung der Geschäftsführung,
- dass neue Ideen, Forschungsziele, Forschungsstrategien, Forschungs- und Entwicklungsprodukte und Innovationen nicht sachlich, sondern unternehmenspolitisch gewertet werden,
  - mit dem erheblichen Risiko von Fehlentscheidungen Kraft des Amtes;
  - so darf angenommen werden, dass die meisten der bekannten Fehlentscheidungen zu Fragen der Forschung und Entwicklung von Innovationen in Pharmafirmen
    - durch eine mangelhafte Durchsetzungsfähigkeit der Sachkompetenz verursacht worden sind und
    - daher zum Vorteil des Unternehmens vermeidbar gewesen wären, wenn die Geschäftsführung der Sachkompetenz bei der Entscheidung für Innovationen den Vorzug gegeben hätte.

Zu den Paradebeispielen von hierarchisch-autoritären Fehlentscheidungen gehört, wenn eine Unternehmensleitung von „oben nach unten“ der Forschung und Entwicklung eine bestimmte Anzahl innovativer Arzneimittel/Jahr als zu erbringende Leistung vorschreibt, und diese Forderung noch verbindet mit einer gleichzeitigen Festschreibung oder sogar Kürzung des Forschungsbudgets;

- ein wenig Sachkenntnis der Rahmenbedingungen für kreative und innovative Leistungen würde bereits ausreichen, solcherart Forderungen als Schwachsinn einzustufen, da
  - α-Innovationen sich aus dem wissenschaftlichen Erkenntnisfortschritt ergeben und daher kaum planbar sind,
  - ß-Innovationen in Kenntnis von α-Innovationen zwar eher planbar sind, aber beträchtliche finanzielle Investitionen benötigen,

  - alle Innovationen dem Ideenreichtum kreativer Menschen entstammen, welcher durch einen intellektuellen Anspruch stimulierbar ist, nicht jedoch befohlen werden kann;
- die teure und medizinisch gesehen sinnlose Entwicklung der zahlreichen scheininnovativen Arzneimittel mag in solcherart kaufmännischen Vorschriften ihre Ursache haben,
  - so bringen etwa 30 % der neuen Arzneimittel dem Patienten keinen zusätzlichen Nutzen.[1109]

Zielführend und förderlich für Innovationen wie auch Zeit- und Kosten-sparend wäre, wenn eine Unternehmensleitung ihre Tätigkeit beschränken würde auf ihre eigentlichen Aufgaben, nämlich den Bereich des Makromanagements der Ziele, Strategien und Maßnahmen des Unternehmens,
- dabei die Sachentscheidungen der Forschung, der Kaufleute und der Finanzleute als Grundlage benutzt,
- aber keine unnötige Zeit und Arbeit verschwenden würde, mit dem Anspruch der Besserwisserei diejenigen Entscheidungen zu fällen, welche eigentlich in die Sachkompetenz der Forscher, Wissenschaftler, Kaufleute und Finanzleute fallen.

7.2 Auswahl der Führungskräfte und „erfahrene Inkompetenz"

Entscheidend für die Leistungsfähigkeit eines Forschungs-Institutes ist die Berufung des Forschungsleiters. Seine Führungskompetenz ist erfahrbar im Wechselspiel seiner fachlichen Qualifikation, seiner innovativen Leistungsfähigkeit, seiner Kritikkompetenz, sozialen Kompetenz und Konfliktkompetenz. Daher ist die Führungskompetenz des Forschungsleiters wesentlicher Faktor
- für die Attraktivität des Institutes für kreative Wissenschaftler,
- für den Ideenreichtum des Institutes und die Originalität der Forschungsprojekte,
- für die Leistungsfähigkeit des Institutes, ablesbar an Zahl und Qualität der schlussendlichen Forschungsergebnisse.

Die Berufung zur Leitung akademischer und öffentlich-rechtlicher Forschungsinstitute erfolgt durch ebenbürtige Wissenschaftler in einem Berufungsverfahren. Dieses Verfahren ist nicht ohne Schwächen (siehe Kap. 6.1), aber insgesamt doch zweckdienlich für eine bestmögliche Besetzung.

Denn auch hier gilt: „Gute Forscher beurteilen gute Forscher." Und das Ergebnis kann sich sehen lassen! Ein Großteil der kreativen und innovativen Leistungen im Bereich der Arzneimittelentwicklung entstammt der Forschung an akademischen und öffentlich-rechtlichen Instituten (siehe Kap. 4 und 5).

1109 Neumann P. 2017, 01.04; www.waz.de/politik/jedes-dritte-neue-medikament-hat-fuer-patienten-keinen-nutzen-id209162521.html.

Ob dagegen die Art und Weise, wie in der pharmazeutischen Industrie die Forschungsleitung berufen wird, immer zweckdienlich ist, darf angezweifelt werden, allein schon angesichts des Missverhältnisses zwischen den erheblichen Forschungsaufwendungen und der nur geringen Zahl von α-Innovationen (siehe Kap. 5) und der großen Zahl von Scheininnovationen, welche der industriellen pharmazeutischen Forschung entstammen.[1110]

Wie bereits besprochen, machen hiervon eine Ausnahme diejenigen pharmazeutischen Firmen, in denen erfolgreiche kreative und innovative Wissenschaftler aus dem eigenen Forschungsbereich erst in die Forschungsleitung und dann auch in die Geschäftsleitung berufen wurden. Denn diese Pharmafirmen können eine dem Durchschnitt weit überlegene Erfolgsrate an markträchtigen Innovationen aufweisen (siehe Kap. 5).

Im Regelfall erfolgt jedoch auch die Besetzung der Forschungsleitung in Pharmafirmen durch die Geschäftsführung nach den bereits dargestellten zwei unterschiedlichen Verfahren (siehe Kap. 6.4)

- entweder wird die Forschungsleitung ausgewählt aus einer Reihe von Mitarbeitern,
  - welche wegen ihres bisherigen „positiven" Verhaltens gegenüber der Geschäftsführung zur Schulung, Prägung und Bewährung in eine „Kaderschmiede", meist eine Stabsabteilung, berufen worden waren,
  - wobei diese Mitarbeiter in der „Kaderschmiede" Dienstleistungen für die Mitglieder der Geschäftsführung zu erbringen hatten und hierdurch das Handwerkzeug, die Funktionen und den Alltag der Geschäftsführung kennenlernen und sich durch Diensteifrigkeit und Dienstleistung bewähren konnten;
- oder es erfolgt eine Auswahl und Berufung von Seiteneinsteigern meist mit Hilfe von Personalvermittlungsagenturen auf der Grundlage
  - von Bewerbungen von Wissenschaftlern, die ihre Karriere an akademischen oder öffentlich-rechtlichen Forschungseinrichtungen in einer Sackgasse sehen oder
  - von Empfehlungen und dem Wegloben von Forschungsleitern oder ähnlich positionierten Personen von konkurrierenden Firmen oder
  - von Bewerbungen von Mitarbeitern aus Beratungsfirmen, deren Leistungen für eine Karriere in der Beratungsfirma nicht ausreichend war, die aber als Brückenköpfe für die Vermittlung von Beratungsleistungen in Pharmafirmen „vermittelt" werden.

Beide Möglichkeiten der Besetzung der Forschungsleitung

- entsprechen kaum dem Anforderungsprofil der Leitung einer innovativen Forschung (siehe Kap. 6.4) und
- sind zugleich mit dem Risiko behaftet, dass der Berufene überfordert ist und versagt
  - weil er zu unerfahren ist. Solches Versagen dürfte meist nur vorübergehend sein,
    - wenn die notwendige Bescheidenheit vor der Aufgabe und wenn Einsicht und ausreichende Lernfähigkeit gegeben sind und
    - wenn der „gute Wille", in die neuen Aufgaben hineinwachsen zu wollen, für alle Mitarbeiter erkennbar wird;

1110 Sedlacek HH. Arzneimittelforschung Durch Innovationen zum Markterfolg, de Gruyter 2015:1–16.

- weil er auf Grund seiner Persönlichkeitsmerkmale sich derart überlegen fühlt, dass er die neuen Aufgaben als Forschungsleiter
  - nur mit seiner bisherigen Berufserfahrung und Prägung angeht, aber
  - das Andersartige dieser neuen Aufgaben nicht erkennt und daher auch nicht in der Lage ist, im Zuge der täglichen Anforderungen zu lernen, diese neue Aufgaben zu bewältigen,
- weil er von seinem Vorgesetzten bzw. von der Geschäftsführung ein hierarchisch begründetes Autoritätsverständnis vermittelt bekommen hat und mit diesem
  - versucht, die Anforderungen an einen Forschungsleiter zu meistern und
  - dabei scheitert, kreative und innovative Mitarbeiter zu überzeugen, zu motivieren und ihre Leistungskraft zu fördern und zu stärken.

Im Falle einer derartigen **Überforderung** handelt die Forschungsleitung dann häufig[1111]

- zwar eingeübt und geschickt auf Grund ihrer Intelligenz und bisherigen Berufserfahrung („skilled"),
- jedoch mehr oder weniger unfähig und unsachverständig und damit inkompetent („incompetence") in Hinblick auf ihre Aufgaben als Führungskraft, indem Entscheidungen zu Sachproblemen
  - vorschnell, ohne ausreichende Analyse, Kenntnis und Berücksichtigung des Problemhintergrundes erfolgen
    - alleine und ohne Hinzuziehung der fachkompetenten Mitarbeiter oder
    - gemeinsam mit der vorgesetzten Geschäftsführung ohne Berücksichtigung der ggfs. gegensätzlichen Bewertungen der fachkompetenten Mitarbeiter oder
  - unentschieden „auf die lange Bank" geschoben werden.

Eine **„erfahrene Inkompetenz"** bzw. „skilled incompetence"[1112] von Personen in Leitungsebenen kann sich in unterschiedlicher Weise bemerkbar machen, z. B. (siehe Tab. 7.1)

- indem ständig Entscheidungen vermieden werden
  - durch geschicktes Taktieren und dem Ausweichen vor Konflikten,
  - durch mangelhafte Kontrolle der Tätigkeit der Mitarbeiter,
  - durch Verschieben der Verantwortung für Sachprobleme auf fachfremde Personen und/oder Beraterfirmen,
  - durch Übersprungreaktionen, indem für die eigene Tätigkeiten andere Schwerpunkte als die der Führung und Leitung gesetzt werden,
- indem Fehlentscheidungen sich häufen
  - durch Unterwürfigkeit gegenüber dem Vorgesetzten oder dessen Beauftragten (z. B. Beratern) in Form von widerspruchslosem Gehorsam,
  - durch autoritäre Ablehnung der Sachkritik von Kollegen und Untergebenen,
  - durch Willkür bei

1111 Sedlacek HH. Arzneimittelforschung Durch Innovationen zum Markterfolg, de Gruyter 2015:149–155.
1112 Argyris C. Skilled Incompetence, Harvard Business Review Article; Sep 01 1986. www.sladenconsulting.com/resources/skilled%20incompetence.pdf.

Tab. 7.1: Symptome und mögliche Folgen einer „erfahrenen Inkompetenz" der Forschungsleitung.

<table>
<tr><th colspan="2">Symptome</th><th>Folgen</th></tr>
<tr><td colspan="2">Vermeidung von Entscheidungen durch</td><td></td></tr>
<tr><td></td><td>Ausweichen von Konflikten, politisches Taktieren</td><td rowspan="4">Häufung unerledigter Aufgaben,
Versiegende Zahl neuer innovativer Entwicklungs- und Produktkandidaten,
Beauftragung von Beratungsfirmen zur Lösung von Forschungsfragen,</td></tr>
<tr><td></td><td>Mangelhafte Kontrolle von Plänen, Arbeiten und Mitarbeitern</td></tr>
<tr><td></td><td>Delegation der Verantwortung an unbeteiligte Dritte</td></tr>
<tr><td></td><td>Beschäftigung überwiegend mit Themen außerhalb der eigentlichen Aufgaben</td></tr>
<tr><td colspan="2">Fehlentscheidungen durch</td><td></td></tr>
<tr><td></td><td>Unterwürfigkeit gegenüber Vorgesetzten</td><td rowspan="4">Innere oder äußere Kündigung der kreativen Mitarbeiter,
Häufiger Wechsel der Zielvorgaben und Forschungsstrategien,
Zweifel an dem Wert von Bewertungen und Entscheidungen,
häufiger Abbruch von Produktentwicklungen auch in späten Phasen,
Zerstörung der Glaubwürdigkeit der Forschung</td></tr>
<tr><td></td><td>Autoritäres Verhalten gegenüber Mitarbeitern</td></tr>
<tr><td></td><td>Verhinderung von Transparenz der Bewertungen und Entscheidungsfindungen</td></tr>
<tr><td></td><td>Willkürliches Eingreifen in Bewertungs- und Entscheidungsprozesse,
unabgesprochene/voreilige Weitergabe von unreifen Sachinformationen</td></tr>
<tr><td></td><td>Ängste und Selbstzweifel</td><td rowspan="2">Zerstörung des Vertrauens und der Wertschätzung der Mitarbeiter;
Autoritätsverlust</td></tr>
<tr><td></td><td>Selbstüberschätzung und Überbewertung des eigenen Könnens</td></tr>
</table>

    - Bewertungen von Personen, Projekten, Entscheidungsprozessen,
    - Beauftragungen von fachfremden Personen
- indem auffallende Veränderungen des Verhaltens bis hin zu Neurosen entstehen wie z. B.
  - bedingt durch Selbstüberschätzung und Überbewertung des eigenen Könnens
    - eine übersteigerte Distanz und Überheblichkeit gegenüber Untergebenen und Kollegen,
    - ein kumpelhaftes Verhalten gegenüber Vorgesetzten,
    - eine Beratungsresistenz gegenüber Mitarbeitern, Kollegen und Vorgesetzten,
  - in Folge von Ängsten vor dem Versagen und von Selbstzweifeln
    - eine Vermeidungsstrategie von beruflichen und sozialen Kontakten und/oder
    - eine würdelose Anbiederung gegenüber Untergebenen und Kollegen.

Zu den typischen Verhaltensmerkmalen der erfahrenen Inkompetenz[1113] in der Forschungsleitung gehören beispielsweise (siehe Tab. 7.1)

1113 Jensen I, Jörgensen S, Sapienza AM. Skilled Incompetence in the Management of R&D, Drug Development Research. 1995;35:1–6.

- autoritär spontane Entscheidungen,
  - welche ohne Rückkopplung mit den fachkompetenten Mitarbeitern festgelegt wurden und
  - die den Widerspruch der Wissenschaftler hervorrufen,
- fehlende sachliche Gründe für eine fortlaufende Änderung oder für ein Umstoßen von
  - Forschungszielen und Forschungsstrategien und
  - ausgearbeiteten Bewertungen und Entscheidungen,
- mangelnde Transparenz
  - bei der Bewertung von Forschungszielen, Forschungsstrategien, Versuchsplanungen und Versuchsergebnissen und
  - bei der Würdigung der wissenschaftlichen Arbeit der Untergebenen,
- unsachliche, autoritäre Beeinflussung des Bewertungsprozesses von Forschungsprojekten, Leitstrukturen, Entwicklungskandidaten und Entwicklungssubstanzen,
- lückenhafte oder fehlerbeladene öffentliche oder nichtöffentliche Äußerungen zu Sachthemen ohne Absprache mit den Mitarbeitern.

Erfahrene Inkompetenz kann aber auch in der Unternehmensleitung erkennbar werden, wenn diese Aufgaben an sich reißt, die sachkompetent nur von oder zumindest nur gemeinsam mit den untergeordneten Leitungsebenen zu lösen wären, so z. B. Entscheidungen

- zu Forschungs-Fragen wie
  - Forschungsziele, Strategien, Entwicklungskandidaten und Entwicklungssubstanzen,
  - Personalstrategien und Einstellung von Wissenschaftlern;
- zu einer strategischen Neuausrichtung eines forschenden Unternehmens,
  - um dieses einer (ggfs. vermeintlichen) Marktentwicklung anzupassen,
  - indem Beraterfirmen hiermit beauftragt werden,
- zu Kooperationen und Lizenzvereinbarungen mit anderen Firmen und Forschungsinstituten, gleichgültig
  - welchen Bedarf die eigene Forschung sieht,
  - ob sie in Konkurrenz stehen zur eigenen Forschungstätigkeit, und
  - ob Synergien für die eigene Forschung erkennbar wären.

Gleich wie sich die erfahrene Inkompetenz bei einer Führungskraft äußern mag (s. Tab. 7.1), die Folgen können dramatisch sein. In Forschungsabteilungen wird im Regelfall die gesamte Leistungsbereitschaft und Innovationskraft beschädigt.[1114] In den übrigen Leitungsebenen und in der Geschäftsführung gilt weniger das Sachargument und mehr die autoritäre Anordnung. Beides zersetzt das Arbeitsklima und die Leistungsfähigkeit im Unternehmen.

Denn hat die erfahrene Inkompetenz in den Leitungsebenen eines Unternehmens einmal Fuß gefasst, besteht die Gefahr, dass sie sich ausbreitet, weil leistungsschwache Füh-

1114 Jensen I, Jörgensen S, Sapienza AM. Skilled Incompetence in the Management of R&D, Drug Development Research. 1995;35:1–6.

rungskräfte ihrerseits rein schon aus Angst vor Konkurrenz, Widerspruch und Kritik bevorzugt leisstungschwache Führungskräfte berufen.

Macht sich erfahrene Inkompetenz in den Leitungsebenen eines Unternehmens oder auch eines Institutes breit, wird dessen Leistungs- und Innovationsfähigkeit dramatisch zerstört,[1115]

- durch Demotivation der sachorientierten qualifizierten Mitarbeiter,
- durch mangelnde Qualität der Arbeiten, Bewertungen und Entscheidungen,
- durch Häufung von Fehlentscheidungen,
- durch Anstieg aller Kosten.

Als Folge droht über kurz oder lang eine Existenzgefährdung des Unternehmens.

Die Möglichkeiten, eine erfahrene Inkompetenz in den Führungsebenen zu beheben, sind äußerst beschränkt.

- Fraglich ist, ob eine Unternehmensleitung in ihrem Selbstverständnis diese Inkompetenz bei sich und/oder in der von ihr berufenen Leitungsebene überhaupt erkennen kann.
- Meist wird der Verlust an Leistungsfähigkeit des Unternehmens von der Unternehmensführung
  - nicht mit den eigentlichen Verursachern in Verbindung gebracht wie z. B.
    - den Personen mit erfahrener Inkompetenz in den Leitungsebenen und/oder
    - denjenigen Führungskräften, die diese Personen in die Leitungsebenen berufen haben, sondern stattdessen
  - den qualifizierten Mitarbeitern angelastet, welche im Regelfall den geringsten Teil der Schuld tragen,
    - wobei zugleich kritische Fragen nach der ursächlichen Rolle der Unternehmensführung bei der Abnahme von Leistungsfähigkeit und Innovationskraft unterbunden werden.

Nur für den Fall, dass die Unternehmensleitung Einsicht in die eigenen Fehler gewinnt, hat sie die Möglichkeit, die Ist-Situation zu korrigieren und für die Zukunft gegenzusteuern.

Korrigierende Maßnahmen beinhalten

- dass Führungskräfte zu einem Lernprozess gezwungen werden, dessen Ziel der Erwerb von Führungskompetenz sein muss, was heißt
  - die eigenen Stärken und Schwächen in den Persönlichkeitsmerkmalen und im Verhalten zu erkennen und bestmöglich an der Behebung der Schwächen zu arbeiten,

---

1115 Jensen I, Jörgensen S, Sapienza AM. Skilled Incompetence in the Management of R&D, Drug Development Research. 1995;35:1–6.

  - Sachkompetenz, soziale Kompetenz, Kritikkompetenz und Konfliktkompetenz zu erwerben,
  - bei allen Maßnahmen zu berücksichtigen, dass die kreative, innovative und/oder technische Leistung des geführten Bereiches
    - direkt abhängig ist von der Selbstidentifikation, der Motivation, der Fachkompetenz und der Kritikkompetenz der Mitarbeiter und
    - gefördert werden muss und keinesfalls beeinträchtigt werden darf und
  - die Verfolgung der eigenen Interessen, soweit diese der Innovationskraft des geführten Bereiches zuwiderlaufen könnten, zurückzustellen.
- dass Führungskräfte von ihren Aufgaben entbunden werden, falls
  - sie sich als lernunfähig erweisen und/oder
  - sie sich weigern, die notwendigen Kompetenzen zur Führung von kreativen und innovativen Mitarbeitern zu erwerben.

Darüberhinaus schließt das Gegensteuern ein,

- dass für die Besetzung von Leitungsfunktionen
  - Minimalanforderungen von den Mitarbeitern innerhalb der Institution bzw. Organisation ausgearbeitet werden und
  - Kandidaten sich einem transparenten Auswahlverfahren unterziehen müssen;
- dass Berufungen in Leitungsfunktionen nur erfolgen dürfen,
  - wenn der Kandidat seine Fachkompetenz, Leistungsfähigkeit und Eignung zur Führung eines Forschungsbereiches bereits unter Beweis gestellt hat,
    - welches wiederum maßgeblich von den fachkompetenten Mitarbeitern des jeweiligen Bereiches geprüft und beurteilt werden muss und
    - was gerade auch bei Seiteneinsteigern inklusive bei Personal-Vorschlägen von Beraterfirmen geprüft werden sollte,
    - um hierarchisch-autoritäre Willkür oder Bevorzugungen und Gefälligkeiten im Berufungsverfahren ausschließen zu können,
  - wenn der Kandidat eine angemesssene Kritikkompetenz aufweist, wobei gegen ihn spricht
    - Diensteifrigkeit und Unterwürfigkeit gegenüber dem Vorgesetzten und
    - autoritäres Verhalten gegenüber Kollegen und Untergebenen;
  - wenn der Kandidat durch Schulung seiner Führungskompetenz angemessen auf die geplante Tätigkeit vorbereitet wurde;
- dass keine Personen berufen werden, die im Verdacht stehen, aus gemeinsamen außerberuflichen Mitgliedschaften oder Tätigkeiten Günstlinge von Mitgliedern der Unternehmensleitung zu sein.

7.3 Fehlerkultur und Arbeitsklima

Jede Innovation durchläuft einen Iterationsprozess. Er beginnt mit orientierenden Versuchen, die mehrfach wiederholt werden, um Fehler zu bereinigen und erste Ergebnisse zu einer neuen Substanz oder einer neuen methodischen Idee zu sichern. Die so erhaltenen

Ergebnisse stellen wiederum die Grundlage weiterführender Versuchsserien dar, in denen durch Wiederholungen Fehler erkannt, Fehlerquellen ausgeschlossen und neue gesicherte Ergebnisse produziert werden, die dann Grundlage nachfolgender weiterer Versuche darstellen. Dieses Verfahren gewährleistet, dass mit einem bestmöglich niedrigen Fehler-Risiko neue Ideen geprüft und Innovationen erarbeitet werden können.

Drastisch erhöht wenn nicht sogar unkalkulierbar wird jedoch das Fehlerrisiko, wenn Mängel beim Aufbau, der Durchführung und der Auswertung der Versuche nicht erkannt oder nicht mitgeteilt werden und hierdurch die Ergebnisse verfälscht und der gesamte Innovationsprozess in eine Sackgasse geführt wird. Ziel muss es somit sein,
- technische Mängel durch ständige Analyse aller Komponenten der Versuchsserien soweit wie möglich auszuschalten,
- Mängel durch menschliches Versagen möglichst klein zu halten und
- das Vertuschen von Mängeln möglichst vollständig zu verhindern.

Denn um Mängel und Fehler im Innovationsprozess beheben zu können, müssen diese entdeckt, allen Beteiligten berichtet und von allen Beteiligten in der Zukunft vermieden werden. Hierzu bedarf es einer gelebten Fehlerkultur durch[1116, 1117, 1118]
- eine proaktiv betriebene, bestrafungsfreie Akzeptanz von Fehlerberichten,
- eine sachbezogene Analyse der Fehler,
- eine zügige Behebung der erkannten Fehlerquellen,
- eine Verminderung der Fehlerrisiken und Fehlerfolgen im Sinne von: „Aus Fehlern wird man klug.“
- eine Würdigung jeder Erkennung, Berichterstattung und Behebung von Fehlern, und
- einer Vorsorge zur Fehlervermeidung durch Weitergabe der Fehlererfahrung in Form einer Fehlerschulung.

Ist diese Fehlerkultur nicht aufgebaut und gepflegt worden
- wird der Entdeckung von Fehlern kaum Aufmerksamkeit geschenkt,
- werden erkannte Fehler verschwiegen,
- unterbleiben Fehlerberichterstattung, Analyse und Behebung der Fehler-Quellen,
- wird eine vorausschauende Fehlervermeidung unterlassen und
- sind Fehlentscheidungen auf der Grundlage fehlerhafter Ergebnisse vorprogrammiert.

Fehlt oder mangelt es an einer Fehlerkultur, liegt die Ursache im Arbeitsklima, für welches grundsätzlich die Institutsleitung bzw. die Unternehmensleitung verantwortlich ist. Denn sie prägt durch ihr Verhalten, durch ihr Vorbild, durch ihre Personalpolitik und durch

1116 www.harvardbusinessmanager.de/fotostrecke/kommunikation-eine-moderne-fehlerkultur-fotostrecke-84999.html.

1117 Edmondson AC. Learning from failure in health care: frequent opportunities, pervasive barriers. Qual Saf Health Care. 2004;13 Suppl 2:ii3–9.

1118 Nichols P, Copeland TS, Craib IA, Hopkins P, Bruce DG. Learning from error: identifying contributory causes of medication errors in an Australian hospital. Med J Aust. 2008;188(5):276–9.

ihre Anordnungen alle diejenigen Faktoren, welche das Arbeitsklima bestimmen. Dieses Arbeitsklima hat maßgeblichen Einfluss auf die Frage

- ob erkannte Fehler von den Mitarbeitern verschwiegen werden, weil das Berichtssystem hierarchisch-autoritär nur gute Nachrichten würdigt und belohnt, sodass die Untergebenen sich gedrängt fühlen oder verführt werden,
  - gute Nachrichten auszuwählen und ggfs. sogar aufzubauschen und
  - schlechte Nachrichten dagegen zu unterdrücken und
  - Fehlerberichterstattungen zu vermeiden aus Angst vor Strafmaßnahmen und/oder weil ein Karriereknick droht;
- ob die in Leitungsebenen berufenen Personen
  - über eine ausreichende Kritikkompetenz verfügen (siehe Kap. 6.2), sodass bei Fehlerberichten
    - subjektive gefühlsbetonte Abwehr-Reaktionen gegen den Untergebenen unterlassen werden und stattdessen
    - versucht wird, die Fehler zu verstehen und zu untersuchen und Fehlerquellen zu beheben und zukünftig zu vermeiden oder
  - diensteifrig und unterwürfig gute Nachrichten weitergeben und schlechte Nachrichten unterdrücken oder verschweigen und damit letztendlich
- ob eine Fehlerkultur konstruktiv, d. h. prokreativ und proinnovativ gelebt werden kann.

Eine **konstruktive Fehlerkultur** hat somit ein offenes, mitteilungsaktives und aufnahmebereites Arbeitsklima als Voraussetzung. Dieses ergibt sich wiederum aus einer Vielzahl von Faktoren, die ihrerseits maßgeblich bestimmt werden durch die Entscheidungsmacht und Vorbildfunktion der Unternehmensleitung. Zu diesen Faktoren zählen

- Fachkompetenz, Kritikkompetenz und Lernbereitschaft, sodass
  - eine Erstarrung in bequeme und veraltete Denkmuster vermieden wird,
  - regelmäßig ein vorbehaltsloser Informationsaustausch über alle Hierarchieebenen hinweg stattfindet,
  - alle Entscheidungen zu Sachfragen sachbegründet sind,
  - Personen mit mangelnder Sachkompetenz trotz sicheren Auftretens[1119] nicht zu betreffenden Sachentscheidungen hinzugezogen werden,
  - die Inhalte von und Entscheidungen zu Forschungsaktivitäten, Entwicklungsprojekten, Innovationen und Produkten des Unternehmens verstanden werden und in der Unternehmensstrategie Berücksichtigung finden,
- Beständigkeit durch Besonnenheit, Gelassenheit, Beharrlichkeit, Lernfähigkeit und Einsicht,[1120, 1121] sodass

1119 www.spiegel.de/karriere/meetings-sechs-tipps-mit-denen-sie-jeder-fuer-kompetent-haelt-a-1128731.html.
1120 Benson H. Herausgeber von Plato Charmides, www.archelogos.com/project/archie-frameset.jsp?xmlfile=charmides2.xml.
1121 http://kompetenzatlas.fh-wien.ac.at/?page_id=729.

- sachbegründete Entscheidungen nur durch neu auftretende Sachgründe verändert werden und sich somit eine „lernende Beständigkeit“[1122] entwickelt (siehe Tab. 7.2),
- Wankelmut, Launen, übersteigertes Geltungsbedürfnis und/oder Starrsinn nicht Fehlentwicklungen verursachen können, die Innovationen verhindern;

■ Vertrauen und Vertrauenswürdigkeit als Vorleistung,[1123, 1124, 1125]
  - sodass sowohl zwischen den Vorgesetzten und den Mitarbeitern als auch unter den Mitarbeitern die Überzeugung vorherrscht, dass jeder grundsätzlich positive Eigenschaften besitzt und positiv handelt,
  - sodass jeder jedem Vertrauen entgegenbringt und jeder so handelt, dass er selbst auch als vertrauenswürdig und zuverlässig wahrgenommen wird, wodurch gestärkt werden[1126]
    - Selbständigkeit und Verantwortungsgefühl,
    - Informationsbereitschaft und Lernbereitschaft,
    - Offenheit in der Verständigung,
    - Kooperationsfähigkeit und Konfliktkompetenz,
    - Entscheidungsfindung und Entscheidungsfähigkeit,
    - Einhaltung von Abmachungen und Verpflichtungen und Vertragstreue,
    - Leistungsbereitschaft, Arbeitszufriedenheit und Gesundheit,
  - sodass Kontrollen im Institut oder Unternehmen maßvoll und angemessen durchgeführt werden,
    - damit sie als gerecht, berechtigt und notwendig empfunden werden und
    - damit kein Teufelskreis von unangemessener Kontrolle, verminderter Arbeitszufriedenheit, verminderter Leistungsbereitschaft und erhöhter Kontrolle entsteht,
  - sodass Ehrlichkeit, Wahrhaftigkeit und Fairness den Umgang miteinander bestimmen,
    - damit keiner in seiner Würde verletzt wird,
    - damit Mitarbeiter gerecht behandelt und nicht unverhältnismäßig belobigt oder abgestraft werden,
    - damit Aussagen, gleich von welcher Hierarchieebene, deren Richtigkeit einer Sachprüfung nicht standhalten, keinen Einfluss auf Entscheidungen gewinnen können,
    - damit Mitarbeiter vor Willkür ihrer Vorgesetzten geschützt werden,
    - damit keiner sich kraft seines Amtes in eine Autorenschaft oder eine Erfindergemeinschaft hineindrängen und Urheberrechte an Ideen, Erfindungen und Ergebnissen verletzen und/oder missachten kann.

1122 Sedlacek HH. Arzneimittelforschung Durch Innovationen zum Markterfolg, de Gruyter 2015:134–140.

1123 Osterloh M, Weibel A. Vertrauen gut, Kontrolle besser? In Investition Vertrauen. Prozesse der Vertrauensentwicklung in Organisationen Gabler 2006:73–74.

1124 Preisendörfer P. Vertrauen als soziologische Kategorie. Möglichkeiten und Grenzen einer entscheidungstheoretischen Fundierung des Vertrauenskonzepts, Zeitschrift für Soziologie. 1995;24/4:263–272.

1125 Rigotti T. Vertrauen als betriebliche Ressource; Frankfurt 18.03.2009; www.bertelsmann-stiftung.de/cps/rde/xbcr/SID-44088537-CB31EF9B/bst/06_Thomas_Rigotti.pdf.

1126 Sedlacek HH. Arzneimittelforschung Durch Innovationen zum Markterfolg, De Gruyter 2015:140–149.

Tab. 7.2: Die Einflussgrößen der „lernenden Beständigkeit".[1127]

Beständigkeit		◄ ►	Wankelmut
Besonnenheit	Ziele und Strategien werden bestmöglich erarbeitet, geprüft und entschieden, Verstand behält die Oberhand		launenhaft, willkürlich
Gelassenheit	Innere Ruhe dämpft Gefühlsbewegungen; Zweifelhafte Befunde führen nicht zum Aktionismus		aufgeregt, gefühlsbetont
Beharrlichkeit	Willensstärke und Arbeitswillen führen zum Ziel; Selbstbeherrschung verhindert Sprunghaftigkeit, Entscheidungen sind von Dauer		sprunghaft, unberechenbar, unzuverlässig
▲▼			▲▼
Anpassungsfähigkeit		◄ ►	**Starrsinn**
Lernfähigkeit	Der wissenschaftliche Fortschritt wird aktiv verfolgt und wahrgenommen		lernunfähig, festgefahren
Einsicht	Ziele und Strategien werden dem Stand der Wissenschaft und Technik angepasst		ohne Einsicht, stur

Eine funktionierende Fehlerkultur beinhaltet somit einen ständigen Lernprozess, bei dem nicht entscheidend ist, ob von Seiten der Leitungsebenen und der Mitarbeiter Fehler gemacht werden, sondern, ob das Arbeitsklima auf allen hierarchischen Ebenen zum Erkennen, zur Berichterstattung, zur Analyse und zur Behebung der Fehlerquellen und zur zukünftigen Vermeidung der Fehler ermuntert!

Eine hierarchische Ebene aus diesem Prozess auszuschließen würde bedeuten, dass Fehler in dieser Ebene nicht erkannt und ihre Ursachen nicht eliminiert werden können. Die Folgen wären fatal für jegliche kreative Leistung und für jeden Innovationsprozess.

Macht z. B. die oberste Leitungsebene intern und/oder öffentlich fehlerhafte Aussagen zu Sachproblemen und dürfen diese Aussagen von den Mitarbeitern nicht angemessen korrigiert werden, so besteht die Gefahr, dass das gesamte Arbeitsklima, der gesamte Innovationsprozess leidet, weil jeder fachkompetente Mitarbeiter die Aussagen seiner Vorgesetzten

- als sachlich falsch durchschaut, aber
- wegen der mangelnden Fehlerkultur, wegen deren mangelnder Kritikkompetenz nicht kritisieren und korrigieren darf.

Denn solch ein Ertragenmüssen von falschen Aussagen wider besseren Wissens würde bei den Mitarbeitern zu inneren Konflikten, zu **kognitiven Diskrepanzen** führen, die letztlich

1127 Sedlacek HH. Arzneimittelforschung Durch Innovationen zum Markterfolg, De Gruyter 2015:134–140.

eine Relativierung des eigenen besseren Wissens durch die Toleranz und/oder Akzeptanz der Falschaussage bewirkt. Und solcherart Relativierungen

- unterhöhlen objektive Wahrnehmungen, Erkenntnisse, überprüfbares Wissen und Sachaussagen und zerstören damit auch z. B. die sachlich-wissenschaftlichen Grundlagen, die notwendig sind, um eine bestimmte Idee durch einen Prüf- und Erkenntnisprozess zu einer Innovation zu verwirklichen,
- bieten jeder Person mit Macht die Möglichkeit, nicht nur finanzielle, sondern auch personelle Ressourcen der Forschung in die Bearbeitung von nicht sachlich begründbaren unsinnigen Projekten seiner Wahl zu lenken,
- sind nur durch adäquate Kontrollen und Widerspruch zu verhindern, gleich auf welcher Ebene, wobei die besten Möglichkeiten der Verhinderung darstellen
  - ein Arbeitsklima, welches durch geschulte Kritikkompetenz und gelebte Fehlerkultur Personen mit der Macht des Amtes aber mangelnder Kompetenz entlarvt und dadurch unschädlich macht und
  - eine Struktur, welche Entscheidungen denjenigen zuweist, welche für die Entscheidung die höchste Sachkompetenz aufweisen.

8 Die kreative Gesellschaft als Mutterboden für medizinische Innovationen

Eine Gesellschaft ist nur dann überlebensfähig, wenn sie eine ausreichende Innovationskraft aufweist. Daher dient die Wissensvermittlung, dient die Bildung, dient die Vermittlung von Kompetenzen, d. h. das Lernen von Wissen und Inhalten und die Schulung des Könnens durch Gebrauch des Wissens für die Entwicklung von Fähigkeiten und Fertigkeiten, nicht nur der Entfaltung und dem Lebensglück des Einzelnen in seinem sozialen Umfeld, sondern auch dem Überleben der Gesellschaft.

Das Ausmaß der Vermittlung von Wissen und von Bildung als Grundlage für die Schulung des Könnens in unseren Schulen, Hochschulen und Universitäten entscheidet somit

- über die Kreativität und Innovationskraft unserer Gesellschaft,
- über unsere gemeinsame wirtschaftliche und politische Zukunft und damit auch
- über die weitere Entwicklung unseres Gesundheitssystems und über Innovationen zur Verbesserung unserer persönlichen Heilungschancen im Krankheitsfall.

Das Gesundheitssystem gehört zumindest in den Industrieländern zu den größten Wirtschaftsbereichen. Aus diesem „Markt“ wollen viele ihren Nutzen ziehen. Soweit diese Absicht dem Wohle des Menschen bzw. des Patienten dient, sollte sie eine treibende Kraft für Innovationen darstellen. Da Gesundheit zu den zentralen Wünschen des Menschen gehört, wird dieser Markt wie kaum ein anderer nicht nur von Sachaussagen, sondern auch von Gefühlen beeinflusst. Daher liegt es in der Verantwortung der Gesellschaft,

- dass diese Beeinflussung des Marktes durch die Medien in möglichst redlicher Form erfolgt,
- dass unredlich agierende Marktteilnehmer verhindert oder ausgeschlossen werden,
- dass das Gesundheitssystem für die Marktteilnehmer auch finanziell attraktiv ist,
- dass Bildung und Kompetenzvermittlung in der Bevölkerung derart gefördert werden, dass medizinische Innovationen aktiv von Forschern wie auch passiv von Patienten als erstrebenswert gelten und
- dass Risikobereitschaft und Wettbewerb die Innovationskraft befeuern.

8.1 Öffentliche Meinung und ihre Macher

Medizinische Forschung dient letztlich der Weiterentwicklung der Diagnostik, Vorbeuge und Therapie von Erkrankungen im Rahmen des Gesundheitssystems. Andererseits ist medizinische Forschung

- teuer, denn sie verbraucht einen beträchtlichen Teil der Haushaltsmittel eines Landes bzw. eines Unternehmens wie auch
- beeindruckend, mitreißend, zukunftsweisend und Hoffnung vermittelnd.

https://doi.org/10.1515/9783110478266-008

Daher stehen die Forschungskosten immer wieder im Zentrum politischer Auseinandersetzung. Dieses um so mehr, als die Parteien versuchen, gemäß ihrer jeweiligen Ideologie auf die Zielsetzung der Forschung Einfluss auszuüben

- über die gesetzlichen Rahmenbedingungen für die Ausübung von Forschungstätigkeiten und
- über die Kontrolle und die parlamentarische Zuweisung
  - von Investitionen in Räumlichkeiten, Geräten und Personal für die Forschung an staatlichen und öffentlich-rechtlichen Forschungseinheiten und
  - von Finanzmitteln zur Durchführung von Forschungsprojekten.

Praktisch als Gegenpol zur politischen Einflussnahme wird in vielen Ländern die Freiheit von Wissenschaft, Forschung und Lehre in spezifischer Weise gesichert, in Deutschland beispielsweise

- durch Artikel 5 des Grundgesetzes der Bundesrepublik Deutschland,
  - soweit die Forschungsaktivitäten treu zur Verfassung bzw. zum Grundgesetz stehen und
- durch unabhängige Stiftungen und Forschungsgemeinschaften,
  - soweit deren Vergabe von Forschungs- und Fördergeldern nach dem Prinzip „gute Forscher beurteilen gute Forschung“ weitgehend unabhängig von politischen Vorgaben erfolgt.

In diesem Spannungsfeld operieren Meinungsmacher, welche die Öffentlichkeit versuchen zu beeinflussen,

- indem sie den sehnlichen Wunsch des Menschen nach Erhaltung seiner Gesundheit und nach Heilung von Erkrankung aufgreifen und
  - entweder die neuesten Forschungsdaten in allgemein verständlicher „seriöser“ Form darstellen und ggfs. sachlich begründete Hoffnungen und Zuversicht vermitteln,
  - oder neue Forschungsergebnisse ohne ausreichende Daten aufbauschen und Menschen des Alltags, Parlamentarier wie auch Aktionäre in falsche Hoffnungen versetzen,
  - oder sich zum Sprachrohr machen für Interessensvertreter von Behandlungsverfahren mit unbewiesener Wirkung, z. B. im Bereich der sogenannten „alternativen Medizin“,
- indem sie Ängste des Menschen vor tatsächlichen und angenommenen Gefahren schüren, beispielsweise
  - durch grundsätzliches Anzweifeln der tatsächlichen Erfolge der prophylaktischen und therapeutischen Behandlungsverfahren der Schulmedizin,
  - durch übertreibende und/oder falsche Darstellung der Risiken schulmedizinischer Behandlungsverfahren, wobei sie
    - sensationsbestrebt die Fehler und Unzulänglichkeiten in der Schulmedizin anprangern und
    - die erzielten prophylaktischen und therapeutischen Erfolge, Wirkungen und Chancen nicht ausreichend würdigen oder sogar verleugnen,

  - Umweltrisiken, bedingt durch biotechnische Herstellverfahren oder Toxizitäten der Zwischenprodukte oder Endprodukte von Arzneimitteln beschwören, ohne die Methoden und Verfahren ihrer Begrenzung oder Verhinderung angemessen zu würdigen.

Getrieben werden diese Meinungsmacher
- von einem ethisch begründeten Streben, die Menschen, Leser, Hörer, Fernsehzuschauer über eine Sachlage aufklären zu müssen,
- von dem Zwang zum Erfolg, gemessen am Anstieg der Einschalt-, Zuschauer- oder Hörerquote oder der Auflage von Druckmedien,
- vom Gewinnstreben, durch Werbung für die eigenen Projekte und Produkte, ggfs. verbunden mit der direkten oder indirekten Verunglimpfung von Konkurrenzprodukten in den unterschiedlichen Medien,
- von dem eigenen Machtstreben
  - getragen, mit Hilfe und/oder zugunsten von politischen Parteien,
  - indem zum persönlichen Nutzen ideologische Ziele in der Bevölkerung verbreitet und durchgesetzt werden und/oder
- von einer Mischung aus all diesen Gründen.

Soweit in den Medien Meinungsmacher mit unterschiedlichen und auch gegensätzlichen Ansichten gleich lautstark zu Worte kommen, kann sich jeder Mensch über jede Ansicht informieren und diese mit seinem persönlichen Wissen, seiner Wahrnehmung und seiner Erfahrung abgleichen und hierdurch sein Wissen, seine Erfahrung vermehren oder im Fall von Widersprüchen die jeweilige Ansicht tolerieren oder ablehnen.

Anders ist es, wenn Meinungsmacher mit ihrer persönlichen Meinung die Medien beherrschen, z. B. indem die Meinungsmacher
- Mitglieder oder Sympathisanten einer Partei sind,
  - deren Ideologie derzeit in Mode ist oder als modern hingestellt wird,
  - welche als Kapitaleigner von maßgeblichen Druckmedien und Verlagen auf deren Meinungsspektrum Einfluss ausüben kann,[1128]
  - die auf das staatliche oder öffentlich-rechtliche Rundfunk- und Fernsehprogramm Einfluss hat, weil über Regierungsbeteiligungen die Besetzung des Leitungsgremiums von Rundfunk und Fernsehen mitbestimmt werden kann oder
- Interessensvertreter einer finanzstarken Gruppe sind, welche Marktmacht ausübt, indem sie z. B.
  - ihre Produkte derart kostenintensiv bewirbt, dass Werbefirmen von diesen Aufträgen in finanzielle Abhängigkeit geraten,
  - die Veröffentlichung der ihr genehmen Ansichten über die Finanzierung von Werbeanzeigen in den Druckmedien durchzusetzen weiß oder
  - private Interessensgruppen finanziert, die über Schneeballsysteme den Konsum der Produkte verstärken.

1128 https://de.wikipedia.org/wiki/Deutsche_Druck-_und_Verlagsgesellschaft, Abruf 21. 02. 2017.

Durch diesen gewaltigen Einfluss sind Meinungsmacher in der Lage

- unwahre Behauptungen, Falschaussagen oder durch Weglassen von entgegenstehenden Informationen einseitige Behauptungen öffentlich und breitenwirksam darzulegen,
- durch solcherart Behauptungen im Empfänger (Leser, Hörer, Seher)
  - innere Konflikte zu erzeugen, wenn er diese Behauptungen nicht mit seinem Wissen, seiner Wahrnehmung, seiner Erfahrung in Einklang bringen kann und
  - den Prozess der **„kognitiven Diskrepanz"** auszulösen, um solcherart innere Konflikte zu beherrschen, wobei das Ergebnis sein kann, eine unwahre oder einseitige Behauptung
    - mit einem überzeugten Widerspruch aus der eigenen Gedankenwelt, aus dem persönlichen Arbeitsgedächtnis zu löschen[1129, 1130] oder
    - so rational zu verarbeiten, dass die Unwahrheiten toleriert bzw. akzeptiert und das entgegenstehende eigene Wissen, die eigene Wahrnehmung und die eigene Erfahrung relativiert werden;[1131, 1132]
- durch dauernde Wiederholungen die rationale Verarbeitung im Empfänger zu verstärken und die Toleranz und Akzeptanz für die unwahren oder einseitigen Behauptungen zu verfestigen und
- durch Verunglimpfung diejenigen auszugrenzen, welche den unwahren oder einseitigen Behauptungen dauerhaft widersprechen, sodass
  - die Toleranz und Akzeptanz für unwahre oder einseitige Behauptungen zunehmend als attraktiv und regelkonform angesehen wird,
  - der Widerspruch dagegen als unsozial, widerwärtig ggfs. sogar als unethisch empfunden wird.

Mit dieser Methode lassen sich gesellschaftliche Bewegungen begründen, welche auf Lügen, Unwahrheiten, einseitigen Darstellungen, unbewiesenen Meinungen oder „alternativen Fakten" beruhen und die das Ziel haben, die eigene Ideologie, die eigene Vorstellung, das eigene Interesse durchzusetzen.

Beispiele hierfür gibt es zu Hauf in der Geschichte der Menschheit. Es ist das Charakteristikum autoritär-diktatorischer Systeme in Politik und Religionen, durch die Verbreitung von Lügen und Unwahrheiten „kognitive Diskrepanzen" zu erzeugen und hierdurch die eigene Wahrnehmung, das eigene Wissen, die eigene Erfahrung zu relativieren und den Lügen und Unwahrheiten in den Gehirnen der Menschen Tür und Tor zu öffnen.

1129 Chammat M, Karoui IE, Allali S, Hagège J, Lehongre K, Hasboun D, Baulac M, Epelbaum S, Michon A, Dubois B, Navarro V, Salti M, Naccache L. Cognitive dissonance resolution depends on episodic memory. Sci Rep. 2017;7:41320. doi: 10.1038/srep41320.

1130 Salti M, El Karoui I, Maillet M, Naccache L. Cognitive dissonance resolution is related to episodic memory. PLoS One. 2014;9(9):e108579. doi: 10.1371/.

1131 Domínguez D JF, Taing SA, Molenberghs P. Why Do Some Find it Hard to Disagree? An fMRI Study. Front Hum Neurosci. 2016;9:718. doi: 10.3389/fnhum.2015.00718.

1132 Fointiat V, Pelt A. Do I Know What I'm Doing? Cognitive Dissonance and Action Identification Theory. Span J Psychol. 2015;18:E97. doi: 10.1017/sjp.2015.93.

Beispiele für solcher Art Manipulation durch „kognitive Diskrepanzen“ gibt es auch im Gesundheitssystem:

- So wurde behauptet, die Masernimpfung würde als Nebenwirkung Autismus und Colitis bewirken.[1133] Diese Behauptung
  - wurde zwar in einer Fachzeitschrift veröffentlicht, nachfolgend wurde diese Veröffentlichung jedoch von der Fachzeitschrift zurückgezogen, weil den Autoren schwerwiegendes wissenschaftliches Fehlverhalten, ein „serious professional misconduct“, nachzuweisen war;[1134, 1135] und
  - konnte durch eine stattliche Reihe von Studien widerlegt werden;[1136, 1137]
  - bewirkte jedoch durch ihre breite Veröffentlichung in den Medien Zweifel an der Wirksamkeit und Verträglichkeit der Masernimpfung
    - mit einem deutlichem Rückgang der MMR-Impfungen und
    - mit einem erheblichen Anstieg der Maserninfektionen mit allen ihren schweren gesundheitlichen Folgen einschließlich den Todesfällen, besonders bei Kindern.[1138]
- Eine weitere Behauptung in Deutschland war, die Risiken für die Umwelt einer gentechnischen Herstellung von Proteinen wie z. B. des Insulins seien nicht beherrschbar;
  - im September 1984 beantragte die Pharmafirma Hoechst AG die Zulassung der gentechnologischen Herstellung von Insulin;
    - Bürgerinitiativen gegen die Genehmigung der Produktionsanlagen entstanden;
    - im Oktober 1986 stoppte der Umweltminister *Joschka Fischer* der hessischen „SPD/Grünen“-Landesregierung das Projekt. Im gleichen Jahr entschied im Rechtsstreit der Hessische Verwaltungsgerichtshof (VGH) gegen Hoechst;
    - im Juli 1990 trat das Gentechnikgesetz in Kraft. Auf Grund dieser neuen Rechtsgrundlage hob der VGH seine frühere Entscheidungen gegen die Produktionsanlagen auf;
    - im Januar 1993 begann der Versuchsbetrieb mit behördlichen Auflagen;
  - im März 1998 (d. h. 14 Jahre nach Erstantrag, mit Zusatzkosten von geschätzt ca. 300 Mio DM und unter Verlust der Marktführerschaft) konnte die Produktionsanlage schließlich in Betrieb genommen werden.[1139, 1140, 1141]

1133 Wakefield AJ, Murch SH, Anthony A, Linnel J, Casson DM, Malik M, Berelowitz M, Dhilion AP, Thomoson MA, Harvey P, Valentine A, Davies SE, Walker-Smith JA. Ileal-lymphoid-nodular hyperplasia, non-specific colitis, and pervasive developmental disorder in children; Lancet. 1998;351:637–41 (PMID: 9500320, publication withdrawn).

1134 www.theguardian.com/society/2010/feb/02/lancet-retracts-mmr-paper.

1135 http://news.bbc.co.uk/2/hi/health/8695267.stm.

1136 Mrozek-Budzyn D, Kiełtyka A, Majewska R. Lack of association between measles-mumps-rubella vaccination and autism in children: a case-control study. Pediatr Infect Dis J. 2010;29(5):397–400.

1137 Demicheli V, Rivetti A, Debalini MG, Di Pietrantonj C. Vaccines for measles, mumps and rubella in children. Cochrane Database Syst Rev. 2012;2:CD004407. PMID: 22336803.

1138 http://news.bbc.co.uk/2/hi/health/8695267.stm.

1139 Rücker D. Hoechst startet gentechnische Insulinproduktion, Pharmazeutische Zeitung 1998, 3; www.pharmazeutische-zeitung.de/index.php?id=19476.

1140 Haltmeier H. Die Hoechst-Manager Waesche und Riedel feiern den Start ihrer Humaninsulin-Anlage, einst Symbol des Widerstands gegen die Gentechnik; Focus online 1998, 12, www.focus.de/auto/ratgeber/zubehoer/forschung-und-technik-wir-muessen-pioniere-sein_aid_169874.html.

1141 https://de.wikipedia.org/wiki/Hoechst; Abruf 22. 02. 2017.

- Anhänger der Homöopathie behaupten, diese Art der Behandlung sei wirksamer als eine Scheinbehandlung (Placebo).
  - Grundlage der von *CFS Hahnemann* (1755–1843) entwickelten Homöopathie sind die Vorstellungen über die „Ähnlichkeitsregel", das „Arzneimittelbild" und „die Potenzierung durch Verdünnen". Bis heute gibt es für diese Regeln keinen wissenschaftlichen Beleg;
    - bereits im Jahr 1835 wurde nachgewiesen, dass eine Behandlung mit potenzierter Kochsalzlösung die gleiche Wirksamkeit bei gesunden Personen aufweist wie eine Behandlung mit reinem Wasser;[1142]
    - im Jahre 1992 urteilte der Fachbereichsrat Humanmedizin an der Universität Marburg mit der „Marburger Erklärung"[1143]: „... Das geistige Fundament der Homöopathie besteht jedoch aus Irrtümern (‚Ähnlichkeitsregel'; ‚Arzneimittelbild'; ‚Potenzieren durch Verdünnen'). Ihr Konzept ist es, diese Irrtümer als Wahrheit auszugeben. Ihr Wirkprinzip ist Täuschung des Patienten, verstärkt durch Selbsttäuschung des Behandlers ...";
    - die Bewertungen der bis zum Jahre 2005 vorliegenden randomisierten, Placebo-kontrollierten Studien erbrachten keinen Unterschied zwischen der homöopathischen Behandlung und der Gabe von Placebo;[1144]
    - nachfolgende Analysen aller Placebo-kontrollierten klinischen Studien zur Wirksamkeit von Homöopathie durch den Ausschuss für Wissenschaft und Technik des britischen Unterhauses im Jahre 2009/2010[1145] und durch die australische Gesundheitsbehörde (National Health and Medical Research Council/NHMRC) im Jahre 2015[1146] bestätigten, dass es keine wissenschaftlich haltbaren Hinweise dafür gibt, dass Homöopathie über das Maß des sogenannten Placebo-Effekts hinaus wirken würde oder irgendeiner anderen Therapie überlegen sei und zogen den Schluss, dass die Homöopathie nicht angewandt werden sollte bei chronischen oder ernsthaften Erkrankungen oder bei solchen Störungen der Gesundheit, welche sich zu einer ernsthaften Erkrankung entwickeln könnten;
    - im Jahre 2015 folgte die „Erklärung zur Homöopathie" unter Federführung von *O Prokop* und *W Hopf*, in welcher auf Grund einer Analyse der aktuellen

1142 Löhner G. Die homöopathischen Kochsalzversuche zu Nürnberg. Von der Gesellschaft wahrheitsliebender Männer, Nürnberg 1835. 1–32; https://books.google.de/books?id=Fds8AAAAcAAJ&printsec=frontcover&dq=inauthor:%22George+L%C3%B6hner%22&hl=de&sa=X&ved=0ahUKEwjS6Oa09OLJAhWEGw8KHdRQAjwQuwUIITAA#v=onepage&q&f=false.

1143 Marburger Erklärung zur Homöopathie, Teil I (Beschluss des Fachbereichsrates vom 2.12.1992); www.physioklin.de/fileadmin/user_upload/physioCAVE/Homoeopathie/Marburger-Erkl%C3%A4rung-Hom%C3%B6opathie-1992.pdf.

1144 Shang A. Huwiler-Müntener K, Nartey L, Jüni P, Dörig S, Sterne JA, Pewsner D, Egger M. Are the clinical effects of homoeopathy placebo effects? Comparative study of placebo-controlled trials of homoeopathy and allopathy. Lancet. 2005;366(9487):726–32.

1145 www.publications.parliament.uk/pa/cm200910/cmselect/cmsctech/45/45.pdf.

1146 Australian government: National Health and Medical Research Council; NHMRC information paper: Evidence of the effectiveness of homeopathy for treating health conditions, March. 2015; www.nhmrc.gov.au/_files_nhmrc/publications/attachments/cam02a_information_paper.pdf.

wissenschaftlichen Daten zur Homöopathie geschlussfolgert wurde: „Wir betrachten ... die Anwendung der Homöopathie, ihre Verbreitung und Lehre(n) als Schildbürgerstreich";[1147]

- Ende 2016 legte die Federal Trade Commission/FTC der USA dar, dass die Wirksamkeit homöopathischer „Over the corner drugs/OTC" nur auf den traditionellen Homöopathie-Theorien beruht, keine die Wirksamkeit belegende, mit den derzeitigen wissenschaftlichen Methoden durchgeführte Studien vorliegen und somit jegliche Werbung mit dem Anspruch auf Wirksamkeit wahrscheinlich irreführend sei und Ansprüche auf Wirksamkeit und Sicherheit in gleicher Weise geprüft werden müssen wie bei jedem anderen OTC-Arzneimittel;[1148]
- Anfang 2017 bewertet aus gleichem Grund die Russische Akademie der Wissenschaften die Homöopathie als Pseudowissenschaft, welche in Bezug auf Wirksamkeitsbelege, Dokumentation der Inhaltsstoffe, Nebenwirkungen, Werbung und Zulassung entsprechend dem derzeit gültigen wissenschaftlichen Maßstab neu bewertet werden sollte;[1149]

– trotz mangelhafter oder fehlender Belege für klinische Wirksamkeit sind homöopathische Mittel in vielen Ländern zur Behandlung zugelassen und trotz ihrer medizinisch-naturwissenschaftlichen Ausbildung verschreiben zahlreiche Ärzte homöopathische Mittel.

- Etwa 30 % aller in Deutschland neu zugelassenen Arzneimittel stellen Scheininnovationen dar[1150] und sind damit im Vergleich zum jeweiligen Standardpräparat ohne zusätzlichen Nutzen für den Patienten;
  – dennoch werden sie im Markt zugelassen, als Innovationen beworben und vermarktet und
  – viele Ärzte vertrauen trotz ihrer medizinisch-naturwissenschaftlichen Ausbildung den Werbesprüchen, übernehmen sie gleichsam als wissenschaftliche Information und passen ihre Arzneimittelverordnung entsprechend an.

Die rationale Verarbeitung, Toleranz und Akzeptanz von Lügen, Unwahrheiten und unvollständigen, damit einseitigen Berichterstattungen stellt ein Dauerproblem in jeder Gesellschaft dar. Gerade deswegen muss sich jeder der Gefahren bewusst sein, welche von

1147 Prokop O, Hopf W, Berdel D, Binder H, Duda G, Frömmel C, Geiser M, Geserick G, Glowatzki G, Liebefeld BE, von Graevenitz A, Hulla H, Jung F, Koch T, Pauly H, Posnanski H, Prokop L, Rehm H, Reinhardt D, Schar M, Schneeweiß B, Straub W, Wolf HP. Erklärung zur Homöopathie,2015, http://biblische-lehre-wm.de/wp-content/uploads/2015/06/Hom%C3 %B6opathie-Erkl%C3 %A4rung-zur.pdf.

1148 Federal Trade Commission/USA: FTC Issues Enforcement Policy Statement Regarding Marketing Claims for Over-the-Counter Homeopathic Drugs; Efficacy and Safety Claims Are Held to Same Standard as Other OTC Drug Claims 2016/12; www.ftc.gov/news-events/press-releases/2016/11/ftc-issues-enforcement-policy-statement-regarding-marketing.

1149 Russian Academy of Sciences; Commission on Pseudoscience and Research Fraud, Memorandum #2 Homeopathy as pseudoscience 2017. 02.07; http://klnran.ru/en/2017/02/memorandum02-homeopathy/.

1150 Neumann P. 2017, 01.04; www.waz.de/politik/jedes-dritte-neue-medikament-hat-fuer-patienten-keinen-nutzen-id209162521.html.

der Relativierung des eigenen Wissens, der eigenen Wahrnehmung und der eigenen Erfahrung durch Toleranz bzw. Akzeptanz von Fehlinformationen ausgehen, im Besonderen, wenn hierdurch
- politische Parteien oder auch Wirtschaftsunternehmen Macht gewinnen können und
- der wissenschaftliche Fortschritt leidet und die Innovationskraft einer Gesellschaft beeinträchtigt wird.

Kritik und Widerspruch muss die wesentliche Reaktion auf Fehlinformationen sein. Aus dieser Verantwortung zum Widerspruch kann sich keiner stehlen, weder mit pseudowissenschaftlich, noch mit pseudophilosophisch oder pseudoreligiös begründeten Entschuldigungen.

Wenn durch falsche Behauptungen die Gesellschaft, wenn Eltern, Patienten und sogar Ärzte verführt werden, wissenschaftlich nicht begründbare und nicht als wirksam belegte Behandlungsverfahren den Arzneimitteln der Schulmedizin vorzuziehen, deren Erkenntnisse sogar abzulehnen, dann muss es Aufgabe aller Bürger sein,
- des Staates mit seiner gesetzgebenden, ausführenden und rechtsprechenden Macht,
- aber besonders auch der Ärzteschaft mit ihren kontrollierenden Standesorganisationen,
- die Urheber, die Meinungsmacher zur Rechenschaft zu ziehen und ggfs. zivil-, straf-, und berufsrechtlich haftpflichtig zu machen.

8.2 Falschaussagen, alternative Behandlungsverfahren, Arzneimittelzulassungen

Falschaussagen

Die Meinungsfreiheit, das heißt, die persönliche Freiheit, seine subjektive Meinung über einen Sachverhalt öffentlich kund zu tun, ist ein Menschenrecht, welches in Europa geschützt wird
- durch Art. 19 der Allgemeinen Erklärung der Menschenrechte der UNO[1151]
  - „Jeder Mensch hat das Recht auf freie Meinungsäußerung; dieses Recht umfasst die Freiheit, Meinungen unangefochten anzuhängen und Informationen und Ideen mit allen Verständigungsmitteln ohne Rücksicht auf Grenzen zu suchen, zu empfangen und zu verbreiten."
- durch Art. 10 der Europäischen Menschenrechtskonvention des Europarates[1152]
- durch Art. 11 der Charta der Grundrechte der Europäischen Union[1153] und
- durch Art. 5 des Grundgesetzes der Bundesrepublik Deutschland[1154]

1151 www.un.org/depts/german/menschenrechte/aemr.pdf.
1152 www.menschenrechtskonvention.eu/.
1153 www.europarl.europa.eu/charter/pdf/text_de.pdf.
1154 www.bundestag.de/grundgesetz.

„1) Jeder hat das Recht, seine Meinung in Wort, Schrift und Bild frei zu äußern und zu verbreiten und sich aus allgemein zugänglichen Quellen ungehindert zu unterrichten. Die Pressefreiheit und die Freiheit der Berichterstattung durch Rundfunk und Film werden gewährleistet. Eine Zensur findet nicht statt.
2) Diese Rechte finden ihre Schranken in den Vorschriften der allgemeinen Gesetze, den gesetzlichen Bestimmungen zum Schutze der Jugend und in dem Recht der persönlichen Ehre“

Diese Meinungsfreiheit gilt unabhängig davon, ob es sich um ein richtiges oder falsches Werturteil handelt, denn „In einem pluralistisch strukturierten und auf der Konzeption einer freiheitlichen Demokratie beruhenden Staatsgefüge ist jede Meinung, auch die von etwa herrschenden Vorstellungen abweichende, schutzwürdig.“[1155]
Während Meinungen keiner Überprüfung bedürfen,
- stellen Tatsachenbehauptungen grundsätzlich auf Richtigkeit überprüfbare Aussagen dar und
- sind Tatsachen oder Fakten bewiesene Zustände.

Die Trennung zwischen Meinungen und Tatsachenbehauptungen dürfte nicht immer leicht sein, im Besonderen, wenn eine Meinung auf einer Tatsachenbehauptung beruht. Dennoch ist diese Trennung notwendig, um nicht der Lüge, der Falschaussage wider besseren Wissens oder wider bewiesener Tatsachen Tür und Tor zu öffnen.

Eine freie Gesellschaft muss diese Trennung zwischen Lügen und Falschaussagen einerseits und der persönlichen Meinung andererseits durch ihre Medien und durch ihr Rechtssystem durchführen können. Wenn nicht, setzt sich die Gesellschaft der Gefahr aus, dass ihre Bürger durch Falschaussagen manipuliert werden, die eigene Wahrnehmung, das eigene Wissen, die eigene Erfahrung, das eigene Wertesystem zu relativieren zugunsten der Lüge.

Wie schnell dieses gehen kann, zeigt die politische und soziale Machtergreifung der Kommunisten im Zarenreich und in der Sowjetunion, der Nationalsozialisten im Deutschen Reich, zeigt die kommunistische Prägung der Bevölkerung in der DDR und kann im Jahre 2017 bei den politischen Umwälzungen in den USA beobachtet werden.

Die wirksamste Waffe gegen Lüge und Falschaussage ist eine freie Medienvielfalt. Nicht von ungefähr versuchen alle autoritär-diktatorischen Systeme, diese Vielfalt und deren Freiheit zu beschneiden. Eingeleitet wird die Einschränkung durch pauschale Anschuldigungen und Diffamierungen der Presse, der Jounalisten, der Medien. Die Aktivitäten gegen eine freie Berichterstattung in den USA und in der Türkei im Jahre 2017 dürften hierfür als Lehrbeispiele dienen. Doch die Pressefreiheit kann auch in versteckterer Weise beschnitten werden, so z. B. durch wirtschaftliche Zwänge. So geht Gefahr davon aus,
- wenn Kapitalgeber, im Besonderen politische Parteien, Gesellschaftskapital an einer Vielzahl von Medien erwerben und durch ihr Stimmrecht die Möglichkeit haben, in ihrem Sinne deren Meinungsvielfalt einzuschränken,[1156]

1155 BVerfGE 33, 1 – Strafgefangene; www.servat.unibe.ch/dfr/bv033001.html#015.
1156 https://antilobby.wordpress.com/unsozial/manipulation/medienbeteiligungen-der-spd/; https://de.wikipedia.org/wiki/Deutsche_Druck-_und_Verlagsgesellschaft (Abruf 28. 02. 2017).

- wenn wirtschaftlicher Druck ausgeübt wird, die Auflage zu erhöhen und mit diesem Ziel die Redaktionen
  - den Inhalt ihrer Veröffentlichungen dem Wunschdenken in der potentiellen Leserschaft anpassen und/oder
  - „politisch korrekte“ Meinungen und Verhaltensweisen erfinden oder aufgreifen und verbreiten
    - mit dem (schein-) moralischen Anspruch, „nicht Gruppen von Menschen kränken oder beleidigen zu wollen“,
    - wobei die Frage, was als „politisch korrekt“ angesehen wird, von mehr oder weniger radikalen Interessensgruppen definiert wird, die wie eine „Sprach- und Denkpolizei“[1157] ihre Definition praktisch als Zensur anwenden,[1158]
    - um damit einerseits einzuschüchtern und zu indoktrinieren, andererseits Gefolgschaften von Gesinnungsgenossen zu mobilisieren und ggfs. zu radikalisieren,
    - mit dem Ergebnis, dass auf der Welle eines Moralismus mitgeschwommen wird, um nicht durch Ausschluss sanktioniert zu werden[1159] und/oder Umsatzeinbußen zu erleiden;
  - verborgene oder offene Ängste des Menschen wecken, schüren, verstärken und nutzen und hierbei
    - der Pressekodex, z. B. festgelegt in den „Richtlinien für die publizistische Arbeit nach den Empfehlungen des Deutschen Presserates“[1160] nicht so genau genommen wird und
    - die Wahrhaftigkeit, Achtung der Menschenwürde, Sorgfalt und Ausgewogenheit der Berichterstattung mehr oder weniger auf der Strecke bleibt.

Für die Stärkung der Wahrhaftigkeit und für die Eindämmung von Lügen, Falschaussagen und einseitigen Berichterstattungen in den Medien wie auch in der übrigen Gesellschaft ist letztlich entscheidend,

- ob sich Kläger finden, die Lügen und Falschaussagen vor Gericht bringen,
- ob Gesetze vorliegen, die Lügen und Falschaussagen unter Strafe stellen und
- ob ein Gericht eine Lüge, eine Falschaussage
  - strafrechtlich bewertet oder
  - trotz der „kognitiven Diskrepanz“ zur eigenen Wahrnehmung, zum eigenen Wissen, zur eigenen Erfahrung relativiert, toleriert und akzeptiert und
  - ohne eine klare Grenzziehung als Ausdruck der Meinungsfreiheit bewertet.

1157 Matussek M. Kunst als Schauprozess, Der Spiegel 1993.04.12; www.spiegel.de/spiegel/print/d-13680102.html.

1158 Smith DE. Writing the Social: Critique, Theory, and Investigations. University of Toronto Press, Toronto 1999, III/9, 172–194; https://books.google.de/books?id=XICxNH7EH_MC&printsec=frontcover&redir_esc=y#v=onepage&q&f=false.

1159 Bolz N. Öffentlichkeit und Zensur. Politische Korrektheit führt zur geistigen Knechtschaft, Tagesspiegel 2017.01.04; https://causa.tagesspiegel.de/politik/haben-wir-es-mit-der-politischen-korrektheit-uebertrieben/politische-korrektheit-fuehrt-zur-geistigen-knechtschaft.html.

1160 www.presserat.de/pressekodex/pressekodex/.

Alternative Behandlungsverfahren und Arzneimittelzulassungen

Innovationen beruhen auf Tatsachen bzw. Fakten. Dieses gilt gerade auch für Innovationen im Gesundheitssystem. Durch die medizinische Forschung, im Besonderen durch adäquat kontrollierte klinische Studien sind diejenigen Ergebnisse erarbeitet worden, welche die sogenannte Evidenz-basierte Medizin begründet haben. Diese umfasst die derzeitigen Möglichkeiten und Erfolge der medizinischen Diagnostik, Prophylaxe und Therapie von Erkrankungen. Doch trotz dieser Erfolge sind viele Erkrankungen immer noch nicht oder nur unzulänglich behandelbar,
- wodurch die Grenzen der derzeitigen medizinischen Kunst offenbar werden,
- was anderseits Ansporn sein sollte für zukünftige Innovationen zur Deckung des noch unerfüllten medizinischen Bedarfes.

Die Wirksamkeit der Evidenz-basierten Medizin schließt ein
- die **pharmakologische Wirkung** der unterschiedlichen Arzneimittelwirkstoffe,
  - ermittelt im Vergleich zu einer Standardbehandlung oder einer Placebo-Behandlung in randomisiert kontrollierten klinischen Studien,
- die **Placebowirkung** einer Arzneimittelbehandlung,[1161, 1162, 1163]
  - d. h. eine positive Beeinflussung, eine Linderung des subjektiven Krankheitsgefühls, verbunden mit Verbesserung von objektiv messbaren körperlichen Funktionen,
  - wobei diese Wirkung durch die positive psychologische Vorbereitung/Konditionierung, durch eine positive Erwartungshaltung und durch die symbolische Durchführung einer Behandlung erzeugt wird,
- die **Nocebowirkung** einer Arzneimittelbehandlung,[1164, 1165, 1166]
  - d. h. eine negative Beeinflussung, eine Verschlimmerung des subjektiven Krankheitsgefühls, verbunden mit einer Verschlechterung von objektiv messbaren körperlichen Funktionen,
  - wobei diese Wirkung durch eine negative psychologische Vorbereitung/Konditionierung, durch eine negative Erwartungshaltung und durch die symbolische Durchführung einer Behandlung erzeugt wird.

Auch wenn klinische Studien wegen der Variabilität in der Pathophysiologie der menschlichen Erkrankungen die Wirksamkeit von Arzneimitteln nur statistisch erfassen können, liefert das Ergebnis einer nach dem Stand der Wissenschaft durchgeführten klinischen

---

1161 Jütte R. The early history of the placebo, Complementary therapy in medicine. 2013;21/2:94–97.

1162 Chavarria V, Vian J, Pereira C, Data-Franco J, Fernandes BS, Berk M, Dodd S. The Placebo and Nocebo Phenomena: Their Clinical Management and Impact on Treatment Outcomes. Clin Ther. 2017, pii: S0149-2918(17)30077-2.

1163 Dodd S, Dean OM, Vian J, Berk M. A Review of the Theoretical and Biological Understanding of the Nocebo and Placebo Phenomena. Clin Ther. 2017. pii: S0149-2918(17)30048-6.

1164 Webster RK, Weinman J, Rubin GJ. A systematic review of factors that contribute to nocebo effects. Health Psychol. 2016;35(12):1334–1355.

1165 Häuser W, Hansen E, Enck P. Nocebo phenomena in medicine: their relevance in everyday clinical practice. Dtsch Arztebl Int. 2012;109(26):459–65.

1166 Planès S, Villier C, Mallaret M. The nocebo effect of drugs. Pharmacol Res Perspect. 2016;4(2):e00208. doi: 10.1002/prp2.208.

Studie begründete Fakten. Wiederholungen der klinischen Studien helfen, diese Fakten weiter zu erhärten.

Solcher Art Fakten der Evidenz-basierten Medizin stehen im Gegensatz zu den Behauptungen einer medizinischen Wirkung von wissenschaftlich nicht bewiesenen und in Abgrenzung zur Schulmedizin „alternativ" genannten Behandlungsverfahren. Wissenschaftlich nicht bewiesen heißt, für die behauptete Wirkung fehlt der statistisch gesicherte Beweis durch adäquat kontrollierte klinische Studien.

Alternative Behandlungsverfahren sind zu unterscheiden von komplementären Behandlungsverfahren, die als Ergänzung zur Schulmedizin gesehen werden.

Das Angebot alternativer und komplementärer Behandlungsverfahren ist riesig und umfasst[1167, 1168]

- die Physiotherapie mit nachweisbaren therapeutischen Erfolgen;
- die Phytotherapie, welche ein Großteil der Naturheilkunde darstellt und innerhalb derer einzelne Produkte pharmakologisch wirken können,
- die unterschiedlichen Methoden der „Entschlackung", von denen abgeraten wird, wenn sie den Patienten schwächen;
- Nahrungsmittelergänzungen, die dann sinnvoll sein können, wenn sie eine unausgewogene Ernährung des Patienten ausgleichen,
- Diäten zur Verminderung des Übergewichtes, von denen jedoch abzuraten ist, wenn sie Mangelernährungen darstellen,
- „ganzheitliche" Behandlungsverfahren, welche auf der anthroposophischen Weltanschauung oder der traditionellen Medizin in China, Indien oder Japan beruhen,
  - die kognitiv gesteuertes Verhalten, Selbstkontrolle und Konzentrationsfähigkeit im Sinne einer Placebowirkung verbessern können,
  - wobei die Akupunktur Eingang besonders in die medizinische Schmerztherapie gefunden hat und
    - die Wirksamkeit der „klassischen Akupunktur" wie auch der „minimalen Akupunktur" (oberflächliche Stiche nur an der Schmerzregion unabhängig von den Akupunkturpunkten und Meridianen) im Vergleich zu einer Kontrollgruppe belegt werden konnte[1169, 1170]
- und nicht zuletzt die Homöopathie.

1167 Henß H, Ebach A, Huber R. Komplementäre Verfahren; Tumorzentrum Freiburg; www.uniklinikfreiburg.de/fileadmin/mediapool/09_zentren/cccf/pdf/Brosch%C3%BCren/Komplement%C3%A4r_CCCF_April_2015-2.pdf.

1168 Sedlacek HH. Selbstheilungskräfte und Arzneimittelwirkungen, Synergien und Grenzen, de Gruyter 2016:305–316.

1169 MacPherson H, Vertosick E, Lewith G, Linde K, Sherman KJ, Witt CM, Vickers AJ. Acupuncture Trialists' Collaboration. Collaborators (32) Influence of control group on effect size in trials of acupuncture for chronic pain: a secondary analysis of an individual patient data meta-analysis. PLoS One. 2014;9(4):e93739. PMID: 24705624.

1170 Witt CM, Brinkhaus B, Jena S, Selim D, Straub C, Willich SN. Wirksamkeit, Sicherheit und Wirtschaftlichkeit der Akupunktur – Ein Modellvorhaben mit der Techniker Krankenkasse Efficacy, effectiveness, safety and costs of acupuncture, Dtsch Arztebl. 2006;103(4):A 196–202.

Für einige der aufgeführten alternativen Behandlungsverfahren wird ein Wirkmechanismus postuliert, welcher nicht grundsätzlich unserem medizinisch-naturwissenschaftlichen Denken widerspricht. Für einige andere alternative Behandlungsverfahren gibt es dagegen bislang keine wissenschaftlichen Grundlagen. Hierzu gehören im Besonderen[1171]

- die Irisdiagnostik, welche behauptet, durch Analyse der Struktur und der Reflexe des Auges, im Besonderen der Iris und der Bindehaut, auf systemische Erkrankungen des Menschen rückschließen zu können,
- die Reinkarnationstherapie, in welcher psychische Verletzungen aus einem geglaubten früheren Leben geistig wiedererlebt werden sollen, um deren vermeintlichen Einfluss auf die Psyche im jetzigen Leben zu beenden und den Patienten hierdurch zu heilen,
- die astrologische Gesundheitsberatung, bei welcher Sternzeichen für die Neigung zu bestimmten Krankheiten gedeutet werden und
- die Homöopathie (siehe Kap. 8.1).

Unabhängig von einem bislang wissenschaftlich nachgewiesenen pharmakologischen Wirkprinzip können alternative oder komplementäre Behandlungsverfahren durchaus therapeutische Effekte erzielen,

- die dann aber eher als Placeboeffekte einzustufen sind, da auch Placebos nachweisbare neurophysiologische Veränderungen hervorrufen können, die aber auf Konditionierungen und Erwartungen basieren,
- doch ein über diesen Placeboeffekt hinaus gehender Anspruch auf therapeutische Wirksamkeit eines Behandlungsverfahrens bedarf des wissenschaftlichen Beweises.
  - Dieser ist gemäß dem Stand des Wissens und der Technik durch gezielt geplante, angemessen, d. h. im Vergleich zur Null-Behandlung, Placebo- oder ggfs. zur Standard-Behandlung kontrollierte und vorurteilsfrei ausgewertete klinische Studien zu erbringen, gerade auch, um den Gefahren der Täuschung und Selbsttäuschung zu entgehen und um das Vertrauen der Patienten nicht zu missbrauchen.[1172]
  - Alle alternativen und komplementären Behandlungsverfahren besitzen die Chance und sollten auch in die Pflicht genommen werden, diesen Beweis ihrer Wirksamkeit durch derartig adäquate klinische Studien zu belegen.

Häufig wird jedoch diese Beweispflicht von den Vertretern alternativer Behandlungsverfahren umgangen, indem sie als Argument für deren Wirksamkeit anführen

- die persönlichen, individuellen Erfahrungen oder „Entdeckungen" ihrer Begründer,
- eine bereits seit Jahrzehnten durch Fallstudien belegte klinische Erfahrung,
- eine individualspezifische Wirkung, welche statistisch nicht zu erfassen sei,

---

1171 Henß H, Ebach A, Huber R. Komplementäre Verfahren; Tumorzentrum Freiburg; www.uniklinikfreiburg.de/fileadmin/mediapool/09_zentren/cccf/pdf/Brosch%C3%BCren/Komplement%C3%A4r_CCCF_April_2015-2.pdf.

1172 Sedlacek HH. Selbstheilungskräfte und Arzneimittelwirkungen Synergien und Grenzen, de Gruyter 2016:1–3.

- spezifische Wirkmechanismen, welche nur deswegen unserem derzeitigen Wissensstand widersprechen, weil sie mit den aktuellen wissenschaftlichen Methoden nicht nachvollziehbar sind.

Ort der klinischen Studien sollten vorrangig die Medizinischen Fachbereiche an Hochschulen und Universitäten (ggfs. auch unabhängige, für Arzneimittelprüfungen besonders ausgewiesene Institute) sein. Denn dort werden nach dem neuesten Stand der wissenschaftlichen Erkenntnis und Methodik Wirkmechanismen erforscht und die Wirksamkeit neuer Behandlungsverfahren durch klinische Studien geprüft.
- Von akademischen medizinischen Fachbereichen wäre am ersten und einhellig eine klare Trennung der auf Beweise fußenden „Evidenz-basierten" Medizin von alternativen, nicht zu beweisenden, pseudowissenschaftlichen Behandlungsverfahren zu erwarten.
- Doch es überrascht, wie viele dieser medizinischen Fachbereiche allein im deutschen Sprachraum in ihren Lehrplänen die Lehre und Schulung in alternativen Behandlungsverfahren einschließlich der Homöopathie aufgenommen haben (siehe Tab. 8.1).

Finanziell unterstützt werden diese Aktivitäten zum Teil
- von kapitalkräftigen Firmen, welche alternative Behandlungsverfahren, im Besonderen homöopathische Mittel herstellen und verkaufen und/oder
- von der Karl und Veronika Carstens-Stiftung, welche laut Satzung (§ 2) zwar die wissenschaftliche Durchdringung der alternativen und komplementären Behandlungsverfahren unterstützen soll, jedoch stattdessen eher als eine Interessensvertreterin für die Homöopathie gilt.[1173] Im Widerspruch zur wissenschaftlichen Erkenntnis, z. B. aktuell zusammengefasst von den Gesundheitsbehörden in Großbritannien, Australien und USA (siehe Kap. 8.1), vertritt diese Stiftung zur Frage der Wirkung der Homöopathie die Ansicht,[1174]
  - dass randomisierte klinische Studien spezifische Effekte aufweisen, in denen Homöopathie dem Placebo überlegen ist,
  - dass vier von fünf Metaanalysen eine statistische Überlegenheit der homöopathischen Arznei im Vergleich zu Placebo zeigen und
  - dass eine zusammenfassende Betrachtung klinischer Forschungsdaten hinreichend einen therapeutischen Nutzen der homöopathischen Behandlung belegen und für eine spezifische Wirkung potenzierter Arzneimittel sprechen.

Entscheidend ist, ob diese Hochschulen und Universitäten mit der Aufnahme alternativer Behandlungsverfahren in den Lehrplan zum Ziel haben,
- die Studenten zu informieren und ihre Unterscheidungsfähigkeit zwischen Schulmedizin, alternativen Behandlungsverfahren und Schalatanerie zu schärfen oder

1173 Grill M, Hackenbroch V. Medizin: Rückfall ins Mittelalter, Die Homöopathie breitet sich an deutschen Universitäten aus. Ausgerechnet Ärztepräsident Jörg-Dietrich Hoppe macht sich jetzt für die skurrile Heilslehre stark. Der Spiegel 2010,47, www.spiegel.de/spiegel/a-730444.html.
1174 www.carstens-stiftung.de/homoeopathie.html.

Tab. 8.1: Hochschulen im deutschsprachigen Raum mit Lehrangeboten für alternative Behandlungsverfahren.[1175]

Ort	Institut/Klinikum	Angebot	Ziel
Alanus Hochschule Alfter/Bonn (privat)		Eurythmie	BA MA
Humboldt Universität Berlin	Uni-Klinikum Charité Institut für Sozialmedizin, Epidemiologie und Gesundheitsökonomie, Projektbereich Komplementärmedizin*	(Akupunktur) Homöopathie Alternative Verfahren	Weiterbildung für Mediziner
Hochschule für Gesundheit und Sport Berlin (privat)		Komplementärmedizin (Akupunktur) Homöopathie Alternative Verfahren	BA Heilpraktiker
Steinbeis-Hochschule Berlin (privat)	Institute of Complementary Medicine (INCOM)/ Akademie für Komplementäre Medizin und Medizinpädagogik	[Homöopathie] (Osteopathische manuelle Medizin), Energiemedizin; Biofeldtest, Aurikulotherapie, Kinesio-Taping, Kinesiologie, Scenar-Therapie; Traditionelle chinesische Astrologie bzw. Psychologie; Traditionelle chinesische Numerologie Klangtherapie; Laserbehandlung des Blutes; Biopointing-Verfahren	BSc MSc
Universität Bern	Kollegiale Instanz für Komplementärmedizin KIKOM	Anthroposophische Medizin Homöopathie Neuraltherapie Traditionelle Chinesische Medizin	Wahlpraktikum/ Weiterbildung für Mediziner
Universität Bonn	Medizinische Fakultät Querschnittsbereich „Rehabilitation, Physikalische Medizin und Naturheilverfahren“	(Akupunktur), Tuina-Massage, Schröpfen, Moxibustion	Pflichtveranstaltung
Technische Universität Dresden	Medizinische Fakultät*	Homöopathie	Wahlpflichtfach

1175 www.psiram.com/ge/index.php/Hochschulen_mit_pseudowissenschaftlichen_Lehr-_und_Forschungsinhalten.

Ort	Institut/Klinikum	Angebot	Ziel
Universität Essen-Duisburg	Medizinische Fakultät Lehrstuhl für Naturheilverfahren	Traditionelle Chinesische Medizin Phytotherapie, Hydrotherapie, Mind-Body Medicine, Neuraltherapie, Schröpfen	ärztliche Weiterbildung
Universität Frankfurt a. M.	Medizinische Fakultät Institut für Allgemeinmedizin	Osteopathie, Naturheilverfahren, Traditionelle Chinesische Medizin, (Akupunktur), Homöopathie	ärztliche Weiterbildung
Universität Viadrina Frankfurt/Oder	Institut für transkulturelle Gesundheitswissenschaften	Homöopathie, Naturheilverfahren/ saluto-genetischen Prinzipien/ biologische Schmerzmedizin, Ayurvedische Medizin, Komplementäre Augenheilkunde, Klinische Mitochondrien- und Umweltmedizin, Anthroposophische Medizin	MA
Universität Freiburg	Medizinische Fakultät, Institut für Umweltmedizin und Krankenhaushygiene	(Akupunktur), Eigenbluttherapie, Homöopathie, Ordnungstherapie, Phytotherapie, Fiebertherapie, Hyperthermie (lokoregionäre Radiofrequenz-Hyperthermie), Misteltherapie, Traditionelle Chinesische Medizin, Schröpfen	ärztliche Weiterbildung
interuniversitäres Kolleg für Gesundheit und Entwicklung Graz		(Akupunktur), Homöopathie, Ingenium-Bioresonanz-Therapiesystem	MA
Universität Hamburg	Hanse-Merkur Zentrum, Eppendorf	Traditionelle Chinesische Medizin	Ambulanz
Universität Heidelberg	Medizinische Fakultät	Phytotherapie, Homöopathie, anthroposophische Medizin, traditionelle chinesische Medizin, Ayurveda	Wahlkurs für Mediziner
Hochschule Fresenius Idstein (privat)		(Osteopathie), Phytotherapie, Ayurveda, Traditionelle Chinesische Medizin, Anthroposophische Medizin, Homöopathie, Neuraltherapie	BA MA
Hochschule für Gesundheit und Sport Ismaning		Homöopathie, Traditionelle Chinesische Medizin, Neuraltherapie, Moxibustion, Orthomolekulare Medizin (Akupunktur)	BSc MSc Heilpraktiker
Universität Magdeburg	Medizinische Fakultät Querschnittsbereich Naturheilverfahren	Homöopathie, Traditionelle Chinesische Medizin, anthroposophische Medizin	Wahlfach

Ort	Institut/Klinikum	Angebot	Ziel
Ludwig-Maximilians-Universität München	Medizinische Fakultät Dr. von Haunersches Kinderspital*	Homöopathie	Forschungsprojekt (abgeschlossen)
Technische Universität München	Klinikum rechts der Isar Stiftungsprofessur	Naturheilkunde und Komplementärmedizin	
Medizinische Universität Wien	Klinik für Frauenheilkunde Abteilung für Geburtshilfe und fetomaternale Medizin	Homöopathie	Therapieprogramm
Veterinärmedizinische Universität Wien		Homöopathie	Lehrveranstaltungen
Universität Witten-Herdecke (privat)	Medizinische Fakultät	anthroposophische Medizin	Lehrveranstaltungen Therapieprogramm
Universität Zürich	Medizinische Fakultät	(Chiropraktik)	Lehrveranstaltungen

* unterstützt von der Karl und Veronika Carstens Stiftung;
BA/BSc: Bachelor of Arts/Bachelor of Sciences; MA/MSc: Master of Arts/Master of Sciences

- die Studenten in alternativen Behandlungsmöglichkeiten zu schulen, auch dann, wenn deren Wirkung wissenschaftlich nicht bewiesen ist, um deren Akzeptanz und deren Anwendung durch die Schulung zu fördern.

Naheliegend, dass die Befürchtungen wachsen, dass die wissenschaftlichen Forschungsarbeiten und die medizinisch-naturwissenschaftliche Lehre an den medizinischen Fachbereichen deutschsprachiger Hochschulen und Universitäten Schaden nehmen, wenn pseudowissenschaftliche alternative Behandlungsmethoden in den Lehrplan aufgenommen und pseudowissenschaftlich „beforscht“ werden.[1176] So kommentierte *EL Winnacker* (langjähriger Präsident der Deutschen Forschungsgemeinschaft): „Eine Universität muss nicht alles machen, und Homöopathie und Anthroposophie gehören eindeutig nicht zu ihren Aufgaben. Hier bekommen Dinge einen wissenschaftlichen Anstrich, den sie nicht verdienen.“[1177]

1176 Kramer B. Pseudowissenschaften, Esoteriker unterwandern die deutschen Hochschulen. Der Unterschied zwischen Wissenschaft und Unsinn verwischt. Zeitonline 2011,04; www.zeit.de/zeit-wissen/2011/04/Dossier-Esoterik-Esoterisierung.

1177 Kramer B. Pseudowissenschaften, Esoteriker unterwandern die deutschen Hochschulen. Der Unterschied zwischen Wissenschaft und Unsinn verwischt. Zeitonline 2011,04; www.zeit.de/zeit-wissen/2011/04/Dossier-Esoterik-Esoterisierung.

Die Folgen solch einer Kombination von seriöser Wissenschaft und Pseudowissenschaft an Hochschulen und Universitäten wären absehbar. Die Gefahren liegen besonders

- bei den Hochschulen und Universitäten,
  - dass sie sich der Lächerlichkeit und dem Gespött der internationalen wissenschaftlichen Gemeinschaft preisgeben,
  - dass das Vertrauen in ihre seriöse wissenschaftliche Forschung schwindet und
  - dass sich ihre Kapazitäten für seriöse Forschung verringern;
- bei den Medizinern
  - dass sie der „kognitiven Diskrepanz“ zwischen medizinisch-naturwissenschaftlichem Denken und pseudowissenschaftlichen Behauptungen unterliegen und daher
  - dass sie zunehmend Scharlatanerie tolerieren, akzeptieren und vielleicht sogar beim Patienten anwenden
  - dass Fehler bei der Behandlung von Patienten zunehmen werden;
- in der Gesellschaft
  - dass sie verunsichert und gespalten wird
    - in diejenigen, welche pseudowissenschaftliche Behauptungen kognitiv-rational ablehnen und
    - in solche, welche sich zu pseudowissenschaftlichen Behauptungen hingezogen fühlen, den Behauptungen vertrauen und/oder ihre ggfs. aufkommende „kognitive Diskrepanz“ auflösen durch Akzeptanz von Falschaussagen,
  - dass Innovationen zur Behandlung von bislang nicht oder nur unzulänglich behandelbaren Erkrankungen weniger werden,
    - wenn die zunehmende Toleranz und Akzeptanz pseudowissenschaftlicher Behandlungsverfahren wirkliche Innovationen zur Erfüllung des ungedeckten medizinischen Bedarfes weniger dringlich erscheinen lassen,
    - wenn politische Parteien sich die Ansprüche und Behauptungen der Interessenvertreter der alternativen Behandlungsverfahren aus ideologischen und/oder opportunistischen Gründen zu eigen machen,
    - wenn die öffentliche Befürwortung durch Interessensvertreter und politische Parteien die gesellschaftliche Akzeptanz alternativer Behandlungsverfahren erhöht und diejenige von innovativen Techniken, Methoden und Produkten verringert,
    - wenn die Forschungspolitik den akademischen und öffentlich-rechtlichen Institutionen weniger Finanzmittel für die seriöse Forschung zubilligt und stattdessen die Pseudowissenschaften fördert.

Welche Rolle bei dieser drohenden und/oder sich bereits abzeichnenden Entwicklung die Medien spielen werden, ist fraglich. Zwar steht im Pressekodex: „Bei Berichten über medizinische Themen ist eine unangemessen sensationelle Darstellung zu vermeiden, die unbegründete Befürchtungen oder Hoffnungen beim Leser erwecken könnte. Forschungsergebnisse, die sich in einem frühen Stadium befinden, sollten nicht als abgeschlossen oder nahezu abgeschlossen dargestellt werden.[1178] Doch die Gefahr ist groß, dass auch hier

1178 www.presserat.de/pressekodex/pressekodex/#panel-ziffer_14____medizinberichterstattung.

Interessensvertreter, politische Parteien und der wirtschaftliche Zwang Einfluss auf die Befolgung dieser Regeln nehmen.
Einhalt für die Entwicklung können nur klare gesetzliche Richtlinien für die Arzneimittelzulassung bringen, die festlegen,

- dass alle Substanzen und Zubereitungen für die Prophylaxe und/oder Therapie einer Erkrankung den gleichen Bedingungen für ihre Marktzulassung unterworfen sind, d. h. für sie muss entsprechend dem Stand der wissenschaftlichen Erkenntnis und Methodik nachgewiesen werden
  - dass sie in adäquat durchgeführten randomisiert kontrollierten klinischen Studien bei einer definierten Erkrankung wirksam sind und
  - dass sie im therapeutischen oder prophylaktischen Dosisbereich ausreichend verträglich sind;
- dass keinem alternativen Behandlungsverfahren gleich welcher Art, auch nicht der Homöopathie, eine Sonderrolle bei der Marktzulassung gewährt werden darf.

Derartige gesetzliche Regelungen würden bei den alternativen Behandlungsverfahren „Spreu vom Weizen“, würden pseudowissenschaftliche Behauptungen und Falschaussagen von wissenschaftlich belegten Daten zur klinischen Wirksamkeit, würde Scharlatanerie von seriöser Evidenz-basierter medizinischer Wissenschaft trennen. Hierdurch

- könnten Hochschulen und Universitäten befreit werden von dem öffentlichen bzw. politischen Druck, alternative, aber pseudowissenschaftliche Behandlungsverfahren in den Lehrplan aufzunehmen,
- würde die Kreativität für und die Forschung nach beweisbaren neuen innovativen Behandlungsverfahren gestärkt werden,
- hätte der behandelnde Arzt klare Maßstäbe, um aus den Angeboten der alternativen Medizin die pseudowissenschaftlichen Verfahren auszusondern,
- könnte die öffentliche Toleranz für und Akzeptanz von pseudowissenschaftlichen Behandlungsverfahren vermindert werden und
- würden die Patienten vor Scharlatanerie und Kurpfuscherei weitaus besser geschützt als derzeit.

Ähnlich wie in einigen anderen Ländern Europas gewährt jedoch das derzeitige Arzneimittelrecht in Deutschland den alternativen Behandlungsverfahren einen Sonderstatus:[1179]

- homöopathische Arzneimittel dürfen in den Verkehr gebracht werden u. a.
  - ohne Zulassung und nur nach einer Registrierung in das bei der zuständigen Bundesoberbehörde zu führende „Register für homöopathische Arzneimittel“,
  - wenn sie hergestellt wurden nach einer im homöopathischen Teil des Arzneibuches beschriebenen Verfahrenstechnik,
  - wenn die Anwendung der einzelnen Wirkstoffe als homöopathisches oder anthroposophisches Arzneimittel allgemein bekannt ist und,
  - wenn sie keine schädlichen Wirkungen aufweisen;

1179 www.gesetze-im-internet.de/amg_1976/BJNR024480976.html#BJNR024480976BJNG000104310.

- traditionelle pflanzliche Arzneimittel dürfen in den Verkehr gebracht werden u. a.
  - ohne Zulassung und nur nach einer Registrierung durch die Bundesoberbehörde,
  - mit einer Zusammenfassung der Merkmale des Arzneimittels ... unter Berücksichtigung, dass es sich um ein traditionelles pflanzliches Arzneimittel handelt,
  - mit den bibliographischen Angaben über die traditionelle Anwendung oder Berichte von Sachverständigen, aus denen hervorgeht,
    - dass das betreffende oder ein entsprechendes Arzneimittel zum Zeitpunkt der Antragstellung seit mindestens 30 Jahren, davon mindestens 15 Jahre in der Europäischen Union, medizinisch oder tiermedizinisch verwendet wird,
    - das dass Arzneimittel unter den angegebenen Anwendungsbedingungen unschädlich ist und
    - dass die pharmakologischen Wirkungen oder die Wirksamkeit des Arzneimittels auf Grund langjähriger Anwendung und Erfahrung plausibel sind.

8.3 Arzneimittelkosten und Preisgestaltung

Arzneimittelkosten und deren Gestaltung beeinflussen direkt und indirekt die Innovationskraft eines Landes. Durch die Arzneimittelpreise wird nämlich diejenige Forschung und Entwicklung finanziert, welche zu weiteren Arzneimittelinnovationen führen soll. Die Frage ist hierbei, welche Steuerungsmöglichkeiten die Preisgestaltung hin zu diesem Forschungsziel bietet.

Grundsätzlich gilt, dass jeder Mensch Zugang zu ärztlicher Versorgung, zur Prophylaxe und Therapie seiner Erkrankung haben sollte. Entsprechend wird in den meisten Industrieländern die ärztliche Grundversorgung von einer allgemein zugänglichen Krankenversicherung, in Deutschland von den gesetzlichen Krankenversicherungen (GKV) finanziert. Deren Leistungen sind zu über 95 % vom Gesetzgeber vorgeschrieben. Unter diese Regelleistungen fallen[1180]

- Kontrolluntersuchungen zur Früherkennung und Prävention von Krankheiten,
- Standardimpfungen,
- Behandlung von akuten Erkrankungen, beispielsweise nach einem Unfall und
- die Therapie von langwierigen und schweren Krankheiten,
- Hilfsmittel (Hörgerät, Rollstuhl, etc.) und verschreibungspflichtige Arznei- und Verbandmittel, wobei von der versicherten Person ein Eigenanteil von 10 Prozent der Kosten, bzw. des Preises zu tragen sind, mindestens 5 € und maximal 10 € pro Produkt;

Arzneimittelpreise stellen eine wesentliche Komponente der Kosten für die Krankenversorgung dar. Im Jahr 2015 ergab sich hierbei für Deutschland folgendes Bild:[1181]

1180 www.gesetzliche-krankenkassen.biz/kassenleistungen/.

1181 www.wido.de/fileadmin/wido/downloads/pdf_arzneimittel/wido_arz_patArznEUVerg_20160623_fin.pdf.

- die Arzneimittelkosten erreichten 37,0 Milliarden € und lagen damit 4,7 % höher als im Jahre 2014, wobei
  - der Anstieg im wesentlichen den patentgeschützten Arzneimitteln zuzuschreiben ist und
  - seit Jahren die Umsätze für patentgeschützte Arzneimittel deutlich stärker steigen als für die übrigen Arzneimittel (im Wesentlichen Generika),
- die Kosten für patentgeschützte Arzneimittel lagen deutlich über denjenigen in vergleichbaren Nachbarländern und zwar
  - um 13 % (Niederlande) bzw. um 30 % (Frankreich) höher (bezogen auf Herstellerabgabepreise, normiert an Kaufkraftparitäten) und
  - um 16 % (Großbritannien) bzw. um 27 % (Dänemark) höher (bezogen auf das Bruttoinlandsprodukt pro Kopf der Bevölkerung).

Aus der Analyse der Kostenstruktur der Arzneimittelkosten wurden folgende Möglichkeiten der Einsparungen gesehen:[1182]

- durch Kaufkraft-paritätische Angleichung der Preise für patentgeschützte Arzneimittel in den europäischen Ländern,
- durch Bewertung der Arzneimittel nach ihrem Nutzen, indem (für die Erstattung durch die Krankenkassen) erstellt wird
  - eine **Negativliste** für die Nichterstattung verschreibungsfreier, unzweckmäßiger, umstrittener oder fraglich wirksamer Arzneimittel und Behandlungsverfahren oder
  - eine **Positivliste** für die ausschließliche Erstattung von als zweckmäßig, wirksam (therapeutischer Nutzen und Bewährungsgrad) und als kosteneffizient (Verhältnis von Kosten und Nutzen) eingestuften Arzneimitteln.

Eine Positivliste für Arzneimittel wird bereits in Belgien, Dänemark, Finnland, Frankreich, Griechenland, Italien, Luxemburg, in den Niederlanden, in Österreich, Portugal, Schweden und in der Schweiz gepflegt.[1183] In Deutschland hat sich bislang keine parlamentarische Mehrheit für eine Positiv- oder Negativliste für Arzneimittel gefunden.

Eine Negativ- und/oder Positivliste für Arzneimittel wirkt

- als treibende Kraft für innovative Arzneimittel, d. h. für Arzneimittel,
  - welche bei bislang nicht oder nur unzureichend behandelbaren Erkrankungen deutlich wirksam sind und/oder
  - welche die Behandlungskosten einer Erkrankung deutlich senken,
- als Hürde für den Verkauf von bereits zugelassenen wie auch neuen patentgeschützten, aber scheininnovativen Arzneimitteln, d. h. solchen Arzneimitteln
  - welche keinen Vorteil im Vergleich zur bislang bestehenden Arzneimitteltherapie bringen,

---

1182 www.wido.de/fileadmin/wido/downloads/pdf_arzneimittel/wido_arz_patArznEUVerg_20160623_fin.pdf.

1183 https://web.archive.org/web/20080110122346/www.die-gesundheitsreform.de/glossar/positivliste.html.

  - welche, falls teurer als, aber gleich wirksam wie das Standardpräparat, nur die Kosten der Arzneimitteltherapie in die Höhe treiben,
- als Orientierung für Ärzte und Patienten,
  - um eindeutig wirksame und preiswürdige Arzneimittelwirkstoffe zu erkennen,
  - um Scheininnovationen auszusondern und
  - um solche alternativen Behandlungsverfahren zu meiden,
    - welche wissenschaftlich nicht begründet sind und
    - deren Wirksamkeit durch adäquat randomisiert kontrollierte klinische Studien nicht hinreichend belegt sind.

Statt über eine Positiv- oder Negativliste wird der Arzneimittelmarkt in Deutschland geregelt über das „Arzneimittelmarktneuordnungsgesetz/AMNOG“,[1184, 1185] nach welchem die Marktzulassung von Arzneimitteln in zwei Phasen erfolgt:

- bei der Zulassung werden die pharmazeutische Qualität, die Wirksamkeit und die Unbedenklichkeit eines neuen Arzneimittels (belegt gemäß dem Stand der wissenschaftlichen Erkenntnis) geprüft;
- bei der Markteinführung von neuen Arzneimitteln mit neuen Wirkstoffen muss der Zugewinn an Nutzen für die Patienten im Vergleich zu bereits eingeführten Arzneimitteln dem „Gemeinsamen Bundesausschuss/G-BA“ (oberstes Selbstverwaltungsgremium des deutschen Gesundheitssystems) vorgelegt werden;
  - der G-BA entscheidet auf der Grundlage einer Bewertung durch das „Institut für Qualität und Wirtschaftlichkeit im Gesundheitswesen/IQWiG“, ob und in welchem Ausmaß das neue Arzneimittel einen Zusatznutzen gegenüber einer vom G-BA festgelegten zweckmäßigen Vergleichstherapie hat;
  - kann kein Zusatznutzen belegt werden, wird für die Erstattung durch die gesetzliche Krankenversicherung im ambulanten Bereich ein Betrag festgesetzt, der sich am Preis pharmakologisch-therapeutisch vergleichbarer Arzneimittel oder anderer Vergleichstherapien orientiert;
  - wird ein Zusatznutzen festgestellt, handeln die Gesetzlichen Krankenkassen und der Hersteller auf Basis der Bewertung des Zusatznutzens einen Preis aus. Der so ausgehandelte oder festgelegte Erstattungsbetrag wird auch für Privatversicherte und Selbstzahler wirksam.

Seit dem Inkrafttreten des AMNOG im Jahre 2011 sind hierdurch die Kosten neu zugelassener scheininnovativer Arzneimittel auf das Kostenniveau gleichwirksamer Vergleichspräparate beschränkt.[1186]

1184 www.bundesgesundheitsministerium.de/service/begriffe-von-a-z/a/arzneimittelmarktneuordnungsgesetz-amnog.html.

1185 Gesetz zur Neuordnung des Arzneimittelmarktes in der gesetzlichen Krankenversicherung (Arzneimittelmarktneuordnungsgesetz; 2010.12.22); Bundesgesetzblatt Jahrgang 2010 Teil I Nr. 67 2010, 12.27.

1186 § 35a SGB V n.F. (neue Fassung) in der am 01. 01. 2014 geltenden Fassung durch Artikel 1 G. v. 27. 03. 2014 BGBl. I S. 261 www.buzer.de/gesetz/2497/al43190-0.htm.

Auch in der Finanzierung der Forschung und Entwicklung von innovativen Arzneimittel lauern Gefahren für die Kostenstruktur des Gesundheitssystems.

Denn ist für die Prüfung und Entwicklung einer kreativen Idee eine kleine Firma gegründet worden und kann diese erste Forschungserfolge vorweisen in Hinblick auf die Verwirklichung einer Innovation, dann wird Wagniskapital notwendig. Für dessen Bereitstellung gibt es verschiedene Spielarten, die aber nicht selten folgendes Prinzip verfolgen:

- Erst-Investoren kaufen mit ihrem Wagniskapital die Mehrheit der Gesellschaftsanteile dieser Firma;
  - nach relativ kurzer Zeit, z. B. im Zuge einer Kapitalerhöhung, erfolgt der Verkauf von Gesellschaftsanteilen der Firma zu einem Mehrfachen des eingesetzten Wagniskapitals an eine zweite Investorengemeinschaft, nicht selten sogar unter direktem oder indirektem Einschluss der erste Investorengemeinschaft und
  - diese zweite Investorengemeinschaft verkauft wiederum zu einem Mehrfachen des Kaufpreises Gesellschaftsanteile der Firma an eine dritte Investorengemeinschaft;
  - durch Fortführung dieser Aktionen entwickelt sich eine für jede Investorengemeinschaft durch Kauf und Verkauf äußerst ertragreiche Eskalation des investierten Wagniskapitals,
- alle entstehenden Kosten werden der kleinen Firma aufgebürdet;
- schlussendlich wächst durch die „Wagniskapitaleskalation“ die Schuldenlast der ursprünglich kleinen Firma in eine derartige Höhe, dass die letzte Investorengemeinschaft
  - sich „gezwungen“ sieht, für das neue Produkt der Firma extrem hohe Preise zu verlangen, um aus dem investierten Kaufpreis eine Rendite zu erwirtschaften und
  - diese „Mondpreise“ im Markt durchsetzen kann,
    - wenn das Produkt patentgeschützt und als neues Arzneimittel einzigartig wirksam und lebensrettend ist und zugleich
    - wenn als Grund die überdurchschnittlich hohen Forschungs- und Entwicklungskosten (mitbedingt durch die Wagniskapitaleskalation) angegeben werden.

Derartige vom Markt, von den Krankenversicherungen, vom Patienten geforderten Mondpreise für solch ein innovatives Arzneimittel können schnell in ein Dilemma führen,

- zwischen den Finanzierungsmöglichkeiten des Krankenversicherungssystems und
- der ethischen Verpflichtung einer Gesellschaft, lebensrettende Arzneimittel ihren Patienten zur Verfügung zu stellen,
- mit der Folge, dass Prioritäten gesetzt werden müssen, welche
  - zu Lasten der Arzneimittel-Grundversorgung aller Patienten gehen, aber auch
  - zu Lasten der Finanzierung von weiteren kostenträchtigen Arzneimittelinnovationen, die einen hohen medizinischen Bedarf erfüllen.

Dieses Dilemma könnte natürlich gelöst werden durch Rücknahme der Mondpreise. Solcherart Rücknahme wäre um so eher möglich, je mehr Druckmittel seitens der Gesellschaft bzw. des Staates bestehen.

Von der Investorengemeinschaft sicherlich gefürchtete Druckmittel wären
- eine Zwangslizenz wegen des durch Extrempreise ausgenutzten marktbeherrschenden Monopols im Gesundheitswesen und/oder
- die Möglichkeit einer Ablehnung der zugehörigen Patentanmeldung oder des Entzugs der zugehörigen Patentrechte.

Zur Dämpfung der Kosten lebenswichtiger Arzneimittel haben einige Länder bereits den einen oder den anderen Weg beschritten, so beispielsweise Ägypten, Indien, Brasilien, Südafrika.[1187]

Allein die Existenz eines, eine Zwangslizenz regelnden Gesetzes würde
- die Verdienstspannen für Investorengemeinschaften innerhalb der Wagniskapitaleskalation, die Anzahl der Eskalationsstufen und die Gesamtsumme des investierten Kapitals derart auf das sinnvolle und angemessene Maß verringern, dass Mondpreise nicht mehr so einfach zu begründen wären und
- eine treibende Kraft darstellen für weitere, durchaus auch hochpreisige, nicht aber wucherpreisige Arzneimittelinnovationen, da der finanzielle Spielraum für die gesetzlichen Krankenkassen zur Finanzierung dieser Innovationen erhalten bleibt.

8.4 Bildung und Kompetenzvermittlung

Die Bildung der Menschen und deren Schulung in Kompetenzen gehören zu dem zentralen Fundament eines Gesundheitssystems, denn beides bestimmt das Ausmaß
- der Leistungsfähigkeit einer medizinischen Forschung zur Findung und Entwicklung von Innovationen,
  - durch die Fachkompetenz und Exzellenz der im Lande geschulten Wissenschaftler,
  - durch die Anziehungskraft der durch exzellente Forschungsarbeiten herausragenden Forschungsinstitute für externe exzellente Wissenschaftler,
  - durch die gesetzlichen Vorgaben und Finanzierungsstrukturen, welche direkt und indirekt medizinische Innovationen fördern;
- der Fachkompetenz der Ärzte
  - zur bestmöglichen Diagnose, Vorbeuge und Therapie von Erkrankungen,
  - zur Unterscheidung zwischen Evidenz-basierter Medizin und Kurpfuscherei,
  - zur klinischen Prüfung von medizinischen Innovationen,
- der Entscheidungsfähigkeit der Menschen
  - für ein einigermaßen gesundes Leben,
  - für eine angemessene Vorbeugung von Erkrankungen,
  - gegenüber den Heilversprechungen alternativer Behandlungsverfahren und

1187 Simmank J. Hepatitis C: Fällt die 1000-Dollar-Pille? Zeit-Online 28. März. 2017; www.zeit.de/wissen/gesundheit/2017-03/hepatitis-c-medikament-patent-aerzte-vorgehen.

- bei der Wahl des Arztes und bei der informierten Zustimmung der vom Arzt gewählten Therapie.

Einst schrieb Erasmus von Rotterdam:[1188] „Menschen werden nicht geboren, sondern gebildet", Des Weiteren: „Gerade die Kinder armer Eltern bedürfen der Erziehung, um sich aus dem Staube erheben zu können – und die Reichen, der Staat und die Kirche haben eine Verpflichtung, für die Bildung der armen Kinder zu sorgen."

Der Begriff Bildung ist in vielerlei Weise erklärt, umschrieben und gedeutet worden.[1189, 1190, 1191] Gemeinsam ist allen Ausführungen,
- dass Bildung einen Zustand wie auch einen Prozess darstellt, der durch Lernen, durch Vergleichen des bereits Gelernten mit dem Neuen und durch das fortlaufende Speichern des Neuen in das Gedächtnis zugrunde gelegt wird (siehe Kap. 2.9),
- dass Bildung die Verwendung des gespeicherten Wissens zum Denken, zum Fühlen, zum Bewerten, zum Entscheiden und zum Handeln ermöglicht (siehe Kap. 2.3) und
- dass Lernen und Wissenserwerb die Voraussetzungen für Bildung sind.

Bildung vermittelt die Fähigkeit, durch ein gelerntes Wissen und durch gelernte Kompetenzen das Leben selbständig und erfolgreich zu meistern. Je nach Ausmaß des erlernten Wissens und der erlernten Kompetenzen ist der Mensch in der Lage
- das „Wie" im Alltag zu bewältigen, d. h. beispielsweise
  - mit einem zumindest minimalen Wissen
    - als Kleinkind mit dem Bobbycar zu fahren, sich sprachlich zu verständigen, zu telefonieren, mit Spielbausteinen Häuser zu bauen,
    - als Schulkind mit dem iPhone, dem Android, dem PC umgehen zu können,
    - als Jugendlicher und Erwachsener ein Kraftfahrzeug fahren oder das Internet als Nachschlagewerk benutzen zu können,
  - mit einem bestmöglichen Wissen
    - Handlungskompetenz im Sinne von Fachkompetenz, Methodenkompetenz und Sozialkompetenz zu erwerben und hierdurch
    - zielgerichtet, situationsbedingt und verantwortungsbewusst Aufgaben erfüllen und Probleme lösen zu können,[1192]
- das „Warum" von Ereignissen, von Aufgaben, von Verhaltensweisen, von Naturerscheinungen zu beantworten,
  - auf der Grundlage eines bestmöglichen Wissens für die Fragestellung,
  - mit der Möglichkeit
    - Informationen, die auf einen einwirken, zu verstehen, zu hinterfragen und einzuordnen und damit

---

1188 Hebenstreit S. Erasmus von Rotterdam. 2001; www.sigurdhebenstreit.de/texte/2/2/.
1189 https://de.wikipedia.org/wiki/Bildung; Abruf 9.03.2017.
1190 Bundeszentrale für politische Bildung; www.bpb.de/gesellschaft/kultur/zukunft-bildung/145147/was-ist-bildung.
1191 Bundesministerium für Bildung und Forschung; www.bmbf.de/de/bildung-16.html.
1192 http://qualifikation.kenline.de/qualifikation/handlungskompetenz.htm.

- Tatsachen und Fakten von Falschinformationen zu unterscheiden,
- sein Wissen durch Erkenntnisse und Einsichten zu vermehren und
- überlegt, bewusst, eigenständig und angemessen auf die Anforderungen der Umwelt und auf Mitmenschen zu reagieren und damit
- seine Handlungskompetenz zu vergrößern und
- Neues zu ersinnen, zu planen, zu prüfen und zu verwirklichen.

Die Vermittlung eines Grundstocks an Wissen, an Bildung, an Kompetenzen erfolgt im Elternhaus, im sozialem Umfeld, in der Schule und Hochschule bzw. Universität. Ausschlaggebend für das Ausmaß der Bildung eines Menschen sind[1193]

- die Begabung, die Lern- und die Leistungsfähigkeit eines Menschen,
- die Herkunft, die kindliche Prägung, die elterliche Unterstützung, das elterliche Vorbild,
- der ungehinderte Zugang zur grundlegenden Bildung,
- die Qualität und Quantität des Lernangebotes in Schulen und Hochschulen, abhängig von
  - dem Inhalt der von der Politik und den Schulverwaltungen festgelegten Lehrpläne an den Schulen,
  - dem Wirklichkeitsbezug der von den Hochschulen und Universitäten angebotenen Studiengänge,
- die Qualität der Wissensvermittlung, welche untrennbar verbunden ist
  - mit dem Wissen und den pädagogischen Fähigkeiten der Lehrer, die wiederum abhängig ist
    - von der Qualität der Lehrerausbildung,
    - von der Begabung, der Lernfähigkeit, der Lernmöglichkeit und der Motivation jedes einzelnen Lehrers,
    - von den wissenschaftlich belegbaren Erkenntnissen der Pädagogik,
    - von dem Einfluss der politischen Vorgaben und Ideologien auf die Ausbildung und Tätigkeit der Lehrer,
  - mit einer für die Schülerzahl und den Unterricht ausreichenden Zahl qualifizierter Lehrer und
  - mit der Stärke der Motivation jedes einzelnen Schülers, zu lernen und das Gelernte zu üben (siehe Kap. 2.9),
- die Qualität der Schulung
  - zum eigenständigen Gebrauch des Wissens zum Erlernen von Kompetenzen, Fähigkeiten und Fertigkeiten zum selbständigen Denken, Urteilen und Fühlen
  - wobei die Qualität und Quantität des Lernangebotes den Grad und die Breite der Kompetenzen bestimmen.

Eine der wesentlichen Errungenschaften der Menschheit ist das Recht auf Bildung gemäß Artikel 26 der Erklärung der Menschenrechte der UNO[1194]: „Jeder hat das Recht auf Bil-

1193 Maaz K. Chancengerechtigkeit im deutschen Bildungssystem: Bonn: Deutsche UNESCO-Kommission 2017. www.unesco.de/fileadmin/medien/Dokumente/Bibliothek/BlickwinkelMaaz_FINAL.pdf.

1194 UNO-Generalversammlung Allgemeine Erklärung der Menschenrechte A/Res/217A(III) 10. 12. 1948; www.un.org/depts/german/menschenrechte/aemr.pdf.

dung. Die Bildung ist unentgeltlich, zum mindesten der Grundschulunterricht und die grundlegende Bildung. Der Grundschulunterricht ist obligatorisch. Fach- und Berufsschulunterricht müssen allgemein verfügbar gemacht werden und der Hochschulunterricht muss allen gleichermaßen entsprechend ihren Fähigkeiten offenstehen.“ Dieses Recht durchzusetzen ist gerade dort von Wichtigkeit, wo Armut, Zusammensturz der staatlichen Ordnung oder Kriegsereignisse die Bildungsmöglichkeiten zerstört.

Eine ganz andere, meist **schleichende Beeinträchtigung der Bildung** kann jedoch auch stattfinden durch politische Einflussnahmen, z. B. dann, wenn diese unter dem Deckmantel des Reformbestrebens
- durch Lehrpläne das Angebot von Wissen und Schulung gemäß den ideologischen Vorstellungen der herrschenden politischen Kaste einschränken und verringern,
- die Lehrerausbildung inhaltlich verarmen und verunstalten,
- die Hürden für Qualifikationsnachweise z. B. bei der Notengebung drastisch absenken,
- das Bildungssystem durch gezielten Entzug von Lehrerstellen und Finanzmitteln umgestalten und aushungern und/oder
- pseudowissenschaftlichen oder unüberlegten pädagogischen Konzepten eine unkontrollierte Spielwiese bieten, sodass[1195]
  - der Eindruck vorherrscht, die „Pädagogik als Wissenschaft sei geprägt von Dauerreformen, Betriebsamkeit, ewigem Wechsel, von Klagen zu Reformen“ und
  - sich für kritische Köpfe die Frage stellt, ob die Möglichkeiten zum Verbessern nicht von vorne herein beschränkt wie auch bereits ausgeschöpft sind?

Schleichende Beeinträchtigungen des Bildungssystems können in unterschiedlicher Weise stattfinden.

Sicherlich ist eine **„Kompetenzorientierung“** des Unterrichtes, das heißt, der Erwerb von Kompetenzen wie Handlungskompetenz, Problemlösungskompetenz, prozessbezogene Kompetenz und inhaltsbezogene Kompetenz vom Grundsatz her sinnvoll und erstrebenswert.
Doch erhebliche Probleme sind zu erwarten, wenn unter dem Schlagwort der Kompetenzorientierung als „reformpädagogisches“ Ziel vorgegeben wird[1196, 1197, 1198, 1199, 1200]
- bei Schülern die Wissensvermittlung durch Lehrer einzuschränken, indem

1195 Neumann ED. Mythen von Schule und Pädagogik, Blickpunkt Schule. 2017;2:12–13.
1196 Staatliches Studienseminar für das Lehramt an Grund- und Hauptschulen Trier; Der Kompetenzorientierte schriftliche Unterrichtsentwurf; http://studienseminar.rlp.de/fileadmin/_migrated/content_uploads/Schriftliche_Unterrichtsplanung_02.pdf.
1197 www.spiegel.de/lebenundlernen/uni/mathematik-professoren-beklagen-fehlendes-schuelerwissen-a-1139881.html.
1198 www.zeit.de/2017/10/schule-unterricht-wissen-koennen-hans-peter-klein-petra-stanat.
1199 Agarwala A. Abi für alle, Die Zeit Nr. 14, 30. März 2017:13–15.
1200 Walcher S. Mathematische Kompetenz aus Sicht eines Hochschullehrers; Blickpunkt Schule 2017:10–11.

- nur noch geringer Wert gelegt wird auf einen grundlegenden Lernprozess zum Erwerb von Wissen in Deutsch, Rechtschreibung, Mathematik, Fremdsprachen, Naturwissenschaften, Soziologie, Geschichte, Geographie, Kunst, Musik,
- die Aufgabe darin bestehen soll: „bei vorgegebenen Zielen (in Form von Kompetenzbeschreibungen) geeignete Inhalte zu finden und zielführende Lernwege zu entwickeln“,[1201]
- der Anspruch erhoben wird: „dass die Ergebnisse schulischen Lernens handlungsrelevant, praktisch anwendbar sowie persönlich und gesellschaftlich bedeutsam sein sollen,“[1202] und
- als Devise vorherrscht: „Die Aufmerksamkeit gilt dem anzustrebenden Können der Schüler und nicht den im Unterricht zu behandelnden Inhalten !“[1203] und

- bei Lehrern weniger Wert zu legen auf deren Wissen und deren pädagogische Fähigkeiten der Wissensvermittlung, wodurch Schüler
  - Kompetenzen nur ansatzweise erlernen können, da Kompetenzen zumindest ein grundlegendes Wissen voraussetzen,
  - bestenfalls eine „Redekompetenz“ zur Darstellung von mehr oder weniger gut verstandenen Inhalten entwickeln.[1204]

Denn es ist einsichtig, dass eine sogenannte Kompetenzorientierung, bei der die Vermittlung von Inhalten, von Wissen vernachlässigt wird,

- Lehrpläne zunehmend zu „Leerplänen“ verwandelt,[1205, 1206]
- die geistige Reifung der Schüler verkümmern lässt,
  - weil das Lernen nicht geschult und nicht geübt wird, da
    - die Darstellung von Wissensinhalten z. B. in Form des Frontalunterrichts als verpönt und
    - das Nacharbeiten als zu mühsam, die Wiederholung, die Übung als zu langweilig gelten,
  - weil wegen mangelnden Wissens
    - die kritische Analyse von Informationen und das selbständige Denken sich nicht entwickeln können und
    - Probleme nicht erkannt, beurteilt und rational, d. h. mit Vernunft gemeistert werden können,
- als treibende Kraft wirkt, durch ein selbstsicheres Auftreten das fehlende Wissen zu kompensieren und

1201 www.unterrichtsdiagnostik.info/media/files/Link%2029_Kompetenzorientierter%20-%20an%20 Bildungsstandards%20orientierter%20Unterricht.pdf.

1202 Poloczek J. Kompetenzorientierter Unterricht; www.isg-rostock.de/fileadmin/isg-rostock/Fletcher_Files/ Kompetenzorientierter_Unterricht.pdf.

1203 Poloczek J. Kompetenzorientierter Unterricht; www.isg-rostock.de/fileadmin/isg-rostock/Fletcher_Files/ Kompetenzorientierter_Unterricht.pdf.

1204 www.welt.de/vermischtes/article142471730/Die-traurige-Wahrheit-ueber-das-Abitur.html.

1205 Kraus J. Wie man eine Bildungsnation an die Wand fährt und was Eltern jetzt wissen müssen, Herbig Verlag 2017.

1206 www.zeit.de/2016/19/abitur-bestnoten-pruefungen-schnitt-leistung.

- die so „gebildeten“ Menschen verstärkt empfänglich und verführbar macht z. B.
  - durch politische Ideologien von links, von rechts, von grün, von rot oder von blau,
  - durch religiöse oder sektiererische Eiferer und Fundamentalisten, aber auch
  - durch Scharlatane und Kurpfuscher, welche im Gesundheitssystem unter dem Deckmantel der Naturheilkunde und der alternativen Behandlungsverfahren ihre „Lehren“ und „Leistungen“ anbieten.

Eine „Kompetenzorientierung“ ohne ausreichende Wissensvermittlung mag manchen Schülern und Lehrern attraktiv erscheinen,

- weil der Lehrplan „Können ohne viel zu wissen“ verführerisch wirkt, denn
  - vom Schüler wird kaum noch der Erwerb von Lerninhalten, d. h. das Erlernen von Wissen gefordert und
  - beim Lehrer ist entsprechend gefragt
    - weniger sein Fachwissen und seine pädagogische Fähigkeit, dieses Fachwissen dem Schüler zu vermitteln,
    - als mehr die Fähigkeit, Schülern zu helfen, Redekompetenz zu erwerben und ein selbstsicheres Auftreten zu erlernen,[1207]
- weil andererseits Lernprozesse und Wissensvermittlungen für beide Seiten mühsam sind, denn hierfür
  - wird beim Schüler Fleiß und Ausdauer für das Üben benötigt (siehe Kap. 2.9),
    - hierzu muss sich so mancher mehr oder weniger zwingen und
    - dieser Zwang bewirkt Unlust, Vermeidungshaltungen, Übersprungreaktionen;
  - müssen Lehrer fortlaufend Zeit und Mühen zusätzlich zum Unterricht investieren,
    - um selbst neue Sachinhalte zu lernen und auf dem Stand der Erkenntnis in ihren Unterrichtsfächern zu bleiben und
    - um ihr Sachwissen pädagogisch vorzubereiten und an Schüler weiterzugeben und
    - um Schüler zu überzeugen und zu motivieren, diese Wissensinhalte zu lernen.

Auch für manche politische Partei dürfte die „Kompetenzorientierung ohne viel zu wissen“ verführerisch sein, denn

- es erleichtert das öffentliche Auftreten ihrer Führungskräfte und fördert die Wählergunst, z. B.
  - bei der populistischen, schnellen, selbstsicheren, aber inhaltslosen Antwort auf gleich welches Ereignis, gleich welches Problem;
  - bei der unverbindlichen Darstellung von Parteiprogrammen, von Personen und Problemen;
  - bei der zwanglosen, oberflächlichen Moderation von Diskussionen und
- es mindert die Kritikfähigkeit der Wähler, sodass diese
  - Parteiaussagen eher Glauben schenken und
  - im Sinne der Parteiideologie manipuliert werden können.

1207 Klein HP. Vom Streifenhörnchen zum Nadelstreifen Das deutsche Bildungswesen im Kompetenztaumel, zu Klampen Verlag Springe 2016.

Einen aufschlussreichen Beleg für den „Bildungswert“ des politisch-pädagogischen Konzeptes „Kompetenzorientierung ohne viel zu wissen“ dürfte eine vergleichende Untersuchung der Fragestellung erbringen,[1208] in welchen Bundesländern Deutschlands

- welche Parteien – die „Roten“, die „Grünen“ die „Schwarzen“ und/oder die „Gelben“ – die Bildungspolitik bestimmen,
- die sogenannte „Kompetenzorientierung“ das vorherrschende pädagogische Ziel in welcher Art Schule ist und
- mehr als ein Drittel der Schüler nach dem 4. Schuljahr nicht einigermaßen sicher lesen, schreiben und rechnen kann.

Bei der **„schulischen Integration“** ist die Gefahr einer Beeinträchtigung der Bildung besonders dann gegeben,[1209, 1210, 1211]

- wenn Begabte und weniger Begabte oder geistig Behinderte im Klassenverband gemeinsam unterrichtet werden
  - mit dem Anspruch, das Sozialverhalten der Begabten und die geistige Entwicklung der weniger begabten oder geistig behinderten Mitschüler zu fördern,
  - aber das Angebot spezifisch geschulter Lehrer nicht ausreicht, um eine Benachteilung der einen, der anderen oder beider Gruppe zu vermeiden und
- wenn durch das unzureichende Lehrerangebot faktisch alle Schüler diskriminiert werden,
  - weil bei begabten Schülern wegen mangelnder Wissensvermittlung und Schulung
    - das Bildungs- und Kompetenzpotential zum beträchtlichen Teil brach liegen bleibt,
    - die volle Entfaltung ihrer menschlichen Persönlichkeit (garantiert durch Artikel 26/2 der Menschenrechte) kaum möglich ist,[1212] und
    - die Zukunftschancen eingeschränkt werden;
  - weil lernbehinderte Schüler keine angemessene individuelle Förderung erhalten,
- wenn bei allen Beteiligten die Frustrationen und die Risiken von Verhaltensstörungen zunehmen, weil
  - die Lernschwachen täglich ihre unzureichende Förderung wie auch ihre Schwächen durch die Leistung der Begabten spüren und erleiden müssen,
  - die durchschnittlich und höher Begabten sich vernachlässigt, in ihrer Entwicklung gehemmt fühlen,

1208 Schimpf W. Nötig wäre eine systematische Begabungsförderung Wie Niedersachsen das Leistungsprinzip aushebelt und die Gymnasien langsam aber sicher von innen heraus zerstört; Frankfurter Allgemeine Zeitung Nr.82, 6.April 2017, 2.

1209 https://de.wikipedia.org/wiki/Gesamtschule; Abruf 4.03.2017.

1210 www.zeit.de/2016/43/inklusion-gesamtschule-bremen-ost-behinderung-berufsvorbereitung/seite-2.

1211 Fokken S. Schulfrust wegen Inklusion Die Macht der wütenden Eltern, Spiegel online 2017.06.17; www.spiegel.de/lebenundlernen/schule/hamburg-schulfrust-wegen-inklusion-eltern-rechnen-mit-der-politik-ab-a-1151378.html.

1212 UNO-Generalversammlung Allgemeine Erklärung der Menschenrechte A/Res/217A(III) 10.12.1948; www.un.org/depts/german/menschenrechte/aemr.pdf.

   - die Lehrer die Frustrationen sowohl der Lernschwachen wie auch der Begabten erleben und erleiden müssen,
- wenn die geistige Entwicklung aller Schüler zurückbleibt.

Wen wundert es, wenn Schulen mit solcherart ungelösten Integrationsproblemen von den Eltern wo immer möglich gemieden werden.[1213]

Durch die **„Vergabe guter Noten für schwache Leistungen“** wird das Bildungssystem auf allen Ebenen beschädigt.[1214,]
Es beginnt mit einem Bildungssystem, welches einen Inflationsdruck auf gute Noten ausübt,[1215]
- „indem Eltern und Studenten Noten mit Druck auf Lehrer bzw. Dozenten und zur Not vor Gericht erstreiten können“,
- indem Eltern, Schüler und Studierende Lehrer und Dozenten gemäß der Notenvergabe bewerten,
- indem „Zielvereinbarungen“ für bestimmte Durchschnittsnoten in den Klassen in Arbeitsverträgen für Lehrer stehen,
- indem Lehrer oder Dozenten durch die Vergabe von guten Noten persönliche Vorteile gewinnen, z. B., wenn solcherart Notenvergabe
   - eine wesentliche Voraussetzung darstellt für eine Festanstellung oder eine Übernahme ins Beamtenverhältnis,
   - eine ruhige Lehrtätigkeit und weitgehend konflikt- und problemlose Unterrichtsstunden ermöglicht,
   - zufriedene Schüler, Studenten und Eltern zur Folge hat und
   - Belästigungen durch Kritiker, Rechtsanwälte und Gerichte vermeiden hilft.

Weil der Leistungsanspruch im Schulsystem deutlich herabgesenkt wurde,[1216, 1217, 1218,]
- hat sich innerhalb weniger Jahre die Häufigkeit des 1,0-Abitur in manchen Schulen verzehnfacht,
   - indem z. B. Prüfungsfragen für das Abitur bereits die Antwort enthalten,

1213 Fokken S. Schulfrust wegen Inklusion Die Macht der wütenden Eltern, Spiegel online 2017.06.17; www.spiegel.de/lebenundlernen/schule/hamburg-schulfrust-wegen-inklusion-eltern-rechnen-mit-der-politik-ab-a-1151378.html.

1214 www.zeit.de/2017/10/schule-unterricht-wissen-koennen-hans-peter-klein-petra-stanat.

1215 Ehrmann T. Universitäten: Unis vergeben immer bessere Noten, obwohl die Studenten nicht schlauer werden. Damit schaden sie denen, die es in den Unis sowieso am schwersten haben. www.zeit.de/campus/2017-05/universitaeten-benotung-studenten-schaden.

1216 Wissenschaftsrat: Studenten erhalten zu gute Noten. Die Abschlussnote „ausreichend“ erhält kaum noch ein Hochschulabsolvent, bemängelt der Wissenschaftsrat. Er bezweifelt auch, dass es bundesweit eine faire Bewertung gibt. www.zeit.de/studium/hochschule/2012-11/hochschule-bewertung-note.

1217 Agarwala A. Abi für alle, Die Zeit Nr. 14, 30. März 2017:13–15.

1218 Schimpf W. Nötig wäre eine systematische Begabungsförderung Wie Niedersachsen das Leistungsprinzip aushebelt und die Gymnasien langsam aber sicher von innen heraus zerstört; Frankfurter Allgemeine Zeitung Nr. 82, 6. April 2017, 2.

  - um jedem, unabhängig von seinem Leistungsvermögen, einen Schulabschluss bis hin zum Abitur zu ermöglichen,
  - indem auch Schüler mit schlechten Leistungen „mitgeschleppt" werden, um ihnen „eine Ehrenrunde" oder die Abschulung oder das Durchfallen durch eine Prüfung zu ersparen und
  - um hierdurch Massen von Hauptschul-, Realschul- und Oberschul-Absolventen ohne ausreichende Qualifikation zu „produzieren";
- ergaben sich als offenkundige Folgen,
  - dass die Vergabe guter Noten keiner Leistung entspricht,[1219, 1220, 1221, 1222] sodass
    - Fleiß und Ausdauer beim Lernen und besondere schulische Leistungen sich nicht mehr in den Noten widerspiegeln können, sich für die Schüler kaum noch lohnen,
    - der Notengebung im schulischen und beruflichen Umfeld nicht mehr getraut wird,
    - wirklich überragende Schüler oder Studenten Schwierigkeiten haben, ihre guten Leistungen angemessen gewürdigt zu bekommen;
  - dass Hauptschüler trotz guter Noten Schwierigkeiten haben, eine Lehrstelle zu finden,
    - weil bei ihnen die Grundlagen für das Lesen, Rechnen, Schreiben fehlen,
  - dass zwar die Zahl der Abiturienten zunimmt,
    - mit einer durchschnittlichen Erhöhung um das 14-fache innerhalb von 66 Jahren und einer Verdoppelung innerhalb der letzten 25 Jahre,[1223]
    - dass aber der Anteil von studierfähigen Abiturienten drastisch abnimmt.[1224,]

Derzeit gilt für etwa ein Drittel der Abiturienten, dass sie nicht befähigt sind zum Hochschulstudium. Als Gründe werden aufgeführt[1225]

- dass die Wissensvermittlung mangelhaft ist und daher
  - die Fähigkeiten in den Kernbereichen der Unterrichtsfächer unzureichend und zu unterschiedlich sind,
  - große Schwächen in der Rechtschreibung, Zeichensetzung, Grammatik und sprachlichen Ausdrucksfähigkeit bestehen,
  - das Unvermögen zunimmt, komplexe Texte systematisch zu erschließen und durch Beziehung zu anderen Texten kritisch auszuwerten und zu beurteilen,

---

1219 www.tagesspiegel.de/wissen/streit-um-qualitaet-von-schulabschluessen-was-das-berliner-abitur-wert-ist/14968282.html.

1220 www.spiegel.de/lebenundlernen/schule/abitur-wird-immer-leichter-stimmt-das-wirklich-a-1049261.html.

1221 www.zeit.de/2015/26/abitur-noten-nationaler-pisa-test.

1222 Agarwala A. Abi für alle, Die Zeit Nr. 14, 30. März 2017:13–15.

1223 Agarwala A. Abi für alle, Die Zeit Nr. 14, 30. März 2017:13–15.

1224 www.zeit.de/2016/19/abitur-bestnoten-pruefungen-schnitt-leistung.

1225 Trautwein U. Leistungen von Abiturienten im Vergleich: Befunde aus den Studien TOSCA und LAU, Universität Tübingen 2012, www.cesifo-group.de/portal/pls/portal/!PORTAL.wwpob_page.show?_docname=1215538.PDF.

- dass die Oberstufe in der Schule als „Selbstbedienungsladen" angesehen wird, in welchem
  - die Kurs- bzw. Fächerwahl nach dem Prinzip der „Punkteoptimierung" erfolgt und
  - anspruchsvolle Fächer wo immer möglich abgewählt werden.

Die sozialen Folgen dieser schleichenden Beeinträchtigung der schulischen Bildung liegen auf der Hand:

- die Ausbildungs- und Beschäftigungschancen in anspruchvollen Berufen werden für viele, gerade vom Elternhaus und/oder sozial weniger bevorteilten Menschen immer geringer,
  - weil das mangelhafte Bildungsangebot besonders diejenigen drastisch benachteiligt, welche in ihrem Fortkommen auf gute Lehrer und eine qualitativ und quantitativ gute Schulung des Lernvermögens, des Wissens und des Könnens angewiesen sind,
  - während dagegen die sozial bessergestellten oder hochbegabten und selbstmotivierten Menschen ihren Weg zu einer bestmöglichen Ausbildung innerhalb und außerhalb des staatlichen Bildungssystems finden können,
- in der Bevölkerung verliert die Qualität der schulischen Bildung drastisch an Vertrauen
  - da die Hauptschul- und Realschul-Abschlüsse und das Abitur immer weniger als Beleg gelten für eine Qualifizierung zu einer Handwerkslehre bzw. zu einem Fachhochschul-, Hochschul- oder Universitäts-Studium.

Die Hochschulen und Universitäten müssen daher bei den Abiturienten immer häufiger mangelndes Wissen und unzureichende Fähigkeiten feststellen und infolge dessen zunehmend[1226, 1227, 1228, 1229]

- die Bildungsdefizite mit Hilfe von Vor- und Brückenkursen kompensieren, wobei bei einem beträchtlichen Teil der Abiturienten
  - das Bildungsdefizit nicht mehr aufgeholt werden kann,
  - kaum noch eine Chance für ein erfolgreiches Studium in einem anspruchsvollen Fach besteht und
  - das Studium bereits im frühen Stadium abgebrochen wird. Entsprechend aktueller Erhebungen in Deutschland[1230, 1231]
    - brechen etwa 29 Prozent aller Bachelorstudierenden ihr Studium ab. An Universitäten liegt die Quote bei 32 Prozent, an Fachhochschulen bei 27 Prozent,

1226 www.zeit.de/2016/19/abitur-bestnoten-pruefungen-schnitt-leistung.

1227 www.spiegel.de/lebenundlernen/uni/mathematik-professoren-beklagen-fehlendes-schuelerwissen-a-1139881.html.

1228 www.zeit.de/2017/10/schule-unterricht-wissen-koennen-hans-peter-klein-petra-stanat.

1229 Agarwala A. Abi für alle, Die Zeit Nr. 14, 30. März 2017:13–15.

1230 Deutsches Zentrum für Hochschul- und Wissenschaftsforschung, Studienabbrecher beginnen häufig eine Berufsausbildung 2017.06.01, www.dzhw.eu/aktuell/presse/ganze_pm?pm_nr=1492.

1231 www.zeit.de/campus/2017-05/studienabbruch-studie-leistungsprobleme-ueberforderung-motivationsmangel-interview.

- liegt die Abbruchrate in den Fächern Mathematik und Naturwissenschaften sogar bei 39 % (Universitäten) bzw. 42 % (Fachhochschulen) und
- geben je nach Umfrage etwa 30 %–80 % der Studienabbrecher Leistungsprobleme und Überforderung als wesentliche Gründe an;

- ohne Berücksichtigung von Abiturnoten Eingangsprüfungen zur Zulassung zu einem Studium durchführen, in welchen das notwendige Wissen und Können als Voraussetzung für ein Studium abgefragt werden,
  - weil die Inflation der sehr guten Abiturnoten Leistungserwartungen und Vertrauen in das Abitur weitgehend vernichtet hat und
  - um in der Lage zu sein, bei Bewerbern mit sehr guten Abiturnoten „die Spreu vom Weizen" zu unterscheiden und
- anspruchslose und Schmalspur-Studiengänge[1232, 1233] für die gering qualifizierten Abiturienten anbieten,
  - in denen ggfs. gute Noten weitgehend ohne Leistungsgerechtigkeit verteilt werden können,
  - wobei die Absolventen nach Abschluss des Studiums dann Gefahr laufen, in prekären Beschäftigungsverhältnissen oder in der Arbeitslosigkeit zu landen und
- sich öffnen für das Studium von Bewerbern ohne Abitur, aber mit einer qualifizierten und anspruchsvollen Berufausbildung, wie z. B. einer Meisterprüfung oder einem Fachhochschulabschluss.[1234, 1235, 1236]

Aber auch an Fachhochschulen, Hochschulen und Universitäten hat sich in vielen Fächern in den letzten Jahren eine Inflation guter Noten entwickelt,

- so haben in Deutschland das Studium mit der Note „gut" oder „sehr gut" abgeschlossen[1237]
  - ca. 70 % der Absolventen im Jahre 2000/2001,
  - ca. 80 % der Absolventen im Jahre 2012 und
  - „sehr gut" ist mittlerweile die häufigste Examensnote in Biologie und Psychologie,[1238]
- sodass die Industrieunternehmen

1232 Krischke W. Vorsprung durch Vielfalt, Das CHE verteidigt den Wildwuchs der Studiengänge, FAZ Nr. 33, 8. Februar 2017, 4.

1233 Wagner G. Weisheit der Massen Das CHE fordert mehr studentische Humanressourcen, FAZ Nr. 33, 8. Februar 2017, 4.

1234 www.uni-bremen.de/studium/bewerbung-immatrikulation/bachelor-1-juristische-pruefung/studieren-ohne-abitur.html.

1235 www.studieren-ohne-abitur.de/web/.

1236 www.hochschulkompass.de/studium/voraussetzungen-fuers-studium/hochschulzugangsberechtigung/studieren-ohne-abitur.html.

1237 Wissenschaftsrat: Studenten erhalten zu gute Noten. Die Abschlussnote „ausreichend" erhält kaum noch ein Hochschulabsolvent, bemängelt der Wissenschaftsrat. Er bezweifelt auch, dass es bundesweit eine faire Bewertung gibt. www.zeit.de/studium/hochschule/2012-11/hochschule-bewertung-note.

1238 Müller-Benedict V. Noteninflation. Was ist eine Eins noch Wert? Spiegel online. 2017, 06.23; www.spiegel.de/spiegel/unispiegel/noteninflation-an-hochschulen-ueberflieger-a-1150166.html.

- vor dem Hintergrund der zunehmenden Erfahrung, dass im Betrieb „Rhetorik statt Inhalt“ zerstörerisch wirkt,[1239]
- das Auswahlverfahren und die Notengebung an den Hochschulen und Universitäten ergänzen durch eigene, ausgefeilte und Noten-unabhängige Bewertungskriterien,[1240]
  - mit deren Hilfe Wissen und Können der Bewerber in sogenannten „Assessment-Centers“ abgefragt und beurteilt werden;
  - wodurch jedoch diejenigen, welche sich Schulungen zur Vorbereitung auf diese Art von Auswahl-Prüfungen nicht leisten können, drastisch benachteiligt werden.

Diese Noteninflation auch in der akademischen Ausbildung führte an Hochschulen und Universitäten zur Überlegung, den Wert von Studienabschlüssen und Benotungen zu retten und Leistungsgerechtigkeit wiederzuherstellen,[1241, 1242]

- indem eine individuelle Abschlussnote in ihrem Wert dadurch erkennbar wird,
  - dass die durchschnittliche Benotung in jedem Fach und Abschlussjahrgang veröffentlicht wird,
  - dass individuelle Abschlussnoten zwischen den gleichen Fachbereichen unterschiedlicher Hochschulen vergleichbar gemacht werden,
- indem die Vergabe von guten Noten, gemessen am Notendurchschnitt einer Gruppe, einer Klasse oder eines Semesters in einem Lehrfach keine Bedingung mehr sein darf für eine weitere Beschäftigung von Lehrern an Schulen oder für Dozenten an Hochschulen und Universitäten.

Der **„Verlust des Vertrauens“** in die Leistungsfähigkeit und Kontrolle des Bildungssystems wird noch drastisch verstärkt,

- wenn von regierenden Parteien und Schulträgern das Schulsystem eines anderen europäischen Landes auf Grund einer oberflächlichen Augenblicksbetrachtung und getragen von sozialpolitischen Zielsetzungen als vorbildlich angesehen und in großen Teilen kritiklos und voreilig übernommen wird und wenn sich dann aber im Nachhinein herausstellt, dass dieses Schulsystem selbst in seinem „Ursprungsland“ auf Dauer nicht das hält, was man in seiner ersten Begeisterung in ihm gesehen und von ihm erwartet hat.

1239 Wehrle M, Hockling S. Die mit der größten Klappe werden befördert, Zeit online 2017.06.23. www.zeit.de/karriere/2017-06/martin-wehrle-der-kluegere-denkt-nach-karriereberater-gehaltscoach.

1240 Ehrmann T. Universitäten: Unis vergeben immer bessere Noten, obwohl die Studenten nicht schlauer werden. Damit schaden sie denen, die es in den Unis sowieso am schwersten haben. www.zeit.de/campus/2017-05/universitaeten-benotung-studenten-schaden.

1241 Wagner G. Einserkandidaten vom Fließband sind verdächtig Leistungsgerechtigkeit: Bildungsökonomen fordern einen Standard für die Transparenz und Vergleichbarkeit von Abschlussnoten, Frankfurte Allgemeine Zeitung Nr. 81, 5. April. 2017; 4.

1242 Ehrmann T. Universitäten: Unis vergeben immer bessere Noten, obwohl die Studenten nicht schlauer werden. Damit schaden sie denen, die es in den Unis sowieso am schwersten haben. www.zeit.de/campus/2017-05/universitaeten-benotung-studenten-schaden.

- So ergab sich beispielweise für Finnland,[1243]
  - dass die 15-Jährigen des Jahres 2015 im Lesen und Rechnen inzwischen fast den Stoff eines Schuljahres weniger gelernt haben als im Vergleich der 15-Jährigen im Jahr 2000,
  - dass die Leistungen in den Gesamtschulen nicht besser waren als die Leistungen in Ländern mit gegliedertem Schulsystem,
  - dass in keinem anderen OECD-Land die Kinder so ungern zur Schule gehen wie in Finnland und
  - dass die Selbstmordrate unter Kindern und Jugendlichen (22,9 pro 100 000) so hoch ist wie in keinem anderen Land Europas (in Deutschland liegt sie z. B. bei 7,7 pro 100 000);[1244]

- wenn Schüler zu „Versuchskaninchen“ von offenkundig wirklichkeitsfremden, pädagogisch unausgegorenen und/oder Partei-ideologisch ausgerichteten pädagogischen Experimenten gemacht werden und
  - hierdurch die Schüler drastische Einbußen ihrer Bildung erleiden und dieses selbst an ihren verminderten Berufs- und Zukunftschancen spüren müssen,[1245]
  - Klagen der Schüler, der Eltern, der Lehrbetriebe, der Hochschulen und Universitäten über erhebliche Mängel in der schulischen Ausbildung[1246, 1247, 1248] von der Politik, von den staatlichen Schulverwaltungen, von pädagogischen Lehranstalten
    - nicht ernst genommen, ihre Ursachen nicht ermittelt,
    - trotz der offensichtlichen Fehlentwicklungen z. B. in der Reformpädagogik, in der „Kompetenzorientierung“ und bei der „Integration gering Begabter“ überhört und/oder
    - mit pseudowissenschaftlichen oder scheinsozialen Argumenten abgewiesen werden,
- wenn das staatliche Bildungssystem ausgehungert wird
  - durch mangelnde Einstellung qualifizierter Lehrer,
  - durch eine nutzlose Vernichtung wertvoller Arbeitszeit der Lehrer, indem sie extrem belastet werden
    - mit unsinnigen Verwaltungsaufgaben,

1243 Kerstan T. Ende des Bildungswunders Viele Jahre lang galt Finnland als Vorbild: Gute Schulen, super Schüler. Nun bröckelt der Mythos, DIE ZEIT Nr. 11/2017, 9. März. 2017; www.zeit.de/2017/11/finnland-bildung-schulen-pisa-studie-schueler.

1244 Roth J. Was ist faul im Pisa- Musterland; NZZ 3. 03. 2014; www.nzz.ch/wissenschaft/bildung/was-ist-faul-im-staate-musterland-1.18254549.

1245 Schimpf W. Nötig wäre eine systematische Begabungsförderung Wie Niedersachsen das Leistungsprinzip aushebelt und die Gymnasien langsam aber sicher von innen heraus zerstört; Frankfurter Allgemeine Zeitung Nr. 82, 6. April 2017, 2.

1246 www.spiegel.de/lebenundlernen/uni/mathematik-professoren-beklagen-fehlendes-schuelerwissen-a-1139881.html.

1247 Kerstan T. Spiewak M, Einsen für alle, DIE ZEIT Nr. 10/2017, 2. März. 2017; www.zeit.de/2017/10/schule-unterricht-wissen-koennen-hans-peter-klein-petra-stanat.

1248 Agarwala A. Abi für alle, Die Zeit Nr. 14, 30. März 2017:13–15.

    - mit ideologisch ausgerichteten Fortbildungsveranstaltungen, Nabelschauen, Selbstergründungen;
  - durch mangelnde Investitionen in Lehrmittel und in den Erhalt und die Renovierung der Schulgebäude und
- wenn finanzkräftige Eltern ihre Kinder zunehmend in Privatschulen geben, in der Hoffnung, dass dort ihre Kinder eine bessere Bildung erfahren;
  - so liegt derzeit der Anteil an Schülern in Privatschulen (Schulen in freier Trägerschaft) in einer Größenordnung von 5–10 % (Deutschland, Österreich, Kanada, USA) bis hin zu 27–36 % (Japan, Spanien);[1249]
  - beim Leistungsvergleich[1250, 1251, 1252]
    - schneiden Privatschulen im Durchschnitt zwar deutlich besser ab als staatliche Schulen,
    - werden jedoch „nichtschulische Einflüsse" wie z. B. der sozioökonomische Hintergrund und die Zusammensetzung der Schüler herausgerechnet, sind speziell bei den Realschulen die Privaten immer noch im Vorteil, aber z. T. scheinen beide Schulsysteme im Mittel etwa ebenbürtig, oder staatliche Schulen sogar den Privaten überlegen zu sein, vor allem in Mathmatik und Naturwissenschaften in Gymnasien (siehe Tab. 8.2).

Physische und psychische Gewaltanwendungen zwischen Schülern und zwischen Schülern und Lehrern beeinträchtigen in vielen Ländern zunehmend den Schulalltag.[1253, 1254] Die aufgeführten Mängel in den Bildungssystemen dürften hierfür eine wesentliche ursächliche Rolle spielen, denn für viele gewalttätige Jugendliche kann gelten:[1255]
- „Sinn, Halt, Orientierung sind ihnen nicht nur in den ersten Lebensjahren sondern später auch von den Erwachsenen versagt geblieben",
- „Selbst- und fremddestruktive Bewältigungsmuster bestimmen ihren Lebensweg"

und

1249 Schümer G, Weiß M. Bildungsökonomie und Qualität der Schulbildung, 18. 08. 2008, www.gew.de/aktuelles/detailseite/neuigkeiten/bildungsoekonomie-und-qualitaet-der-schulbildung/.

1250 Schümer G, Weiß M. Bildungsökonomie und Qualität der Schulbildung, 18. 08. 2008, www.gew.de/aktuelles/detailseite/neuigkeiten/bildungsoekonomie-und-qualitaet-der-schulbildung/.

1251 Ebitsch S. Waldorf, Montessori und Co. Sind Privatschulen besser als staatliche Schulen? Süddeutsche Zeitung, 20. Februar 2017, www.sueddeutsche.de/bildung/waldorf-montessori-und-co-sind-privatschulen-besser-als-staatliche-schulen-1.1483389.

1252 Hadeler S. Fordern und Fördern: Leistungsanforderungen und Differenzierung in der Lern- und Förderwelt privater Grundschulen, Springer 2013:93–94.

1253 Weber C. Schulgewalt, Bullying und Internet, eine explorative Online-Studie; Diplomarbeit Universität Konstanz-Landau, Erziehungswissenschaften,2005; www.diplom.de/e-book/224706/Schulgewalt-bullying- und-internet.

1254 https://de.wikipedia.org/wiki/Gewalt_an_Schulen; Abruf 27. 03. 2017.

1255 Streeck-Fischer A. „Geil auf Gewalt" Psychoanalytische Bemerkungen zu Adoleszens und Rechtsextremismus in Bohleber W, Adoleszens und Identität, Verlag Internationale Psychoanalyse JG Cotta'sche Buchhandlung Nachfolger GmbH Stuttgart 1996:206–208.

Tab. 8.2: Leistungsunterschiede zwischen vergleichbaren Schülern privater und staatlicher Schulen Δ).[1256]

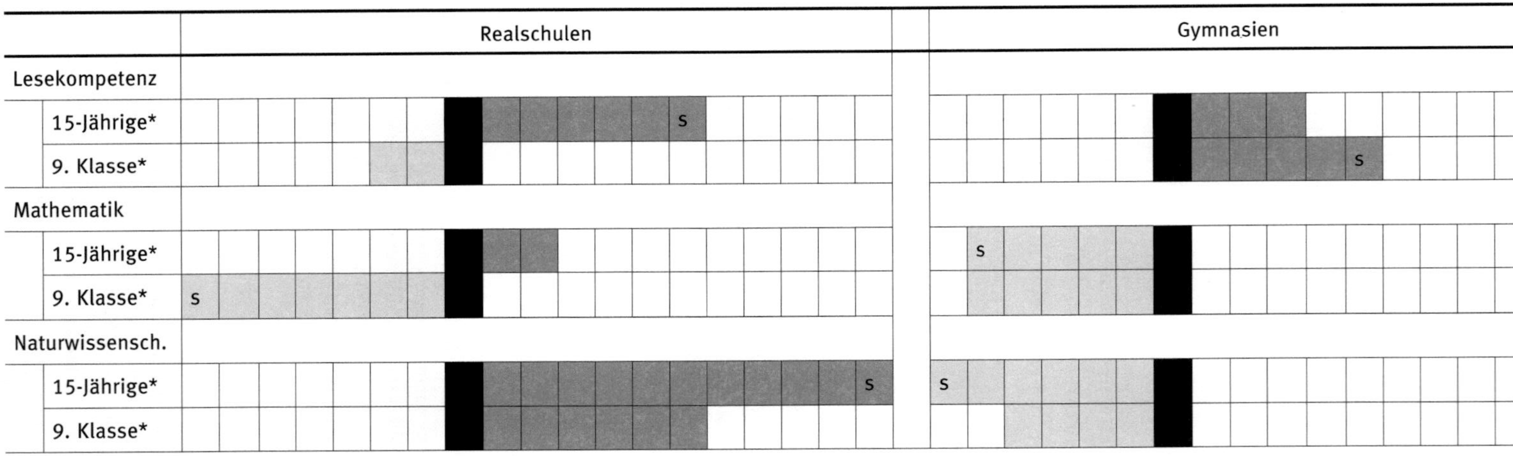

Δ	nichtschulische Einflüsse wie z. B. der sozioökonomische Hintergrund und die Zusammensetzung der Schüler sind herausgerechnet
*	15-Jährige und 9. Klasse wurden als statistische Zwillinge jeweils getrennt erfasst
	= Punktwertung ergibt Leistungs**nachteile** von Privatschulen (Anzahl der Kästchen stellt das Ausmaß dar)
	= Punktwertung ergibt Leistungs**vorteile** von Privatschulen
	= Basis-Linie: keine Punktwertdifferenz
s	Punktwertdifferenz signifikant unterschiedlich

1256 Schümer G, Weiß M. Bildungsökonomie und Qualität der Schulbildung, 18. 08. 2008, www.gew.de/aktuelles/detailseite/neuigkeiten/bildungsoekonomie-und-qualitaet-der-schulbildung/

- „Mit Parolen, die sie zu Ordnungshütern oder Umweltschützern der Nation erheben, werden in den vorentmutigten Jugendlichen Retter- und Größenphantasien geweckt, die Gewalttätigkeit legitimieren", sodass gefolgert wurde:[1257]
- „Wenn die Gesellschaft den Menschen der heranwachsenden Generationen eine kreative Sinnerfüllung versagt, dann finden sie schließlich ihre Erfüllung in der Zerstörung."

Es steht zu befürchten, dass in den Ländern, in welchen gerade die vom Elternhaus, vom sozialen Umfeld benachteiligten Schüler ihrer Bildungs- und Zukunftschancen durch die beschriebenen aktuellen Fehlentwicklungen im Bildungssystem weitgehend beraubt worden sind,

- Gewalt, Zerstörung, Extremismus und Radikalität zunehmen werden, weil
- sich die geschädigten Schüler bewusst oder unbewusst rächen wollen,
  - an ihren Lehrern und an den Schuleinrichtungen, obwohl Lehrer als Weisungsempfänger der Schulbehörden noch am wenigsten Schuld tragen,
  - an den Parteien, an den Schulverwaltungen, soweit sie ihre ideologische Sicht von „Reformpädagogik" zum Schaden der Schüler vorangetrieben haben und
  - an der Gesellschaft, welche zugelassen hat, dass ihre Kinder durch eine bewusste Vernachlässigung der Wissensvermittlung massenhaft misshandelt wurden.

Um es zu wiederholen:

- Bildung hat zum Ziel, selbständig das Leben meistern zu können. Hierzu ist Kompetenz vonnöten.
- Kompetenz beinhaltet sowohl Wissen als auch Können im Sinne von Fähigkeiten und Fertigkeiten. Schulung von Kompetenzen beinhaltet den Gebrauch des erlernten Wissens für die Entwicklung dieses Könnens. Kompetenzen setzen somit Wissen voraus.

Ohne Wissen und ohne Fähigkeiten und Fertigkeiten gibt es keine Kompetenz. Und Kompetenz stellt eine notwendige Voraussetzung dar

- für das Erkennen und die Beurteilung von Problemen mit Hilfe von gelernten Fähigkeiten wie[1258]
  - dem selbständigen Lesen und Verstehen von Beschreibungen, Berichten, Dokumenten,
  - dem eigenständigen Hinterfragen von Annahmen, Behauptungen, Theorien und
  - der „eigenständigen Beurteilung komplexer, widersprüchlicher und multikausaler Prozesse",
- für die rationale und emotionale Bewältigung von Konflikten und

1257 Elias N. Studien über die Deutschen: Machtkämpfe und Habitusentwicklung im 19. und 20. Jahrhundert Suhrkamp 1989, 297.

1258 Bandelt HJ, Kunze AB. Wie man Wissensdefizite kompetent einordnet. Im Studium sind Kompetenzen statt Wissen gefragt. Braucht man in der Lehre dann noch Wissenschaftler? Frankfurter Allgemeine Zeitung 1. März 2017, Nr. 51, N4.

Tab. 8.3: Der Kompetenzerwerb des Menschen durch Schulung und Übung von Lernen, Wissen und Können.

<table>
<tr><td colspan="11">Schulung
(Elternhaus, Lehrer, Schule, Hochschule/Universität, soziales/betriebliches Umfeld)</td><td></td><td>Erfahrung</td></tr>
<tr><td colspan="11">▼</td><td></td><td>▼</td></tr>
<tr><td>Lernfähigkeiten
Lernmöglichkeiten
Lernangebote</td><td>►</td><td>Lernprozess</td><td>►</td><td>Gedächtnis</td><td>►</td><td>Wissen</td><td>►</td><td>Können</td><td>►</td><td>Fähigkeiten
Fertigkeiten</td><td>►</td><td>Kompetenz</td></tr>
<tr><td colspan="11">▲</td><td></td><td>▼</td></tr>
<tr><td colspan="11">Übung</td><td></td><td>Problemerkennung
Urteilsfindung
Ideen
Lösungen</td></tr>
<tr><td colspan="11">▲</td><td></td><td>▼</td></tr>
<tr><td colspan="11">Motivation</td><td>◄</td><td>Erfolge</td></tr>
</table>

- für jegliche kreative und innovative Leistungen zur Lösung eines erkannten und inhaltlich verstandenen Problems.

Unzureichendes Wissen bewirkt mangelhafte Fähigkeiten und Fertigkeiten und damit mangelhafte Kompetenzen. Eine Schule, eine Pädagogik, welche die Wissensvermittlung vernachlässigt, weil sie das Lernen, den Wert der Wissens von Inhalten gering schätzt,

- scheitert in der Vermittlung und Schulung von Kompetenzen,
- beeinträchtigt die volle Entfaltung des Menschen im Wechselspiel mit seiner Umwelt
  - nicht nur weil er nur das sehen kann, was er bereits kennt,[1259]
  - sondern auch, weil er nicht ausreichend gelernt hat,
    - sein Wissen durch Hinzulernen zu erweitern (siehe Kap. 2.9) und
    - Fakten oder Ansichten von verschiedenen Seiten zu betrachten,
- schadet der Zukunft des Menschen, denn nur mit ausreichendem Wissen können Menschen so kreativ und innovativ sein, dass sie fähig sind (siehe Tab. 8.3),
  - Probleme zu erkennen und zur beurteilen und
  - Ideen zur Lösung dieser Probleme zu ersinnen, zu durchdenken, zu entwickeln, zu prüfen und zu verwirklichen,
- beeinträchtigt die Innovationskraft der Gesellschaft

1259 Goethe JW von. Brief an Friedrich von Müller, 24. April 1819, Gedenkausgabe der Werke, Briefe und Gespräche, Zürich und Stuttgart. 1948;13:142; Zitate und Aphorismen – http://gutezitate.com.

  - gerade auch auf Gebieten, in denen kreative und innovative Leistungen von bestmöglichem Wissen und überragenden Kompetenzen abhängig sind,
  - dieses gilt im Besonderen in den Bereichen der medizinischen Forschung und des Gesundheitssystems (siehe auch Kap. 2.1 und 2.3).

8.5 Risikobereitschaft, Wettbewerb und Zukunftsfähigkeit

Risikobereitschaft

Treibende Kraft für jeden kreativen und innovativen Prozess ist die Hoffnung auf die Verwirklichung einer Idee. Dieser Hoffnung steht wiederum gegenüber

- das Risiko des Scheiterns,
  - weil die Idee bereits beim näheren Besehen keine Möglichkeit zur Lösung des Problems bietet,
  - weil die Prüfung der Idee ergibt,
    - dass sie nicht verwirklicht werden kann,
    - dass sie zwar verwirklicht werden, aber das Problem nicht lösen kann,
  - weil ein Konkurrent diese oder eine bessere Idee bereits entwickelt hat,
- das Risiko der Gefahr,[1260]
  - dass alleine die Idee bereits schädlich wirkt,
  - dass die Verwirklichung der Idee
    - zu einem unlösbaren Konflikt mit ethischen Werten führt und/oder
    - einen selbst, andere und/oder die Natur und die Umwelt schädigt.

Im Bereich der Arzneimittelforschung liegen diese Risiken besonders hoch,[1261]

- zum einen durch wissenschaftliche Unwägbarkeiten. So ist bei der Forschung und Entwicklung eines innovativen Arzneimittels mit einem Scheitern
  - im Stadium der explorativen präklinischen Forschung zwischen 75 % (für konkrete biotechnologische Produkte) und mehr als 95 % der Fälle zu rechnen und
  - im Stadium der klinischen Prüfung noch zwischen 20 % und 50 % der Fälle;
- zum anderen durch die lange Bearbeitungszeit von mindestens 10 Jahren, die für die Forschung und Entwicklung eines Produktes benötigt werden und in denen Fehlentscheidungen und hierdurch bedingte Fehlentwicklungen zum Abbruch der Arbeiten führen können.

1260 www.bfr.bund.de/de/presseinformation/2010/04/_risiko__oder__gefahr___experten_trennen_nicht_einheitlich-48560.html.

1261 Sedlacek HH, Sapienza AM, Eid V. Ways to successful strategies in drug research and development, VCH Wiley 1996:67–68; Sedlacek HH, Arzneimittelforschung, Durch Innovationen zum Markterfolg, de Gruyter 2015:211–216.

Um eine Idee zu verwirklichen, muss somit ein Risiko eingegangen werden und dieses heißt letztlich die Entscheidung für ein konkretes Handeln,[1262]

- in der Hoffnung, dass dieses Handeln einen Nutzen oder einen Gewinn bringt und
- mit der bewussten Bereitschaft, einen möglicherweise durch das Handeln eintretenden Schaden in Kauf zu nehmen.

Risiken werden bewusst oder unbewusst eingegangen. Bei einem bewusst eingegangenem Risiko ist das Risiko bekannt und es kann die Gefahrenlage abgeschätzt werden, um das Risiko beherrschbar zu machen. Für eine derartige Abschätzung ist notwendig,[1263, 1264, 1265]

- alle erkennbaren Risikofaktoren möglichst objektiv zu erfassen,
- das Ausmaß des möglichen Schadens bei den einzelnen Risikofaktoren abzuschätzen und
- die Eintrittswahrscheinlichkeit dieser Risikofaktoren (d. h. die Risikopotentiale) zu analysieren.

Zur Begründung der Entscheidung für oder gegen ein Projekt ist es des Weiteren notwendig, einen Schaden bei Eintritt des Risikos gegen den erhofften Nutzen bzw. Gewinn abzuwägen, indem

- abgeschätzt werden
  - die Eintrittswahrscheinlichkeit des Nutzens und
  - der Erwartungswert (Eintrittswahrscheinlichkeit × Ausmaß des Nutzens) des Nutzens und
- verglichen werden
  - die Eintrittswahrscheinlichkeit des Risikos
  - mit der Eintrittswahrscheinlichkeit des Nutzens.

Dabei können die Entscheidungen eingestuft werden als

- **risikoscheu**
  - wenn bei Alternativen mit gleichem Erwartungswert des Nutzens das geringste Risiko gewählt wird,
  - im Arzneimittelbereich entspricht dieses der Entscheidung für die Entwicklung von Nachahmer-Produkten (Generika) von innovativen Arzneimitteln,
- **risikoneutral**
  - wenn bei Alternativen allein der Erwartungswert des Nutzens maßgeblich ist,

---

1262 Kristiansen S, Bonfadelli H. Risikoberichterstattung und Risikoperzeption. Reaktionen von Medien und Bevölkerung in der Schweiz auf den AKW-Unfall in Fukushima; in Wolling J, Arlt D, Fukushima und die Folgen Medienberichterstattung, Öffentliche Meinung, Politische Konsequenzen, Ilmenau 2014, 299; http://neu-kommunikation.de/25–0-Fukushima.html.

1263 Juhnke C, Bethge S, Mühlbacher AC. A Review on Methods of Risk Adjustment and their Use in Integrated Healthcare Systems. Int J Integr Care. 2016;16(4):4. doi: 10.5334/ijic.2500.

1264 Stahel PF, Douglas IS, VanderHeiden TF, Weckbach S. The history of risk: a review. World J Emerg Surg. 2017;12:15. doi: 10.1186/s13017–017–0125–6. eCollection 2017.

1265 Sahlin U, Golsteijn L, Iqbal MS, Peijnenburg W. Arguments for considering uncertainty in QSAR predictions in hazard and risk assessments. Altern Lab Anim. 2013;41(1):91–110.

  - im Arzneimittelbereich entspricht dieses der Entscheidung für die Entwicklung von analogen Produkten (welche geringfügige Verbesserungen zum Bestehenden aufweisen, z. B. in der Pharmakokinetik, oder nur Scheininnovationen darstellen) von innovativen Arzneimitteln,
- **risikofreundlich**
  - wenn bei Alternativen der höchste Erwartungswert des Nutzens auch dann gewählt wird, wenn er das höchste Risiko aufweist,
  - im Arzneimittelbereich bedeutet dieses die Entscheidung für die Forschung und Entwicklung von innovativen Arzneimitteln für einen bislang noch unerfüllten medizinischen Bedarf.

Ein Wagnis einzugehen bedeutet, eine Handlung auszuüben,[1266]
- welche nicht nur mit einem mehr oder weniger bewussten größeren Risiko verbunden ist, sondern auch
- deren Ziel ein ideeller oder materieller allseits anerkannter Nutzen oder Gewinn darstellt.

Investitionen in medizinische Innovationen sind somit ein Wagnis im eigentlichen Sinn des Wortes, wobei
- die experimentelle Forschung für innovative Arzneimittel vom Grundsatz her „risikofreundlich" durchgeführt werden muss,
- die klinische Forschung an Patienten dagegen allein schon aus ethischen Gründen vorwiegend „risikoscheu" erfolgt und
- die Verbesserung der Vorbeuge und Behandlung von Erkrankungen als Forschungsziel den ethischen Wert beinhaltet.

„Wer nicht wagt, der nicht gewinnt!" Ohne Bereitschaft zum Wagnis durch das Eingehen von Risiken gibt es keine Innovationen, auch keine medizinischen Innovationen, welche einen bislang nicht oder nur unzureichend erfüllten medizinischen Bedarf abdecken und damit von allgemeinem Nutzen sind.

Jede Verwirklichung einer kreativen Idee stellt einen Motivationsschub für weitere kreative Ideen dar. Bleibt eine Verwirklichung aus, weil kein Wagnis eingegangen wird, verringert sich dieser Motivationsschub, versiegt die Kreativität des Menschen, fehlen Innovationen, verebbt die Motivation. Der Misserfolg von Planwirtschaften ist das Ergebnis genau dieses Teufelskreises. Daraus darf gefolgert werden,
- dass die Risikobereitschaft einer der Angelpunkte für die Kreativität des Einzelnen (siehe Kap. 2.4) und für die Innovationskraft der Gruppe, der Organisation wie auch der Gesellschaft ist und
- dass eine Gesellschaft, welche kein Wagnis, keine Risiken eingehen will, ihre Innovationskraft und damit ihre Zukunftsfähigkeit verliert.

1266 www.hof.uni-halle.de/publikation/wagnis-wissenschaft-akademische-karrierewege-und-das-fordersystem-in-deutschland/.

Ein Wagnis einzugehen bedeutet jedoch nicht, leichtsinnig
- bekannte Risiken einzugehen, wenn diese in keinem Verhältnis zum erwarteten Erfolg stehen oder
- unbekannte Risiken gleichsam wie blind zu „riskieren".

Bei unbekannten Risiken bieten sich als Handlungsmöglichkeiten an
- entweder die Ideen „versanden" zu lassen und damit
  - alle mit der Verwirklichung verbundenen Risiken zu vermeiden,
  - aber auch die Chancen für nutzvolle Innovationen zu vergeben,
- oder Ideen schrittweise so zu verwirklichen, dass während des meist stufenförmigen Innovationsprozesses
  - die bereits bekannten Risiken umgangen, behoben oder vermindert werden und
  - die anfangs unbekannten, aber im Prozessverlauf offenbar werdenden Risiken
    - in Bezug auf das Ausmaß ihrer Wirkung und auf ihre Entrittswahrscheinlichkeit bestmöglich erfasst und
    - gleichermaßen weitestgehend umgangen, behoben oder vermindert werden und somit
  - fortlaufend eine Nutzen-Risiko-Bewertung des Projektes erfolgt.

Die Wahl zwischen diesen Handlungsmöglichkeiten steht jeder Organisation und Gesellschaft offen. Beeinflusst wird diese Wahl
- durch das Ausmaß des Vertrauens in den Staat mit seiner Gesetzgebung, der ausführenden Gewalt und der Rechtsprechung,
  - je klarer diese staatlichen Gewalten voneinander getrennt sind und je wirksamer die wechselseitigen Kontrollen („checks and balances") zwischen diesen staatlichen Gewalten funktionieren, um so weniger haben Ideologen und Machtbesessene die Möglichkeit, außerparlamentarisch und ungesetzlich in staatliches Handeln einzugreifen,
- durch Gesetze, welche verlässlich festlegen
  - ethische, naturschutzrechtliche und haftungsrechtliche Grenzen für das Wagnis von Risiken wie auch
  - den Rechtsschutz für diejenigen, die innerhalb dieser Grenzen ein Wagnis eingehen,
- durch eine Kontrollbehörde und Strafverfolgung, welche diesen Namen verdient, falls die gesetzlich festgelegten Grenzen oder aber auch die zuerkannten Rechte verletzt werden,
- durch die öffentliche Meinung, geprägt von Medien, Parteien und Interessensverbänden, welche die Möglichkeit haben (siehe Kap. 8.1)
  - objektiv über die Vorteile und die Risiken einer geplanten Innovation zu berichten oder
  - grundsätzlich nur Angst vor bekannten, vermuteten und bislang noch unbekannten Risiken zu schüren oder
  - Hoffnungen auf unbegründete Heil- und Segensversprechungen von Innovationen zu verbreiten;

- durch die Vertrauenswürdigkeit derjenigen, welche für Ideen und deren Verwirklichung die Verantwortung tragen,
  - dass sie zumindest gesetzeskonform handeln und
  - dass dort, wo gesetzlich noch ungeregeltes Neuland betreten wird, Maßstab des Handelns sind
    - die Menschenrechte,
    - die ethischen Gebote, wie sie Bestandteil der philosophischen Weltbetrachtung wie auch der Lehre christlicher Kirchen und anderer Religionsgemeinschaften sind,
    - eine technisch bestmögliche Klärung und Kontrolle der Risiken und
    - die vollkommene Transparenz der zugehörigen Entscheidungsfindungen gegenüber der Öffentlichkeit.

Die besonderen Erfahrungen in Deutschland,
- wo über viele Jahre die Innovationskraft in der Arzneimittelforschung drastisch beeinträchtigt worden war durch das Schüren von weitgehend nicht begründbaren Ängsten vor angeblich nicht beherrschbaren Risiken neuer Technologien (siehe Kap 8.1),
- mögen ein warnendes Beispiel sein für die Schäden, welche fundamentalistische Ideologen in Parteien über unkritische sensationshungrige Medien der Gesellschaft und ihrer Zukunft zufügen können.

Wettbewerb und Zukunftsfähigkeit

In der freien Marktwirtschaft eines Landes wie auch im globalen wirtschaftlichen Austausch bestimmt der Wettbewerb den Erfolg. Dieser Wettbewerb ist ein andauernder Kampf um den Vorrang im Marktgeschehen, um den Vorteil
- des Ersten bei Innovationen,
- des Besten in der Qualität,
- des Leistungsfähigsten in der Produktion und im Vertrieb und/oder
- des Günstigsten in der Preisgestaltung und Preiswürdigkeit;

Voraussetzungen für diesen Wettbewerb sind
- die Handlungsfreiheit jedes Marktteilnehmers,
- die Wahlfreiheit jedes Konsumenten und
- die staatliche Kontrolle, welche diese Handlungsfreiheit und Wahlfreiheit vor Einschränkungen durch Kartelle und Monopole schützt.

Teilnehmer des Wettbewerbs im Gesundheitssystem sind
- die Patienten, soweit sie
  - Handlungsfreiheit haben in der Wahl ihres Arztes und/oder Krankenhauses,
  - in der Lage sind, ihr Einverständnis zu einer medizinischen Vorsorge und/oder Behandlung ihrer Erkrankung zu erklären,
- die Ärzte in ihren Arztpraxen oder im Krankenhausdienst,
- die Krankenhäuser,

- die Pflegedienste und
- die Hersteller von Arzneimitteln und Medizinprodukten,
- die gesetzlichen und privaten Krankenkassen.

Direkt beeinflusst wird dieser Wettbewerb beispielsweise in Deutschland
- durch das **„Bundesinstitut für Arzneimittel und Medizinprodukte/BfArM“**, dessen Aufgabe im Rahmen des Arzneimittelgesetzes es ist
  - die Arzneimittel- und damit die Patientensicherheit zu erhöhen
    - durch die Zulassung von Arzneimitteln auf Grund einer wissenschaftlichen Nutzen- und Risikobewertung an Hand der von den Herstellern eingereichten Zulassungsanträgen
    - durch die ständige Überwachung der Sicherheit von Arzneimitteln und
    - durch die Risikoerfassung und -bewertung von Medizinprodukten und
  - den Betäubungsmittel- und Arzneimittel-Grundstoffverkehr zu überwachen.
- durch die **„Europäische Arzneimittelagentur/EMA“**, welche verantwortlich ist
  - für die europaweite Zulassung von Arzneimitteln im zentralisierten Verfahren,
  - für Schlichtungen bei Meinungsverschiedenheiten zwischen EU-Ländern über die Zulassung eines Arzneimittels und
  - für die internationale Harmonisierung der Arzneimittelzulassungsbedingungen;
- durch die regionalen staatlichen Aufsichtsbehörden für Produktionsanlagen von Arzneimitteln und Medizinprodukten und
- durch den **„Gemeinsamen Bundesauschuss/G-BA“** als oberstes Beschlussgremium der gemeinsamen Selbstverwaltung der Ärzte, Zahnärzte, Psychotherapeuten, Krankenhäuser und Krankenkassen,
  - welcher in Form von Gutachten wissenschaftlich beraten wird durch das „Institut für Qualität und Wirtschaftlichkeit im Gesundheitswesen/IQWiG“ und
  - welcher in Form von Richtlinien festlegt
    - den Leistungskatalog der medizinischen Versorgung durch die „gesetzlichen Krankenversicherungen/GKV“ für mehr als 70 Millionen Versicherte,
    - die Maßnahmen der Qualitätssicherung für den ambulanten und stationären Bereich des Gesundheitswesens,
    - die Gruppen derjenigen gleichartigen Arzneimittel mit abgelaufenem Patentschutz, für welche anschließend vom „Spitzenverband des Bundes der gesetzlichen Krankenkassen“ Festbeträge für die Finanzierung durch die Krankenkasse festgelegt werden.
- durch den **„Innovationsausschuss“ des Gemeinsamen Bundesauschuss/G-BA**, welcher gezielt fördert[1267]
  - neue Versorgungsformen, wie z. B.
    - Versorgungsmodelle in strukturschwachen bzw. ländlichen Gebieten,
    - Modellprojekte zur Arzneimitteltherapie und deren Sicherheit,
    - Versorgungsmodelle für spezielle Patientengruppen (Kinder, Jugendliche, alte Menschen, Randgruppen),

---

1267 www.innovationsfonds.g-ba.de.

    - Modelle zur Förderung der Gesundheitskompetenz in der Bevölkerung,
    - Telemedizin, Telematik, elektronische Gesundheitsüberwachung;
  - neue Versorgungsforschungsprojekte, wie z. B.
    - Qualitätssicherung der Patientenversorgung,
    - Verbesserung der Bedarfsgerechtigkeit und Wirtschaftlichkeit der Versorgung durch allgemeine Krankenkassen,
    - Optimierung administrativer und bürokratischer Anforderungen im Gesundheitswesen,
    - Möglichkeiten der Vernetzung zur Optimierung der Versorgung;
- durch das **„Institut für das Entgeltsystem im Krankenhaus/InEK"**,
  - in welchem die Spitzenverbände der Krankenkassen, der Verband der privaten Krankenversicherungen und die Deutsche Krankenhausgesellschaft Gesellschafter sind und
  - von welchem die Vergütung für jede „Diagnose-bezogene Fallgruppe/DRG" im Krankenhaus entsprechend den kalkulierten und jährlich neu überarbeiteten Bewertungsrelationen festlegt wird.[1268]
- durch den **„Bewertungsausschuss GKV/KBV"**,
  - gebildet auf Bundesebene vom Spitzenverband der gesetzlichen Krankenversicherungen/GKV und von der **„Kassenärztlichen Bundesvereinigung/KBV"** und auf Landesebene durch die entsprechenden Gremien,
  - welcher die Höhe der Vergütung wie auch regionalspezifische und morbiditätsspezifische Mengenkomponenten für ambulante ärztliche Tätigkeiten jährlich neu verhandelt.[1269, 1270]

Ziel des Einflusses dieser Organe auf den Wettbewerb im Gesundheitssystem ist es,
- Wirksamkeit, Sicherheit und Verfügbarkeit einer als notwendig erachteten medizinischen Behandlung für alle Patienten und im Sinne des Solidaritätsprinzips für alle Versicherten zu gewährleisten,
- die Kosten der medizinischen Vorbeuge und Behandlung zugunsten der Versicherten in gesetzlichen Krankenversicherungen zu begrenzen und
- Innovationen in der medizinischen Behandlung den Versicherten zugänglich zu machen und hierdurch zu fördern.

Arzneimittel und medizinische Produkte unterliegen wohl noch am stärksten dem freien Wettbewerb.
Dieser beginnt bereits bei der Forschung und Entwicklung neuer, innovativer Arzneimittel. Die Erfahrungen (siehe Kap. 4 und 5) lehren
- je kreativer und leistungsfähiger staatliche universitäre und außeruniversitäre Forschungsinstitute eines Landes sind und

---

1268 www.g-drg.de/.

1269 www.gkv-spitzenverband.de/presse/themen/verguetung_aerztlicher_leistungen/s_thema_aerzteverguetung.jsp.

1270 www.bundesgesundheitsministerium.de/themen/krankenversicherung/ambulante-versorgung/aerztliche-verguetung.html.

- je intensiver die Forschung einer Pharmafirma die Zusammenarbeit mit kreativen staatlichen Forschungsinstituten sucht,
- umso größer ist die Chance, dass neue pharmazeutische Wirkstoffe mit einzigartiger Wirkung entdeckt und zügig zu innovativen, patentgeschützten Arzneimitteln entwickelt werden;

Für **patentgeschützte Arzneimittel** gilt ein exklusives, auf die Patentlaufzeit befristetes Vermarktungsrecht;

- dieses ist durch die lange präklinische und klinische Entwicklungszeit von insgesamt etwa 10–14 Jahren im Regelfall auf weniger als 1 Jahrzehnt beschränkt,
- aus diesem exklusiven Vermarktungsrecht kann sich eine zeitlich befristete Monopolsituation entwickeln,
  - wenn das Arzneimittel eine einzigartige Wirkung und dann noch bei schwerer Erkrankung aufweist;
  - welche im Markt zur Forderung von Mondpreisen verführen kann;
    - welche von der Aufsichtsbehörde im Interesse der Solidaritätsgemeinschaft kontrolliert werden sollte, z. B. durch eine gesetzliche Möglichkeit von Preisabschlägen oder durch eine Zwangslizenz (siehe Kap. 8.3);
- andererseits muss sich jedes patentgeschützte Arzneimittel bereits während der Patentlaufzeit behaupten gegen Wettbewerber,
  - welche den Patentschutz vor dem Patentgericht angreifen,
  - welche den Patentschutz durch gleichwirksame Analoga zu umgehen versuchen und/oder
  - welche mit neuen Ideen neue, durch eigene Patente geschützte und besser wirksame Arzneimittel auf den Markt bringen;
- ist der Patentschutz für ein innovatives Arzneimittel abgelaufen,
  - sind die Möglichkeiten für den Verkauf von Nachahmerprodukten (Generika) gegeben,
  - zählt im Markt nur noch die Qualität, der Preis und die Kundenbindung für ein Arzneimittel,
  - wird durch den „Spitzenverband des Bundes der gesetzlichen Krankenkassen“[1271, 1272] bei gleichartigen Arzneimitteln ein Festbetrag für die von der gesetzlichen Krankenversicherung zu erstattende Höhe des Marktpreises festgelegt.
    - Patentgeschützte Arzneimittel mit verbesserter Wirkung oder geringerer Nebenwirkung sind dagegen von der Festbetragsregelung ausgeschlossen.

Zum größten Risiko für ein patentgeschütztes innovatives Arzneimittel zählt somit ein besseres patentgeschütztes Arzneimittel. Der hierdurch befeuerte Wettbewerb um neue,

1271 Sozialgesetzbuch (SGB) Fünftes Buch (V) – Gesetzliche Krankenversicherung – (Artikel 1 des Gesetzes v. 20. Dezember 1988, BGBl. I S. 2477), § 35 Festbeträge für Arznei- und Verbandmittel; www.gesetze-im-internet.de/sgb_5/__35.html.

1272 Sozialgesetzbuch (SGB) Fünftes Buch (V) – Gesetzliche Krankenversicherung – (Artikel 1 des Gesetzes v. 20. Dezember 1988, BGBl. I S. 2477), § 35 Festbeträge für Arznei- und Verbandmittel; www.gesetze-im-internet.de/sgb_5/__35.html.

wirksamere, verträglichere, anwendungsfreundlichere und/oder preisgünstigere Arzneimittel, Impfstoffe und Medizinprodukte

- gewährt dem jeweils besten Produkt durch den Patentschutz zeitlich befristete Privilegien im Markt
  - mit größerem Umsatz und Gewinn solange es das beste Produkt ist, aber auch
  - mit der Zerstörung dieses Marktvorteils ab dem Zeitpunkt, an welchem ein gleich oder besser wirksames Produkt auf den Markt kommt und
- bewirkt durch die befristeten Privilegien
  - zwar eine Ungleichheit der Anbieter im Markt, aber andererseits
  - kreativen Forschern, Gruppen und Organisationen die grundsätzliche Möglichkeit, mit überlegenen Innovationen jederzeit in den Markt einzusteigen und
- wirkt somit als ständig treibende Kraft für Innovationen und für den therapeutischen Fortschritt im Gesundheitssystem.

Grundsätzlich anders ist die **medizinische Versorgung** des Patienten zu sehen. Da alle Menschen frei und gleich an Würde und Rechten geboren sind (§ 1 der Deklaration der Menschenrechte[1273]) und jeder das Recht auf ärztliche Versorgung hat (§ 25.1 der Deklaration der Menschenrechte), verbieten sich Privilegien und Ungleichbehandlungen bei der medizinischen Vorsorge und Heilung von Erkrankungen. Ein Wettbewerb in Bezug auf Qualität und Quantität der ärztlichen Versorgung sollte somit vom Grundsatz her ausgeschlossen sein.

Dem dienen allgemeingültige Regeln, wie z. B.

- die Leitlinien der medizinischen Fachgesellschaften für die Behandlung der jeweiligen Erkrankungen auf der Grundlage der aktuellen wissenschaftlichen Erkenntnis (Evidenz-basierte Medizin) und
- die finanziellen Regelleistungen der allgemein zugänglichen Krankenversicherungen, in Deutschland der gesetzlichen Krankenversicherungen/GKV
  - für die ambulante medizinische Versorgung des Patienten durch niedergelassene Ärzte und
  - für die Finanzierung von Krankenhäusern und deren medizinische und pflegerische Leistungen.

Die in der Patientenversorgung tätigen niedergelassenen Ärzte wie auch die Krankenhäuser sind Dienstleister, deren Absicht, Gewinne zu erzielen untergeordnet sein muss der medizinisch-ethischen und sozialen Verpflichtung zu ärztlichen Versorgung der Patienten.

Dieser Zielsetzung sollte die Finanzierung der ärztlichen Versorgung insoweit Rechnung tragen, dass keine strukturelle Unterfinanzierung stattfindet, welche Ärzte wie auch Krankenhäuser drängt, gewinnträchtige Geschäftsfelder zu Lasten der allgemeinen Patientenversorgung zu erschließen.

1273 www.un.org/depts/german/menschenrechte/aemr.pdf.

Die **Finanzierung der Krankenhäuser** erfolgt im Wesentlichen über[1274]

- eine Grundpauschale,
  - die abhängig ist von den Vorhaltekosten, der Zahl der Planbetten und den Erhaltungsinvestitionen und
- eine Leistungspauschale,
  - die abhängig ist von der Zahl der stationär behandelten Personen, gegliedert in die Vielzahl der „Diagnose-bezogenen Fallgruppen/DRG“,
  - wobei die Preisgestaltung jeder „Diagnose-bezogenen Fallgruppe/DRG“
    - sich orientiert an Berechnungen und jährlich neu überarbeiteten Bewertungsrelationen[1275] und
    - aufgestellt wird vom „Institut für das Entgeltsystem im Krankenhaus/InEK“, in welchem die Spitzenverbände der Krankenkassen, der Verband der privaten Krankenversicherungen und die Deutsche Krankenhausgesellschaft Gesellschafter sind und
  - die zusätzlich die Abschreibung kostenintensiver Geräte berücksichtigt.

Die **Honorare für niedergelassene Ärzte** werden jährlich neu verhandelt

- im „Bewertungsausschuss“ zwischen dem GKV-Spitzenverband und der Kassenärztlichen Bundesvereinigung/KBV auf Bundesebene und nachfolgend
- in den entsprechenden Gremien auf Landesebene und
- mit den im Honorar enthaltenen Preis- wie auch regionalspezifischen und morbiditätsspezifischen Mengenkomponenten.[1276, 1277]

Die **„morbiditätsbedingte Gesamtvergütung/MGV“** nimmt den größten Teil (zurzeit ca. 70 Prozent) der Honorare niedergelassener Ärzte ein;

- sie umfasst Leistungen wie arztgruppenspezifische Versicherten- und Grundpauschalen, arztgruppenspezifische Untersuchungsleistungen, Gesprächsleistungen, Hausbesuche und Basisdiagnostik,
- wobei durch eine Mengensteuerung bei Überschreitung einer bestimmten Leistungsmenge für die darüber hinausgehenden Leistungen die Vergütung stufenweise herabgesetzt sein kann.
- Es dürfte einsichtig sein, dass diese Mengensteuerung
  - sich weitgehend zu Lasten der ärztlichen Versorgung, d. h., zu Lasten der Patienten auswirkt und daher
  - der falsche Weg zum Erreichen eines durchaus berechtigten Zieles darstellt, die vom Arzt erbrachten bzw. zur Abrechnung vorgelegten Leistungen nicht ausufern zu lassen.

1274 www.gesetze-im-internet.de/bundesrecht/khg/gesamt.pdf.

1275 www.g-drg.de/.

1276 www.gkv-spitzenverband.de/presse/themen/verguetung_aerztlicher_leistungen/s_thema_aerzteverguetung.jsp.

1277 www.bundesgesundheitsministerium.de/themen/krankenversicherung/ambulante-versorgung/aerztliche-verguetung.html.

Die **„extrabudgetäre Gesamtvergütung/EGV“** stellt den kleineren Teil (zurzeit ca. 30 %) der ärztlichen Honorare dar;

- sie betrifft ambulante Operationen, Gesundheits- und Früherkennungsuntersuchungen, Mutterschaftsvorsorge, Impfungen, Leistungen der Strahlentherapie oder Leistungen im Rahmen der qualifizierten Versorgung krebskranker Patienten und
- sie unterliegt nicht der Mengensteuerung.

Naheliegend ist, dass eine **planwirtschaftliche Unterfinanzierung** der ärztlichen Leistung,

- z. B. durch Herabstufung der Vergütungen niedergelassener Ärzte für Leistungen, welche eine festgelegte Mengen überschritten haben oder
- z. B. durch unzureichende Leistungspauschalen im Krankenhausbereich

als treibende Kraft wirkt

- für Einschränkungen derjenigen medizinischen Tätigkeiten,
  - welche von den Krankenkassen nicht kostendeckend finanziert werden, so z. B.
    - intensive medizinische Beratung der Patienten und eine umfassende pflegerische Betreuung der Patienten und
    - Behandlungen, welche gemäß den Leitlinien der medizinischen Fachgesellschaften zwar medizinisch geboten, aber allzu kostenträchtig sind,
- für Ausweitungen derjenigen medizinischen Tätigkeiten,
  - welche im Rahmen der Krankenkassenvergütung höhere Gewinne abwerfen, sodass zunehmen
    - der Wettbewerb zwischen den Krankenhäusern um das Einwerben von Patienten, die gewinnträchtigen Diagnose-bezogenen Fallgruppen zuzuordnen sind und
    - die Ausweitung gewinnträchtiger Diagnose-bezogener Fallgruppen, indem auch fragliche oder verfrühte Diagnosen ihnen zugeschlagen werden und
    - die Einwerbung und aufwendige Betreuung von zahlungskräftigen selbstzahlenden Privatpatienten, wobei die hierdurch gebundenen Krankenhauskapazitäten denjenigen Patienten entzogen werden, welche in gesetzlichen Krankenkassen versichert sind;
  - welche als ärztliche **„Individuelle Gesundheitsleistungen/IGeL“** besonders im niedergelassenen Bereich,
    - ohne Erstattung durch Krankenkassen nur im Rahmen einer ergänzenden Privatbehandlung gegen Selbstzahlung erbracht werden,
    - größtenteils von fraglichem Nutzen sind (siehe Tab. 8.4),
  - welche alternative, homöopathische oder naturheilkundliche Behandlungen darstellen,
    - vielfach ohne wissenschaftlichen Beleg einer klinischen Wirksamkeit (siehe Kap. 8.2),
    - welche größtenteils vom Patienten selbst zu zahlen sind und
    - welche der Scharlatanerie und Kurpfuscherei ein weites Betätigungsfeld bieten.

Tab. 8.4: Bewertungen der Individuellen Gesundheitsleistungen/IGeL durch den Medizinischen Dienst des Spitzenverbandes Bund der Krankenkassen e.V. (MDS).[1278]

	+	(+)	?	(–)	–
Augen/Glaukom-Früherkennung					
Augeninnendruck				■	
Augenspiegelung				■	
Allergie-Test					
Immunglobulin G im Blut bei Nahrungsmittelunverträglichkeiten					■
allgemeine Krankheitssymptome					
Bachblütentherapie			■		
elektrische Hochton-Therapie			■		
Arthrosen/Gelenk/Sehnenerkrankungen					
Blutegeltherapie bei Kniearthrose				■	
Hyaluronsäure-Injektion bei Kniearthrose				■	
Eigenbluttherapie bei Tendinopathie/Tennisarm				■	
Stoßwellentherapie bei Tendinopathie/Tennisarm				■	
Frühdiagnose Diabetes mellitus					
Hämoglobin-Zucker-Konjugate /HBA1c-Test im Blut				■	
Hörsturz					
Durchblutungsfördernde Infusionen (Pentoxifylin; Dextran)					■
Glukokortikoide				■	
Hyperbare Sauerstoff-Inhalation				■	
Herz-Kreislauf-Gerinnung					
Früherkennung koronarer Herzerkrankungen durch EKG				■	
Früherkennung des Schlaganfalls durch Ultraschall der Karotis				■	
Lasertherapie von Blutschwämmchen/Hämangiomen bei Säuglingen				■	
Protein-C Bestimmung zur Einschätzung eines Thrombose-Risikos				■	
Schmerzen					
Akupunktur zur Migräne-Prophylaxe		■			
Akupunktur bei Spannungskopfschmerzen			■		

1278 www.igel-monitor.de/igel-a-z.html; Abruf 31. 03. 2017.

	+	(+)	?	(–)	–
Biofeedback-Entspannung bei Migräne			■		
statische Magnetfeldtherapie bei Kreuzschmerzen			■		
Stoßwellentherapie bei der Kalkschulter			■		
Stoßwellentherapie bei Fersenschmerzen		■			
Lungenfunktion					
Funktionstest/Spirometrie bei Gesunden				■	
Psychische/neurodegenerative Erkrankungen					
Kunsttherapie bei psychischen Erkrankungen			■		
Lichttherapie bei saisonalen depressiven Störungen/ Winterdepression		■			
MRT des Gehirns zur Frühdiagnose der Alzheimer-Demenz				■	
Schnarchen/Ronchopathie					
operative Straffung des Gaumens				■	
Tumorerkrankungen					
Frühdiagnose Cervix-Ca durch Dünnschichtzytologie			■		
Frühdiagnose Kolon-Ca durch Pyruvatkinase/M2-PK-Test			■		
Frühdiagnose Harnblasen-Ca durch nukleäres Matrixprotein/NMP22				■	
Frühdiagnose des Prostata-Ca durch PSA-Test				■	
Frühdiagnose des Mammakarzinoms mit Ultraschall			■		
Frühdiagnose des Ovar-Ca mit Ultraschall					■
Kunsttherapie zur Stimmungsaufhellung			■		
Schwangerschaft					
häufiger Ultraschall/Baby-Fernsehen			■		
Akupunktur bei Schwangerschaftsbeschwerden/ Geburtsvorbereitung			■		
Verdauungsbeschwerden					
Darmspülung/Kolon-Hydrotherapie					■
Zahnbehandlungen					
zahnärztliche Zahnreinigung			■		

Bewertung entsprechend der Evidenz aus klinischen Studien
+ = positiv; (+) = tendenziell positiv; ? = unklar; (–) = tendenziell negativ; – = negativ

Eine Unterfinanzierung der ärztlichen Leistung bewirkt somit

- eine ärztliche und pflegerische Unterversorgung der in gesetzlichen Krankenkassen versicherten Patienten,
- einen ethisch und medizinisch fragwürdigen Wettbewerb bei der Einwerbung von gewinnträchtigen medizinischen Maßnahmen,
- eine Zunahme der Behandlungen,
  - welche vom Patienten selbst zu zahlen sind,
  - deren klinische Wirksamkeiten nicht oder nicht ausreichend belegt sind,
  - die wegführen von den zwar kostenträchtigen, aber wissenschaftlich begründeten Behandlungen gemäß den Leitlinien der medizinischen Fachgesellschaften und der Evidenz-basierten Medizin.

Im Sog einer solchen planwirtschaftlichen Unterfinanzierung ärztlicher Tätigkeiten laufen Innovationen der medizinischen Forschung Gefahr, nicht entwickelt zu werden und unterzugehen,

- weil jeder innovative Arzneimittelkandidat einer aufwendigen klinischen Prüfung am Patienten bedarf,
  - welche in erheblichem Umfang kostenintensive ärztliche, pflegerische und technische Ressourcen eines Krankenhauses in Anspruch nimmt und
  - welche zwar mit Pauschalsätzen/pro Patient vom Hersteller der Prüfsubstanz vergütet wird, wobei diese Vergütung jedoch nicht den gesamten Aufwand abdecken kann;
- weil neu im Markt eingeführte innovative Arzneimittel zusätzliche Behandlungskosten verursachen, auch wenn sie die „Wirtschaftlichkeit" einer Behandlung verbessern helfen,
- weil Ärzte und Patienten der Täuschung unterliegen könnten, dass im Vergleich zu Therapieverfahren der Schulmedizin alternative Behandlungsverfahren
  - in der Lage seien, eine ernste Erkrankung wirkungsvoller zu lindern oder zu heilen und/oder
  - aufs Ganze gesehen (pharmaökonomisch) billiger seien.

Die Frage ist daher, in welchem Maße eine Unterfinanzierung der ärztlichen und pflegerischen Leistungen durch die gesetzlichen Krankenversicherungen/GKV vermieden werden kann, ohne die Kosten des Gesundheitssystems drastisch wachsen zu lassen.

Aktuell verzeichnen die GKV erhebliche Überschüsse,[1279, 1280] welche vorsichtig und schrittweise zur Behebung der Unterfinanzierung eingesetzt werden könnten,

- allein für das Rechnungsjahr 2016 wurde ein Gewinn in der Summe von ca. 1.400 Mio € erzielt und

1279 www.swr.de/swraktuell/gesetzliche-krankenkassen-machen-gewinn/-/id=396/did=19132594/nid=396/1xnpbhp/.

1280 https://de.statista.com/statistik/daten/studie/219867/umfrage/ueberschuss-und-defizit-der-gesetzlichen-krankenkassen-seit-2000/.

- die Rücklagen der GKV werden in einer Größenordnung von ca. 16 000 Mio € geschätzt,
  - was zeigt, dass die Ausgaben der GKV z. B. für medizinische und pflegerische Tätigkeiten derzeit geringer sind als die Zuwendungen inklusive der Versicherungsbeiträge.

Obwohl die Versicherungsbeiträge und die zu erbringenden Versicherungsleistungen für alle gesetzlichen Krankenversicherungen gleich sein sollten, bestehen derzeit (Jahr 2017) noch 113 gesetzliche Krankenversicherungen in Deutschland, wie z. B. die unterschiedlichen AOK, Ersatzkassen und Betriebskrankenkassen.

- Dieses hat zur Folge,
  - dass Gehälter von mehr als 200 Geschäftsführern (bei durchschnittlich 2 Geschäftsführern/Versicherung) und die zugehörigen Büros und Verwaltungen und bei größeren Versicherungen zusätzlich noch die regional untergliederten Direktionen aus den Versicherungsbeiträgen finanziert werden müssen, was insgesamt mit einem 2- bis 3-stelligen Millionenbetrag an €/Jahr zu Buche schlagen dürfte,
  - dass kostenaufwendig, auch mit dem Angebot zusätzlicher Versicherungsleistungen um Mitglieder geworben wird.
- Eine konsequente Fusion der GKV zu z. B. maximal 3 Versicherungen würde bewirken
  - eine drastische Verringerung der Verwaltungskosten und eine Freisetzung finanzieller Kapazitäten zur Verminderung der Unterfinanzierungen ärztlicher Tätigkeiten;
  - eine drastische Verminderung des Wettbewerbs zwischen den GSK um Mitglieder mit der Folge, dass in großem Umfang Werbungskosten und Lockangebote mit medizinisch unnötigen Versicherungsleistungen eingespart werden könnten.

Die von den GSK gesetzlich zu erbringenden Leistungen haben gemäß den Regeln des Sozialgesetzbuches folgende grundsätzliche Bedingungen zu erfüllen (§ 12):[1281]

- „Die Leistungen müssen ausreichend, zweckmäßig und wirtschaftlich sein; sie dürfen das Maß des Notwendigen nicht überschreiten. Leistungen, die nicht notwendig oder unwirtschaftlich sind, können Versicherte nicht beanspruchen, dürfen die Leistungserbringer nicht bewirken und die Krankenkassen nicht bewilligen."
- die Leistungen müssen geeignet sein (§ 27) „... eine Krankheit zu erkennen, zu heilen, ihre Verschlimmerung zu verhüten oder Krankheitsbeschwerden zu lindern" wobei die Krankenbehandlung umfasst (§ 27)[1282]
  - ärztliche Behandlungen einschließlich Psychotherapie als ärztliche und psychotherapeutische Behandlung,

1281 Sozialgesetzbuch (SGB) Fünftes Buch (V) – Gesetzliche Krankenversicherung – (Artikel 1 des Gesetzes v. 20. Dezember 1988, BGBl. I S. 2477) § 12 Wirtschaftlichkeitsgebot; www.gesetze-im-internet.de/sgb_5/__12.html.

1282 Sozialgesetzbuch (SGB) Fünftes Buch (V) – Gesetzliche Krankenversicherung – (Artikel 1 des Gesetzes v. 20. Dezember 1988, BGBl. I S. 2477) § 27 Krankenbehandlung; www.gesetze-im-internet.de/sgb_5/__27.html.

- zahnärztliche Behandlungen und Versorgung mit Zahnersatz einschließlich Zahnkronen und Suprakonstruktionen,
- Versorgung mit Arznei-, Verband-, Heil- und Hilfsmitteln,
- häusliche Krankenpflege und Haushaltshilfe,
- Krankenhausbehandlungen,
- Leistungen zur medizinischen Rehabilitation und ergänzende Leistungen und
- palliative Behandlungen;

- Die Leistungen müssen durch den gemeinsamen Bundesausschuss/G-BA festgelegt werden (§ 92),[1283]
  - welcher durch Gutachten des Instituts für Qualität und Wirtschaftlichkeit im Gesundheitswesen/IQWiG unterstützt wird und
  - welcher Richtlinien für die Vorsorge und Behandlung von Krankheiten erlässt, die für die GKV verbindlich sind und
  - welcher bestimmt, für welche patentfreien Arzneimittelgruppen von der GKV nur Festbeträge zu vergüten sind.
- Zwar können GKV zusätzlich Wahlleistungen gewähren, für welche die Versicherten jedoch einen zusätzlichen Versicherungs- (Wahl-) Beitrag zu entrichten haben.

Vor diesem Hintergrund würde sich als weitere **Einsparmöglichkeit der GSK** zur Behebung der Unterfinanzierung der medizinischen und pflegerischen Tätigkeiten anbieten, wenn die GSK in Absprache mit dem gemeinsamen Bundesausschuss trotz des Drucks von Politik und Interessenverbänden sich entschließen könnte,

- alternative, homöopathische und naturheilkundliche Behandlungen, für welche keine wissenschaftlichen Wirksamkeits-Belege durch adäquat kontrollierte klinische Studien vorliegen, aus dem Leistungskatalog aller GKV zu entfernen,
- Mehrkosten für scheininnovative Arzneimittel vollständig zu streichen (siehe Kap. 8.3) und
- den Leistungskatalog aller GKV zu durchforsten nach solchen zu streichenden Leistungen, welche weder medizinisch und wissenschaftlich begründbar sind, noch zu den Kern-Aufgaben der GKV gehören.

Die Kosten der Krankenhäuser in Deutschland belaufen sich auf ein Gesamtvolumen in der Größenordnung von 97 Milliarden € im Jahre 2015.[1284]

- Einsparungsmöglichkeiten dürften wohl im relativ hohen Verwaltungs- und logistischen Bereich gesehen werden (siehe Tab. 8.5). Wie attraktiv derartige Einsparungen sein können, zeigt sich an der zunehmenden Privatisierung von Krankenhäusern.
- Dagegen weisen weder die medizinische noch die pflegerischen Tätigkeiten große Einsparmöglichkeiten auf, da die Leistungspauschalen vielerorts bereits zur Unterfinanzierung führen.

1283 Sozialgesetzbuch (SGB) Fünftes Buch (V) – Gesetzliche Krankenversicherung, § 92 Richtlinien des Gemeinsamen Bundesausschusses, www.gesetze-im-internet.de/sgb_5/__92.html.

1284 www.destatis.de/DE/ZahlenFakten/GesellschaftStaat/Gesundheit/Krankenhaeuser/Tabellen/KostenKrankenhaeuserBL.html.

- Andererseits wären Einsparungen bei den medizinischen und pflegerischen Tätigkeiten auch unsinnig,
  - weil zukünftig Krankenhäuser und Krankenkassen Personaluntergrenzen für Pfleger in bestimmten Krankenhausbereichen wie auf Intensivstationen und im Nachtdienst festlegen müssen, um zu verhindern, dass Patienten aufgrund schlechter Überwachung und Betreuung in Folge von Personaleinsparungen in Gefahr geraten,[1285] aber auch,
  - weil derartige Einsparungen die Leistungsfähigkeit des Krankenhauses vermindern und damit praktisch „den wirtschaftlichen Ast absägen, auf dem alle Beschäftigten des Krankenhauses sitzen."

Investitionen in den ärztlichen und pflegerischen Bereich verbunden mit intelligenten Einsparungen im Verwaltungsbereich bieten stattdessen die Möglichkeit, die Attraktivität eines Krankenhauses für den Patienten und damit die Ertragslage des Krankenhauses zu erhöhen,

- durch Optimierung der Krankenhauslogistik, der Datenverarbeitung und der elektronischen Vernetzung
  - um die Kosten des Verwaltungsaufwands zu verringern und
  - um Arbeitszeitverluste beim Krankenhauspersonal durch Leerzeiten bei der Aufnahme, Diagnose, Behandlung und Pflege des Patienten zu minimieren,
  - um die Kosten- und Zeit-aufwendige „kompetitive Koexistenz hochspezialisierter und nur bedingt kooperierender Versorgungseinheiten" zu überwinden durch die Einrichtung von „patientenfokussierten, fachübergreifenden Organisationsstrukturen".[1286] Dieses kann z. B. sein
    - ein zentrales klinisches Krankenhaus, welches die hochaufwendigen Diagnosen und Behandlungen durchführt,
    - mehrere kleine Krankenhäuser, angegliedert dem zentralen klinischen Krankenhaus für die breitflächige Versorgung von Patienten mit weniger aufwendigen und daher kostengünstigen Diagnosen und Behandlungen,
    - eine klare Arbeitsteilung, eine entsprechende Patientenzuweisung und eine lückenlose Berichtskette zwischen diesen Krankenhäusern;
  - um alle Krankendaten eines Patienten aus anderen Krankenhäusern und von ambulant tätigen Ärzten verfügbar zu haben und hierdurch
    - Doppeldiagnostik und parallele Therapien zu vermeiden,
    - die Kosten/Behandlungsfall zu senken,
- durch zeitliche und kostenmäßige Optimierung der Materialbeschaffung,
- indem die Leistungen des Krankenhauses verbessert werden
  - mit kurzen Warte- und angemessenen Liegezeiten für den Patienten,
  - durch eine bestmögliche Hygiene, um Krankenhaus-bedingte kostenintensive Komplikationen zu vermeiden,

1285 www.zeit.de/politik/deutschland/2017-04/krankenhausreform-hermann-groehe-pflege-personalmangel-kliniken.

1286 Schumm-Draeger PM. Zunehmendem Druck der Ökonomiesierung standhalten, FAZ 28. 04. 2017, V1.

Tab. 8.5: Durchschnittliche Aufteilung der Kosten in Krankenhäusern Deutschlands, Jahr 2015.[1287]

Personalkosten: gesamt 58.487 Mio €/Jahr		
Medizinischer Bereich	85 %	
ärztlicher Dienst		30 %
Pflegedienst		32 %
Med.-technischer Dienst		13 %
externe und Funktions-Dienste		10 %
Verwaltungs- und Versorgungsbereich	15 %	
Verwaltung		6 %
Bewirtschaftung, Versorgung, Logistik		3 %
technischer Dienst, Hausverwaltung		6 %

Materialkosten: gesamt 36.207 Mio €/Jahr		
Medizinischer Bereich	59 %	
Medizinischer Bedarf		49 %
Instandhaltung		10 %
Verwaltungs- und Versorgungsbereich	41 %	
Wirtschaftsbedarf		9 %
Verwaltungsbedarf		7 %
Wasser, Energie, Brennstoffe		7 %
übrige Sachkosten		19 %

- durch eine bestmögliche Ausrüstung mit medizinischen Geräten,
- durch eine bestmögliche ärztliche Diagnosestellung, Behandlung und Betreuung entsprechend den Leitlinien der jeweiligen medizinischen Fachgesellschaften,
- durch eine bestmögliche umfassende pflegerische Betreuung,
- durch Beteiligung an innovativen, wissenschaftlich herausragenden klinischen Studien.

Insgesamt gesehen könnten all die aufgeführten Maßnahmen einen gewaltigen Schub für medizinische Innovationen erzeugen,

■ indem in erheblichem Umfang unnötige Kosten eingespart werden (derzeitige Kostenverteilung siehe Tab. 8.5)

– bei den gesetzlichen Krankenkassen
  - durch Beschränkung der Leistungen auf diejenigen prophylaktischen und therapeutischen Maßnahmen, welche notwendig und wirksam sind und daher in den Leitlinien der jeweiligen medizinischen Fachgesellschaften empfohlen werden,
  - durch drastische Verminderung der Verwaltungskosten im Zuge von konsequent durchgeführten Fusionen,

– in den Krankenhäusern
  - durch Optimierung der Verwaltung und der Logistik von Arbeitsabläufen,
  - durch Bildung von Schwerpunkten in Diagnose, Vorbeuge und Behandlung und durch eine entsprechende Arbeitsteilung,

1287 www.destatis.de/DE/ZahlenFakten/GesellschaftStaat/Gesundheit/Krankenhaeuser/Tabellen/KostenKrankenhaeuserBL.html.

- indem die freiwerdenden Gelder zur Behebung der Unterfinanzierung der medizinischen und pflegerischen Leistungen eingesetzt werden. So bestehen z. B. in Deutschland deutliche Gehaltslücken im Gesundheitssystem. Im Jahre 2017[1288]
  - weisen die Gehälter für Ärzte eine beträchtliche Spannbreite auf mit durchschnittlich
    - ca. 66 000 €/Jahr für niedergelassene Allgemeinmediziner und dagegen
    - ca. 103 000 €/Jahr für Chirurgen,
  - verdient Personal in ärztlichen Praxen nur ca. 26 000 €/Jahr und
  - erhalten Krankenpflegekräfte im Durchschnitt ca. 40 000 €/Jahr;
- indem die gesetzlichen Krankenversicherungen durch Regelung der Übernahme von Arzneimittelkosten
  - innovativen patentgeschützten Arzneimitteln, Impfstoffen und Medizinprodukten einen deutlichen Vorteil bieten und
  - allen scheininnovativen Analogpräparaten und Nachahmerprodukten dagegen nur einen deutlich verminderten Festbetrag gewähren,
- die klinischen Prüfungen von innovativen Produkten im Krankenhaus von allen Beteiligten unterstützt werden.

1288 www.stepstone.de/gehaltsreport/pdf/StSt_Gehaltsreport_2017_Fach_Fuehrungskraefte.pdf.

9 Zusammenfassung

Was versteht man unter Kreativität, wie erkennt man einen kreativen Menschen, welche persönlichen Eigenschaften liegen der Kreativität zugrunde, welche Faktoren haben das kreative und innovative Schaffen in der medizinischen Forschung der letzten 200–300 Jahre maßgeblich beeinflusst, was fördert die kreative und innovative Leistung des Einzelnen alleine und in seinem akademischen, betrieblichen und gesellschaftlichen Umfeld?

Diesen Fragen wird in diesem Buch aus unterschiedlicher Sicht nachgegangen – jeweils vor dem Hintergrund jahrzehntelanger Erfahrungen in der Pharmaforschung bzw. in der akademischen psychologischen Forschung.

Ziel dieses Buches ist, die einzelnen Faktoren darzulegen, welche die Innovationskraft der medizinischen Forschung direkt und indirekt beeinflussen und für bestehende oder mögliche Mängel und Gefahren die Möglichkeiten zu deren Behebung aufzuzeigen. Hin und wieder gewählte überspitzte Formulierungen sollen dabei zur Verdeutlichung des Sachverhaltes beitragen.

Das Ergebnis ist eine kritische Zusammenschau

- derjenigen Rahmenbedingungen für kreative und innovative Leistungen, welche die bisherigen wesentlichen medizinischen Innovationen im Bereich der nichtinvasiven Diagnostik, der prophylaktischen Impfung und der Arzneimitteltherapie ermöglicht haben und hieraus gefolgert
- derjenigen Forderungen, welche zur Steigerung der Kreativität und Innovation in der medizinischen Forschung zum Vorteil für den Patienten und für die Gesellschaft zu erfüllen sind, von dem einzelnen Wissenschaftler, von der Gruppe, in den Organisationseinheiten der Forschung wie auch der Patientenversorgung, in der Bildung, in den Medien, durch die politischen Parteien und in der Gesellschaft.

Die Hoffnung ist, mit diesem Buch allen Ebenen im Gesundheitssystem eine Hilfe zu bieten bei der Beantwortung der Frage, wie kreative Leistungen, wie die Innovationskraft der medizinischen Forschung sowohl individuell wie auch in akademischen und industriellen Forschungsorganisationen und nicht zuletzt durch die Politik und in der Gesellschaft gefördert werden kann.

https://doi.org/10.1515/9783110478266-009

10 Haftungsausschluss

In diesem Buch haben die Autoren ihre persönlichen Meinungen zu Fragen der Kreativität in der medizinischen Forschung und der Hemmnisse zu ihrer Entfaltung dargelegt. Diese Darstellung erfolgte vor dem Hintergrund hinzugezogenen Allgemeinwissens wie auch des aufgeführten Standes der Wissenschaft. Trotz aller Sorgfalt können sich hierbei Fehler eingeschlichen haben. Aus diesem Grund kann keine wie immer geartete Haftung aus der Nutzung der in diesem Buche gemachten Angaben übernommen werden. Jegliche diagnostische oder therapeutische Folgerung aus medizinischen Angaben sollte der Leser überprüfen und/oder mit seinem behandelnden Arzt absprechen.

Für Verbesserungsvorschläge oder für die Rückmeldung von Fehlangaben in diesem Buch an den Verlag sind die Autoren dankbar.

Die Wiedergabe der Gebrauchsnamen, Handelsnamen, Warenbezeichnungen und dergleichen in diesem Buch berechtigt nicht zu der Annahme, dass solche Namen ohne weiteres von jedermann benutzt werden dürfen. Denn diese können auch gesetzlich geschützte, eingetragene Warenzeichen darstellen, auch wenn sie nicht eigens als solche gekennzeichnet sind.

https://doi.org/10.1515/9783110478266-010

Sachregister

https://doi.org/10.1515/9783110478266-011

Über die Autoren

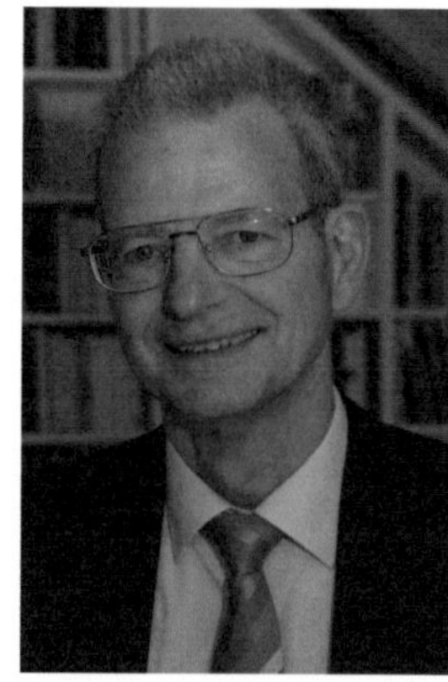

Hans-Harald Sedlacek

Jahrgang 1943, Studium der Veterinärmedizin, 1968 Promotion in der Endokrinpharmakologie, (Universität Gießen), 1989 Habilitation an der Medizinischen Fakultät, Universität Marburg (Fachgebiet Tumorbiologie); dort seit 1995 außerplanmäßiger Professor.

Seit 1969 leitende Tätigkeiten in der Arzneimittel-Forschung verschiedener Pharmafirmen (Schering AG, Behringwerke AG, Hoechst Marion Roussel/Aventis); von 2000 bis 2005 wissenschaftlicher Geschäftsführer bei vier Wagniskapitalfirmen. Seit 2005 Beratertätigkeit in der Arzneimittelforschung.

Seine Tätigkeiten umfassen besonders die Gebiete der Wirkstofffindung im Bereich der Immunmodulation und der Tumortherapie, des Weiteren das Forschungsmanagement und sind dokumentiert durch zahlreiche wissenschaftliche Veröffentlichungen, durch eine Vielzahl von Patenten und durch den Innovationspreis der Deutschen Wirtschaft (1999, Hoechst Marion Roussel), verliehen für die maßgebliche Beteiligung an der Idee, zelluläre Tyrosinphosphokinasen als Zielstrukturen für die Suche nach neuen tumorzellspezifischen Krebstherapeutika zu verwenden und für die hierdurch ermöglichte Auffindung des Tumorwirkstoffes Flavopiridol (Alvocidib) als einer der ersten seiner Art.

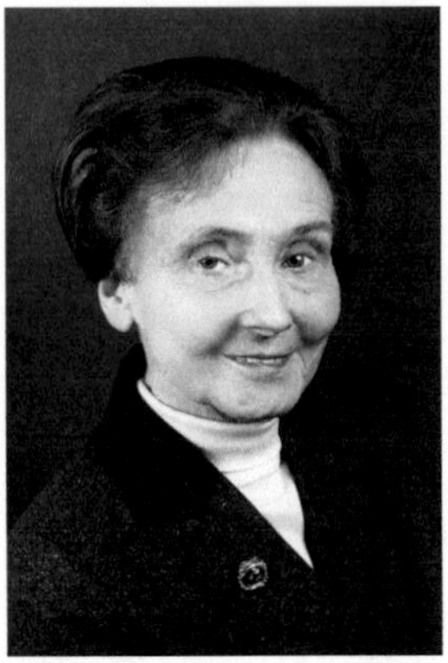

Petra Netter

Jahrgang 1937, Studium der Medizin und Psychologie, Promotionen in Medizin und in Psychologie (Universität Hamburg), mehrjährige Tätigkeit am Institut für Medizinische Statistik und Epidemiologie (Universität Mainz), Habilitation für Psychologie (Universität Mainz), Professuren für Differentielle Psychologie (Universität Düsseldorf) und für Medizinische Psychologie (Universität Mainz).

Lehr- und Forschungstätigkeit mit zahlreichen Veröffentlichungen auf den Gebieten der Rolle von Persönlichkeitseinflüssen (Aggression, Depression, Impulsivität) in der Psychopharmakologie und Psychoendokrinologie, sowie auf dem Gebiet der Neurotransmitter-, Schmerz-, Placebo- und Suchtforschung.

Weitere Tätigkeiten umfassten: Präsidentin bzw. Vorstandsmitglied nationaler, europäischer und internationaler psychiatrischer und psychologischer Fachgesellschaften, Mitherausgeberin von Fachzeitschriften, Mitglied der Ethikkommission der Deutschen Gesellschaft für Psychologie, Mitglied der Aufbereitungskommission für Arzneimittel am Bundesgesundheitsamt und Mitglied der internationalen psychologischen Beratergruppe der European Space Agency (ESA). Seit 1990 Vorsitzende einer Stiftung zur Nachwuchsförderung in biopsychologischer Methodik.

Zusätzlich: Betreuungsdozentin der Studienstiftung des Deutschen Volkes und Mitglied im Ausschuss für die Doktorandenauswahl des DAAD.

Bei Fragen zur Produktsicherheit wenden Sie sich bitte an:
If you have any questions regarding product safety,
please contact:

Walter de Gruyter GmbH
Genthiner Straße 13
10785 Berlin
productsafety@degruyterbrill.com